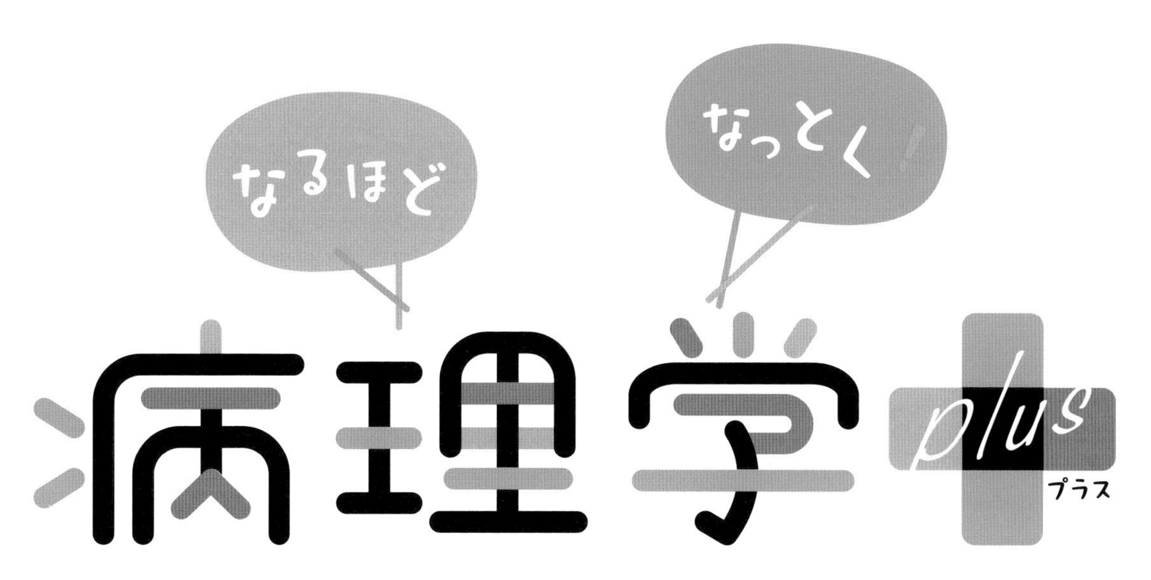

病態形成の機序と各器官の疾病の特徴

北海道医療大学特任教授　**小林正伸**　著

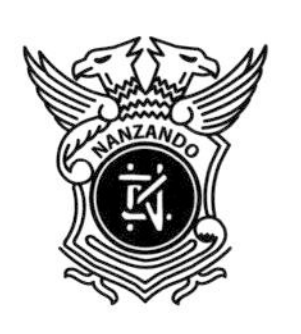

南山堂

序

まず，本書が企画出版された経緯について説明する．2015年に病理学総論の内容のみで構成した「なるほどなっとく！病理学」を上梓した．幸いにも医療系学部の教科書として多くの学生に読んでいただけたこと，レビューなどで医療従事者向けの病理学の教科書として必要十分であるといった好意的な評価をいただけたことにはただただ感謝を申し上げる．その一方で，「病理学各論の内容が欠けているので教科書としては使いにくい」といった現場の声もいただいた．そこで，そのような声にも応えるべく，循環器や呼吸器，感覚器など各臓器の代表的疾患の成り立ちなど病理学各論の内容をプラスした姉妹本「なるほどなっとく！病理学plus」を企画し，この度出版に至った．

2019年12月，新型コロナウイルス感染症が出現し，わずか数ヵ月の間に世界的な流行となった．そして，2020年以後の世界は，社会のあり方や人と人との関係にいたるまで従来とは全く異なる様相となってしまった．ニュースなどでも，飛沫感染，潜伏期，抗体価などの感染症の専門用語があたりまえのように使われ，一般の人たちが日常会話の中でこのような用語を口にする時代となった．教育の現場では，オンライン講義を導入せざるを得なくなり，入学してから一度も通学することができない学生もいる始末である．病院実習などの現場教育も控えざるを得ず，医療従事者を目指す学生にとっては厳しい教育環境となっている．

しかし，こうした時代だからこそ，単に教科書の内容を覚えるだけではなく，病気がどのようなメカニズムで発症するのか，病気に特有の症状がどのようにして出現するのか，といった病気の本態を理解できるようになってほしいと思っている．そのために，本書では病理学総論・各論ともに，病気の発症や症状の出るメカニズムについて，できる限りわかりやすく解説したつもりである．とくに感染症については，「感染」，「免疫」，「炎症」の3章に分けて触れており，たとえば「ウイルスが鼻や喉の粘膜に侵入すると，なぜ熱が出るのか？ なぜ喉が痛くなるのか？ そのメカニズムはウイルスの侵入以降の生体内の連鎖反応の結果起きること」など，病原体と宿主であるヒトの抵抗力の関係をきちんと理解できるよう，しつこいほど解説している．

また，病理学というと，「覚えなければならないことが多すぎて嫌いだ」，「新しい用語がたくさん出てきて覚えきれない」，といった学生の声を聞くことが多い．しかし，本来の病理学は，なぜ病気を発症するのか，なぜ症状が現れるのか，病気を治すためにどうしたらよいのかを理解していく科目であり，学生自身が「なるほど，そういうことか！」と納得し，学ぶ喜びを感じることができる科目のはずである．

本書が，学生諸君から「病理学を楽しく学べた！」と言ってもらえる教科書となれば，著者として望外の喜びである．

2021年12月吉日

小林正伸

目 次

総 論

第1章 病気と病理学 3

第2章 細胞の異常—病気の本態 13

第3章 先天異常 37

第4章 循環障害 51

第5章 代謝異常 71

第6章 老 化 93

第7章 感染と感染症 107

第8章 免疫と免疫異常 127

第9章 炎 症 151

第10章 腫瘍 165

各論

第11章 呼吸器疾患 201

第12章 循環器疾患 223

第13章 消化器疾患 255

第14章 内分泌疾患 289

第15章 腎・泌尿器疾患 305

第16章 脳・神経疾患 321

第17章 血液疾患 345

第18章 運動器疾患 361

第19章 女性生殖器疾患 373

第20章 感覚器疾患 381

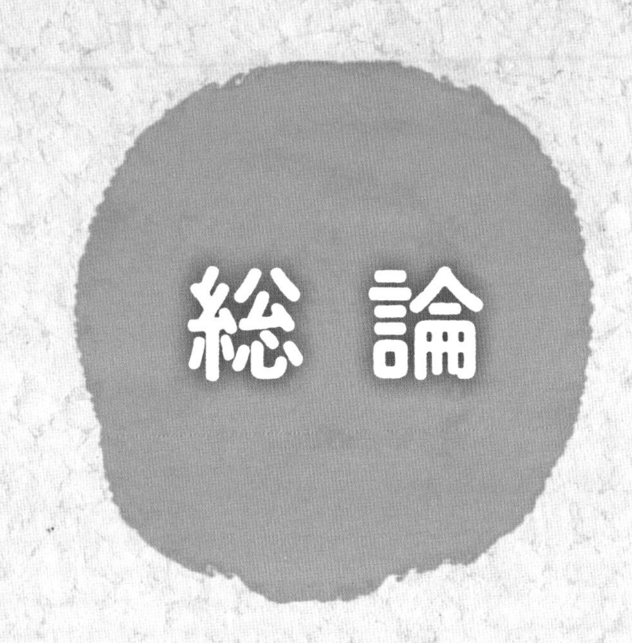

学習内容

病気と病理学

学習目標

1 ▶ 病理学とはどのような学問なのかを理解する

2 ▶ 医療において病理学がどのように役に立っているのかを理解する

3 ▶ 治療やケアをする際に病理学の知識が役に立つことを理解する

4 ▶ 多様な病気の成り立ちが基本的には外的要因と内的要因によって決められていることを理解する

A 病理学とは何か？

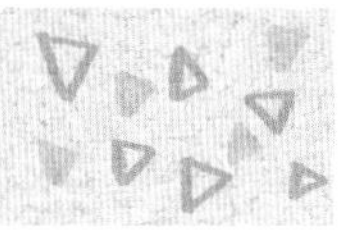

1．病理学の定義

「病」とは病気，疾病，病態などに使われる字で「やまい」を意味する．「理」とは道理，理論，理解などに使われる字で「ことわり」を意味する．つまり「病理」とは，病の発生する理のことを指し，病理学とは，病気（異常な状態）下にあるヒトの状態を把握し，その原因と成り立ちを理解する学問のことを指す．あくまでも科学的に理解することが重要であり，病気の原因や成り立ちを理解することによって，治療や予防の方策を提示できるようにすることを目的とする．

病理学は次の3つの要素から成り立つ．

① 何が原因で病気になったのか？ ……………………病因学

② 病気がどのような機序で人体に影響を及ぼしているのか？
……………………………………………病態発生学

③ 病気によって人体の組織の構造がどのように変化するのか？
……………………………………………病理組織学

以下に具体的な症例を提示して，病因学，病態発生学，病理組織学の意義を解説する．

2．病因学，病態発生学，病理組織学の意義

症例：65歳，男性．半年前から全身倦怠感や熱感，寝汗（盗汗）などの不快感を感じていた．1カ月ほど前から夜間の咳が増加し，痰に血液が混じるようになったため来院した．理学所見上は異常所見なし．胸部X線写真にて右肺門部の結節性陰影（結節影）が認められた．

さて，この患者をどのように治療したらよいのだろうか？ 治療のためには，まずは病気が何かを診断する必要がある．胸部X線写真上の結節性陰影は，肺結核や肺癌，転移性肺癌などを疑わせる所見であるが，どのように確定診断に至れるのだろうか？

血液検査ではCRP陽性以外にとくに目立った異常所見は認められなかった．それでは，CT検査などの画像診断を進めれば何かわかるだろうか？ 残念ながら，胸部の異常な結節性陰影が何かを確定診断するためには，病理組織検査にて病理診断する以外に方法はない．喀痰（吐いた痰）の細菌検査や細胞診を行い，

X線写真

X線とはレントゲン（ドイツの物理学者，1845-1923）が発見した電磁波で，鉛には遮蔽されるも，ヒトの体や分厚い本などを透過し，写真乾板上に生体内の構造を映し出せる放射線の一種である．水分やカルシウムなどがあると透過性が低下するため，水分を豊富に含む細胞から構成されるヒトの体などの内部構造を映し出す方法として，現在では画像診断に使われている．

結節性陰影（結節影）

結節とは節のような塊を指す．X線が透過できない異常な塊のため，X線像に白い影を示す．下図は，胸部X線写真の結節性陰影である．

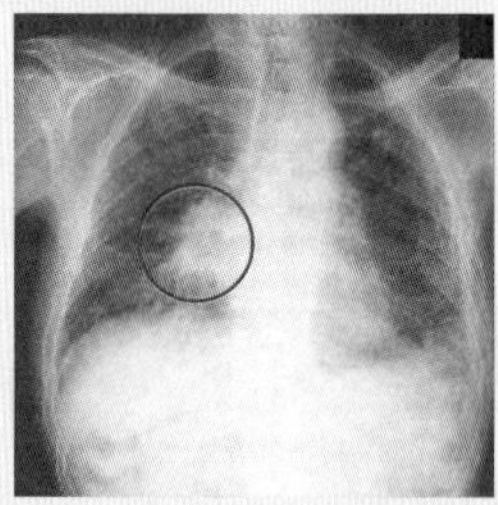

（写真提供：坂本明正）

確定診断

何の病気なのかをはっきりと決める診断のこと．たとえば，乳癌の疑いのある患者に乳房切除手術を行うためには，確定診断で乳癌であることが確かでなければならない．

CRP

C反応性タンパク（C-reactive protein）の略語である．日常診療でよく行われる検査で，炎症反応の程度を示すタンパクである．

CT検査

CT（computed tomographyの略，コンピュータ断層撮影）を用いたX線検査．生体を水平断にした断層撮影像が得られる．

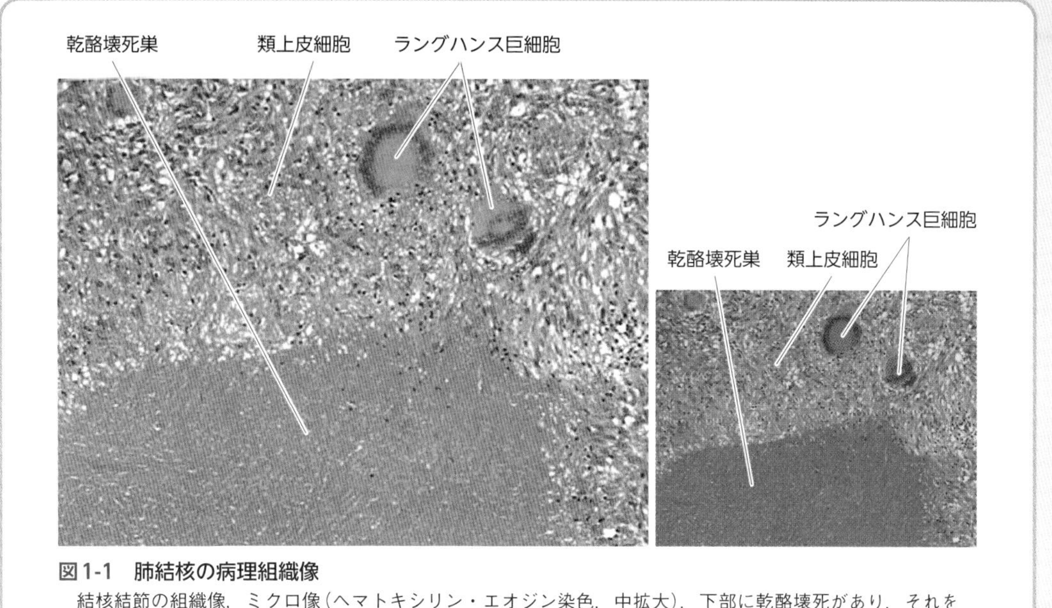

図 1-1　肺結核の病理組織像
結核結節の組織像，ミクロ像（ヘマトキシリン・エオジン染色，中拡大）．下部に乾酪壊死があり，それを類上皮細胞とラングハンス巨細胞が取り囲んで肉芽腫を形成している．

そこで結論が出なければ，直接組織の一部を採取して組織診を行うことになる．

たとえば，組織診にて乾酪壊死巣（かんらくえしそう）を認め，結核菌がみつかれば，肺結核と診断できる（**病理組織学**）．**図 1-1**は肺結核の病理組織像である．結核の原因は結核菌の感染であり（**病因学**），胸部X線写真上の結節性陰影が形成された理由は，結核菌の感染によって特異的防御機構が誘導され，免疫細胞であるマクロファージやリンパ球などが結核菌の感染部位に遊走（ゆうそう）してきた結果，病巣（びょうそう）の中心部に乾酪壊死巣が形成されるからである（**病態発生学**）．

このような症例に対しては，結核菌に対する抗菌薬（抗生物質）を投与し，結核菌を排除する必要がある．肺癌のときのように肺の切除手術が第1選択肢となることはない．

乾酪壊死巣
結核性病変の中心部は，チーズ様の色調と硬さを持つ特有の凝固性の壊死物質を形成する．乾酪とはチーズの訳語である．この壊死巣は一般炎症の化膿による融解壊死とは異なる．

特異的防御機構
ある特定の異物を排除する仕組みを指す（p.119, 134参照）．皮膚や粘膜のようにあらゆる異物の侵入を阻害する非特異的防御機構とは異なる．たとえば，麻疹抗体は麻疹ウイルスの侵入だけを特異的に阻害する（麻疹＝はしか）．

3．医療における病理学の意義

前述したように，病理学とは何が原因で病気になったのか（**病因学**），病気によって人体にどのような異常が，どのようなメカニズムでもたらされたのか（**病態発生学**），その結果，人体の組織構造にどのような異常が認められるようになったのか（**病理組織学**）を理解する学問であり，病理診断に基づいて治療法を選択することになる．

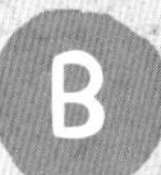

医療において病理診断はどのような意義があるのか?

医療は，自覚症状を訴える患者がどのような病気に罹患していているのかを探索する「**診断**」と，病気の種類と進行度によってどのように治していくかという「**治療**」と，病気にならないためにはどうしたらよいかという「**予防**」の3つに分けられる（**図1-2**）.

診断は**臨床診断**と**病理診断**の2つに分けられるが，必ずしもすべての患者に病理診断が必要なわけではない．たとえば，高血圧症の診断には，家庭内での血圧測定（家庭血圧）と病院での血圧測定（診察室血圧）を行い，家庭血圧135/85 mmHg以上，診察室血圧140/90 mmHg以上であれば高血圧症と臨床診断する．その後，血液検査で腎機能やホルモン値などを検査したうえで，食事療法，運動療法，薬物療法などの治療を始めることになる．

主に病理診断が必要になるのは，悪性腫瘍と良性腫瘍の鑑別，悪性腫瘍の転移の有無など癌に関連した場合である．仮にX線画像やCT画像で癌が疑わしくても，病理診断なくして手術で切除するといった治療法を選択することはあり得ない．肺や子宮頸部の病変であれば，**擦過細胞診**にて癌細胞があることを確認し，胃や大腸の病変であれば，組織を採取して**組織診**にて癌であるか否かを確認する必要がある．病理診断には，不幸にも亡くなって

転移
腫瘍細胞が最初に発生した場所（原発巣）からリンパ管や血管などを経由して別の場所で再び増殖し，同一種類の腫瘍が二次的に生じること．

擦過細胞診
検査対象部分を，小さなブラシや綿棒，ヘラなどで細胞をこすりとって病理検査する方法．

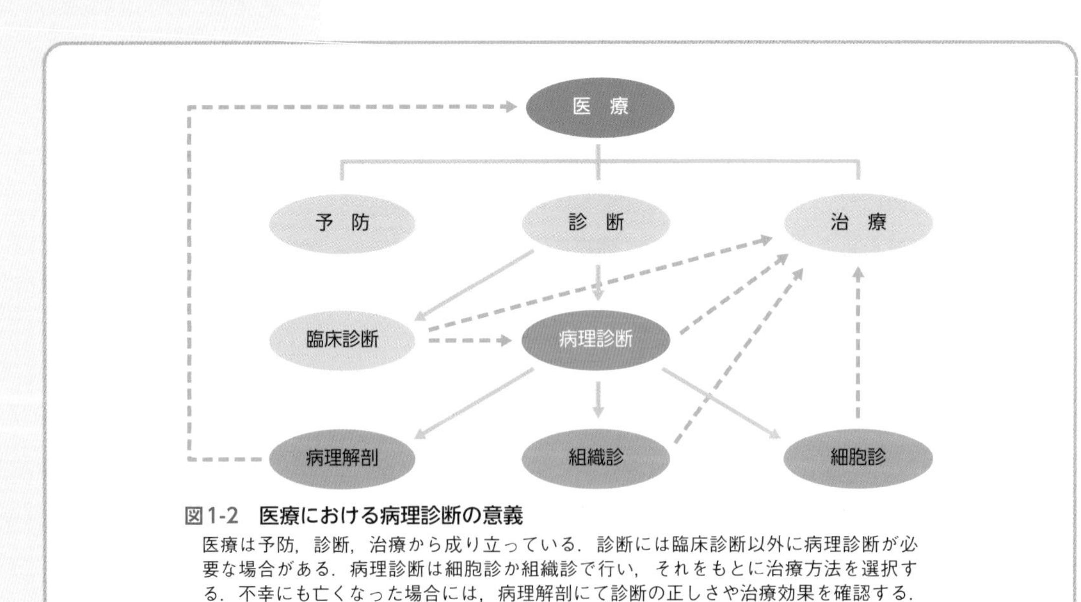

図1-2　医療における病理診断の意義
医療は予防，診断，治療から成り立っている．診断には臨床診断以外に病理診断が必要な場合がある．病理診断は細胞診か組織診で行い，それをもとに治療方法を選択する．不幸にも亡くなった場合には，病理解剖にて診断の正しさや治療効果を確認する．その結果が医学の進歩に反映されて，診断方法や治療の進歩を促すことになる．

しまった患者の死因の解明や，これまでの治療効果の確認などのために，死後に行われる**病理解剖**という重要な病理診断も含まれている．病理解剖で得られた所見は，病理医により剖検（ぼうけん）診断書または病理解剖学的診断書にまとめられ，臨床医にその結果が報告される．現在の医学知識の大部分は，この病理解剖診断によって得られた臨床診断の妥当性，治療効果の判定結果などに基づいており，病理診断はその意味においてすべての病気の理解には欠かせないものとなっている．

剖検
病死した患者の死因や病変などを追究するため，遺体を解剖して調べること．

C 治療やケアに病理学は必要か？

寝たきりとなった高齢者には褥瘡（じょくそう）と呼ばれる皮膚潰瘍（かいよう）ができやすい．寝たきりとなって，自分で体を動かすことができなくなると，介護する人が体を動かしてくれない限り，同じ姿勢のまま長時間放置されることになる．仰向（あおむ）けに寝ている場合には，骨盤の仙骨（せんこつ）部や足の踵骨（しょうこつ）部，肩甲骨（けんこうこつ）部などにおいて，ベッドと骨の間の皮膚や皮下組織，筋肉などが挟まれて圧迫されることになる．ベッドと骨の間にある組織の血管も同様に圧迫されるために血流が阻害され，圧迫された組織は血流不足の状態となっていずれ壊死（えし）してしまう．その結果，皮膚に潰瘍が形成されるのである．こうした褥瘡の病態発生過程を理解できていれば，頻繁に体位変換したり，圧迫させないように円座などを使用することで褥瘡を防ぐことができる（**図1-3**）．

潰瘍
皮膚や粘膜（口から肛門までの内側など），眼球などを覆う上皮組織，すなわち被覆上皮が欠損し，欠損がその下層組織に至った状態を潰瘍と呼ぶ．欠損が上皮組織にとどまったものはびらんと呼ぶ．

円座
中央部分に穴の空いた，円形のクッション．

われわれは通常，寝ている間でも寝返りを打っており，「常に仰向けで動けない」といった状態に陥ることはない．それがゆえに，「仰向けのまま動けない」という状態がどのような結果をもたらすのか気づきにくい．たとえば，脳梗塞（のうこうそく）による麻痺（まひ）のために動けなくなった患者が自宅のベッドに放置された結果，仙骨部などに褥瘡ができて，腐敗してしまうなどの悲惨な状況を招いてしまうことがある．一方，病院に入院している患者に対しては，病院のスタッフが昼夜の区別なく体位変換し，褥瘡の発生を抑えるような対応がとられる．この差こそ，病気の発生メカニズムに精通している医療スタッフと何も知らない一般の人との違いであり，ここに病理学を学ぶ意味がある．

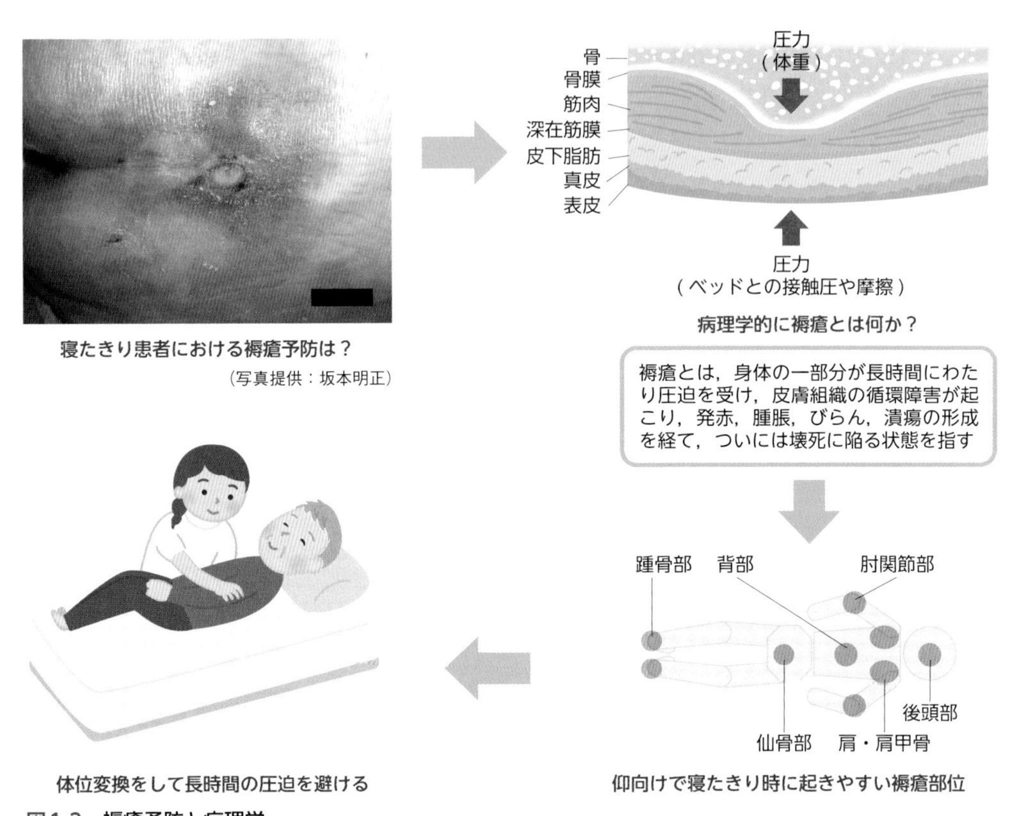

図1-3　褥瘡予防と病理学

褥瘡は，寝たきりになった患者においてはまず避けなければならない合併症であるが，少しの油断で仙骨部などに深い潰瘍ができてしまう場合がある．褥瘡の発生するメカニズムが，ベッドと骨との間に挟まれた組織の圧迫による，血流の減少・遮断によるものだとするならば，長期間の圧迫を避けることで，褥瘡の発生を抑制できるはずである．

D　病気はどのように発症するのか？

病気の発症原因は，**表1-1**に示したように大きく2つに分けることができる．一つは外部から体に作用するもので外的要因（外因）と呼ぶ．外因には，① 感染症などを引き起こす病原性微生物などによる生物学的因子，② 一酸化炭素などの有害な化学物質による化学的因子，③ 外傷や放射線などの物理的因子，④ 栄養や酸素不足などによる栄養障害，⑤ 医療行為による医原病などがあげられる．

もう一つは，体のなかにある，病気の原因となるものや，病気に対する罹（かか）りやすさの違いで決まる，人種や性別，年齢の違いなどの素因や個人の免疫反応の相違などで，内的要因（内因）と呼

表1-1　病気の発症原因

外　因（有害物質，ストレス）	
1.	感染因子（細菌，ウイルス，真菌，寄生虫）などによる生物学的因子
2.	一酸化炭素や水銀などの有害な化学物質による化学的因子
3.	放射線，熱，紫外線，物理的外傷などの物理的因子
4.	栄養素不足，酸素不足，水不足などによる栄養障害
5.	医療行為（検査，治療行為，薬物治療，手術など）による医原病
内　因	
1.	人種，性別，年齢などの相違による素因
2.	アレルギー体質など免疫・アレルギー反応の個体差
3.	ホルモン異常などの内分泌障害
4.	遺伝・染色体異常などの先天的な要因

ばれる．

たとえば，感染症のような微生物の侵入によって起こる疾患であっても，必ずしも外因だけで病気の発症の有無が決まるわけではない．病原性微生物に対する免疫反応の違いや年齢などの内因も大きく関係している．また，動脈硬化症や糖尿病，癌などは，外因と内因が複雑に相まって発症する多因子疾患と考えられている．

1．単一の原因で発症する疾患における外因と内因

病気の原因はけっして外因ばかりではない．感染症を例にとると，微生物という外因の侵入がなければ発症しない．しかし，微生物の侵入があっても発症しない人もいる．その違いは内因によって決まる．

かぜという疾患は，かぜの原因となるウイルス（ライノウイルス，コロナウイルス，アデノウイルス，RSウイルスなど数種類がある）の感染によって引き起こされるが，ウイルスの侵入だけではかぜは発症しない．ウイルスの感染があっても，ウイルスに対する液性免疫を中心にした免疫応答が強くあれば，鼻腔（びくう）などの局所において粘膜細胞への侵入を最小限に抑えて症状がでない場合もある．同様に強い免疫応答のために，侵入したウイルスが増殖しても抗体によって排除され，ウイルスに感染した細胞が少数にとどまり，鼻水程度で治ってしまう場合もある．これらの症例では，ウイルスの感染はあっても，症状が出ないか軽いため，病院を訪れることなく治ってしまう（**図1-4-A**）．

一方，初期の免疫応答が弱い場合には，咽頭（いんとう）などの粘膜細胞に

液性免疫
血漿（血液の液状成分）中に含まれる抗体（免疫グロブリン）による異物の排除機構（p.121，134参照）．

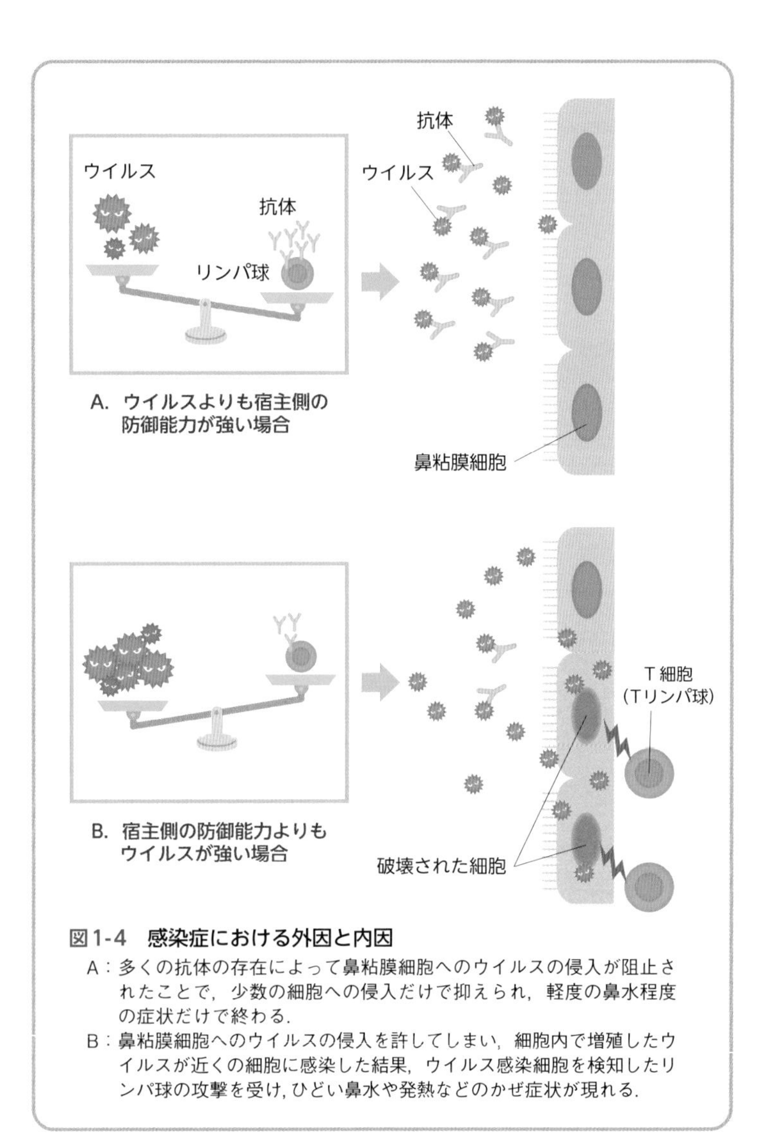

図1-4　感染症における外因と内因

A：多くの抗体の存在によって鼻粘膜細胞へのウイルスの侵入が阻止されたことで，少数の細胞への侵入だけで抑えられ，軽度の鼻水程度の症状だけで終わる．

B：鼻粘膜細胞へのウイルスの侵入を許してしまい，細胞内で増殖したウイルスが近くの細胞に感染した結果，ウイルス感染細胞を検知したリンパ球の攻撃を受け，ひどい鼻水や発熱などのかぜ症状が現れる．

感染して細胞内で増殖し，近隣の細胞に感染を拡大していく．その段階で初めて細胞性免疫を中心とした免疫応答を引き起こし，キラーT細胞が感染細胞を破壊することで，炎症が強く出ることがある．こうした症例では，炎症反応のために咽頭粘膜の発赤，発熱，咽頭痛などが出現して，「かぜではないか？」と気づくことになる（**図1-4-B**）．

ウイルス感染後のこうした違いは，宿主であるヒトの防御能（免疫能）の違いやウイルス感染に対する細胞のかかりやすさ（受容体発現量の違いなど）などの内因と外因（ここではウイルス）のバランスによって病気の発症が決まるとされている．

細胞性免疫
リンパ系細胞のなかのT細胞による異物の排除機構である．この場合の異物の処理は，異物の侵入を許した細胞を破壊することで達成されるため，自分の細胞の破壊が必ず伴う（p.134参照）．

キラーT細胞
リンパ球は白血球の一種で，B細胞，T細胞，NK細胞に分けられ，T細胞はさらにヘルパーT細胞（免疫応答の司令塔）とキラーT細胞（感染細胞を破壊する殺し屋）に主に分けられる．微生物が侵入した細胞を直接攻撃するのがキラーT細胞である．細胞傷害性T細胞とも呼ばれる．

炎症
細菌やウイルスなどの侵入，火傷や外傷などの生体への傷害が起こったときに，生体が恒常性を保とうとする反応で，細菌やウイルスを排除しようとする免疫反応や傷害された組織を取り除こうとする反応である．かぜをひいたときののどの腫れや発赤，発熱なども炎症反応である．

受容体
細胞表面や内部に存在し，細胞外の特定の物質（ホルモンや情報伝達物質など）と特異的に結合し感知することで細胞機能に影響を与える分子である．ウイルスも細胞内に入るためには，細胞膜上の分子に結合して細胞内に取り込まれる必要がある．そのウイルスが結合する分子をウイルス受容体と呼ぶ．

2. 多数の要因が相まって発症する疾患の病因とは？

最近では，アルコール摂取や喫煙，過食，過剰な塩分摂取など1つ以上の外因の関与（これらの外因は疫学的に疾患との関与が証明されるが，ヒトの病態形成への直接的な因果関係の証明が難しい）と，遺伝的疾患感受性の差（1つの遺伝子だけで決まるものよりも，多遺伝子が感受性を決めている場合が多い）といった内因との複合的な関与によって発症する疾患が多くなっている．心血管系疾患や脳血管障害などの原因となる**動脈硬化症**（p.252参照）はその代表的疾患である．

図1-5に普段の生活習慣から生活習慣病の発症が誘導され，複合的な生活習慣病の罹患（りかん）によって動脈硬化症を発症し，最終的には心筋梗塞や脳梗塞に至る経路を示した．

過食や偏食，運動不足などによって肥満となり，飲酒や喫煙といった習慣によって，高血圧症，糖尿病，脂質異常症などの生活習慣病を複数罹患することになる．また，このように肥満をベー

疫学
集団における健康と疾患に影響を与える要因を検討する学問で，もともとは伝染病の因果関係を明らかにするものとしてスタートし，今では公害や災害の因果関係の解明にも及んでいる．

遺伝的疾患感受性
多因子の関与によって発症してくる疾患では，それぞれの因子によって疾患が発症する確率が個人によって異なる．この確率の差が生じるいくつかの遺伝子が存在していると考えられており，それらの遺伝子の探索が今も進められている．遺伝子の差によって疾患に罹患する確率の違いが生じることは遺伝的疾患感受性の差からきている．

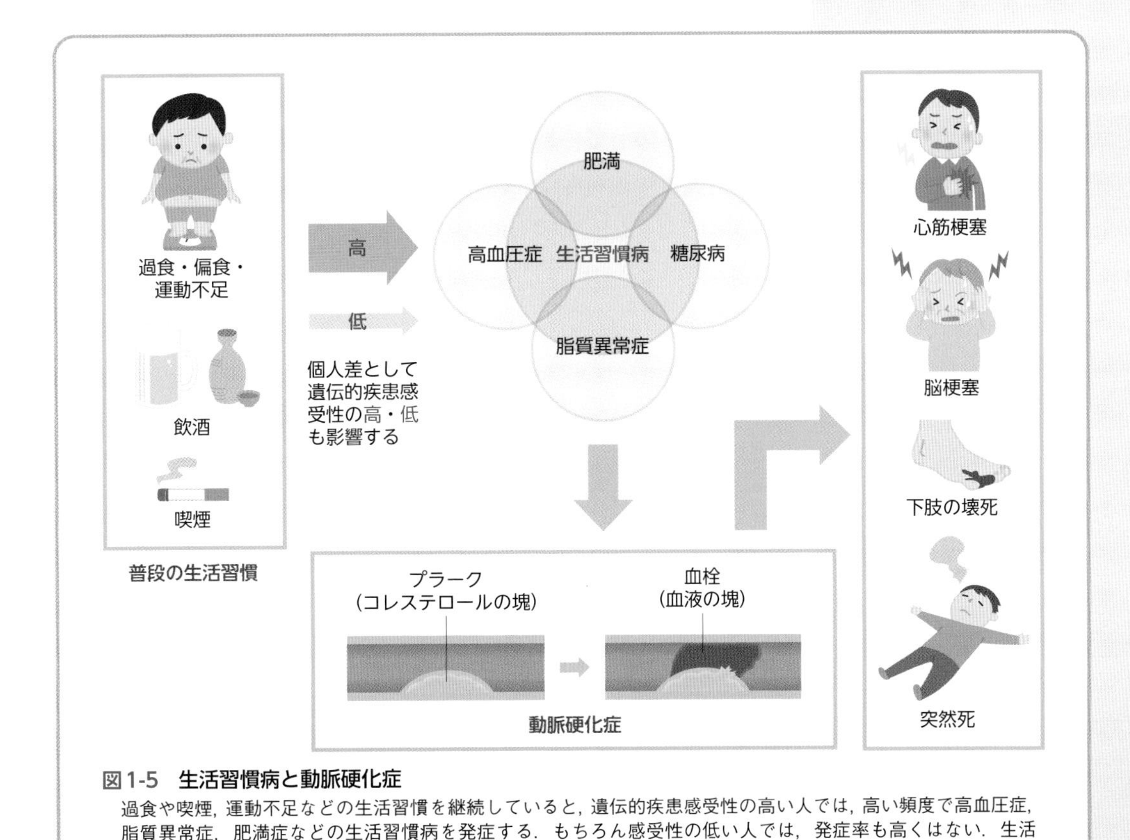

図1-5　生活習慣病と動脈硬化症
過食や喫煙，運動不足などの生活習慣を継続していると，遺伝的疾患感受性の高い人では，高い頻度で高血圧症，脂質異常症，肥満症などの生活習慣病を発症する．もちろん感受性の低い人では，発症率も高くはない．生活習慣病は，それぞれが動脈硬化症の発症を促進して，心筋梗塞や脳梗塞といった死につながる病気の発症を促すことになる．

スにして，高値血圧，高血糖，脂質異常のうち，2つ以上を満たした病態をメタボリックシンドローム（p.84参照）と呼んでいる．

しかし，こうした生活習慣にもかかわらず，生活習慣病に罹患することもなく健康を維持する人もいる．これは，内因による疾患感受性の差であり，発症しやすい人と発症しにくい人がいるということである．

高血圧や糖尿病，脂質異常症などの生活習慣病によって，動脈の血管内皮細胞下にコレステロールが沈着してプラークが形成されると，血管内腔が狭くなって血流が阻害されるようになる．この状態が**動脈硬化症**であり，このプラークに傷が入ると血栓（けっせん）が形成されて動脈の流れが遮断されることになる（**図1-5**，p.253の**図12-22**参照）．その結果，死亡の原因となる心筋梗塞（p.239参照）や脳梗塞（p.332参照）などが発生する．

プラーク
解剖学や病理学では斑を指し，歯科学では歯垢を指す．血管ではコレステロールを中心とした粥（じゅく）状の血管内皮下の沈着物（粥腫）を指す．このように血管にプラークができた状態を粥状（アテローム性）動脈硬化と呼ぶ．

生活習慣病の発症過程には，過食，飲酒，喫煙といった多数の複合的な要因の関与が疫学的に確認されている．しかし，病態発生学的な証明が難しく，直接の因果関係も含めて発症機序へのかかわり方はいまだ完璧には解明されていない．

感染症のような単一の原因で発症する疾患でも，生活習慣病のような多因子で発症するような疾患でも，外因があって発症するが，発症する頻度はその人の遺伝的要因や免疫状態などの内因によって決まると考えられている．疾患の理解のためには，両方の要因がどのように関与しているのかをきちんと理解することが重要になる．

細胞の異常―病気の本態

学習目標

1 ▶ 細胞の構造と細胞膜，細胞内小器官，核の役割を理解する

2 ▶ 細胞に傷害を与える要因に対する細胞の対応（適応，傷害，細胞死）を理解する

3 ▶ 細胞死にはネクローシスとアポトーシスという2つのタイプがあることを理解する

4 ▶ 正常組織では老化した細胞が死に，新しい細胞が生まれる新陳代謝によって恒常性が維持されていることを理解する

5 ▶ 細胞には寿命があり，老化することを理解する

6 ▶ 新しい細胞を供給するのが組織幹細胞であることを理解する

7 ▶ 病的状態下での欠損の再生は不完全であることを理解する

8 ▶ 多彩な機能を持つ細胞からなる組織や臓器があるがゆえに，多彩な病気に罹(かか)ることを理解する

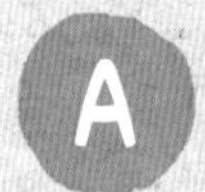

A 細胞の構造と細胞傷害

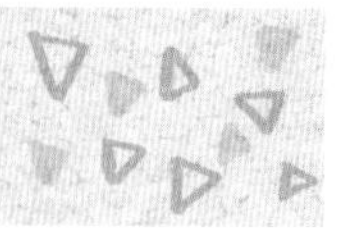

1. 人体の最小単位―細胞の構造と機能

人体の最小単位は細胞で，ヒトの体は約60兆個の細胞からできている．ただし，同種の細胞が60兆個集まっているのではなく，消化や呼吸などのある特定の機能だけを持った各種の細胞集団からなり，さまざまな臓器を構成している．

それでは，この細胞が外的要因により傷害を受けると体はどうなるのだろうか？ たとえば，微生物の侵入によって大腸の粘膜細胞が傷害されると下痢や腹痛といった症状が現れたり，一酸化炭素の曝露(ばくろ)によって脳の神経細胞が傷害されると意識障害といった症状が現れ，健康な状態から病的状態へと移行する．つまり，ヒトの体を構成する細胞の傷害こそが病気の本態である．

細胞の構造はほぼすべての動物細胞に共通しており，細胞膜に囲まれた細胞質とそのなかの核から成り立っている（図2-1，図2-4参照）．細胞質にはエネルギー産生やタンパク合成など，

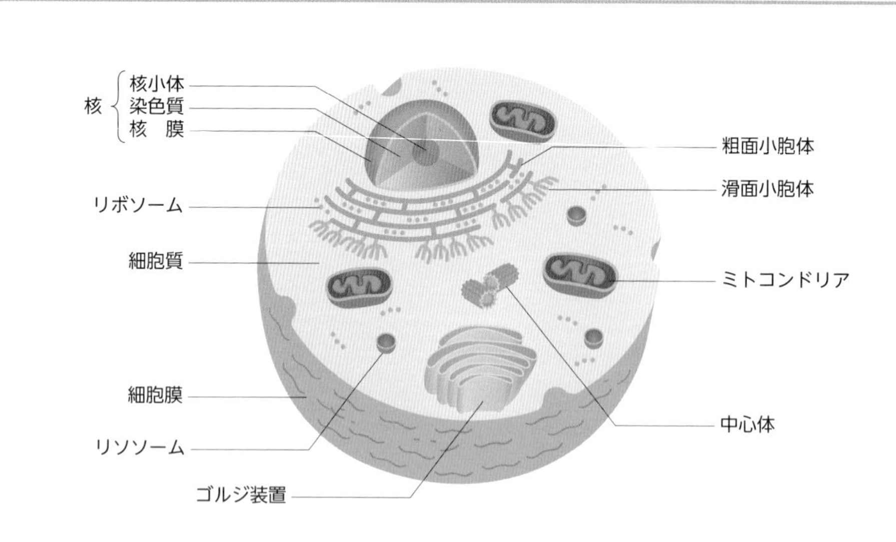

図2-1　細胞の構造

細胞は細胞膜に囲まれた細胞質と核から成り立っている．細胞質には，エネルギーの産生やタンパクの合成を行う細胞内小器官がある．細胞内小器官には次のものが含まれる．ミトコンドリア（エネルギーの産生），リボソーム，粗面小胞体（タンパクの合成），滑面小胞体（リン脂質・脂肪酸の合成），リソソーム（細胞内消化作用），中心体（分裂装置），ゴルジ装置（タンパクの糖鎖付加）など．

細胞の生存に必須の働きを行っている細胞内小器官が存在している．主な細胞内小器官は，エネルギーの産生をしているミトコンドリア，タンパク合成の場である粗面小胞体，リン脂質や脂肪酸の合成の場である滑面小胞体などである．核膜によって囲まれた核には，デオキシリボ核酸（DNA）がヒストンと呼ばれるタンパクに巻きつき，棒状の塊になった染色体が存在する（**図2-2**）．通常，染色体は核のなかでほどけた状態にあるため形がはっきりせず，染色しても見えない．しかし，分裂期には棒状のはっきりとした形をとるようになり，染色すると見えるようになる．ギムザ液でよく染まることから染色体という名前がつけられた．

ヒトは，1つの細胞（核）のなかに母親由来の1組の染色体23本と父親由来の1組の染色体23本を合わせた，23対46本の染色体を持つ二倍体（1組の染色体23本を2セット持つ）と呼ばれる個体である．母親・父親由来いずれの23本の染色体には遺伝子情報が含まれており，それぞれの染色体または遺伝子群をゲノムと呼ぶ．

染色体のうち，22対44本を常染色体と呼び，その大きさの順に1〜22の番号がつけられている．そして，残りの1対2本を性染

細胞内小器官
細胞内には，ある特定の機能を持った特有の形態の構造物が存在している．顕微鏡の倍率によっては見えるものが変わってくるため，どこまでを細胞内小器官と呼ぶのか意見の相違があるが，一般的にはミトコンドリアや小胞体などを指す．

ヒストン
核内のDNAと結合し自身に巻きつけることでDNAをコンパクトにしている塩基性タンパク．

ギムザ液
ギムザ液は，メチレン青，アズール青などの塩基性色素とエオジンの酸性色素との混合物である．血液系の細胞などを染色するギムザ染色に使用する染色液のことを指す．

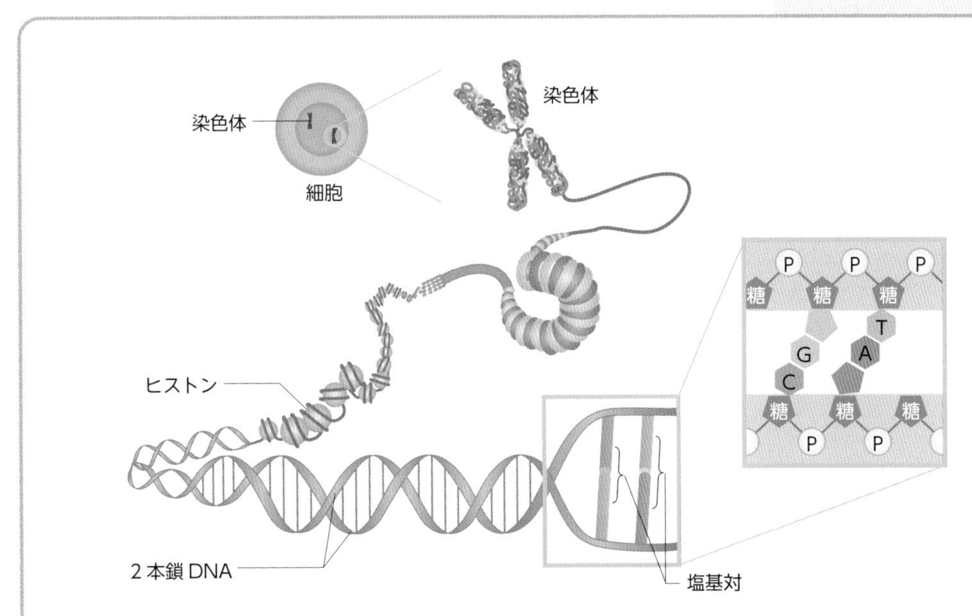

図2-2　核内の染色体・DNA
ヒトの細胞の核内には46本の染色体があり，それらはDNAがヒストンというタンパクに巻きついてできている．アデニン（A），グアニン（G），シトシン（C），チミン（T）という4種類の塩基と糖とリン酸（P）から構成（ヌクレオチド）されている核酸が，リン酸を介して鎖状につながって1本鎖DNAとなり，塩基と塩基が対となって結合して2本鎖DNAとなっている．

性染色体
雌雄異体の生物で性決定に関与する染色体である．ヒトではX染色体とY染色体と呼ばれる2種類がある．下図は，1つの細胞に含まれる染色体で，23番目の性染色体がXYであるため男性であることがわかる．

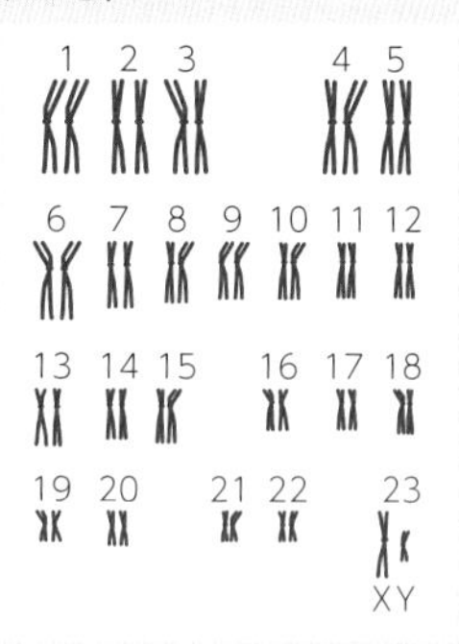

色体と呼び，女性はX染色体を2本，男性はX染色体1本とY染色体1本を持っている．この染色体の本態であるDNAは，デオキシリボースという糖を含む核酸のことを指している．DNAがリン酸を介して鎖状につながり1本鎖DNAとなり，2本の鎖同士が塩基を介して結合して2重らせんの構造をとる．これを2本鎖DNAと呼んでいる（図2-2）．1組23本の染色体におけるヒトの2本鎖DNAには約30億個の塩基対が並んでおり，そのなかには約2万数千個の遺伝子が存在する．遺伝子とは，タンパクのアミノ酸配列を示した設計図で，生体内にあるさまざまなタンパクがこの遺伝子（設計図）をもとにつくられている．実際には，DNA内の遺伝子を鋳型に，その塩基配列がメッセンジャーRNA（伝令RNA）に転写される．ついで，細胞質に移動したメッセンジャーRNAの塩基配列が，アミノ酸配列に翻訳されてタンパクが合成される．このようにつくられたタンパクは，体の重要な構成成分となる．したがって，遺伝子に異常があると正常なタンパクがつくられず，さまざまな疾患の原因となる．遺伝子はDNAのすべてを占めているわけではなく，DNA全体のせいぜい数％にすぎないとされている．残りのDNAの大部分はタンパクの合成などに

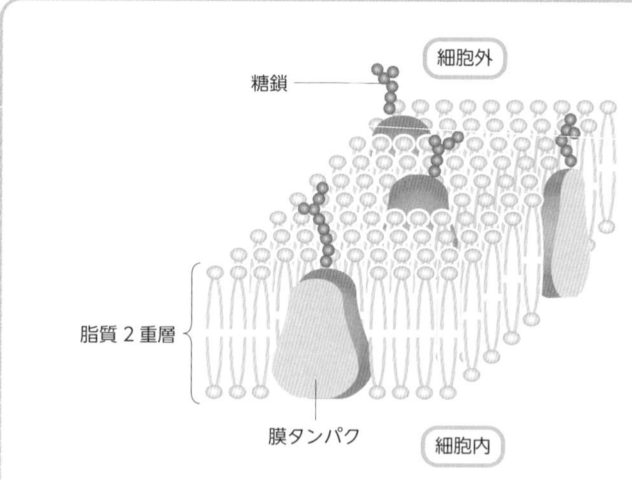

図2-3　細胞膜の模式図
脂質2重層は，親水性（水になじむ）のリン酸部分の頭部に疎水性（水をはじく）の脂肪酸が尻尾のように2本ついた構造をしたホスファチジルコリンがぎっしりと並び，ホスファチジルコリンの層が疎水性部分を内側に重ね合わせ，2重層の構造をとっている．膜のなかには，多くのタンパクが埋め込まれており，膜タンパクと呼ばれる．膜タンパクのなかには，糖やナトリウムなどを運ぶ輸送タンパクとして働くものもある．

関与しない領域である．

図2-3に示したように，細胞膜は**脂質2重層**からできており，水様性の物質（糖やアミノ酸，電解質など）が細胞内外を行き来するためには特別の出入り口を使わなければならない．どのような物質でも細胞内外へ自由に出入りできるわけではない．必要なものを細胞内に取り込む場合や，不要なものを細胞外に排出する場合は，エネルギーを使って能動的に行う必要がある．そのために，細胞膜のなかには各種の**膜タンパク**が埋め込まれており，糖やアミノ酸，電解質などの輸送を担っている．

細胞は脂質2重層の構造をとる細胞膜によって1個の独立した生命体として外界と区切られており，膜タンパクなどを用いて細胞外より細胞質に酸素と栄養を取り入れ，細胞内小器官によってエネルギーを産生している（**図2-4**）．そして，つくられたエネルギーを用いて古くなったタンパクを破壊し，核内のDNAに保存された設計図をもとに新しいタンパクを合成し，寿命の尽きるまで精一杯働いている．老化した細胞は新しく生まれる細胞によって置き換えられるが，その設計図は核のなかのDNAに遺伝子として維持されている．こうして細胞が元気に生きている限り，ヒトは健康を維持できるが，ある細胞集団に傷害がもたらされると，細胞集団がこなしてきた機能が障害され，ヒトは体の異常を感じるようになる．

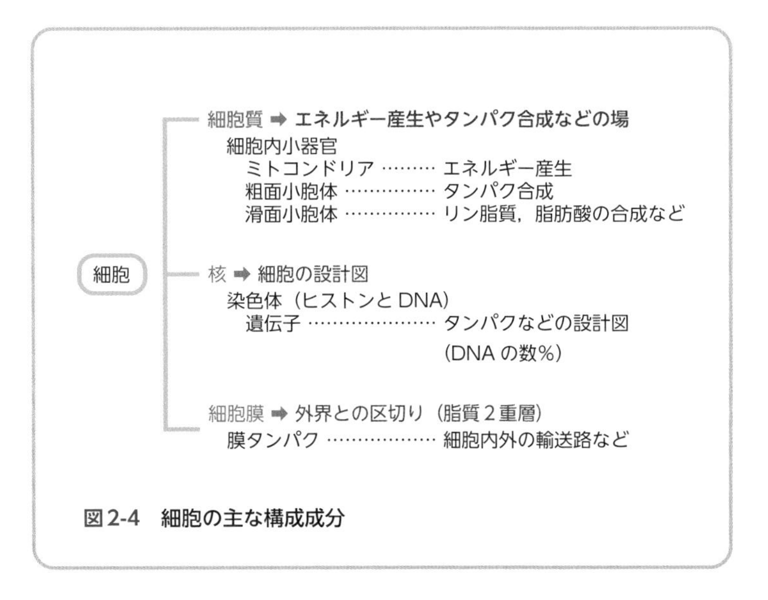

図2-4　細胞の主な構成成分

2. 傷害因子に対する細胞の反応

細胞の正常な営みをストップさせるような状況，たとえば，低酸素血症や無酸素血症，毒物・化学物質への曝露，感染などが生じたとき，細胞は刺激の程度に応じて3段階の反応を示す（**図2-5**）.

細胞に十分な予備能があれば，どのような状況下に置かれても危機を乗り越えることができる（第1段階）．しかし，予備能が不足している場合には，細胞は可逆性傷害（第2段階）からしだいに不可逆性傷害に至り，最終的には死んでしまう（第3段階）．予備能で対応できなくなったときの反応を**細胞傷害**と呼んでいる．不可逆性傷害時にもたらされる細胞の死は，**細胞死**と呼ばれている．

細胞傷害の原因は，**中毒性傷害**，**感染性傷害**，**物理的傷害**，**欠乏性傷害**の4つに分類される．

❶ 中毒性傷害

遺伝性代謝異常による脂質の蓄積などの内因性毒素による場合と，アルコールや抗癌（がん）薬などの化学物質の外因性毒素による場合がある．代表的な例としては抗癌薬の投与による造血組織や消化管粘膜組織の傷害がある．

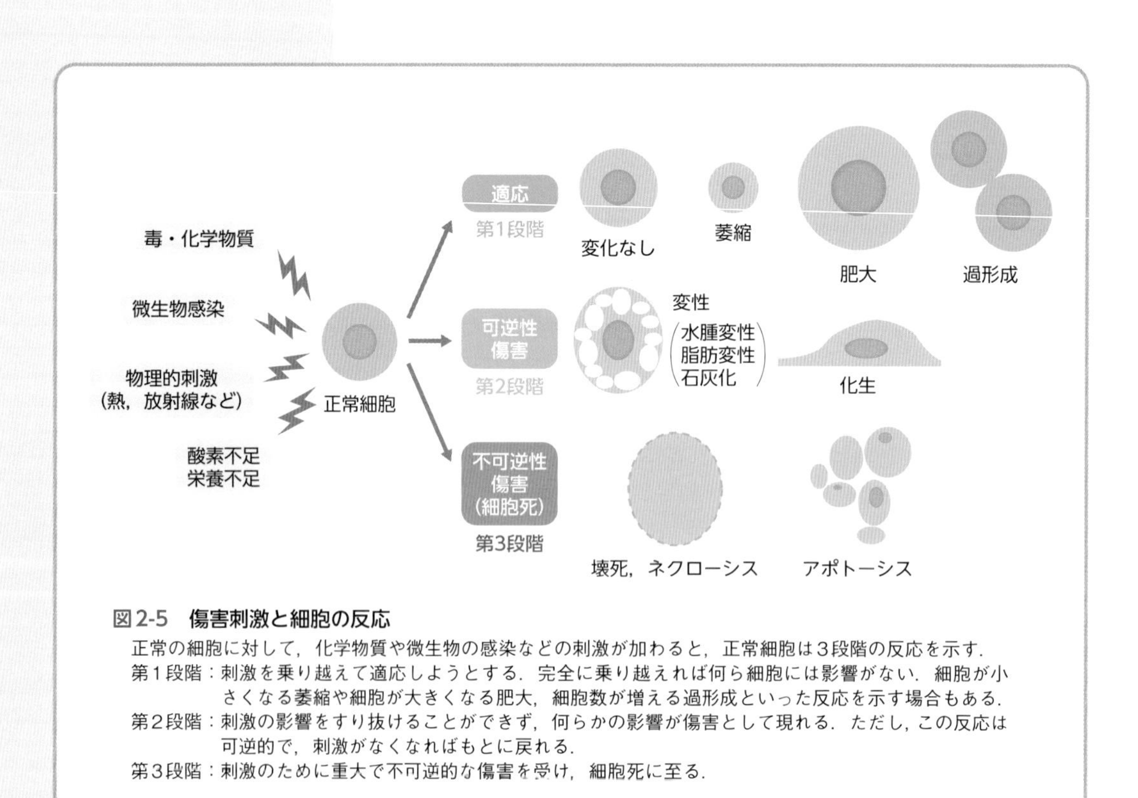

図2-5　傷害刺激と細胞の反応

正常の細胞に対して，化学物質や微生物の感染などの刺激が加わると，正常細胞は3段階の反応を示す．

第1段階：刺激を乗り越えて適応しようとする．完全に乗り越えれば何ら細胞には影響がない．細胞が小さくなる萎縮や細胞が大きくなる肥大，細胞数が増える過形成といった反応を示す場合もある．

第2段階：刺激の影響をすり抜けることができず，何らかの影響が傷害として現れる．ただし，この反応は可逆的で，刺激がなくなればもとに戻れる．

第3段階：刺激のために重大で不可逆的な傷害を受け，細胞死に至る．

❷ 感染性傷害

寄生虫や細菌，ウイルスなどの感染による傷害である．細胞がウイルスに感染すると，細胞内で細胞のために使われていたエネルギーやアミノ酸などがウイルス複製のために奪われてしまい，細胞の機能が低下する．ウイルス増殖が盛んな場合には，細胞膜の破綻によって細胞死する．

❸ 物理的傷害

外傷や熱，寒冷，気圧の急激な変化，放射線，電気などによる細胞の傷害である．物理的刺激は，細胞内のタンパクや細胞膜などの高次構造を破壊し，タンパクの機能を失わせ，細胞膜の破綻などを介して細胞死を誘導する．

❹ 欠乏性傷害

酸素不足や栄養不足などによる細胞傷害である．たとえば，虚血性の細胞傷害がその1例である．低酸素障害によってミトコンドリアでのエネルギー産生が低下し，その結果，タンパク合成能が低下するが，酸素供給が回復すれば細胞死することなく回復する．しかし，低酸素状態が続くと，エネルギー産生のさらなる低下によって膜機能の異常が起こり，カルシウムや酵素が細胞内小器官から細胞質へ流出し，細胞膜が破壊されて細胞死に至る．

虚血
局所を流れる血液量が著しく不足した状態である．

3．適応反応（傷害刺激を乗り越える反応）

細胞の傷害をもたらすようなさまざまな因子に対して，細胞の予備能を用いて傷害を受けることなく乗り越えることができれば，肉眼的には何ら異常な形態をもたらさずにすむ．その場合，細胞や組織にはとくに異常は認められない．ただし，時には傷害刺激を乗り越えるために正常とは明らかに違う形態を示す場合もある．**図2-6**に細胞の**萎縮**・**肥大**・**過形成**の意味することを示した．

❶ 萎縮

正常の大きさに成長した臓器や組織の容積が減少すること（単純萎縮）を指すが，そのときに細胞は容積だけではなく数も減少すること（数的萎縮）がある．萎縮には，加齢に伴う**生理的萎縮**（高齢者にみられる脳重量の減少や閉経後の卵巣や子宮の縮小など）や**栄養障害性萎縮**（飢餓難民の子供にみられる筋肉の萎縮など），**廃用性萎縮**（骨折で入院した患者や無重力下にいる宇宙飛行士にみられる筋肉の萎縮など，**無為萎縮**とも呼ばれる），圧

廃用
医学的な意味合いとして，寝たきりなどの状態で身体の機能を用いない，使わないなど身体活動の低下状態が続くことを指す．これにより器官や筋肉の機能低下，萎縮などが起き，さまざまな症状が現れる（廃用症候群）．

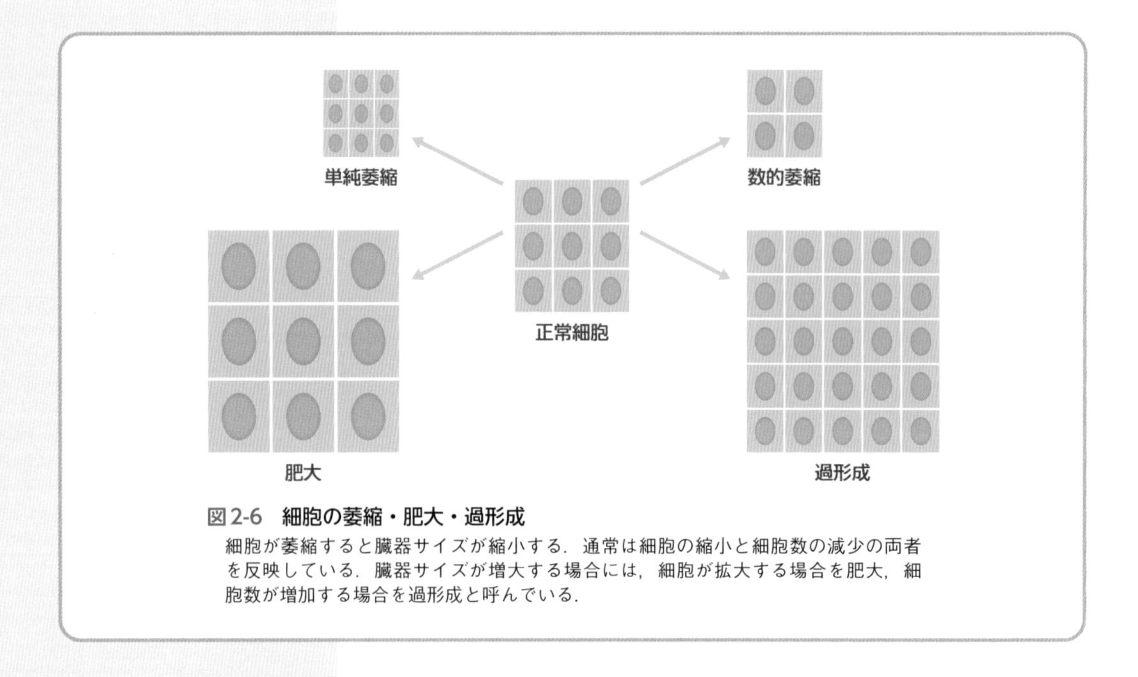

図2-6　細胞の萎縮・肥大・過形成

細胞が萎縮すると臓器サイズが縮小する．通常は細胞の縮小と細胞数の減少の両者を反映している．臓器サイズが増大する場合には，細胞が拡大する場合を肥大，細胞数が増加する場合を過形成と呼んでいる．

迫萎縮（長期間の尿閉に伴う水腎症や圧迫による褥瘡など），神経原性萎縮（筋萎縮性側索硬化症など），内分泌性萎縮（ステロイドの長期服用による副腎皮質の萎縮など）がある．使わない身体機能があると，細胞が萎縮してエネルギーの無駄をなくしていると考えられることから，適応反応の一つと考えられている．

❷ 肥大

萎縮の反対で，細胞容積が増加するような反応を肥大と呼んでいる．高血圧症の際にみられる心肥大がその代表例である．心筋や骨格筋は増殖能を欠くため，細胞数の増加はみられず，細胞の拡大によって組織の肥大がみられる．心筋細胞の肥大によって，心筋の収縮力を上げて，高血圧症で増大している血管抵抗に逆らって血液を送ろうとする適応反応と考えられる．このような肥大を作業性肥大と呼ぶ．ほかに，筋力トレーニングによって起こる筋肉の生理的肥大や片側の腎臓摘出後に残された側の腎臓の代償性肥大などがある．

❸ 過形成

組織や臓器の容積が増大する場合には，細胞数が増加することもあり，これを過形成と呼ぶ．この反応も，可逆的細胞傷害に分類するよりも，適応反応に分類すべき反応である．前立腺肥大症は，実は前立腺細胞の肥大ではなく，過形成によって前立腺が肥大している．本来は加齢に伴う前立腺細胞の機能低下を細胞の増加によって補おうとする適応反応と考えられるが，結果的には尿道を圧迫することになって排尿困難などの症状をもたらしている．

4．可逆性細胞傷害—変性と化生

❶ 変性

細胞傷害によって細胞の代謝機能が低下し，細胞内に異常な物質の蓄積が起こることを**変性**と呼び，可逆的な変化とされている．細胞は古くなったタンパクなどを新しいものと取り替える代謝を常に行っている．しかし，細胞が傷害を受けると，代謝がうまくいかないために細胞内に脂肪やタンパク，糖質などが蓄積することになる．変性には以下のような変化がある．

ⓐ 細胞内水分の増加（細胞水腫）　酸素欠乏や中毒などで細胞膜のイオン輸送タンパクの機能が障害され，水やナトリウムイオンが細胞内に流入することによって起こる．細胞内に水分貯留による空胞が出現し，細胞質が増大した形態を示す．

ⓑ 脂肪沈着　酸素欠乏やアルコールの大量摂取などで，細胞質内に中性脂肪滴が多数出現した状態である．ミトコンドリアにおけるエネルギー代謝の阻害が原因で，脂肪の代謝異常により起こる．

ⓒ 石灰化　生体内のカルシウムはその大部分が骨に存在するが，一部は血液中や細胞内にも存在しており，その比率は骨：血液：細胞＝1億：1万：1の割合で維持されている．骨と血液中のカルシウムは**副甲状腺ホルモン**と**ビタミンD**によって調節されている．副甲状腺ホルモンは骨吸収を増加させて，また，ビタミンDは腸管からのカルシウムの吸収を増加させることで血液中のカルシウム濃度を上昇させる．血液中のカルシウム濃度が高くなると，腎や肺にカルシウムが沈着しやすくなる．このカルシウム沈着を**転移性**（異所性）**石灰化**と呼んでいる．一方，血液中のカルシウム濃度が高くなくても，損傷を受けた部位などにカルシウムが沈着することがある．これを**異栄養性石灰化**と呼んでいる．

カルシウムが管腔内に沈着すると，**尿路結石**（p.310参照）などの結石症を生じる．尿路結石症は尿が酸性に傾いたり，尿中に排泄されるカルシウムの量が増加したり，尿流のうっ滞（流れが悪くなる）などが尿路結石形成の促進因子として働いている．一方，**胆石症**はカルシウムとは無関係で，白〜黄色いコレステロール結石と褐色〜黒いビリルビン結石がある（p.284参照）．

副甲状腺ホルモン
甲状腺に隣り合って存在する副甲状腺から分泌されるホルモンである．骨から血液へのカルシウムの供給を増加させる作用を持つ．

ビタミンD
ヒトではビタミンDが重要な働きをしている．ビタミンDは食品として吸収されるだけではなく，紫外線にあたると皮膚で合成される．作用は腸管からのカルシウムの吸収増加，尿中への排泄抑制，骨から血中へのカルシウム放出を亢進させて，血中カルシウムを増加させる．

変性以外にも可逆的な細胞傷害として次の化生があげられる．

❷ 化生

一度分化した細胞が，再生過程で別の分化した細胞に変化することを**化生**と呼ぶ．たとえば，慢性気管支炎によって気道粘膜の線毛上皮細胞が脱落し，再生を繰り返すうちに，扁平上皮細胞に置き換わることがある．これは，上皮細胞が環境に適応して変化したもので，化生の代表例とされる．

5．不可逆性細胞傷害―細胞死

血管の突然の閉塞によって，その先の心筋組織や脳組織の一部が細胞傷害を受けて死滅するが，その病理学的な組織像を**壊死**（細胞集団としての組織の死）と呼んでいる．心筋組織の虚血による壊死は，細胞のタンパクが変性凝固し，核も消失して細胞内が好酸性の物質で占められ，組織が硬くなることから，**凝固壊死**と呼ばれている．一方，脳組織の虚血による壊死は，自己融解によって液状化するため，**融解壊死**と呼ばれている．以前は，こうした組織の壊死の原因となる個々の細胞死をネクローシス（壊死）と呼び，細胞死の唯一のメカニズムと考えられてきた．しかしながら，1972年にアポトーシスという細胞死メカニズムが提唱されて以来，生体内で観察される多くの細胞の死は，主にネクローシスとアポトーシスという2つのタイプの細胞死によると考えられるようになった．

たとえば，ヘリコバクター・ピロリ菌の感染によって胃粘膜を覆う粘液層が破綻し，胃酸によって胃粘膜細胞が直接破壊されるといった物理的傷害による細胞の死，ウイルス感染細胞における細胞膜の破綻といった感染性傷害による細胞の死などの偶発的な細胞の死（外的要因による他殺）を**ネクローシス**と呼んでいる．

一方，骨髄由来の血液細胞や消化管粘膜細胞のそれぞれには固有の寿命があり（たとえば，赤血球では約120日，好中球では約半日），老化した細胞は役目を終えて死に至る．また，不要になった細胞も自ら死んでいく（たとえば，オタマジャクシからカエルへ変態する際には不要になった尻尾が消失する）．このように，寿命による細胞死や不要で邪魔になった細胞死は，生体をよりよい状態に保つために積極的に引き起こされる．このような細胞死は，管理・調節された細胞の自殺と考えられ，プログラムされた細胞死，**アポトーシス**と呼ばれている．

分化
細胞が何かしらの特殊な役割を身につけることを指す．たとえば，皮膚になる細胞はそれに見合った機能や形態を持つことになり，細胞が皮膚細胞に分化したことになる．一方，特殊な役割をまだ持っていない細胞の状態を未分化と呼び，いずれ分化していくことになる．

線毛上皮細胞
上皮細胞のうち，細胞の表面に線毛を持っている細胞を指す．気管や卵管の上皮細胞など．

扁平上皮細胞
上皮細胞のうち，潰れたように平べったい形をしている細胞を指す．皮膚の上皮細胞や血管の内皮細胞など．

ヘリコバクター・ピロリ菌
ヘリコは「回旋する」という意味，バクターはバクテリアの略，ピロリは胃の出口である幽門部（pylorus）からきている．嫌気性菌で粘液内に生息している．胃炎や胃・十二指腸潰瘍，胃がんの原因とされている．体長は約3μmで，数本のべん毛を持ち，胃のなかを移動する．

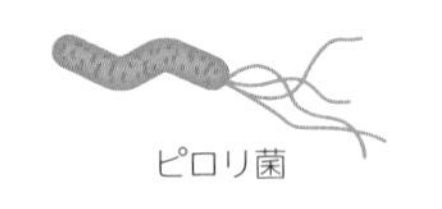
ピロリ菌

好中球
5種類ある白血球の一つで，中性色素に染まる顆粒を持つことから好中球と呼ばれる．白血球には，ほかに好塩基球，好酸球，単球，リンパ球がある（p.158参照）．

アポトーシスとネクローシスには，**表2-1**と**図2-7**に示したようにいくつかの大きな違いがある．第1の違いは，死の過程が**能動的か受動的**かという違いである．アポトーシスの場合には，エネルギーを使ってでも死のシグナルを伝えて，死の実行部隊を活性化させ死を能動的にもたらす．一方，ネクローシスの場合には，酸などによって細胞膜の破綻がもたらされて，受動的に殺される．第2の違いは，細胞死によって周囲に悪影響を及ぼすかどうかである．アポトーシスでは，アポトーシス小体に細かく裁断されて，細胞内の酵素などが細胞外へばらまかれることもなく，マクロ

表2-1　アポトーシスとネクローシスの相違

	アポトーシス	ネクローシス
概　念	能動的 生理的死，病的死 遺伝子に支配された死	受動的 病的死 遺伝子に支配されない死
要　因	生理的 病的：放射線，ホルモン異常，抗癌薬など	外来性の強い刺激（虚血，毒物など）
発現状態	散発的，徐々に	細胞群，一斉に
細　胞	縮小 断片化（アポトーシス小体）	膨化 細胞内小器官の膨化，膜の破綻
核	断片化	膨化，融解
炎症反応	なし	あり

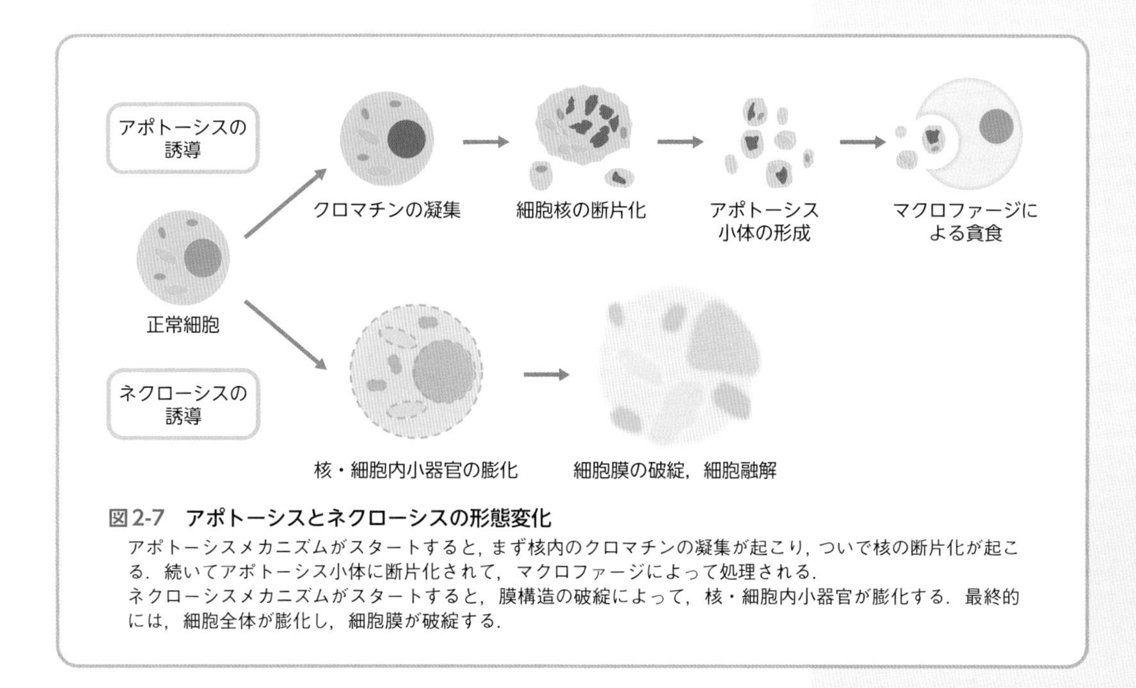

図2-7　アポトーシスとネクローシスの形態変化

アポトーシスメカニズムがスタートすると，まず核内のクロマチンの凝集が起こり，ついで核の断片化が起こる．続いてアポトーシス小体に断片化されて，マクロファージによって処理される．
ネクローシスメカニズムがスタートすると，膜構造の破綻によって，核・細胞内小器官が膨化する．最終的には，細胞全体が膨化し，細胞膜が破綻する．

マクロファージ
白血球のなかの単球が血管外に滲出して分化した細胞で，細菌などの外来性の異物や生体内の老廃物を貪食する大型の細胞である．

ファージによって素早く処理される．一方，ネクローシスは，細胞内の加水分解酵素などが細胞外の周囲にばらまかれるため，周囲の細胞の破壊などの重大な影響をもたらす．第3の違いは，アポトーシスによる細胞死が，老化した細胞の排除のような生理的な細胞死の際にみられる死に方であるのに対して，ネクローシスによる細胞死は，外的な傷害因子によって起こる予期していなかった細胞死の際にみられる死に方である．外的な傷害因子のなかでも，虚血などの強い刺激ではネクローシス（壊死）が多いが，放射線や化学療法などの癌治療においてはアポトーシスによる場合が多い．また，同じ原因による細胞死でも，ネクローシスとアポトーシスの2つのメカニズムで起こる場合もある．たとえば，放射線傷害による細胞死は，被曝放射線量が高い場合にはネクローシスで細胞死が起こるが，放射線量が低い場合には，放射線によるDNA損傷の結果，アポトーシスで細胞死が起こることが知られている．同様に多量の抗癌薬にさらされると，ネクローシスで細胞死するが，通常量の抗癌薬の場合には，アポトーシスで細胞死が起こる．

B 正常細胞の新陳代謝（古いものが新しいものに入れ替わること）ー恒常性の維持

1．昨日のあなたと今日のあなたは同じか？

ヒトの体は，昨日も今日もほとんど変化がないようにみえる．1日で体が大きくなるわけでもないし，顔の形が変わるわけでもない．しかしながら，昨日と全く同じ体かというとけっしてそうではない．風呂に入って皮膚をこすれば垢（あか）が落ちるし，消化管の粘膜でも老化した細胞が落ちていく．血液細胞には寿命があり，赤血球の寿命は約120日，血小板の寿命は約10～30日，白血球のうち好中球は半日程度といわれている．その結果，血液細胞は1日に約1,000億個（約100 g）の細胞が老化して死に至る．ヒトの体細胞全体では，約3,000億個（約300 g）の細胞が毎日死んでいるといわれる．死んだ細胞の代わりが誕生しなければ，ヒトはいずれなくなってしまう．そこで，毎日約3,000億個の細胞が誕生して，死んでいく細胞の穴埋めをしている．その意味では，ヒトは昨日と今日では少なくとも細胞3,000億個分違っているといえる．このように老化した細胞が死に，新しい細胞が誕生することを細胞の新陳代謝と呼んでおり，この新陳代謝がなければヒトは生き続けることができない．

2．細胞の老化

超高齢社会を迎えて，老化に注目が集まっており，老化に伴って出現してくる老眼や認知機能の低下などを何とか予防できないかという「アンチ・エイジング（抗加齢）」という考え方に関心が集まっている．生物学的には生殖可能な年齢を過ぎると死んでしまう動物が多く，たとえばサケ（鮭）は排卵・射精すると間もなく死んでしまう．高齢化に伴う臓器の機能低下に悩むといった時間的余裕もなく死んでしまうのが生物本来の姿なのかもしれない．ヒトのように生殖可能年齢（15～50歳）を過ぎても20～30年も生きていることが例外的と考えたほうがよいのだろう．ただ，こうした個体の老化という複雑な現象とは別に，前述したように細胞の老化という現象があり，老化というものは2つのレベル（細胞レベルと個体レベル）に分けて考える必要がある．ここでは細胞レベルでの老化に限定して説明する．

われわれがつくり出したさまざまな機械には寿命がある．買った新車も10年も経つと，しだいにエンジンなどの調子が悪くなり，いつかは動かなくなってしまう．同様にヒトの体を構成している細胞でも，古くなったタンパクを新しいタンパクに交換して何とか寿命が尽きるまで生きながらえるが，いずれは老化して死んでしまう．細胞が老化するメカニズムとしては，古くから2つの仮説が提唱されてきている．一つは，細胞分裂の際に生じるエラーや外界からのストレスにより誘導されるDNAの損害の蓄積のために起こるとする仮説（エラー仮説）である．もう一つは，受精卵から体細胞へと分化したときに作動する遺伝的プログラムによって運命的に決められているとする仮説（遺伝的プログラム仮説）である．現在のところは，両方ともに老化の一因になっているとする考え方が提唱されている．

❶ ヘイフリック限界

1961年，正常の細胞に寿命があることが，レオナルド・ヘイフリックによって世界で初めて証明された．それまでは，アレクシス・カレルが唱えた「普通の細胞は不死である」という説が一般的に信じられていた．しかし，ヘイフリックは，胎児の線維芽（せん）（い が）細胞を培養したところ，50数回分裂したところで老化した

レオナルド・ヘイフリック
Leonard Hayflic (1928-)，アメリカの解剖学者．

アレクシス・カレル
Alexis Carrel (1873-1944)，フランスの解剖学者であり外科医．

細胞のように不可逆的な細胞増殖停止状態に入り，その後細胞死することを見出した．その後，さまざまな臓器から得られた細胞を培養するとその臓器に固有な分裂回数で増殖を停止すること，年齢の高いヒトからの細胞は分裂可能回数が少ないことなどが証明され，正常の細胞には寿命のあることが明確に示された．これらの事実が意味することは，正常細胞は最終的には老化して死に至るということである．

❷ テロメアの短縮

細胞の寿命を決めるメカニズムとして，染色体の末端に存在する"TTAGGG"の繰り返し配列であるテロメアが注目されている．テロメアは染色体の末端を守る構造で，分裂のたびに短くなっていく．一定程度の長さまで短くなると，分裂がストップすることから，寿命を決める時計として働いていると考えられるようになった（**図2-8**）．しかし，無限に増殖できる癌細胞は，テロメアを付加してテロメアを伸長できるテロメラーゼという酵素活性を持っていることが明らかにされ，テロメアの短縮が分裂回数の制限にかかわっていることが確認された．このテロメアの短縮こそ，受精卵から体細胞への分化時に作動する遺伝的プログラムそのものと考えられており，遺伝的プログラム仮説が正しいとする根拠となっている．

TTAGGG
T（チミン）T（チミン）A（アデニン）G（グアニン）G（グアニン）G（グアニン）の6塩基配列を指す．

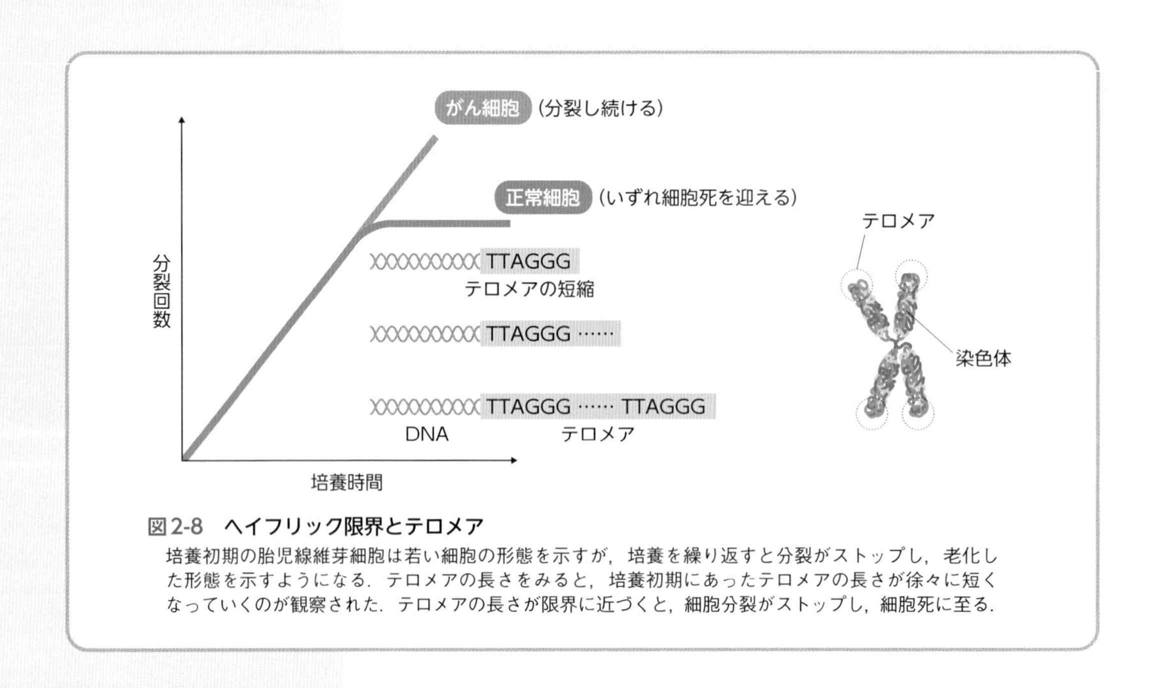

図2-8　ヘイフリック限界とテロメア
培養初期の胎児線維芽細胞は若い細胞の形態を示すが，培養を繰り返すと分裂がストップし，老化した形態を示すようになる．テロメアの長さをみると，培養初期にあったテロメアの長さが徐々に短くなっていくのが観察された．テロメアの長さが限界に近づくと，細胞分裂がストップし，細胞死に至る．

❸ 老化した細胞の死

細胞は老化に伴って死に至るが，前述したようにアポトーシスによって実行される．老化した細胞では，DNA損傷や古くなった機能しないタンパクの蓄積などのために，機能不全となってアポトーシスのメカニズムがオンになり，不要で邪魔になった細胞として排除される．この細胞死に至る老化のメカニズムとしてのDNA損傷などの蓄積こそ，エラー仮説が正しいとする根拠となっている．

3. 新しく生まれる細胞の供給源―幹細胞

毎日3,000億個（約300g）もの新しいヒト体細胞が生み出されるメカニズムとはどのようになっているのだろうか？ このような膨大な数の細胞が生み出される過程は，1個の受精卵から胎児がつくられる様子を想像させる．**図2-9-A**に示したようにわれわれの体は，もとをたどれば1個の受精卵に行き着く．つまり，1個の受精卵から各種の臓器が生み出されている．同時に次の世代を生み出す卵細胞や精子が生体内につくられる．そして，この卵子と精子から次の世代の体をつくる受精卵が形成される．このように受精卵は，すべての細胞へ分化する能力（**多分化能**）を備え，しかも受精卵のもとになるような卵細胞を自己複製できる能力（**自己複製能**）を保持しており，生体の大本という意味で**全能性幹細胞**と呼ばれている．また，一定の寿命を持った細胞から構成される臓器の集合体としての生体は，全体としても一定の寿命を持たざるを得ず，次の世代を生み出すために全能性幹細胞と呼ばれる**生殖細胞**を用意している．

では，一定の寿命を持った細胞で構成される各臓器はどのように維持されているのだろうか？ 一定の寿命とはいえ，約80年の間一定の細胞数を維持しなければならない．生体の臓器のなかでも造血組織や腸管では，古くなった細胞が激しい勢いで新しく誕生した細胞に置き換えられている．これらの臓器においては，**組織幹細胞**と呼ばれる増殖のもとになる細胞が存在していると考えられている．この組織幹細胞，たとえば骨髄の造血幹細胞が，毎日失われる白血球や赤血球，血小板の代わりを埋めるべく，約1,000億個もの細胞を生み出している（**図2-9-B**）．大腸の粘膜細胞も同様に組織幹細胞によって新しく生み出される粘膜細胞に置き換わって維持されている．こうした全能性幹細胞や組織幹細胞の

多分化能
たとえば，1つの受精卵から心臓や肺，胃，小腸，大腸，肝臓，腎臓などあらゆる細胞に分化して，ヒトが形成されてくる．また，造血幹細胞は白血球や赤血球，血小板のすべての細胞を生み出す．このようにさまざまな細胞に分化する能力を多分化能と呼ぶ．

自己複製能
多分化能を持つ幹細胞が1個から2個へ分裂する際に，より分化した細胞を2個生み出すのではなく，組織を維持するために，最初の細胞と同じ能力を持った細胞を1個用意しておくほうが都合がよく，1個の多分化能を持つ細胞（もとの細胞と同じ）と1個のより分化した細胞の2個に分裂する．このように自己と同じ細胞を複製する能力のことを自己複製能と呼ぶ．

全能性幹細胞
幹細胞のなかで最も幼若な細胞で，体全体のすべての臓器の細胞にもなり得る細胞である．受精卵がまさにこれにあたる．

組織幹細胞
骨髄や肝臓などに存在する未成熟で未分化な細胞である．この細胞の増殖と分化によって老化した細胞の損失が穴埋めされる．

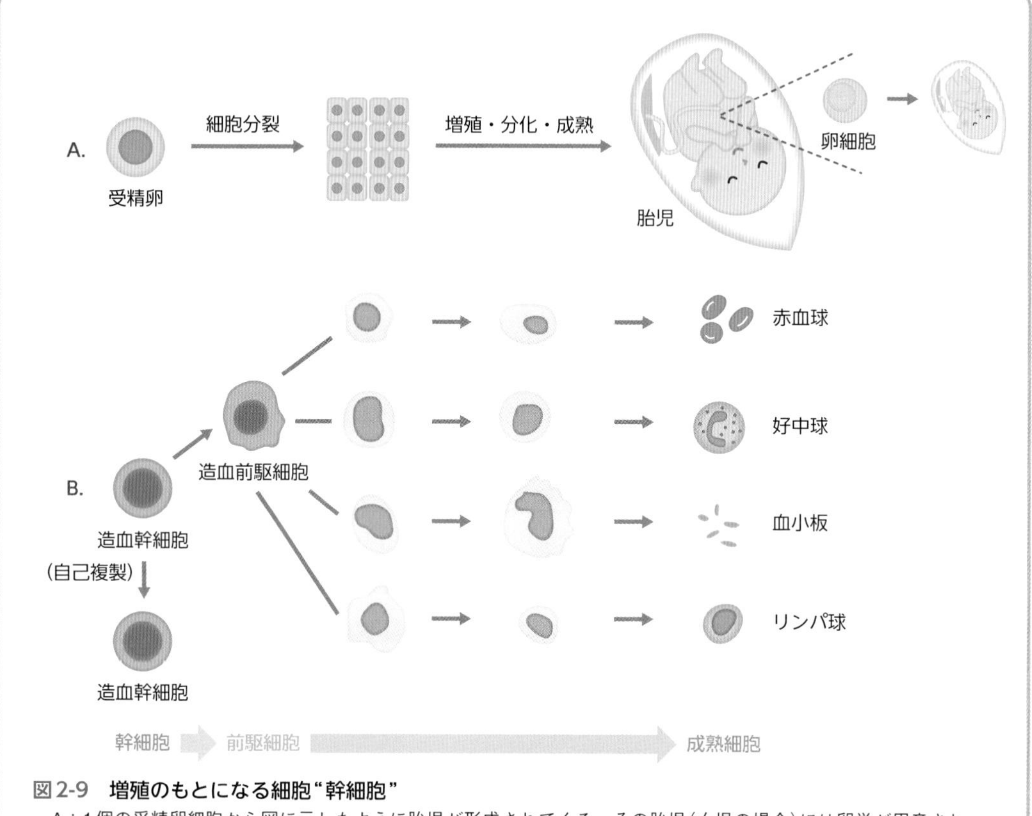

図2-9 増殖のもとになる細胞"幹細胞"

A：1個の受精卵細胞から図に示したように胎児が形成されてくる．その胎児（女児の場合）には卵巣が用意され，卵細胞がすでに形成されている．この卵細胞から次世代の胎児の形成が可能となっている．

B：骨髄に多く存在する造血幹細胞が分裂すると，1個の造血幹細胞を自己複製するとともに，より成熟した前駆細胞を生み出し，この前駆細胞からさまざまな成熟血球細胞が形成される．自己複製された造血幹細胞は次に分裂して同様のサイクルを繰り返す．

存在が，近未来に可能になると考えられている再生医療の根拠となっているのである．

4．細胞の増殖

骨髄や粘膜組織では，失われる老化した細胞の代わりに新しい細胞が誕生しているが，細胞の増殖はどのように調節されているのだろうか？ 失われる細胞数と同じ数だけの細胞増殖が刺激されるが，そのメカニズムはどうなっているのだろうか？

1962年，スタンリー・コーエンによる上皮増殖因子の発見以来，数多くの増殖因子（成長因子）が発見され，多くの正常細胞の細胞増殖がこれらの増殖因子によって刺激されていることがわかってきた．正常細胞は，増殖因子が存在しない場合は，眠った

再生医療
けがや病気で機能不全となった組織や臓器を自分自身の細胞を用いてもとどおりの形態や機能に戻す最先端の医療を指す．トカゲは，尻尾を切断しても再生してくる．ヒトでこのような再生をもたらすためには，幹細胞などを使った再生医療の方法を確立しなければならない．現在までに，iPS細胞や骨髄の間葉系幹細胞を用いた再生医療が臨床研究として試みられている．

上皮増殖因子
上皮（表皮や粘膜）の細胞の増殖を刺激する機能を持つタンパク．上皮成長因子とも呼ぶ．

ような状態で増殖を停止しているが，いったん増殖因子が加わると，細胞増殖をスタートし，増殖因子がなくなるまで増殖を続ける．この増殖因子の産生される量によって細胞の増殖する数が制御され，失われる細胞数と新しく誕生する細胞数が同じになるよう調整されている．そのおかげで細胞数が一定に保持されて，恒常性（ホメオスタシス）を保つことが可能となっている．**図2-10**に正常細胞の増殖機構のモデルを示した．① 老化や傷害された細胞が死に，細胞数が減少すると，② 増殖因子の産生が刺激される．③ 増殖因子は，細胞表面に存在する増殖因子受容体に結合して細胞の増殖を促す．④ ついで，失われた細胞が補充されると，増殖因子の産生が抑制されて細胞増殖がストップし，細胞数が一定に保たれる．増殖因子受容体は，ある種の特定の細胞にだけ存在しており，増殖因子はすべての細胞の増殖を刺激するわけではない．たとえば上皮増殖因子は，上皮細胞や内皮細胞の細胞膜に発現している上皮増殖因子受容体に結合して上皮細胞や内皮細胞の増殖を刺激する．血管内皮細胞増殖因子は血管内皮細胞の細胞膜上に発現している血管内皮細胞増殖因子受容体に結合して血管内皮細胞の増殖を刺激する．また，組織障害などで一部の細胞が傷害されていると，これらの細胞に対する選択性を持った増殖因子がいくつか組み合わせて産生され，組織傷害部位の再生が図られる．

恒常性（ホメオスタシス）
生体がその置かれているさまざまな環境の変化に応じて，その形態的，機能的状態をある一定の安定した状態に保っていること．

増殖因子受容体
細胞膜上に存在しており，増殖因子と高い親和性を持って結合し，増殖因子の増殖刺激作用を細胞内へ伝える働きをしている．成長因子受容体とも呼ぶ．

血管内皮細胞増殖因子
血管新生や血管内皮細胞の増殖を刺激する因子で，低酸素誘導因子によって誘導される．血管内皮細胞成長因子とも呼ぶ．

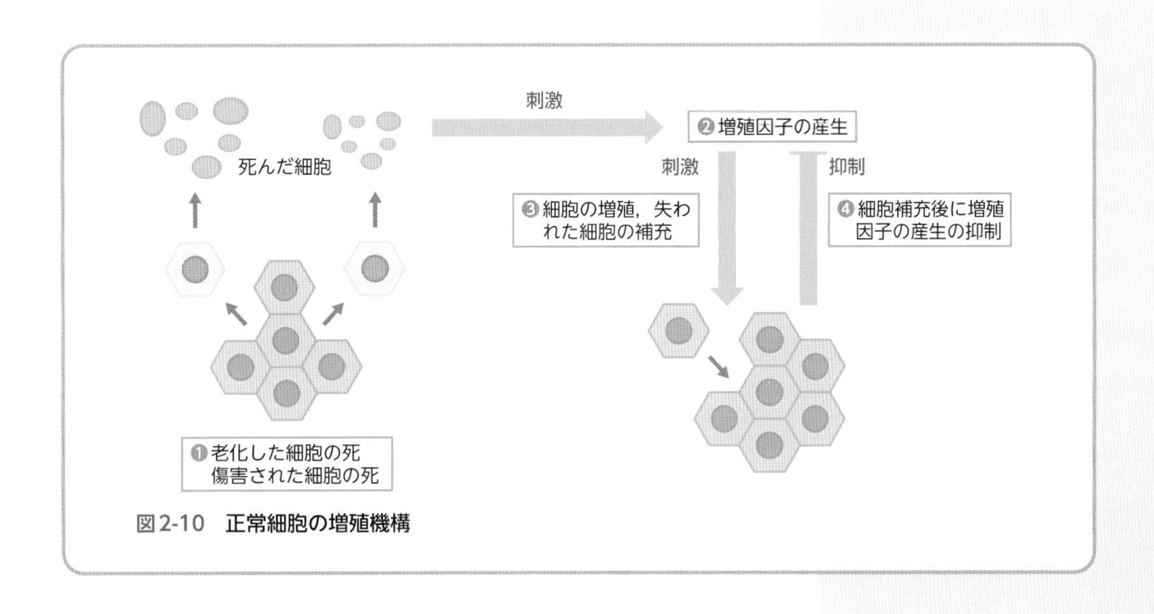

図2-10　正常細胞の増殖機構

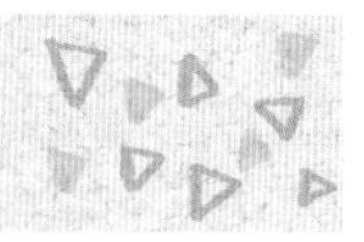

C 再生と修復

1. 再生と化生

組織が何らかの原因で欠損したときに，なくなった組織をもとどおりに戻そうとすることを**再生**と呼ぶ．前述した造血組織や皮膚組織，消化管粘膜などで起こっている新陳代謝は，まさにこの再生であり，**生理的再生**と呼ばれる．生理的再生の場合には完全に組織は再生されるが，病的状態下での組織の欠損は完全には再生されず，**不完全再生**となることが多い．指を軽く傷つけたとしても，時間がたてば傷は閉じていずれきれいに修復される．手術で切開した傷でも，抜糸後には再び開かないように修復されて癒合している．ただし，切開の大きさによっては傷跡は一部が引きつれたように変形して癒合する．十二指腸に潰瘍ができて，その後治癒する過程においては，潰瘍部分が変形して通過障害となることもある（**図2-11**）．これらは，傷や潰瘍の再生が不完全なために変形が起こっているのである．こうした再生・修復機構には限界があり，たとえば，心筋梗塞で壊死した組織が，再度心筋細胞で置き換えられることはない．トカゲでは可能な切断された尻尾の再生のように，切断された手足がもとどおりに再生・修復してくることもない．トカゲに可能なことがヒトではなぜできない

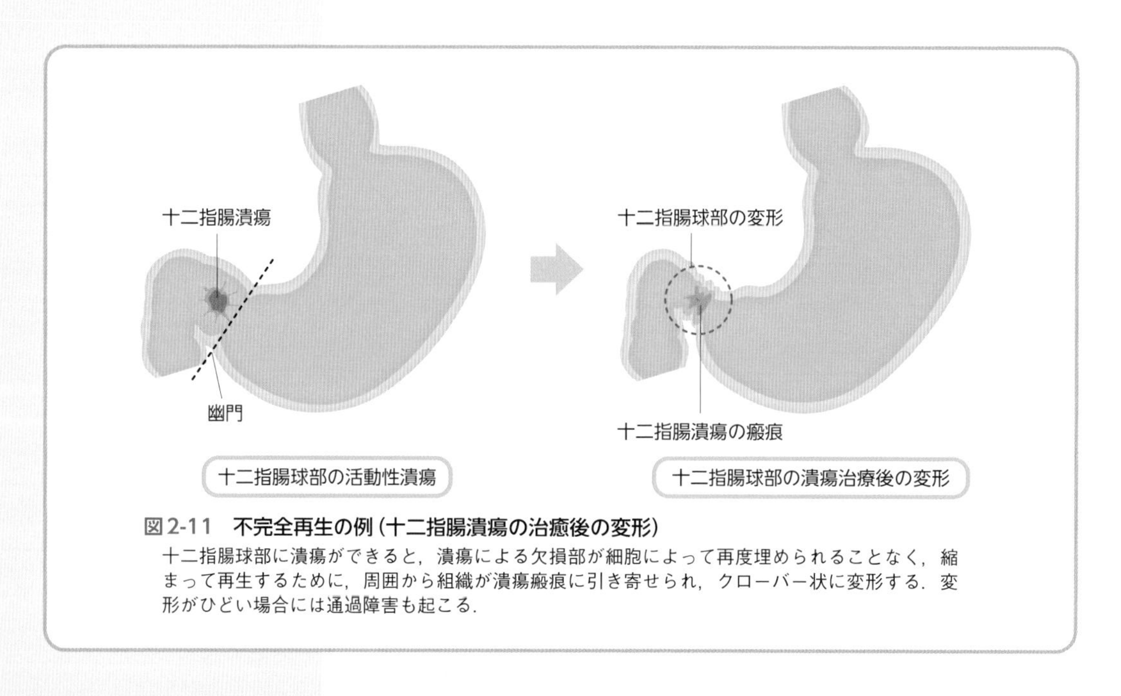

図2-11　不完全再生の例（十二指腸潰瘍の治癒後の変形）
十二指腸球部に潰瘍ができると，潰瘍による欠損部が細胞によって再度埋められることなく，縮まって再生するために，周囲から組織が潰瘍瘢痕に引き寄せられ，クローバー状に変形する．変形がひどい場合には通過障害も起こる．

のだろうか？

再生能力の強弱が何によって決められているのかは明らかではないが，再生する能力は，ヒトのような高等動物よりも下等動物のほうが高い．再生能力の差は，組織や臓器の違いにも認められ，組織の分化度が高いほど再生能力が低く，分化度の低い組織ほど再生能力が高い．ヒトの組織は再生能力の差によって，次のように3つに分類される．

① 再生しない組織：中枢神経，眼のレンズ（水晶体），心筋など．

② 再生能力の低い組織：骨格筋（横紋筋），平滑筋（心臓を除く内臓諸器官や血管壁など），腺上皮（腺管部の実質細胞：汗腺など）など

③ 再生能力の高い組織：結合組織，神経膠細胞，末梢神経，血液，表皮，粘膜上皮など．

すでに解説したような病的な細胞傷害に伴う組織の欠損を再生する過程で，本来の分化とは異なる分化を示す細胞に変化することを**化生**と呼ぶ．子宮頸部円柱上皮や気管支の線毛上皮が扁平上皮に変化する**扁平上皮化生**や，慢性胃炎において胃の腺上皮が腸の腺上皮に変化する**腸上皮化生**などが知られている．

2．創傷と修復機構

外傷による組織の欠損を創傷と呼んでいる．創傷ができると生体はすぐに反応して，**図2-12**に示したように傷の修復を図る．傷ができると傷のなかで血液が凝固して止血を行う．凝固した血液中には細菌などが付着しており，血小板や傷害された組織からさまざまな増殖因子やヒスタミンなどの血管作動性物質が放出され，創傷部位付近の毛細血管の壁がゆるくなり，血管内成分が漏れでてくる．血管内成分のなかの細胞成分として，好中球が創傷部に集まってくる．しだいにマクロファージも集まってきて，好中球で処理しきれなかった細菌を貪食していく．同時にマクロファージはさまざまな増殖因子を分泌して，線維芽細胞の増殖やコラーゲンの産生などを促し，さらに血管新生を促して肉芽組織の形成が誘導される．傷の表面は体液が乾燥してかさぶたとなり，かさぶたの下で皮膚の再生が進む．

創傷の治癒過程は，一次創傷治癒と二次創傷治癒に分けられる．手術の切開創のように組織の欠損部分が小さく，創の縁が近接していて，感染などがない場合には，速やかに傷は修復し，大きな

ヒスタミン
生体内ではエネルギーに関係している活性アミンで，神経系では神経伝達物質としても働いている．血管透過性亢進をもたらす．

線維芽細胞
結合組織を構成する中心的細胞である．普段は細胞外タンパクであるコラーゲンなどを産生し，結合組織の柔軟な構造を保つ働きをしている．結合組織に損傷が起こると，分裂してその数を増やし，コラーゲン産生量を増加させ，組織の修復を行う．

コラーゲン
真皮，靭帯，腱，軟骨などを構成するタンパクの一つで，細胞間の間隙を埋めるタンパクの主な成分である．

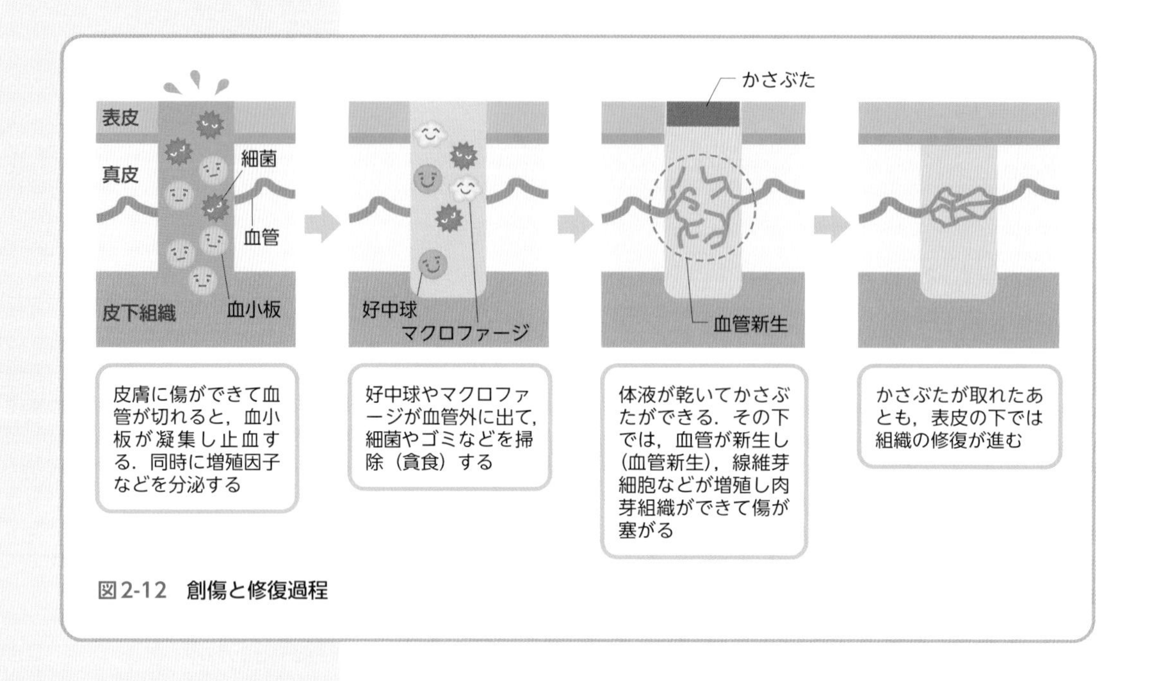

図2-12 創傷と修復過程

傷跡（瘢痕（はんこん））を残すことは少ない（一次創傷治癒）．一方で，事故外傷などにより，組織の欠損部分が大きく，創の縁が近接していない場合や，傷口に感染が併発した場合には，修復に時間がかかり，欠損部分に形成される肉芽組織の量も多くなり，治癒後も大きな瘢痕が残ったり，ケロイドを形成することもある（二次創傷治癒）．

ケロイド
皮膚の創傷や火傷のあとにできる瘢痕が異常に増殖して隆起したもの．

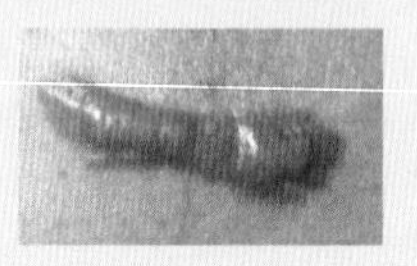

D ヒトの体の多層構造

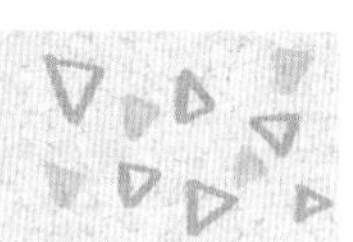

1．ヒトの体—多様な細胞から構成される多細胞生物

ヒトの体は約60兆個の細胞からできている．これは，けっしてヒトの体の細胞をばらばらにして数えたわけではない．ヒトの体細胞を1億個/mLに調整した細胞浮遊液を10mL遠心分離すると10億個の細胞が沈殿する．そして，その重さを量ると1gあったので，60kgのヒトは60兆個の細胞からできていると計算されたわけである．しかし，ヒトは同じ種類の60兆個の細胞から構成されているのではない．胃酸や胃液を分泌する胃の粘膜細胞やアルブミンを合成する肝細胞のように，ある特殊な機能だけを持った機能分化した数多くの種類の細胞から構成されている．ヒトの体は，さまざまに機能分化した細胞からなる多くの臓器の

遠心分離
血液などを試験管に入れて高速回転させると比重の重いものが早く沈下する．このように比重の違いによって混ざっているものを分離すること．

機能分化
たとえば，受精卵という1個の細胞から，胃粘膜細胞，肝細胞，神経細胞といったように，ある特定の機能を持った細胞に分化することを機能分化と呼ぶ．機能分化した細胞は，もとの未分化な細胞に戻ったり，別の種類の細胞に変換することはない．

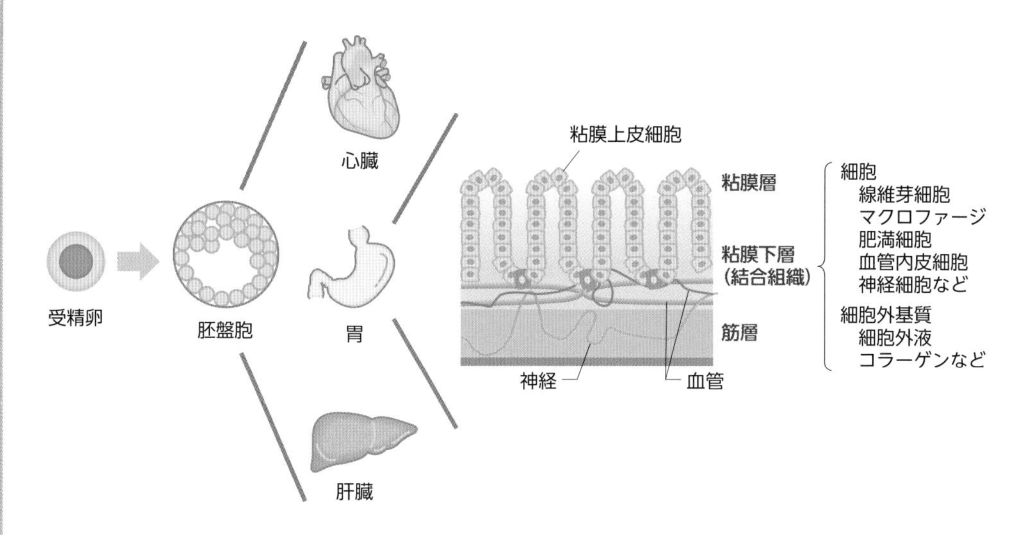

図2-13　ヒトの体の多層構造

受精卵から分裂を繰り返し胚盤胞が形成される．ここまではほぼ均一な細胞の集団であるが，このあとでさまざまな臓器に分化する細胞集団が生まれ，心臓，胃，肝臓などの臓器が形成され，ヒトの体を構成する．たとえば胃においては，胃の粘膜上皮細胞が最も胃の内腔にある．上皮細胞は粘液や胃酸などを分泌する重要な働きをしている．これらの上皮細胞は，その下層にある結合組織によって構造的に支えられており，また毛細血管によって栄養や酸素を供給してもらっている．結合組織内には神経組織もあり，胃の自動的な運動などが調節されている．また結合組織には，細胞間隙を埋めるように細胞外にコラーゲンなどが存在し，結合組織の柔軟性を保つ働きをしている．

集合体であることをまず理解する必要がある(**図2-13**)．「生きる」とは，さまざまな臓器が協力しながら動くことを可能にし，ものを食べて栄養を吸収することを可能にし，脳で物事を考えることを可能にして，精神的にも肉体的にも健康な社会生活を送ることと考えられる．これらの複雑で重層的な生活を可能にするためには，脳があるだけでは不可能であり，心臓があるだけでも不可能である．それぞれの臓器が，臓器特有の機能を果たして協力しあうことが絶対に必要である．

ヒトの体の細胞にとって必要なエネルギーを産生するためには，栄養と酸素が必要であり，栄養の供給のためには消化器で栄養を吸収する必要がある．さらに酸素を供給するためには，肺で酸素を取り入れる必要がある．さらに酸素と栄養を全身に運ぶためには，心臓と全身の血管と血管内を流れる血液が必要になる．このように各種臓器が有効に働くためには，たとえば胃においては胃の粘膜上皮細胞が単独で存在するだけでは不十分である．もちろん胃の働きは食物を消化することにあり，胃酸の分泌やタンパク分解酵素の分泌が重要な働きとなり，粘膜上皮細胞が最も重

消化器
口に始まり，食道，胃，十二指腸，小腸，大腸，肛門へとつながる消化管と肝臓，胆嚢，膵臓を含む食物を消化吸収するための一連の臓器を総称して消化器と呼ぶ．

要な働きをしている．しかし，粘膜上皮細胞に栄養を送るための血管も必要になるし，粘膜上皮細胞を構造的に支える組織も必要になる．そのために粘膜細胞の下層には結合組織と呼ばれる組織が存在する．結合組織には，線維芽細胞，マクロファージ，肥満細胞（p.130参照）といった多くの細胞や，血液を供給するための毛細血管が存在し，細胞間隙には，細胞外液やコラーゲンなどのタンパク成分が存在している．また，胃を動かすために結合組織の下層には筋肉組織が存在する．臓器を動かし，臓器の状態を認知するための神経組織も必要となる（**図2-13**）．

肝臓や脳などの一部の実質臓器を除く，消化管，下気道（気管，気管支，肺胞），膀胱，心臓などでは，上皮組織，結合組織，筋組織，神経組織から構成されており，臓器特異的な機能を持つ上皮組織を除けば臓器全体に共通している．

2. 多様な臓器の存在—多様な病気

ヒトの体内には多様な機能を持った多種類の細胞から構成されている臓器が多く存在することが，ヒトの病気の多様性と関係している．たとえば肝炎ウイルスをみると，A型肝炎ウイルスであれば消化管から侵入し，B型肝炎ウイルスやC型肝炎ウイルスであれば，血管内に侵入する．このように，肝炎ウイルスの侵入経路は違っても，いずれも最終的には肝細胞内に侵入して肝炎を引き起こす．侵入経路の消化管の粘膜細胞には感染しないし，血液から入ったウイルスが心筋細胞や腎臓の細胞に感染することもない．C型肝炎ウイルスの場合には肝細胞表面のヘパラン硫酸プロテオグリカンなどが受容体として働いて，肝細胞内への侵入を助けている．肝細胞内に侵入したウイルスは，肝細胞内で増殖し，周囲の肝細胞に感染を拡大していく．その後，免疫応答が活性化すると，感染した肝細胞を破壊するキラーT細胞が肝組織に集積して肝細胞を破壊し，肝炎を引き起こす（**図2-14**）．

一方，胃の粘膜細胞からは胃酸と粘液が分泌されており，胃酸と胃粘膜細胞の間に胃粘液が存在するという構造になっている．胃酸は粘液の存在によって胃粘膜細胞に直接接触することはないので胃粘膜細胞に傷がつくことはない．しかし，ヘリコバクター・ピロリ菌の感染があると，粘液が破壊され，胃酸が胃粘膜細胞に直接接触することになる．その結果，胃粘膜細胞が破壊されて，びらんや潰瘍（p.7参照）が形成されるようになる（**図2-14**）．こ

実質臓器

肝臓や腎臓など，その構造が細胞でぎっしりと詰まった臓器で，その中身の性状が充実性の臓器を指す．これに対して，消化管や血管など，管状，袋状の構造を持つ臓器を総称して管腔臓器と呼ぶ．

A型肝炎ウイルス B型肝炎ウイルス

第二次世界大戦中に飲食物を介して肝炎になるものと，輸血で肝炎になるものがあることがわかり，ウイルスが経口感染するものをA型，血液を介して感染するものをB型肝炎と区別をしていた．急性肝炎を起こしたのちに治癒する（p.275参照）．

C型肝炎ウイルス

A型でもB型でもなく，血液を介して感染するウイルス性肝炎については，その原因ウイルスの本態がしばらくわからず，非A非B型肝炎ウイルスと呼ばれていた．1989年になって輸血後肝炎の最大の要因であるウイルスとしてC型肝炎ウイルスが発見された（p.275参照）．

ヘパラン硫酸プロテオグリカン

ヘパラン硫酸は動物細胞の表面などに普遍的に存在するムコ多糖の一種で，タンパクと結合したプロテオグリカン（ムコ多糖とタンパクが共有結合した物質の総称）の形で存在する．

びらん

皮膚や粘膜の上皮細胞が欠損した状態である．損傷が浅く上皮細胞でとどまっているものを指す．

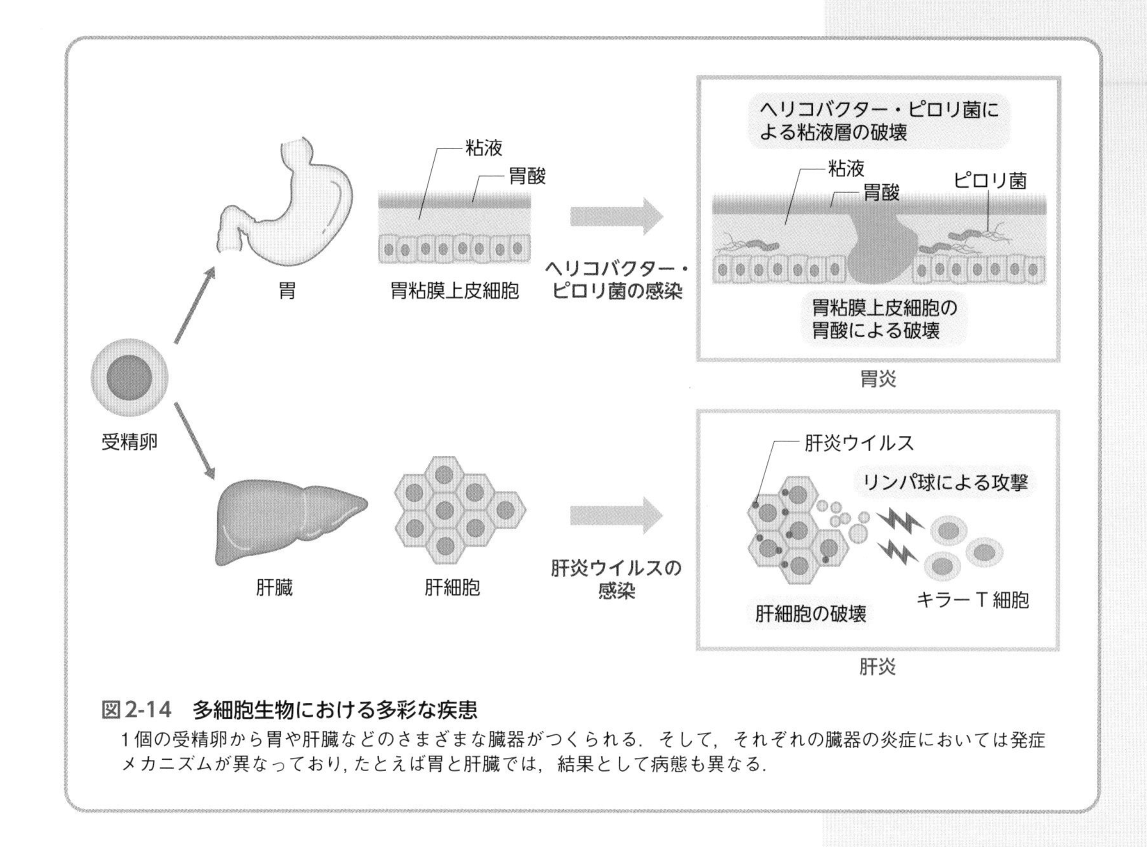

図2-14　多細胞生物における多彩な疾患
1個の受精卵から胃や肝臓などのさまざまな臓器がつくられる．そして，それぞれの臓器の炎症においては発症メカニズムが異なっており，たとえば胃と肝臓では，結果として病態も異なる．

れが**胃炎**や**胃潰瘍**であり，炎症という名前がついていても，肝炎とは発症機序も結果も全く異なる病態を形成するようになる．

このように機能分化した多種類の細胞からさまざまな臓器が形成されて，さまざまな臓器の集合体としてヒトが成立しているため，同じ炎症であっても，臓器によって発症原因も発症メカニズムも異なる．

胃潰瘍
胃粘膜の上皮組織や粘膜下組織の欠損した状態である．創傷がびらんより深く，上皮細胞の下層にまで拡大しているものを指す（詳細はp.268参照）．

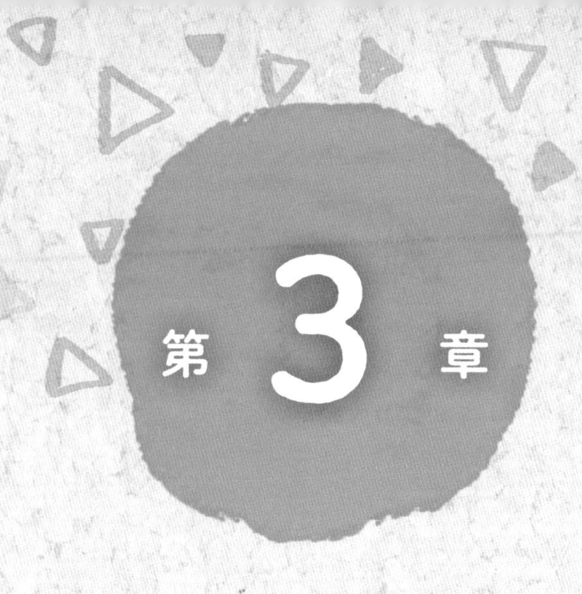

先天異常

学習目標

1 ▶ 親子が似かよった形質を示す理由が遺伝にあることを理解する

2 ▶ 血液型のように1種類の遺伝子によって決まる形質もあれば，皮膚の色のように多種類の遺伝子によって決まる形質があることを理解する

3 ▶ 先天異常の多くが原因不明であるが，遺伝子の異常や染色体の異常でも発生することを理解する

4 ▶ 染色体の数の異常で発症するダウン症候群やクラインフェルター症候群，ターナー症候群を理解する

5 ▶ 常染色体性優性遺伝，常染色体性劣性遺伝，X染色体連鎖劣性遺伝（伴(ばん)性劣性遺伝）の遺伝様式と代表的疾患を理解する

6 ▶ 健康な人でも病的な遺伝子を6，7個は保有していることを理解する

A　遺伝とは？

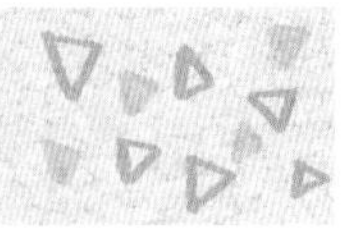

1．形態や生理機能などの特徴は親から子供に受け継がれる？

授業参観に来る親の顔を見ていると，どの子供の親なのかが何となくわかってしまう．顔形が何となく似かよっているためであるが，なぜ子供は親と似かよってくるのだろうか？

子供は，母親の卵子に父親の精子が受精し，受精卵となって発生することで，両親の遺伝情報を受け継ぐことになる（**図3-1**）．

母親と父親，それぞれの体細胞のなかには，44本の常染色体と2本の性染色体，あわせて46本の染色体が存在する．そして，その子供は，母親と父親由来の染色体を半分（常染色体22本＋性染色体1本）ずつ受け継ぐことになる．このことは，両親が卵子や精子などの配偶子をつくる際，減数分裂によって染色体の数を半分に減らすことで理解できる．このように，卵子と精子は22本の常染色体と1本の性染色体を持っており，受精することで46本の染色体を持つことになる．また，女性の性染色体はXXであり，減数分裂しても卵子の性染色体は必ずX染色体となるが，男性の

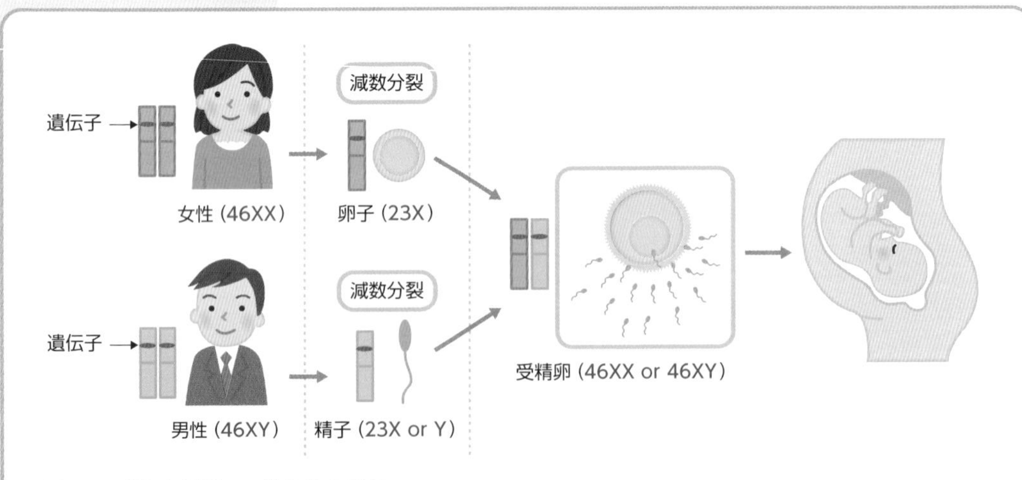

図3-1　親から子供への染色体の分配
ヒトの体細胞の染色体数は46本（44本の常染色体と2本の性染色体）で，女性は46XX，男性は46XYと表記する．そして，そこには約3万種類の遺伝子が2セット存在する．配偶子は減数分裂によってつくられ，卵子は23X，精子は23Xもしくは23Yとなる．このときは，染色体は半分になり，遺伝子も約3万種類が1セットとなる．そして，卵子に精子が受精すると受精卵となり，染色体数は46本になり，遺伝子も卵子と精子の持つ1セットずつを受け継いで2セットとなる．つまり，受精卵は母親由来の遺伝子1セットと父親由来の遺伝子を1セット受け継ぐことになる．

性染色体はXYであり，精子の性染色体はX染色体のものとY染色体のものに分かれる．卵子がX染色体を持つ精子と受精すると性染色体はXXとなり女児が生まれ，Y染色体を持つ精子と受精すると性染色体はXYとなり男児が生まれる．

子供が両親から半分ずつの染色体を受け継ぐということは，染色体にあるDNAに含まれる遺伝情報も，母親由来のものと父親由来のものを1セットずつ受け継ぐことになる．そして，どちらかの遺伝子だけが働いてタンパクをつくる場合もあれば，両方の遺伝子が働く場合もある．つまり，母親の遺伝子が働く場合は母親に近づき，両方の遺伝子が働く場合はその中間ということになる．このように，多数の遺伝子の発現の結果，子供は両親のどちらかに似かよった形態などの特徴が現れる．ある部分は母親似になったり，別の部分は父親似になったりする．

2．形質の遺伝

皮膚の色や髪の色，血液型などの外見的な特徴や性質を形質と呼び，タンパク合成の設計図である遺伝子によって決定されている．ただし，形質はすべて1つの遺伝子によって決められているわけではなく，たとえば皮膚の色は数個の遺伝子によって決められている．身長，知能，血圧などの量的形質の遺伝においては，多くの遺伝子が相加的に働き，さらに環境要因の影響も加わって形質の発現が決められている．一方，血液型のように形質の発現が特定の遺伝子のみで決定されるものもある（メンデルの法則）．ABO式の血液型を決めるのはABO血液型遺伝子（A型，B型，O型）であり，父親と母親から1個ずつ2つの設計図（対立遺伝子）をもらっているので，遺伝子型，つまり遺伝子の組み合わせはAA，AO，BB，BO，OO，ABの6タイプになる．AA，BB，OOがそれぞれA型，B型，O型になるのは理解できるだろう．また，ABがAB型になるのも理解できるだろう．それでは，AOやBOはA型やB型になるのか，それともO型になるのかどちらだろう？ AとBはOに対して優性（顕性）であり，AOはA型になり，BOはB型になる．A遺伝子がO遺伝子に対して優性であるということは，言い換えればO遺伝子がA遺伝子に対して劣性（潜性）であるということである．これはAがOより優れているということではなく，AとOの2つの遺伝子が存在した場合にA遺伝子が形質として現れ，O遺伝子が隠れてしまうということを指してい

量的形質
目の色のように質的に異なる性質ではなく，長さ・重さ・高さ・その他連続量として測定できる遺伝形質を指す．

メンデルの法則
1865年にメンデルがエンドウ豆の交配実験を行い，遺伝に関する以下の根本法則を発見した．
優劣の法則：子供は母親と父親の遺伝子を半分ずつ受け継いでいるが，形質においては，いずれか一方の遺伝子情報が現れる．対立する遺伝子で，形質として現れたほうを優性，現れなかったほうを劣性と呼ぶ．
分離の法則：配偶子（卵子や精子）をつくるときに，たとえば父親の遺伝子がAaの場合，精子の染色体は半分になるため，Aの遺伝子を持つ精子と，aの遺伝子を持つ精子の2つに分かれる（卵子においても同様）．
独立の法則：遺伝子は配偶子への分離に関して，その対立する遺伝子が互いに何の影響も及ぼさないこと．

対立遺伝子
ヒトの染色体は1対2本からなり，1本は父親由来の遺伝子，もう1本は母親由来の遺伝子の組み合わせとなり，それぞれを対立遺伝子と呼ぶ．

遺伝子型
遺伝子構成のことであり，2つの対立遺伝子の組み合わせのタイプのことを指す．

るに過ぎない(**図3-2**).

ヒトの形質で，血液型遺伝子と同様に優性/劣性によって決められるものがほかにあるだろうか？ 目の色が黒色か青色かに関しては，黒色が優性であるとされている．髪が直毛かくせ毛かに関しては，くせ毛が優性であるとされている．**図3-3**に青い目と黒い目の遺伝様式を示した．両親ともに青い目になる遺伝子を1つ持っている場合は，両親ともに黒い目となる．その子供のうち，1/4の確率で青い目になる遺伝子を2つ持つ子供が生まれ，その子供は青い目になる．青い目は，6,000～10,000年前にヨーロッ

優性/劣性
日本遺伝学会による遺伝学用語の改訂で，「優性→顕性」，「劣性→潜性」と表記が変更された．これは，優劣という強い価値観を含んだ語感に縛られ，“劣性”遺伝の持つ悪い印象が深刻という理由からである．本書では，日本医学会等で用語変更についての議論が現在も続いていること，“顕性，潜性”という言葉が十分に浸透していないこともあり，従来どおりの記載とした．

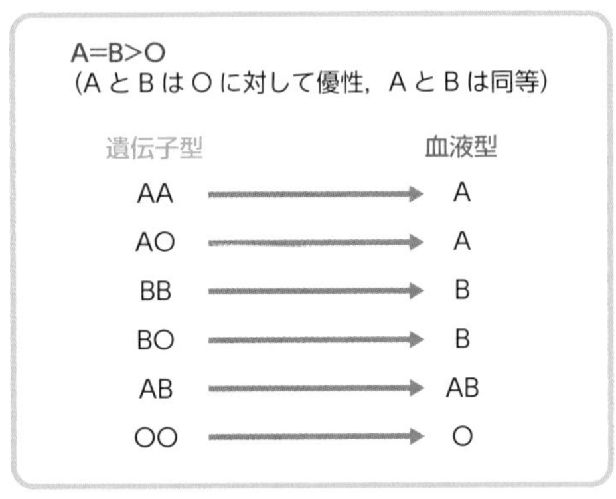

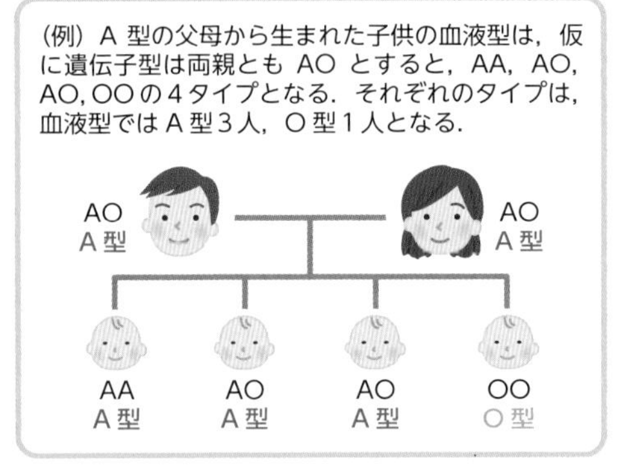

図3-2　優性／劣性の意味(ABO式)

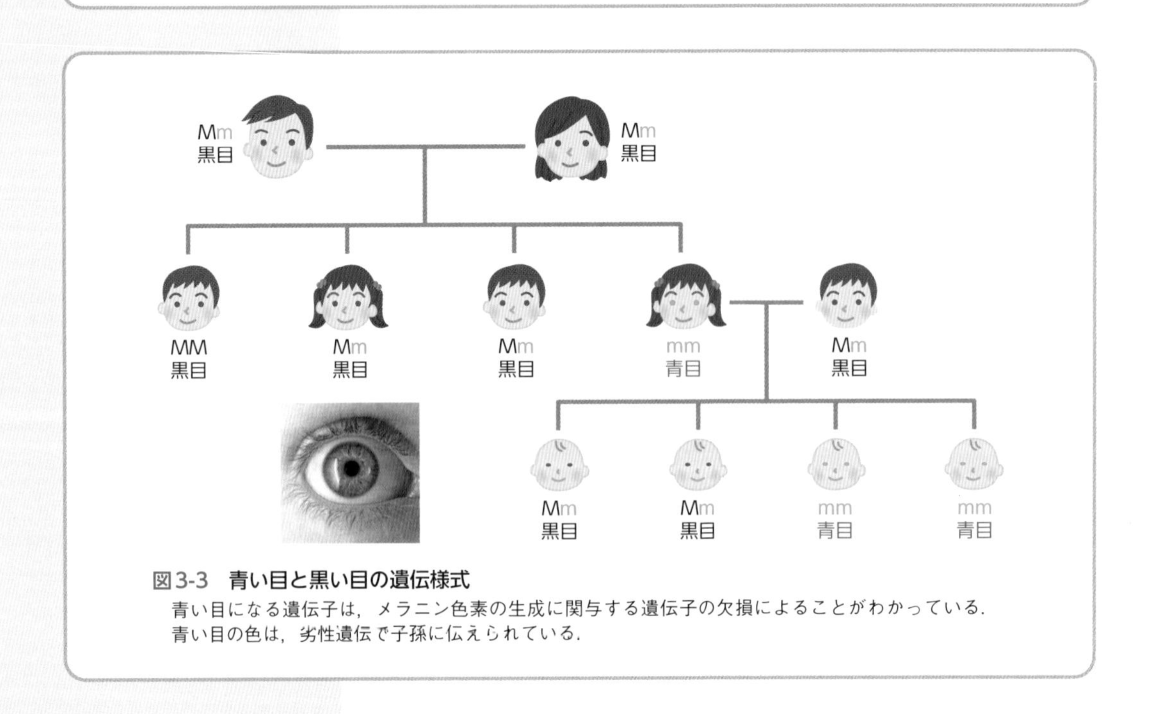

図3-3　青い目と黒い目の遺伝様式
青い目になる遺伝子は，メラニン色素の生成に関与する遺伝子の欠損によることがわかっている．
青い目の色は，劣性遺伝で子孫に伝えられている．

パで，メラニン色素の生成に関与する遺伝子を欠損した人が生まれ，その遺伝子が広まったと考えられている．青い目の色は劣性遺伝の様式で遺伝する．

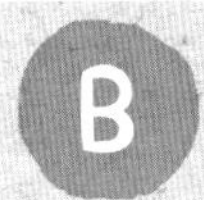

先天異常とは？

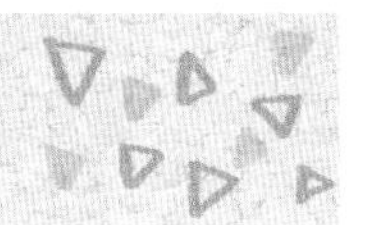

1．先天異常の定義

ヒトは生まれつきさまざまな違いを持って生まれてくる．その違いが大多数の平均値から離れて，形態的・機能的に異常と容易に判断されるものを先天異常と呼んでおり，新生児の約2％に認められる（形態的異常は奇形とも呼ぶ）．先天異常には，親から子供に遺伝することで発生するものもあれば，胎児の発生・成長過程で母体を介して環境因子が影響するものもある．しかし，先天異常が親から子供へ必ず遺伝するわけではない．

出生前診断といった倫理問題や遺伝子治療などの先端医療が話題となるところでもある．

2．先天異常の原因

先天異常の原因にはさまざまなものがあるが，その多くは原因不明（60～70％）で，薬剤などの催奇形因子による異常の割合（2～3％）はそれほど多くはない（**表3-1**）．先天異常の原因のなかで原因不明を除くと，遺伝的に親から子供に伝えられる染色体の異常（5～6％）と遺伝子の異常（15～20％）によるものが多い．ほかに胎児の重要な臓器が形成される器官形成期に母体が感染症に罹ることで起こる先天異常もある（2～3％）．

表3-1　先天異常の原因

原因	割合
遺伝性（メンデル遺伝，多因子遺伝など）	15～20％
染色体性	5～6％
外的因子	5～6％
母体感染症	2～3％
薬剤，環境物質	2～3％
原因不明	60～70％
その他	2～3％

（日本産科婦人科学会）

出生前診断
妊娠9～18週くらいまでに行われる検査で，羊水検査や母親の血液を採血するだけの新しい出生前診断などがある．染色体異常や遺伝子異常などで起こる先天異常を出生前に診断する方法．

遺伝子治療
遺伝子異常によって発症する疾患の治療を目的として，遺伝子または遺伝子を導入した細胞をヒトに移入させる治療方法．

催奇形因子
胎児に奇形を起こさせる因子を指し，風疹ウイルスなどの感染症，各種薬物およびX線などの物理的因子が含まれる．

器官形成期
妊娠4～7週までの胎児の臓器が形成される期間を指し，この時期は催奇形因子に感受性が最も高い．この時期には妊娠を自覚していないことも多い．

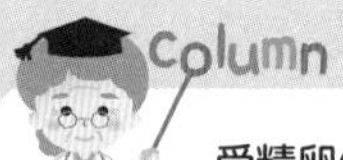

受精卵の厳しい運命

精子や卵子を調べると，健常者であってもその10～20％に染色体異常がみつかる．したがって，どんなカップルでも受精卵の半数近くは染色体異常になる．染色体異常以外にも重い遺伝子異常が突然変異で数多くできるが，これらの障害を持った受精卵の大多数は，**図**に示したように初期に流産してしまう．その数は受精卵の70％にものぼると考えられている．このごく初期の流産は受精卵が子宮に着床するかどうかの時期に起こるので，生理が少し乱れるだけで，産婦人科医にはもちろん，本人にもわからない．

産婦人科医の目に留まる初期流産（妊娠3ヵ月頃まで）は，このごく初期の流産を過ぎてからであるが，それでも検査をすると半数以上に染色体異常や遺伝子異常がみつかる．このような異常を持つ受精卵の大部分は，自然のメカニズムにより流産して，生まれてくることはほとんどない．結果的に，実際に生まれてくる新生児のなかでの染色体異常や遺伝子異常を持つものは1％前後まで減ってしまう．

このように，受精卵から子供の誕生に至るまでいかに難しいことかがわかり，困難を乗り越えて誕生する新しい生命の大事さを改めて噛み締める必要がある．

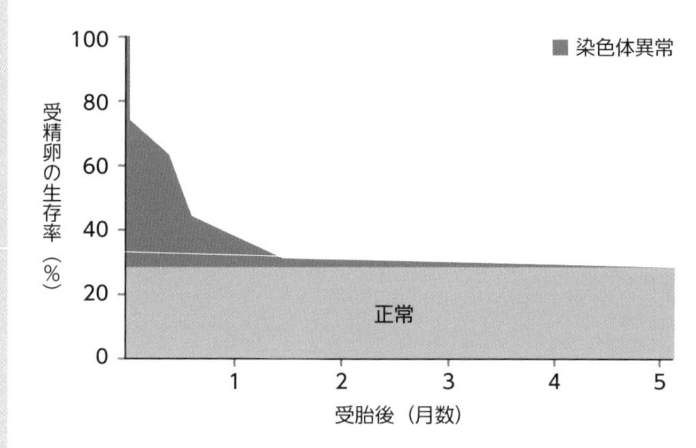

図　受精卵の運命
ヒトの受精卵の70～80％は，染色体異常や遺伝子異常を持っており，その結果として妊娠後6～8週に自然流産によって失われる．しかし，染色体異常や遺伝子異常は出生児の1％前後に存在する．

3. 先天異常の分類

先天異常はその原因によって**表3-2**のように分類される．遺伝要因（内的要因）によるものと環境要因（外的要因）によるものの2つに分けられ，遺伝要因によるものはさらに染色体異常によるものと遺伝子異常によるものに分けられる．環境要因としては，放射線や薬剤，環境物質，風疹ウイルスなどの感染，母体の代謝異常などがあげられる．これらの環境要因が，胎児の器官形成期（妊娠4～7週）に曝露（ばくろ）されると，最終的に胎児に先天異常をもたらす可能性がある．

4．先天異常の種類

日本における先天異常の発生率は2％前後であり，これまで大きな変動は認められない．主な先天異常の発生頻度は**表3-3**に示

表3-2　先天異常の分類

遺伝要因 （内的要因）	染色体異常 遺伝子異常（単一遺伝子異常，多因子遺伝異常）
環境要因 （外的要因）	放射線 薬剤（サリドマイド，抗精神病薬など） 環境物質（タバコ，ダイオキシン，農薬など） 感染症（風疹ウイルス，ヘルペスウイルス，トキソプラズマなど） 母体の代謝異常（糖尿病，アルコール中毒など）

表3-3　主な先天異常の発生頻度（2011～2008年報告データ）（対1万出産比）

	2011	2010	2009	2008
❶ 心室中隔欠損	42.5	41.1	34.5	29.4
❷ 口唇・口蓋裂	16.1	16.6	12.9	16.5
❸ ダウン症候群	15.4	14.5	11.0	12.8
❹ 動脈管開存	16.1	16.6	10.5	13.6
❺ 耳介低位	11.8	9.4	10.1	9.9
❻ 十二指・小腸閉鎖	8.7	7.8	9.1	6.5
❼ 水頭症	7.8	7.6	7.4	8.5
❽ 鎖肛	6.8	5.8	7.3	5.1
❾ 大動脈縮窄	7.5	7.8	7.0	5.6
❿ 口唇裂	6.8	4.9	6.9	5.6
⓫ ファロー四徴	8.7	7.2	6.9	5.6
⓬ 心房中隔欠損	15.7	10.6	6.7	6.4
⓭ 横隔膜ヘルニア	8.4	7.1	6.6	5.4
⓮ 多指症：母指列	8.1	4.8	6.3	5.5
⓯ 髄膜瘤	5.6	6.0	6.2	5.4
⓰ 尿道下裂	5.6	6.5	5.4	5.5
⓱ 耳介変形	5.6	4.7	5.2	3.8
⓲ 食道閉鎖	5.6	5.1	4.0	3.5
⓳ 下顎形成不全・小顎症	5.8	4.9	4.0	3.6
⓴ 口蓋裂	5.2	8.0	3.9	3.0
㉑ 臍帯ヘルニア	3.3	4.0	3.5	3.6
㉒ 腹壁破裂	2.3	2.6	2.5	3.1

（日本産婦人科医会先天異常モニタリングデータ）

したとおり，最近は心室中隔欠損(p.245参照)が最も多く，ついで口唇・口蓋裂，動脈管開存，心房中隔欠損(p.246参照)，ダウン症候群(21トリソミー)などが高頻度である．

動脈管開存
肺呼吸のない胎生期では，肺動脈幹から下行大動脈を短絡しているが，生後肺呼吸開始後に自然閉鎖する．肺呼吸後も閉鎖しない状態を動脈管開存と呼ぶ．

トリソミー
染色体は2本で対をなしているが，それが1本過剰になることで，染色体が3本になる．これは不完全な染色体の分離によって引き起こされることが多い．逆に染色体が1本しかないものをモノソミーと呼ぶ．21トリソミーは21番の染色体が3本ある先天異常のことであり，ダウン症候群と呼ばれる．

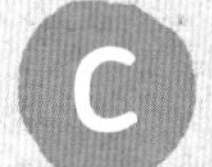
遺伝要因による先天異常
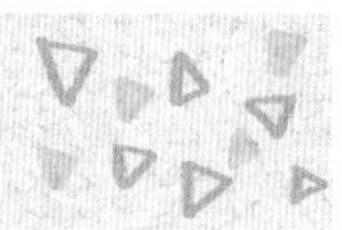

遺伝要因による先天異常は，染色体の異常によるものと遺伝子の異常によるものの2つに分けられる．染色体の異常による先天異常は，常染色体の数の異常によるものと性染色体の数の異常によるものの2つに分けられる．遺伝子の異常による先天異常は，遺伝様式から主に常染色体性優性遺伝，常染色体性劣性遺伝，X染色体連鎖劣性遺伝(伴性劣性遺伝)の3つに分けられる(**表3-4**)．

1．染色体異常による先天異常

❶ 常染色体異常による先大異常

21番染色体のトリソミーによるダウン症候群が，常染色体異常による疾患として最も頻度が高く(**図3-4**)，患児においては精神発達遅滞が認められるほかに，短頭で扁平な顔，目がつりあが

表3-4　遺伝性先天異常

			疾患	原因	頻度(対新生児1,000人)	特徴
染色体の異常	染色体数の異常		ダウン症候群	47，21トリソミー	1.4	つりあがった目，鞍鼻，軽度知能低下
			クラインフェルター症候群	47，XXY	1.3	女性型体型
			ターナー症候群	45，X	0.1	女性，翼状頸，卵巣発育不全，鳩胸，低身長
遺伝子の異常	常染色体単一遺伝子異常	優性	神経線維腫症1型(レックリングハウゼン病)	17番染色体のニューロフィブロミン遺伝子欠損	0.25	多発性神経線維腫，皮膚色素沈着
			家族性腺腫性ポリポーシス	5番染色体のAPC変異	0.1	多数の腺腫性大腸ポリープ
		劣性	フェニルケトン尿症	フェニルアラニン水酸化酵素欠損	0.2～0.5	神経病的異常
			嚢胞性線維症	細胞膜輸送系の欠陥	0.5～0.6	呼吸器感染症，膵炎
			先天性白皮症	チロシナーゼ欠損	0.025	メラニン色素欠損
	X連鎖劣性(伴性劣性)		デュシェンヌ型筋ジストロフィー	ジストロフィン欠損	0.3	進行性筋力低下
			血友病	第8因子欠損	0.1	出血傾向

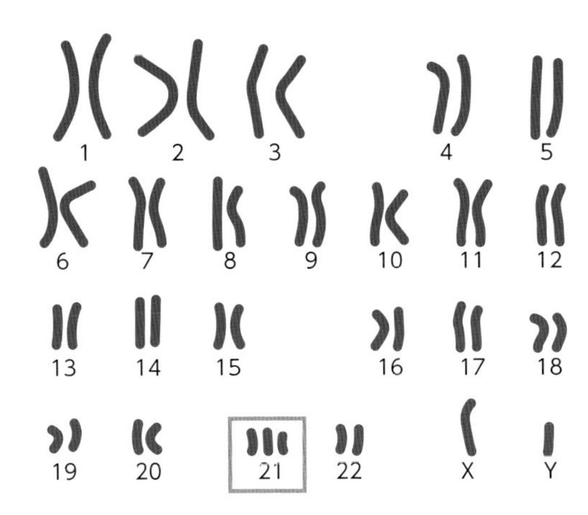

図3-4　ダウン症候群の染色体異常
染色体は2本で対をなすが，図をみると21番染色体が3本存在する．トリソミーであり，その代表疾患がダウン症候群である．ダウン症候群は，21番染色体がトリソミーであるため，21トリソミー症候群とも呼ばれる．

り，広い鼻根部，単一手掌屈曲線と呼ばれる手のひらに真一文字に引かれたしわなどが特徴的である．ほとんどの場合において成人まで成長する．

ダウン症候群となる確率は，母親の出産年齢と相関することが知られており，高齢出産になるほど確率が増加する．出生児における全体の発生率は約1/800だが，母親が20歳未満の場合には1/20,000，40歳以上では約1/40と加齢に伴ってダウン症候群を生じる確率が高くなる．もちろん，出産のほとんどが比較的若い女性によるため，35歳以上の母親から生まれたダウン症候群児の占める割合は，ダウン症候群児全体の20％程度となっている．

❷ 性染色体異常による先天異常

ⓐ クラインフェルター症候群　2本以上のX染色体とY染色体を持つことによる疾患で，「47，XXY」という染色体異常を示す例が多く，XXY症候群とも呼ぶ（**図3-5**）．Y染色体が存在すると性器の発達が男性型になるが，XX染色体の存在によって精巣の低形成とそれに伴う無精子症がみられる．クラインフェルター症候群の症状が現れるのが思春期であるため，この時期まで見過ごされることも多い．

ⓑ ターナー症候群　X染色体の完全な，あるいは部分的な欠損によって生じる疾患で，「45，X」という染色体異常を示す（**図3-5**）．

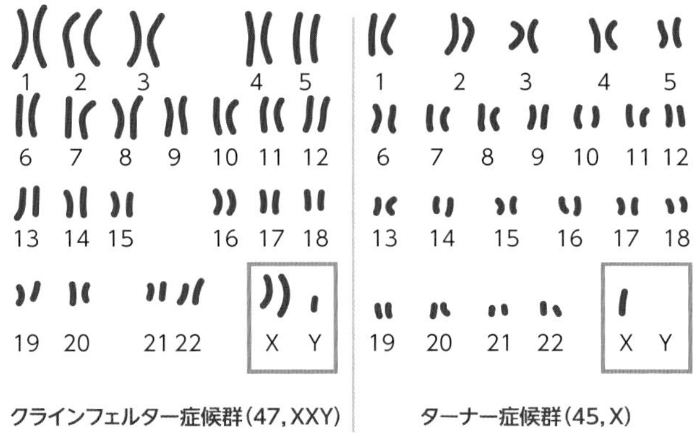

クラインフェルター症候群(47, XXY)　　ターナー症候群(45, X)

図3-5　性染色体異常

性別上は女性で，卵巣機能不全と低身長を示す．卵巣からの女性ホルモンの産生不足のために，思春期になっても性徴がみられないことで気づく場合が多い．ほとんどの場合，無月経である．

2．遺伝子異常による先天異常

遺伝子の異常は単一遺伝子の異常による先天異常と多遺伝子の異常による先天異常に分けられる．単一遺伝子による先天異常はメンデルの法則に従って遺伝する(p.39参照)．口唇・口蓋裂など日本で多く認められる先天異常は多遺伝子の異常に加えて環境因子の関与も加わって発生すると考えられている．ここでは単一遺伝子の異常による先天異常に限って説明する．

❶ 常染色体性優性遺伝

常染色体性優性遺伝病は，1つの優性遺伝子が片親から子供に伝えられて発症する，四肢骨格系の異常を示す疾患が多い．この優性遺伝子は1つあれば疾患を発症させるので，両親のどちらかが必ずその疾患を持っており，子供へと伝えていく．代表的な疾患を**表3-4**に示したが，とくに**神経線維腫症1型(レックリングハウゼン病)**が知られている．神経線維腫症は，皮膚や神経を中心に人体の多くの器官に神経線維腫をはじめとするさまざまな異常を生じる遺伝性の病気で，17番染色体の上に存在するニューロフィブロミンと呼ばれるタンパクをつくる遺伝子に変異があるために発症する．常染色体性優性遺伝では，どちらかの親が神経線維腫症の場合，子供に神経線維腫症が発症する確率は50％であ

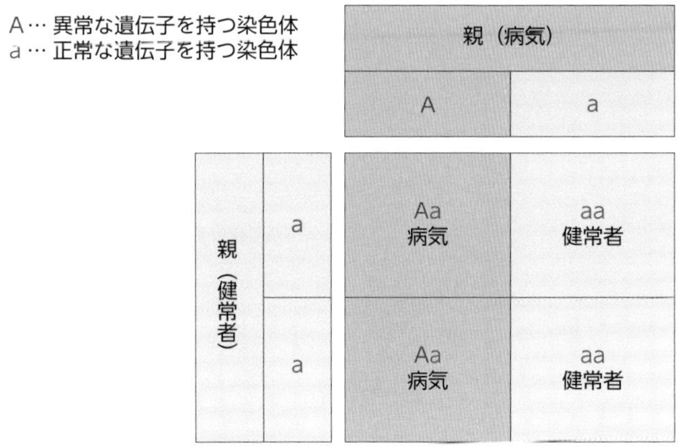

A… 異常な遺伝子を持つ染色体
a… 正常な遺伝子を持つ染色体

		親（病気）	
		A	a
親（健常者）	a	Aa 病気	aa 健常者
	a	Aa 病気	aa 健常者

図3-6　常染色体性優性遺伝
必ず片親が病気を持っている．病気の親と健常者の親の間には，50％の確率で病気の子供が生まれる．神経線維腫などは生まれたときには認められず，思春期を過ぎた頃から出現する．なかには30歳以上になって出現する場合もある．

る．それは片親が持つ異常な遺伝子と正常な遺伝子が選択される確率がそれぞれ50％だからである（**図3-6**）．

❷ 常染色体性劣性遺伝

常染色体性劣性遺伝病は，保因者である両親から異常な遺伝子を1つずつ伝えられ，子供に2つ異常な遺伝子がそろったとき（対立遺伝子がともに異常な状態）に発症する．**表3-4**に示したように，フェニルケトン尿症や嚢胞性線維症などが知られている．両親ともに1つの異常遺伝子を保有している場合には，遺伝病は子供の25％に発症する（**図3-7**）．

フェニルケトン尿症では，アミノ酸の一つであるフェニルアラニンをチロシンというアミノ酸に変える酵素欠陥のため，アミノ酸の一種であるフェニルアラニンが分解できず，放っておくと脳の成長が阻害されて知能障害となる．早期に発見し，フェニルアラニンを抑えた食事療法を行えば障害は回避されるので，生後すぐの新生児マススクリーニングが行われている．

600～700種類あるとされる常染色体性劣性遺伝病は，1万～10万人に1人の割合で発症するものが多く，常染色体性劣性遺伝病全体の発症率は平均すると約4万人に1人とされている．常染色体性劣性遺伝病で重要なことは，健常な両親から先天異常を持った子供が生まれてくるため，一般の人にとっては理解しにくく，家庭内紛争の原因となることもある．もう一つ重要なことは，

保因者
対立遺伝子において異常な遺伝子を1つ持っている状態．優性遺伝とは異なり，劣性遺伝では病気の遺伝子を1つ持っていてもその対立遺伝子が正常であれば病気を発症せずに健常者となる．しかし，病気の遺伝子を持っているためその病気の保因者となる．キャリアとも呼ばれる．

マススクリーニング
スクリーニングテストは，ふるい分け試験とも呼ばれ，対象集団について病的であるか健常であるかを選別する．フェニルケトン尿症の検査では，新生児に行われることが多く，その対象が多数に及ぶため（mass），マススクリーニングと呼ぶ．新生児マススクリーニングの対象疾患は，フェニルケトン尿症，メープルシロップ尿症，ホモシスチン尿症，ガラクトース血症，クレチン病，先天性副腎過形成症などである．最近では検査技術の進歩や治療薬の開発に伴い，対象疾患を増やしていこうという動きが高まっている．

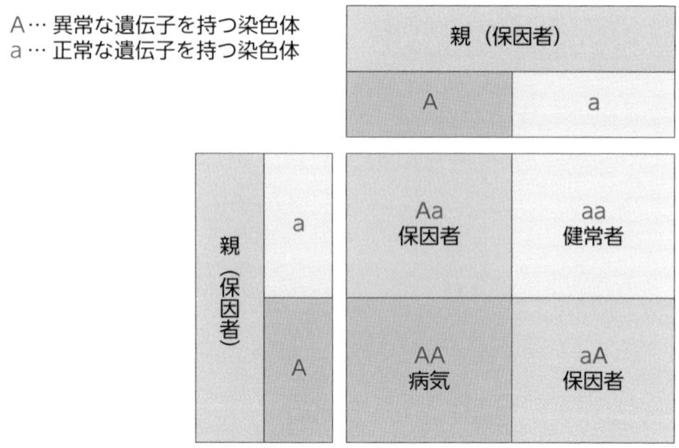

A…異常な遺伝子を持つ染色体
a…正常な遺伝子を持つ染色体

		親（保因者）	
		A	a
親（保因者）	a	Aa 保因者	aa 健常者
	A	AA 病気	aA 保因者

図3-7　常染色体性劣性遺伝
両親が健常者でも遺伝病の子供が生まれてくることはある．健常者であっても両親がその疾患の保因者であれば遺伝病の子供が生まれてくる確率は25％である．常染色体性劣性遺伝病の異常な遺伝子をほとんどすべてのヒトが平均6，7個持っている．

異常な遺伝子を1つ持つ保因者は形質上は健常者となるため，常染色体性劣性遺伝病の原因となる異常な遺伝子が一般の人にも存在していることに気づきにくいことである．それでは，一見すると健常者にみえる多くの人達は，どのくらいの常染色体性劣性遺伝病の異常遺伝子を持っているのだろうか？ 答えは以下のような単純な計算モデルで説明できる．ある常染色体性劣性遺伝病の保因者の確率を100人に1人とすると，保因者同士が結婚する確率は1/10,000（1/100 × 1/100）となり，その子供に発症する確率が1/4なので，発症率は4万人に1人となり，常染色体性劣性遺伝病全体の平均発症率である約4万人に1人と一致する．つまり，ある常染色体性劣性遺伝病では，100人に1人の確率で保因者がいるということになる．常染色体性劣性遺伝病が600～700種類もあることから，日本人1人が平均6，7個の異常な遺伝子を保有していることになる．

いとこ同士の婚姻では，祖先から共通の異常な遺伝子を伝えられている確率が高くなるため，常染色体性劣性遺伝病の子供が生まれる可能性がより高くなる．重要なことは，常染色体性劣性遺伝病が健康な人同士が結婚しても発生し得ることと，先天異常が特別な人にだけ起こる特殊な現象ではないことをしっかり理解することである．

A. 病気の父親と健常の母親

		健常な母親 X	健常な母親 X
病気の父親	Y	XY(男) 健常者	XY(男) 健常者
病気の父親	X	XX(女) 保因者	XX(女) 保因者

父親が病気の場合，娘はすべて保因者，息子はすべて健常者

B. 健常の父親と保因者の母親

		保因者の母親 X	保因者の母親 X
健常の父親	Y	XY(男) 病気	XY(男) 健常者
健常の父親	X	XX(女) 保因者	XX(女) 健常者

母親が保因者の場合，娘の半分が保因者，息子の半分が病気

図3-8　X染色体連鎖劣性遺伝

❸ X染色体連鎖劣性遺伝（伴性劣性遺伝）

X染色体連鎖劣性遺伝病は，劣性遺伝する異常な遺伝子がX染色体にあるために，ほとんど男性にのみ発症する遺伝病で，血友病(p.64参照)や筋ジストロフィーなどが代表的な疾患である．なぜ男性のみに認められるのかは**図3-8**に示した．健常な父親と異常な遺伝子を保有している母親(保因者)の間に生まれてくる男児の50％に病気の発症の可能性があるという特有な遺伝様式をとる．異常な遺伝子は劣性であるため，女性(XX染色体)においては1本だけ異常な遺伝子があっても，発症せずに保因者となる．男性の場合にはXY染色体のため，異常な遺伝子(X染色体)が1本でもあると正常な遺伝子が存在しないため，病気を発症することになる．

筋ジストロフィー
骨格筋の変性・壊死を主病変とし，進行性の筋力低下をみる遺伝性疾患である．根本的な治療法はない．

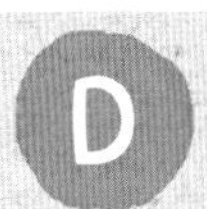

D 環境要因による先天異常

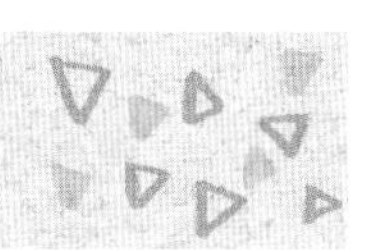

子宮内の胎児に影響を与える因子は母体外からのみならず，糖尿病のような母体の疾患も先天異常をもたらす可能性があるが，ここでは**表3-5**に示すような因果関係がよく知られた環境要因について触れておく．

物理的因子としてよく知られているのが放射線である．妊娠中に放射線被曝を受けると，被曝線量によっては小頭症などの先天異常をもたらす可能性がある．被曝線量を表す単位としてGy

表3-5　環境因子と先天異常

環境因子	催奇形効果
放射線	小頭症
薬剤など	
サリドマイド	無肢症，アザラシ肢症，心臓，腎臓などの形成異常
葉酸拮抗薬	無脳症，水頭症，口唇裂，口蓋裂，頭蓋骨奇形
抗痙攣薬	口唇裂，口蓋裂，心奇形
ワルファリン	鼻および顔面形成異常
テストステロン	女性胎児の男性化，外生殖器異常
アルコール	小頭症，顔面形成異常，成長障害
感染症	
風疹ウイルス	白内障，小眼球症，小頭症，心奇形
サイトメガロウイルス	小頭症
単純ヘルペスウイルス	小頭症，小眼球症
トキソプラズマ	小頭症

グレイ(Gy)
放射線が「もの」にあたったとき，どのくらいのエネルギーを与えたのかを表す単位がグレイで，放射線がヒトにどのような影響を与えたのかを表す単位がシーベルトである．シーベルトの値は，ヒトの各部位の放射線吸収量(グレイ)を求め，受けた放射線の種類や体の部位ごとの系数を掛けて求める．

(グレイ)が使われている．妊娠中に胸部X線検査を受けると，胎児の浴びる放射線量は0.01mGy以下で，骨盤部のX線検査では1.1mGyの放射線被曝を受ける．ほかに，腹部のCT検査で8mGy，骨盤部のCT検査で25mGy程度とされている．放射線被曝による先天異常が発生する最少線量は100～200mGy以上とされており，病院で受ける通常の検査の範囲内であれば，先天異常が発症する可能性は非常に低い．問題となるのは，癌に対する放射線治療を受けるような場合で，治療前によく相談する必要がある．

科学的因子として薬剤による先天異常がよく知られている．1950年代後半に催眠鎮静薬として使われたサリドマイドは，その催奇形性から一時製造中止となっていたが，最近，抗腫瘍作用が評価されて，多発性骨髄腫などに使用されるようになっている．しかし，妊婦に対する使用は避ける必要がある．

生物学的因子としては，風疹ウイルス感染(p.125参照)とトキソプラズマ感染がよく知られている．器官形成期(妊娠4～7週)に妊婦が感染すると，風疹の場合には小頭症，白内障，小眼球症，心奇形などの先天異常が生じることがある．

循環障害

学習目標

1 ▶ 循環器系が全身の細胞に酸素と栄養を供給するという必須の働きをしていることを理解する
2 ▶ 血圧が生じるメカニズムを理解する
3 ▶ 生体には出血を止める機構が存在することを理解し，どのようなメカニズムで止血が起こるのかを説明できるようにする
4 ▶ 出血性素因の病態を理解する
5 ▶ 本来は止血のための血液凝固機構が，血栓（けっせん）形成を引き起こすメカニズムを理解する
6 ▶ 動脈硬化症による虚血（きょけつ）と血栓による梗塞（こうそく）の違いを理解する
7 ▶ うっ血による浮腫（ふしゅ）の発生メカニズムを理解する
8 ▶ ショック症状とショックの原因を理解する

A 循環器系の働き

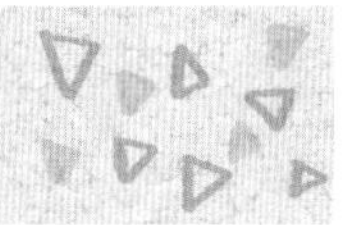

 1．心・血管系の構造と機能

❶ 心臓の構造と働き

多細胞生物の進化に伴って，さまざまな臓器が用意されるようになった．そして，それらの臓器に栄養と酸素を運搬する機構が必要になり，その運搬機構を担当しているのが循環器系である．循環器系は，心臓と血管から構成されている．

心臓を出た血液がどこに行って，どのように心臓に戻ってくるのかについては，顕微鏡が発明され，毛細血管の存在が明らかになるまで誰もわからない謎であった．しかし，今では常識として多くの人に理解されるようになっている．

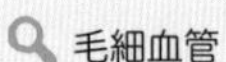 **毛細血管**

動脈と静脈をつなぐ細い血管で，周囲組織の細胞と物質のやり取りをするために血管壁が一層の内皮細胞のみでできている．直径5～10 μm（0.005～0.01 mm）ときわめて細く，血管壁から白血球や血漿が血管外へ行き来できる．

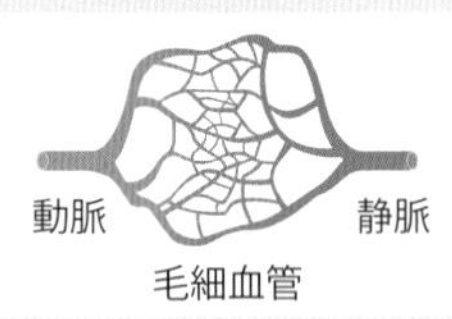

図4-1に示したように，心臓は4つの部屋に分かれており，左側と右側に存在する2つの心房（左心房と右心房）と2つの心室（左心室と右心室）から成り立っている．心臓が収縮すると2つの血液の流れができる．1番目の流れは，左心室から大動脈に拍出された血液が全身に送り出され，全身の細胞に血液を供給する．全身に送り出された血液は，毛細血管，静脈を経て，右心房に戻ってくる．身体を循環する経路ということで，この流れを体循環（大循環）と呼んでいる．2番目の流れは，右心室から送り出された血液が左右の肺に送られる経路である．肺で血液中の二酸化炭素

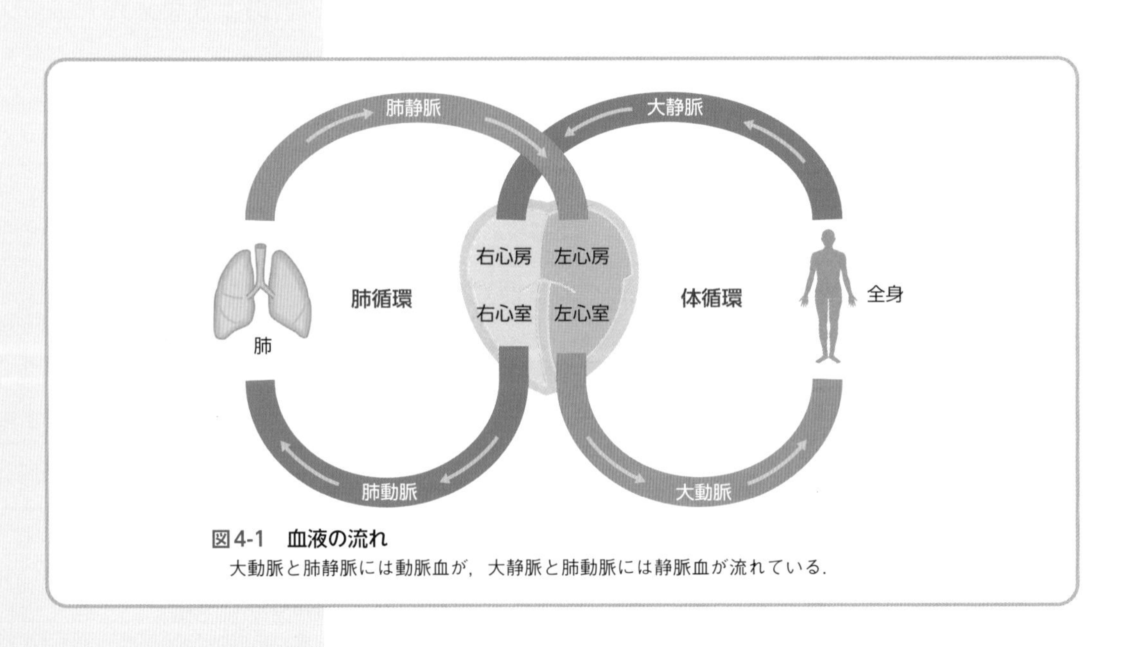

図4-1　血液の流れ

大動脈と肺静脈には動脈血が，大静脈と肺動脈には静脈血が流れている．

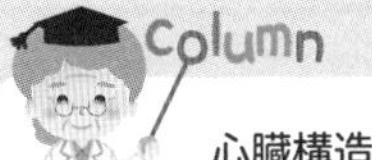

心臓構造の進化

心臓が4つの部屋に分かれているのは，すべての動物に共通しているわけではない．魚類では，肺呼吸ではなく鰓(えら)呼吸であり，心臓を出た血液は鰓に送られて酸素を取り込み，次に全身に巡るようになっている．ヒトのように肺・体循環の2つの回路があるのではなく，1つの回路しかないため，1つの心房と1つの心室から構成されている．ヒトの場合でも，胎児の段階では成人と異なった心臓の構造をしている．なぜなら，胎児は肺呼吸をしていないため，肺循環がいらないからである．右心房と左心房の境がなく，卵円孔(らんえんこう)によってつながっており，一つの心房になっている．右心室と左心室はあるが，右心室から排出された血液は，動脈管を介して大動脈に流れる．卵円孔や動脈管は出生とともに閉鎖するが，時に閉鎖しない場合があり，動脈管開存症や心房中隔欠損症といった先天性心疾患となる．胎児のときには肺はつぶれた状態にあるが，出生と同時に膨らみ，肺に入った空気が排出されて，最初の「オギャー」という産声となる．出産後に泣くのを皆が見守る理由は，産声が肺の膨張を示し，ヒトとして生きていける状態になったことを示すからである．

を排出し，酸素を血液に取り込んだ後で，肺静脈を経由して左心房に戻ってくる．この経路を**肺循環（小循環）**と呼んでいる．

心臓は，**心筋**によって拡張と収縮を繰り返すが，拡張したときに血液を溜め込み，収縮したときに溜め込んだ血液を勢いよく拍出する．心臓はポンプのような働きをしている．

❷ 血管系の構造と働き

左心室から大動脈に送り出された血液は，全身の毛細血管を巡って，静脈を経て心臓に戻ってくるが，全身の血管の長さはどのくらいあるのだろうか？ **図4-2**に示したように，全身のあらゆる場所で動脈と静脈が張り巡らされている．図では主な動静脈を示しただけで，ほかにも毛細血管網の存在がある．全身の血管の総延長は，毛細血管を含めると約10万km（地球2周半）もある．体に針を刺すと必ず出血するくらい，至るところに血管が存在する．なぜこのようにたくさんの血管が必要になるのだろうか？その理由は，ヒトの体を構成している約60兆個の細胞が生きていくためであり，生きていくために栄養と酸素を送る必要があるからである．栄養は消化管から吸収，補充されており，酸素は肺から吸収，供給されている．そして，左心室から栄養と酸素に富

ないと下肢静脈の血流が滞る」こと,「立ち上がって歩きだすと下肢静脈にできた血栓が心臓に戻ってくる」ことに注目してほしい. これは筋肉の収縮と弛緩の繰り返しが, 静脈に圧力をかけて血液を動かしていることを示している. 筋肉はその意味で, 心臓に続く第2のポンプといわれている. これら心臓のポンプと筋肉のポンプの働きによって, 心臓を出た血液は全身を巡って, 再び心臓に戻ってくるのである.

3. 微小循環

全身のどの場所においても, 血管同士の距離は1mm以上は離れておらず, 密に存在している. しかし, 細胞の大きさは0.01～0.02mm程度しかなく, 1mmという血管と血管の間隙(かんげき)には, 細胞が50～100個も入ってしまう. そうなると, 血管から遠い細胞は, 近い細胞に栄養や酸素を使われてしまうため, 酸素や栄養不足の状態になりやすい. しかし, この酸素や栄養不足を解消するために, **微小循環**と呼ばれる毛細血管網の動脈側の細動脈から静脈側の細静脈への血管外の**体液移動**が存在する. **図4-5**に微小循環のメカニズムを示した.

細動脈側では, 血圧という血管壁を押す**血管内圧**があり, 血液成分が血管外へ出ようとする圧力も働く. また一方で血管外から

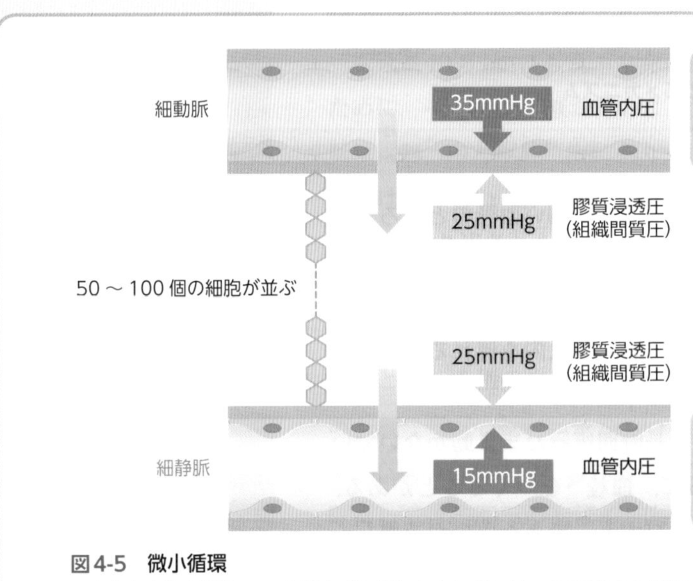

図4-5　微小循環

血管と血管の間は1mmと離れずに密に存在しており, その間には直径0.01～0.02mmの細胞が50～100個も存在する. したがって血管から遠い細胞では酸素や栄養が不足する. そのため, 酸素や栄養不足を解消するために, 細動脈側から細静脈側へ血管外の液体移動が行われている.

血管内に入ろうとする膠質浸透圧(こうしつしんとうあつ)というものがある．通常，動脈側の血管内圧は膠質浸透圧よりも高く，仮に血管内圧を35mmHg，膠質浸透圧を25mmHgとすると，血管外に出る圧力が10mmHgとなって，血液中の液体が血管外へ漏れ出てくる．

一方，細静脈側では，血圧がないために血管内圧が低く，通常，膠質浸透圧よりも血管内圧は低い．仮に血管内圧を15mmHg，膠質浸透圧が25mmHgとすると，血管内に入る圧力が10mmHgとなって血管内に体液が戻ってくる．このように動脈側で出る圧力と静脈側で入る圧力が同じ10mmHgになるため，出入量は同じとなり，バランスがとれている．この微小循環の存在こそが，血管から遠い位置にある細胞への酸素と栄養の供給を可能にしている．

膠質浸透圧
半透膜をはさんで，アルブミン濃度の低い液体からアルブミン濃度の高い液体のほうに水分が引っ張られる血漿や間質液の浸透圧である．

4．門脈(もんみゃく)循環

循環系のなかの静脈には，心臓に直接戻らない循環経路が存在する．

図4-6に示したように，脳や腎臓などの主な臓器は，心臓から動脈を介して酸素と栄養の供給を受けてエネルギーを産生する．そして，静脈を介して不要になった二酸化炭素と老廃物を心臓に戻している．これが通常の臓器における血液の流れである．しかし，消化管では栄養を吸収して，貯蔵庫である肝臓に運ぶための

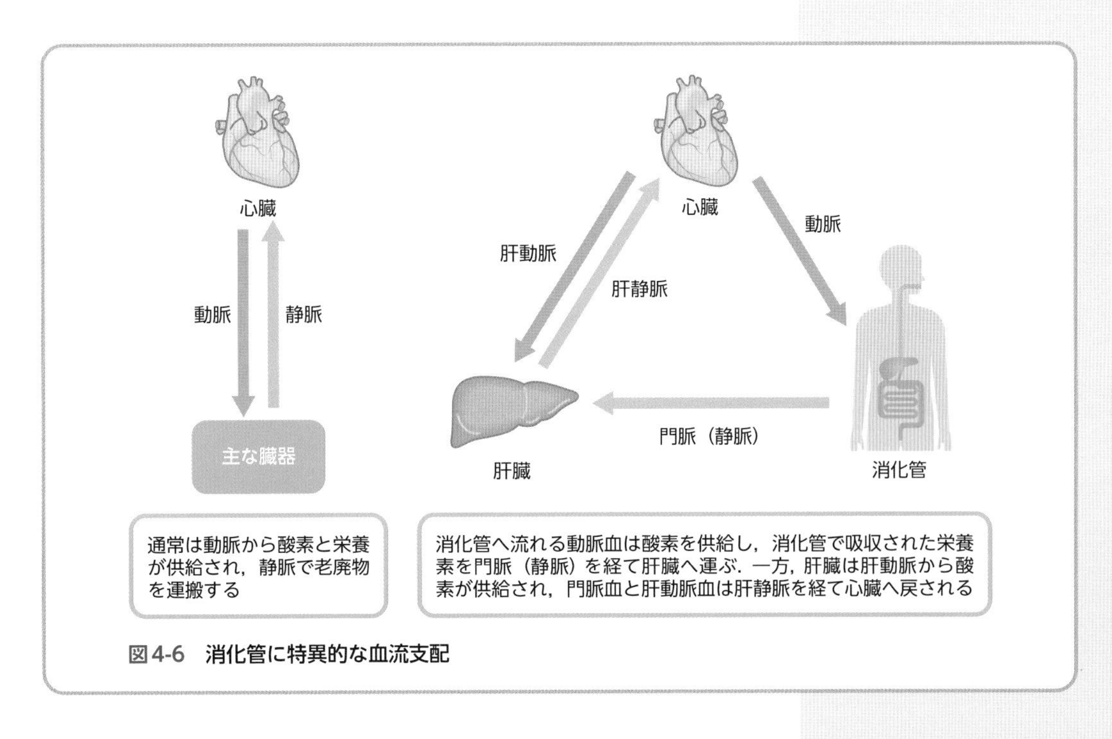

図4-6　消化管に特異的な血流支配

バイパスが必要なため，静脈を介して直接心臓に静脈血を運んではいない．門脈という静脈経路を介して，吸収した栄養が含まれる静脈血をいったん肝臓に運び，栄養素がそこで貯蔵される（門脈循環，図4-6, 7）．そして，栄養素を肝臓においた静脈血は，肝臓内で肝静脈につながって心臓に運ばれる．肝臓では，肝動脈を介して酸素も供給されている．肝臓内の血液量のうち1/4は肝動脈，3/4は門脈を介して運ばれた血液（門脈血）が占めている．

また，門脈循環の存在は，内服薬を飲んでから効果が出るまでに時間がかかることや，服用する量が多くなることなどの不利な点にも関係してくる．理由としては，消化管で吸収された内服薬が肝臓に運ばれて分解されてしまうためである．そのため，狭心症の突然の胸痛に対しては即効性が求められ，ニトログリセリンの舌下錠を投与する．これは口腔内で溶かして口腔粘膜から吸収させることによって，肝臓を通過させずに早急に血管拡張をもたらすためである．また，発熱時に坐剤を使用する理由も，直腸下部においては，肝臓を通過させずに早急な解熱をもたらすためである．また，門脈循環の存在は肝臓の病気の際の合併症にも関係してくる．たとえば，肝硬変によって肝内の血流が阻害され，門脈に血液が貯留した結果，貯留した血液の排出路の形成（食道静脈瘤）や脾臓への血液貯留（脾腫），門脈圧亢進（腹水貯瘤など）などが引き起こされる．

肝硬変

肝炎によって肝細胞が死ぬと，新しい肝細胞によって置き換えられるが，細胞の破壊スピードが速いと，コラーゲンなどの線維成分で置き換えられることがある．この結果，肝臓が硬く変化する．肝炎の末期像でもある（p.279参照）．

食道静脈瘤

肝硬変時に認められる門脈血のうっ滞のために，食道の静脈が拡張してできる瘤状の静脈で，血管壁が破れやすい（p.264参照）．

脾腫

脾臓は脾静脈によって門脈とつながっている．門脈に血液がうっ滞すると，脾臓も血液がうっ滞して腫れてくる病態である．

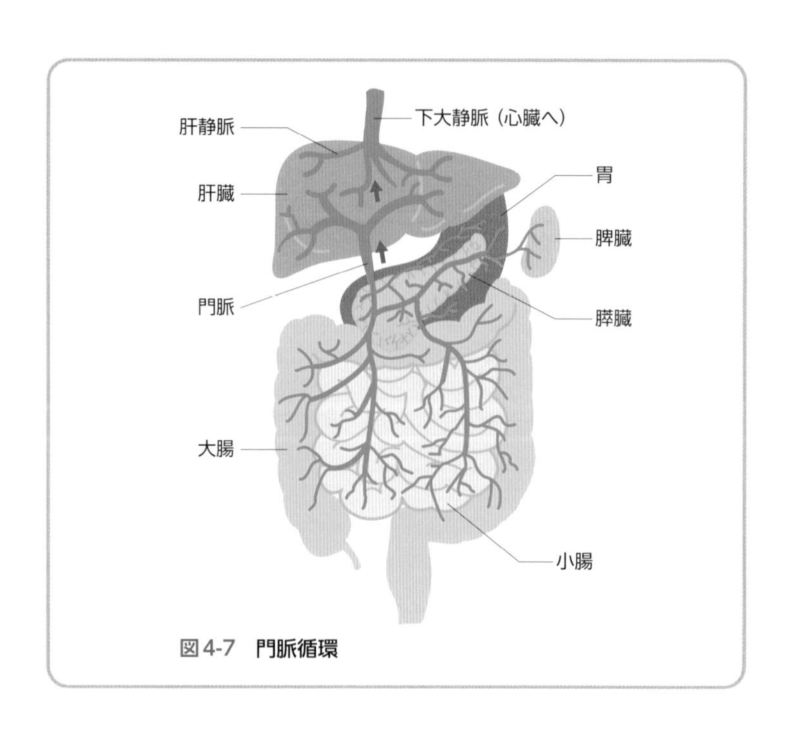

図4-7　門脈循環

❶ 門脈圧亢進症

肝障害のなかでも肝硬変になると，門脈から肝静脈への交通路が阻害されるため，門脈に血液がうっ滞（流れが悪くなる）するようになり，門脈圧が上昇する．この状態を**門脈圧亢進症**と呼ぶ．門脈圧が亢進すると，**図4-7**で示した血液の流れが阻害され，とくに脾臓から肝臓への流れが阻害されると，**脾腫**がみられるようになる．脾臓は古くなった赤血球などの血球の破壊を行っているため，脾臓内での血流のうっ滞はそれほど古くない血球の破壊までもたらし，貧血や白血球減少，血小板減少を認めることもある．また，腹腔内に**腹水**が貯留することもある．腸管での血流のうっ滞によって，腹部不快感や食欲不振，消化不良などの胃腸症状が出現することもある．

❷ 側副血行路

門脈圧亢進症に伴う合併症としては，門脈から体循環につながる新しい血行路の発達の結果，肝臓を迂回するバイパス経路の形成が認められる．このバイパス経路を**側副血行路**と呼ぶ．最も頻繁に認められるのが食道下部と胃の上部で，**食道静脈瘤**や**胃静脈瘤**を形成する．これらの静脈瘤は血管壁がもろいために，時に重大な出血が起こり，命にかかわることもある．

B 循環障害

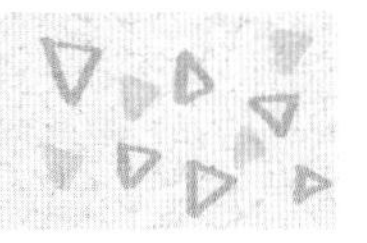

循環器系は，全身の細胞に酸素と栄養を運搬し，不要となった二酸化炭素や老廃物を排出臓器から運搬するシステムで，この運搬システムに障害が起こると，酸素や栄養の供給が止まり，老廃物の排出がうまくいかなくなる．循環障害とは，病変が血液の循環を阻害する病態を指し，**出血**と**凝固**，**虚血**（p.19参照）と**梗塞**，**うっ血**と**浮腫**，血圧異常の4つに大きく分けられる．

1．出血と凝固

循環器系の役割が酸素と栄養の運搬にあることから，血液は固まらないようになっている．液体の状態を維持して，全身の血管内をさらさらと流れることが絶対に必要な条件である．しかしながら，血管に傷がついて血液が流れ出したとき（**出血**）には，それを止めることも必要になる．もし，血管に傷がついて出血が止ま

側副血行路
血行障害によって主要な血管が閉塞した際，血液循環を維持するために新たに形成される血管の迂回路を指す．

凝固
液体が固体になることを凝固というが，ここでは，血液が固まることを指す．

梗塞
動脈が血栓などでふさがり，その動脈の支配する細胞や組織が虚血となって，酸素不足の結果，壊死に陥る病変．

うっ血
血栓などさまざまな原因で，静脈血が異常に溜まった状態を指す．

浮腫
血管外の組織に細胞外液（とくに間質液）が増加した状態を指す．水腫とも呼ぶ．

らなければ，たとえ小さな傷であっても血液を失って死亡する可能性がある．鼻出血であっても，止まらなければ洗面器一杯に出血することがある．したがって，健康なヒトには，血管に傷がついたときに血液を固めて出血を止めるシステム（**血液凝固**）が備わっている．

一方，出血がないにもかかわらず，血管内で血小板（けっしょうばん）の凝集，凝固因子の活性化が起こって，血管内に**凝血塊**（ぎょうけつかい）ができることがある．この凝血塊を**血栓**（けっせん）と呼ぶ．血管内に血栓ができると，血流が阻害されてしまう．動脈にできれば末梢組織の酸素不足による**壊死**（えし）を引き起こし，静脈にできれば血流の**うっ滞**を引き起こす．

凝血塊
血液が固まってできる塊（かたまり）．

血液の出血と凝固について，もう少し細かくみてみよう．

❶ 出血

出血とは血液中の全成分が血管外へ出ることをいう．とくに白血球とは違って自分で動くことのできない**赤血球**が血管外に出ることが出血の形態的指標となる．血液中にある血球のうち，赤血球が最も多く存在し，酸素を運搬するという重要な役割を果たしている．赤血球の寿命は120日といわれている．つまり，1/120の赤血球が毎日壊され，同じ数だけの新しい赤血球がつくられている．もし，出血によって赤血球が失われて，赤血球の増産が間に合わなければ，酸素運搬能力が低下してしまい，全身が酸素不足になってしまう．そして，出血が続けば死亡してしまうため，圧迫止血といった処置ができない動物にとっては止血する機構が非常に重要になってくる．

ⓐ 出血の分類　体の内側への出血を**内出血**と呼ぶ．また，皮下出血は**紫斑**（しはん）とも呼ばれ，形状によって以下のように分類される（**図4-8**）．

① **点状出血**・・ゴマ粒大までの出血巣（そう）
② **斑**（はん）**状出血**・・ゴマ粒より大きい出血巣
③ **血腫**（けっしゅ）・・・・相当量の出血した血液がつくる組織内の塊

体の外側への出血を**外出血**と呼ぶ．また，出血する場所によって以下のように分類される．

① **吐血**（とけつ）・・胃などの上部消化管で出血した血液を吐き出すこと
② **喀血**（かっけつ）・・肺や気管支で出血した血液を咳（せき）とともに出すこと
③ **下血**（げけつ）・・消化管内で出血した血液を肛門から出すこと（血便）

ほかにも，鼻出血や血尿などがあげられる．

ⓑ 出血と止血　血管壁に傷ができると，出血を止めるシス

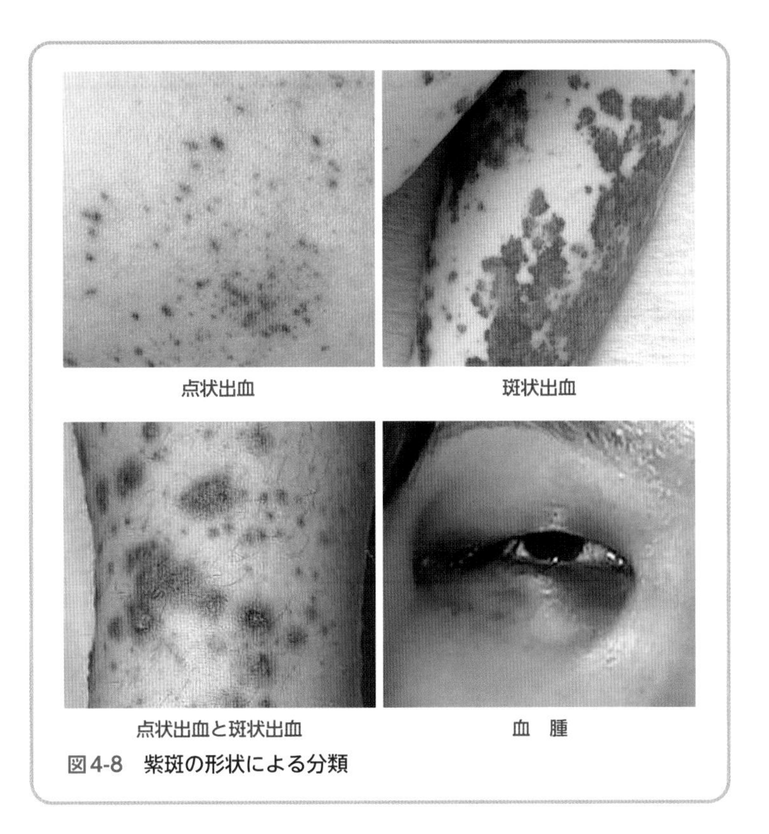

図4-8　紫斑の形状による分類

テムが働きだし，血液は固まって出血を止める．これを止血と呼ぶ．止血のメカニズムには血小板と凝固因子の2つの因子が関与しており，出血が起こったときにまず働くのは血小板である．血管内皮細胞が傷ついて，内皮下組織のコラーゲンに血小板が結合して活性化し，血小板中の顆粒が放出されて，周囲の血小板が連鎖的に活性化して凝集してくる．一つひとつの血小板は小さいが，凝集塊が大きくなると，栓が詰まるように蓋をして傷がふさがる．これを一次止血（血小板血栓）と呼んでいる（図4-9）．重要なことは血管壁に傷がない状態では血小板の活性化はなく，血小板の凝集もないということである．

ⓒ 凝固と線溶（せんよう）　一次止血についで，傷害された血管壁から凝固因子を活性化する組織因子が遊離し，最終的に血漿中のフィブリノーゲンが不溶性のフィブリンに変化して赤血球や白血球，血小板を巻き込みながら網目状の膜をつくり，凝固し血栓を形成して傷を完全にふさぐ．これを二次止血（フィブリン血栓）と呼んでいる（図4-9）．

凝固因子の活性化には外因系と内因系がある．外傷（がいしょう）などの際，損傷組織から組織因子（第Ⅲ因子）が放出されることを起点に，

凝固因子
血液の凝固は複数のタンパクの活性化によって起こるが，それらのタンパクを凝固因子と呼ぶ．凝固因子にはⅠ～ⅩⅢ（1～13）の名称がつけられている（第Ⅵ因子は欠番）．

凝集
粒子が集まって塊状になること．また，その現象を指す．

組織因子
凝固因子の第Ⅲ因子であり，組織トロンボプラスチンとも呼ばれるタンパクで，外因系凝固の起点となる．

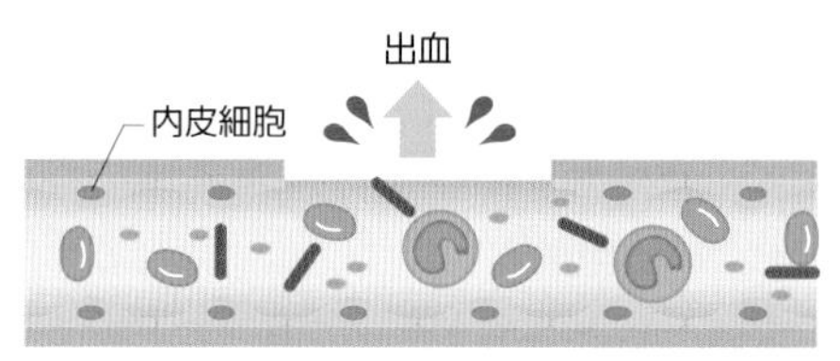

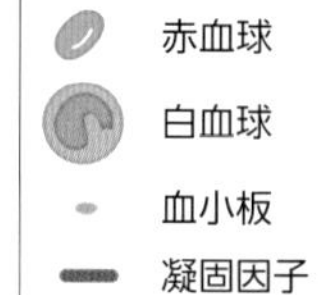

血管壁の破綻・出血

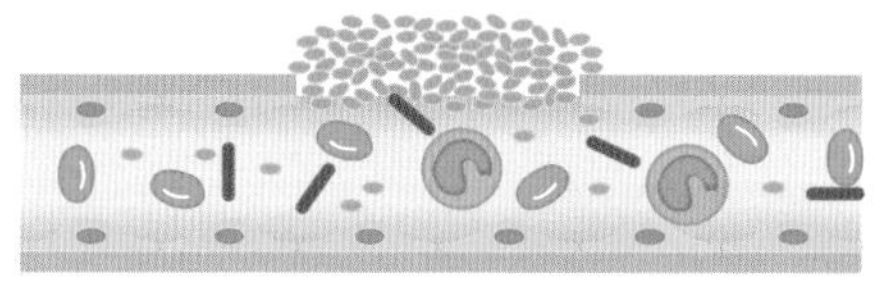

血小板が凝集して血栓をつくる．
一次止血は「仮止め」

一次止血（血小板血栓）

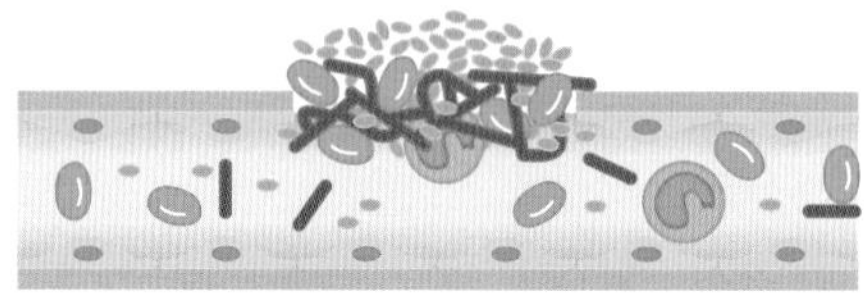

凝固因子（フィブリノーゲン）が糸状のフィブリンに変化して，赤血球や白血球，血小板を巻き込んで網目状に凝固する

二次止血（フィブリン血栓）

図4-9　出血と止血

第Ⅶ因子の活性化を介してフィブリンの形成に至る経路を外因系凝固経路と呼んでいる．一方，血管内皮の傷害を契機に第Ⅻ因子が活性化して，最終的にフィブリンの形成に至る経路を内因系凝固経路と呼んでいる（**図4-10**）．

注射器で採血した血液はいずれ固まるが，これは異物である注射器のプラスチックに触れた第Ⅻ因子が活性化し，内因系凝固経路が働くからである．こうした血液を固めるシステムは出血に備えるために必要である．一方，血管内で血液が凝固することは血流を確保するうえでは都合が悪い．そこで，凝固システムに対抗した凝固血を溶かすシステムも必要になる．

血管内皮細胞は，1,000日以上の寿命があるが，寿命がくると新しい血管内皮細胞に置き換わる．しかし，時には圧力が強くかかったり，ずり応力が強くかかったりして血管内皮細胞が剥がれると，血管内に小さな血栓が形成されることがある．このような血栓が大きくなることを防ぐために，生体内にはアンチトロンビンⅢなどの凝固阻止物質や線溶系と呼ばれる凝固血を溶かす装置が備わっている．通常は，これらの防御装置によって血管内に形成される血栓は小さいうちに取り除かれている．

ずり応力

血液が流れるときに血管内皮細胞の血管内に向いた面に平行にかかる圧力のことを指す．血流は血管壁付近よりも血管中央部で速いため，血管内で速度の違いが生じる．ずり応力とはこの速度の違いにより，細胞などを歪ませる力となる．

アンチトロンビンⅢ

肝臓で産生され，血管内で凝固阻害因子として働くプロテアーゼインヒビターのことを指す．

線溶系

生体内には，凝固が起こったときに固まった血栓を溶解して分解する機構があり，それを線溶系と呼んでいる．具体的には，プラスミンという酵素が血栓形成の主役であるフィブリンを分解する生体反応である．

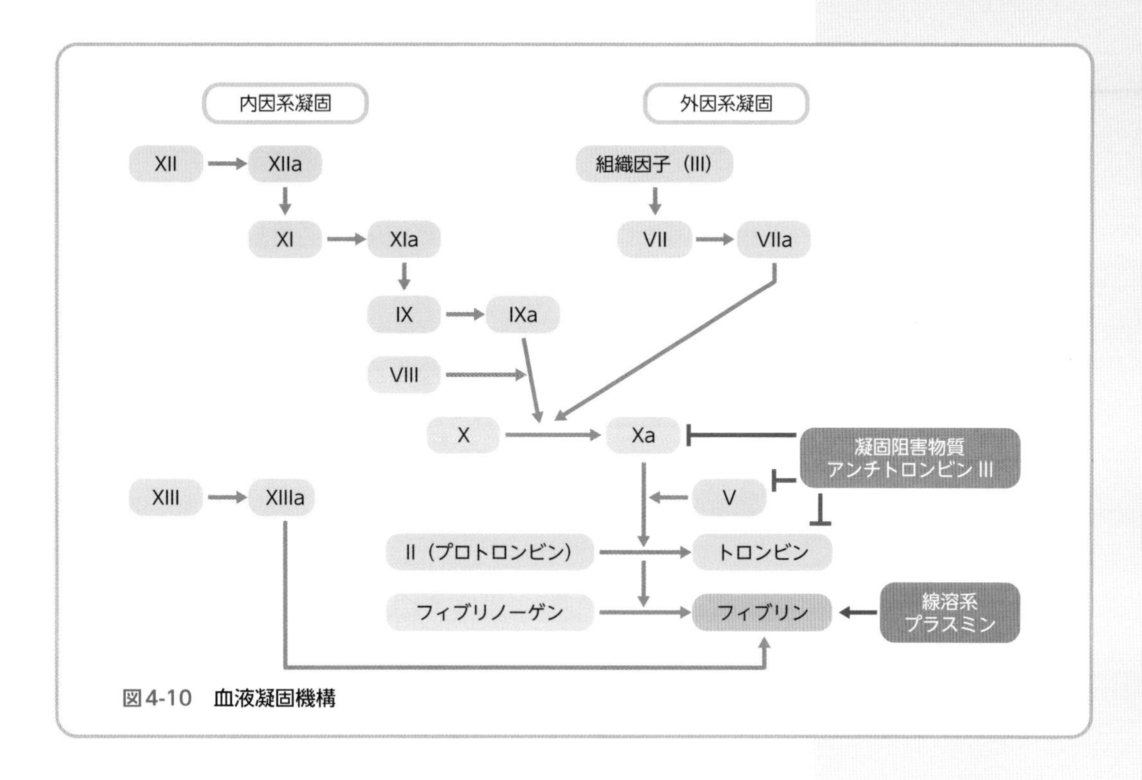

図4-10　血液凝固機構

表4-1　出血の特徴

出血様式	一次止血の異常 (血小板異常, 血管壁異常)	二次止血の異常 (血液凝固異常)
点状出血	特徴的	まれ
斑状出血	小型，多発	大型，単発
深部出血	まれ	特徴的
後出血	まれ	特徴的

❷ 出血性素因 — 出血を起こす異常

出血は一般に血管の壁が壊れることによって起こる．外傷などによる血管の切断，びらんや潰瘍形成による血管壁の破壊，ビタミンC欠乏による血管壁の脆弱(ぜいじゃく)化などが原因となる．しかし，このような原因もなしに，もしくはぶつけた記憶もなしに容易に出血し，なかなか止血しない病態を**出血性素因**と呼んでいる．**血小板の異常**，**血管壁の異常**，**血液凝固の異常**が原因となる．それぞれの出血の特徴を**表4-1**に示す．血小板の異常によって起こる一次止血の異常の場合には，点状出血や斑状出血を認めることが多く，凝固因子の異常によって起こる二次止血の異常の場合には，関節腔内などの**深部出血**，止血した後に再出血する**後(こう)出血**が多い．

ⓐ 血小板の異常　　血小板は，止血の第1段階に働き，止血機

構において最も重要な働きをする血球である．血小板数の基準値は15万～35万/μLで，10万/μL未満になると出血のおそれがあるため，精密検査・治療の必要性があるとされている．2万～5万/μLになると外傷時に大量出血のリスクが高くなり，止血が困難な場合には血小板輸血などの治療が必要となる．一般的な血小板輸血の適応は2万/μL以下であるが，維持すべき血小板数の基準は，基礎疾患や年齢，合併症など，患者によって異なる．

血小板減少は，血小板産生の低下が原因で起こり，**再生不良性貧血**や**白血病**などでみられる．また，免疫異常によって血小板に対する自己抗体ができて，血小板が減少する**血小板減少症**も認められている．血小板減少による出血は，点状出血や斑状出血などの皮下出血が多い．

再生不良性貧血
骨髄での造血が低下する疾患で，すべての血球（赤血球，白血球，血小板）の産生が低下する（p.351参照）．

白血病
造血幹細胞の癌化によって白血球系統の幼若な芽球が白血病細胞となり，異常増殖する疾患である（p.353参照）．

ⓑ 血管壁の異常　ビタミンCの欠乏によって毛細血管壁がもろくなり，出血傾向が起こる疾患に**壊血病**（かいけつびょう）がある．この疾患は，バスコ・ダ・ガマのインド航路発見の航海において発症者が多くみられたように，昔は長期航海する船員がビタミンCを摂れる環境になかったことが原因である．軽い打撲でも血管がもろくなっているために四肢などに斑状出血を認めるようになる．

ⓒ 血液凝固の異常　血液の凝固は，血漿中に含まれる多数の凝固因子の連鎖反応的な活性化によって，最終的にフィブリンが形成されることによって起こる．第XIII因子と第III因子を除くほとんどすべての凝固因子は**肝臓**でつくられるため，肝臓の機能が低下すると凝固能も低下してくる．そのほかには，**血友病**（けつゆうびょう）のような先天的な異常，**自己抗体**による凝固因子の阻害などの後天的な機序による異常もある．

自己抗体
自分の体のなかにある成分に対する抗体のことで，正常状態では存在しない．自己免疫疾患患者の血液から検出され，特定の疾患や臨床症状と結びつく．自己抗体の検出は，診断や病型分類，治療方針の決定に有用である．

血友病は，第VIII因子欠乏（血友病A）あるいは第IX因子欠乏（血友病B）による凝固異常で，X染色体連鎖劣性遺伝にて保因者である母親から男児に遺伝する．凝固因子の欠乏による出血の場合は，深部出血が多く，関節腔内出血など重篤な出血を認めることが多い．頻度は約7/10万人（男児）で，血友病AとBの比率は約5：1である．

❸ 血液凝固と血栓症

血小板の凝集や凝固因子の活性化は，外傷のような血管内皮細胞の傷害が起こったときのみに起こる現象で，本来は出血を止めるための身を守る反応であり，通常血管内で起こってはならない現象である．しかしながら，外傷以外にも血管内皮細胞に傷害が起こると，凝固阻害物質や線溶系の存在にもかかわらず，血小板の凝集や凝固因子の活性化は起こり得る．血小板の凝集や凝固因子の活性化は，止血の際と同様に血栓形成を起こさせる．そして，この血栓が大きくなると，血管内腔を狭めたり（狭窄(きょうさく)），完全に塞ぐ（閉塞(へいそく)）ことになり，血流を阻害する．このような血栓を起こさせる要因には，**凝固能の異常**，**血管内皮細胞の異常**，**血流の異常**の3つが関与している．

ⓐ 凝固能の異常　血栓形成に至るステップには血液の凝固と血小板の凝集があるので，先天的あるいは後天的な凝固能（血液凝固系と血小板系）の亢進は血栓症のリスク要因となる．凝固能の亢進をきたす代表的疾患として**癌(がん)**があげられる．癌患者に血栓ができやすいこと，癌の末期になると**播種性(はしゅせい)血管内凝固症候群**（**DIC**）（p.359参照）を発症しやすいことが知られているが，癌細胞の産生する血小板凝集因子や組織因子（組織トロンボプラスチン）などの凝固促進因子がその原因である．DICは，ほかに白血病や細菌感染症（癌を含めてこの3疾患でDICの3/4を占める）などの基礎疾患をベースに発症する．白血病では癌と同様の組織因子がDICの引き金となり，**敗血症**などの細菌感染症の場合には，細菌のエンドトキシンが白血球のうちの単球やマクロファージ表面に組織因子を生じさせることでDICを引き起こす．先天的凝固能の異常症としては，凝固阻止物質のアンチトロンビンⅢの欠損である**アンチトロンビンⅢ欠損症**が知られている．

ⓑ 血管内皮細胞の異常　動静脈の炎症や**動脈硬化症**によって血管内皮細胞の傷害が起こると，血小板の凝集や凝固因子の活性化が起こって，血栓形成が引き起こされる．とくに問題となるのが動脈硬化症で，動脈硬化症のなかには細動脈硬化や中膜硬化などのタイプもあるが，一般的には**アテローム性動脈硬化症**（**粥(じゅく)状硬化症**）を指す場合が多い（動脈硬化症の詳細はp.252を参照されたい）．

図4-11に動脈硬化症に伴う血栓形成過程を示した．アテローム性内膜の血管内皮細胞が傷害されて剥がれると，血管内皮細胞下のコラーゲンが露出し，血小板の凝集，凝固系の活性化が起こって血栓が形成される．

ⓒ 血流の異常　血流の異常，とくにうっ滞が主な原因となって発生する血栓症として，下肢の深部静脈に血栓ができる**深部静脈血栓症**が知られている．前述したエコノミークラス症候群もそ

DIC
disseminated intravascular coagulationの略．

敗血症
感染巣から細菌や真菌が血液中に入って全身に播種され，宿主の生体反応の統御不全によって多臓器の機能不全となっている状態を指す．敗血症性ショックに陥ると，循環不全と代謝異常によって死亡率が高くなる．

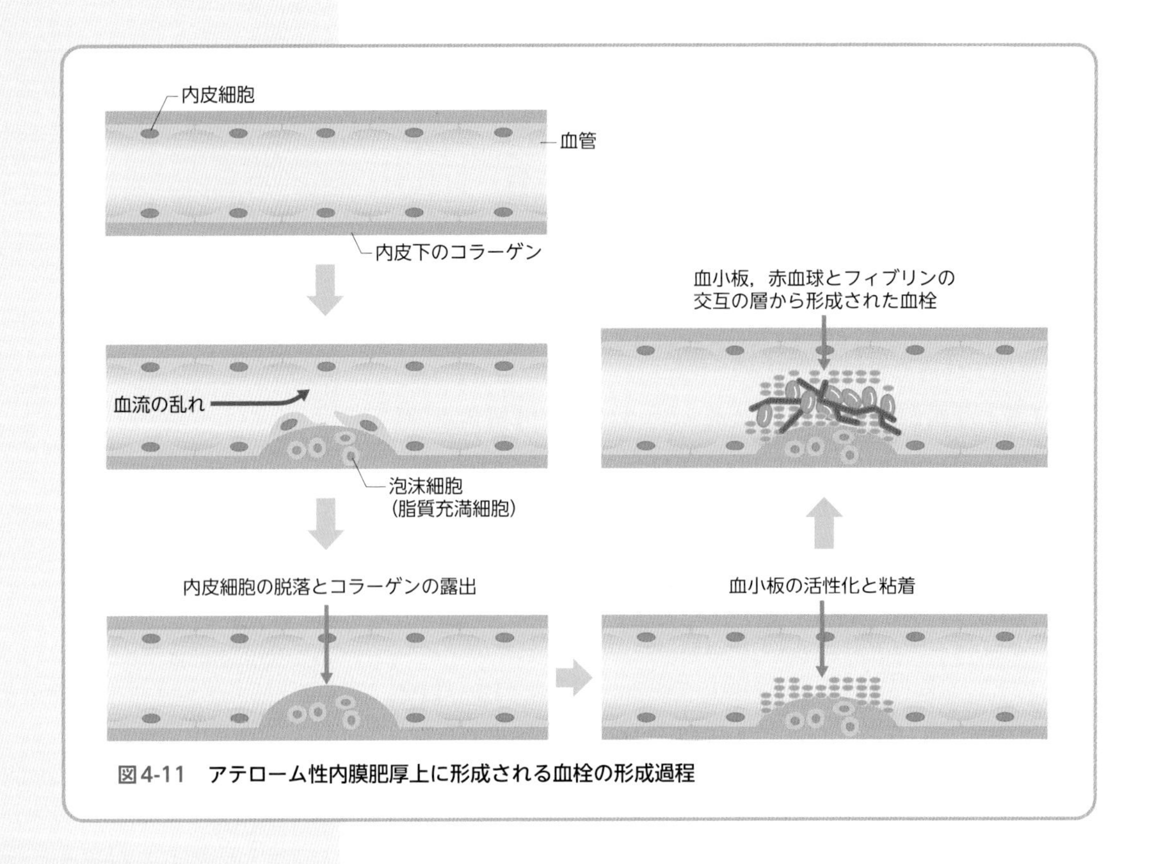

図4-11　アテローム性内膜肥厚上に形成される血栓の形成過程

の一つであるが，血流がうっ滞すると，活性化された凝固因子が血流で流されずに濃縮され，**図4-10**に示した凝固のカスケード反応が進行して，最終的にフィブリンが析出して血栓が形成される．同時に血流のうっ滞は，血管内の酸素分圧の低下による血管内皮細胞の傷害ももたらして，血栓形成を促進している．

カスケード反応
初発反応が引き金となって，数段階にわたる一連の反応が順次連鎖的に増強される反応形式である．血液凝固や血圧調整，血糖調整などの反応がこの形式をとる．

2．虚血と梗塞

❶ 虚血とは？

虚血とは，動脈の内腔が狭くなり，組織への動脈血の供給が不足した状態である．虚という漢字はもともと「むなしい」，「何もない」，「からっぽ」という意味を表現する字であり，虚血とは「血液がない」ことを意味することになる．動脈血が不足すると，酸素と栄養の供給量が不足するため細胞傷害がもたらされる．しかし，内腔がどこまで狭窄すると酸素不足になるのだろうか？ 実をいうと，健康なヒトの血液の供給量は，安静時に必要な血液量の約4～5倍も送っており，安静にしている限りは，酸素不足にはなかなかならないとされている．心臓に酸素と栄養を供給する

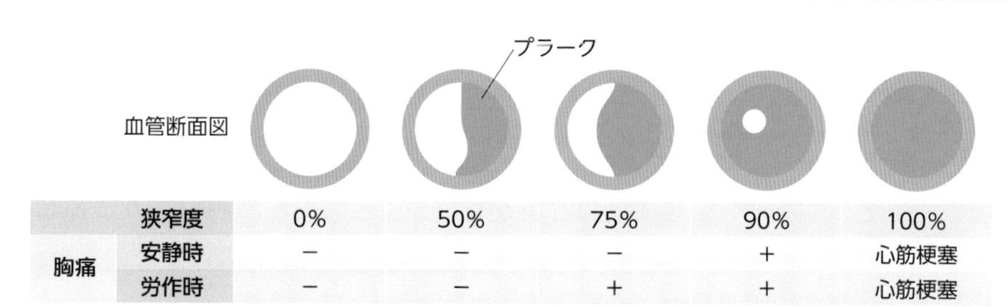

	狭窄度	0%	50%	75%	90%	100%
胸痛	安静時	−	−	−	＋	心筋梗塞
	労作時	−	−	＋	＋	心筋梗塞

図4-12　冠動脈の狭窄度と狭心症症状

狭心症の症状である胸痛は，75％の狭窄があっても安静時には起きない．高齢者になると，90％の狭窄でも安静時は胸痛がないこともある．また，心筋梗塞は，徐々に狭窄が高度になって，内腔がプラークによって完全閉塞するという意味ではない．100％閉塞する前にプラークの破綻による血栓形成により閉塞する．

冠動脈の場合，75％以上狭窄（血管内腔が正常の1/4以下）すると，労作時（階段の昇り降りや走ったりしたとき）に胸痛を感じるようになる（**図4-12**）．つまり，アテローム性動脈硬化症の初期状態ではほとんど症状は認められず，かなり進行した状態になって初めて虚血状態になるのである．しかし，この事実の意味することは，「動脈硬化はそれほど恐ろしくない」ということではなく，「動脈硬化症は気づかないうちに進行する恐ろしい病気」ということである（p.252参照）．

❷ 梗塞とは？

ほかの動脈との交通のない動脈（終(しゅう)動脈）に血栓ができると，その動脈が支配する末梢領域は血流が遮断され，壊死(えし)に陥る．この状態を梗塞と呼ぶ．虚血の場合には，血流不足のために一過性の細胞傷害を起こすが，血流が回復すれば正常に回復する．

梗塞を起こしやすいのは，動脈枝同士の吻合(ふんごう)がなく，ただちに毛細血管と連なる終動脈であり，心臓や脳に酸素と栄養を供給している冠動脈と脳動脈の閉塞が代表的なものである（心筋梗塞と脳梗塞）．心臓や脳は酸素消費量が非常に多く，酸素不足に対してもともと敏感な臓器でもある．

3．うっ血と浮腫

❶ うっ血

うっ血とは静脈血がうっ滞した状態（流れが悪くなる）を指し，主な原因としては心臓のポンプ機能が損なわれたうっ血性心不全によるものである（p.235参照）．全身のうっ滞や肺でのうっ滞がみられる．ほかには，肝硬変時の門脈のうっ血，静脈の狭窄や閉塞によるうっ血などがある．

❷ 浮腫

うっ血状態下では，**下肢のむくみや肺水腫**といった血管外への液体成分の貯留が目立つようになる（浮腫）．うっ血になるとなぜ血管外に体液が貯留するのか？ その機序を考える際には，p.56の**図4-5**で示した微小循環をまずは理解したうえで，p.227の**図12-4-A**を参照されたい．

4．血圧の異常

❶ ショック

生体への侵襲（しんしゅう）（生体を傷つけること），あるいは侵襲に対する生体反応の結果，急速に全身性の循環不全状態に陥り，重要臓器の血流量が減少し，臓器の機能不全がもたらされ，生命の危機に至る急性の重篤な病態を**ショック**と呼ぶ．収縮期血圧90mmHg以下の低下を指標とする．しかし，血圧低下がショックそのものではなく，重要臓器における血流低下による臓器の機能低下が本態である．主な症状としては，血圧低下，無欲・無関心・虚脱（脳血流量の減少），蒼白（そうはく）で湿った皮膚・冷汗（血流低下や交感神経緊張），頻脈（ひんみゃく），乏尿（ぼうにょう），呼吸促拍などがある．

ショックは血流量の低下をもたらす原因別に，**循環血液量減少性ショック**，**心原性ショック**，**血液分布異常性ショック**，**心外閉塞・拘束性ショック**の4つに分類される．

ⓐ 循環血液量減少性ショック　原因としては**出血や脱水**による血液量の減少である．広範囲の熱傷や急性膵炎，複雑性イレウスなどによる血管透過性亢進もこの分類に入る．循環血液量の1/3を失うとショック状態に陥る．循環血液量の減少に伴い血圧が低下するが，代償しようと心拍数増加と末梢血管の収縮が起こる．その結果，四肢冷感，頻脈，血圧低下，頻呼吸，皮膚の冷感などの症状を呈する．

ⓑ 心原性ショック　心筋梗塞（p.239参照）や**重症不整脈**，心筋症（p.244参照）など，**心臓自体のポンプ機能の障害**によるショックで，心拍出量の減少が起こり，血圧低下の結果，末梢循環不全を引き起こす．心原性ショックには重症不整脈，右心不全，左心不全の3病態があり，重症不整脈では心筋障害がなくともポンプ機能が低下してショックとなる．心室細動や洞不全症候群，完全

頻脈
脈拍が速く，毎分100以上の状態．

乏尿
1日尿量が400mL以下に減少した状態（通常は1,200～1,500mL/日）．

呼吸促拍
呼吸数が増加して，毎分24以上になる状態．頻呼吸とも呼ぶ（通常は毎分12～20）．

エンドトキシン
細菌のなかには毒素を分泌するものがあり，それをエキソトキシン（外毒素）と呼ぶ．一方，細胞壁中に存在する毒素で，外に分泌されないものをエンドトキシン（内毒素）と呼ぶ．

補体
抗体や貪食細胞によって病原体を捕捉して排除する際に，それを補助する働きをするタンパク．

房室ブロックは放置すると死亡してしまう危険性の高い不整脈で，緊急処置が必要となる（p.232，233参照）．急性右心不全では，右室から肺循環への拍出ができなくなり，右室拡張期容量と圧が上昇し，中心静脈圧が上昇する．急性左心不全では，左室から大循環への拍出ができなくなり，左室拡張期容量と圧が上昇し，肺動脈楔入圧が上昇する．

ⓒ 血液分布異常性ショック　感染性（敗血症）や神経原性（血管迷走神経反射や脊髄損傷など），アレルギー（アナフィラキシー）などで起こるショックである．

敗血症に起因する**敗血症性ショック**は緑膿菌（りょくのうきん）などのグラム陰性桿菌（かんきん）のエンドトキシンによって引き起こされる．エンドトキシンが補体やキニン，凝固系の活性化を起こし，初期には末梢血管抵抗の低下による相対的循環血液量現象を特徴とし，乳酸アシドーシスや乏尿，意識混濁などの症状が現れる．

神経原性ショックは疼痛や強いストレスなどをきっかけに血管迷走神経反射によって，心収縮力の低下と徐脈（じょみゃく）に起因する心拍出量の減少，末梢血管の拡張による血圧低下が起こる．前述の出血によるショックとの鑑別が必要になるが，症状としては血圧低下と同時に徐脈を伴い，末梢血管の拡張に伴って四肢末端の皮膚は温かく（ウォームショック），皮膚は乾燥しており，鑑別は難しくはない．採血時や朝礼の際の一過性の失神は，採血の痛みや長時間の立位によるストレスなどが迷走神経の副交感神経路を刺激して，心臓の動きの抑制や血管の拡張を介して血圧の低下をもたらすことで起きる．また，脊髄損傷などによる器質的神経原性ショックがある．これは交感神経が遮断されているため，血圧が低下しても頻脈などの代償機構は働かず，冷感や冷汗などの症状もない．

アナフィラキシーショックは薬剤や食物，蜂毒などに対するⅠ型アレルギーによって発症する．ヒスタミンなどの作用により，呼吸困難や血圧低下，体液漏出，蕁麻疹（じんましん），痙攣（けいれん）など症状はさまざまで，原因抗原に接触して数分～30分以内に症状が現れる．またウォームショックを呈し，四肢末端は温かい．

ⓓ 心外閉塞・拘束性ショック　**肺血栓塞栓症**（p.214参照）や**心タンポナーデ**（p.240参照），**緊張性気胸**（p.216参照），**解離性大動脈瘤**（**大動脈解離**，p.247参照）など，心臓のポンプ機能には異常がなく，心・血管系回路の閉塞や周辺からの圧迫により心拍出量が低下して生じるショックである．心外閉塞・拘束性ショック

キニン
炎症時に血液中に産生される，血管拡張作用のあるペプチド．

血管迷走神経反射
迷走神経は，自律神経系の副交感神経に含まれる．自律神経系の突然の失調により心拍数の低下や血管拡張による血圧低下をもたらす．脳への血液循環量も減るため失神などの症状が起こる（血管迷走神経反射性失神）．

徐脈
脈拍が遅く，毎分60以下の状態．

副交感神経
自律神経には交感神経と副交感神経があり，そのうち，体がゆったりとしているときに活発になる神経である．食事や睡眠中に活発になる神経なので，心臓に対しては抑制的に血圧や心拍数を下げ，消化管に対しては活発になるように働く．一方，交感神経は，体を活発に動かしたり，興奮しているときに活発になる神経で，血圧や心拍数を上げる働きをする．この自律神経が生命活動に必要な状態を保てるように体のバランスを調整している．

アナフィラキシーショック
免疫反応は生体を守る反応（phylaxis）であるはずなのに，反対（ana）に生体を死亡させるような反応をもたらすという意味で名付けられた（anaphylaxis）．p.139参照．

は，その原因を取り除くことで比較的速やかに重篤なショック状態を脱することが可能で，心タンポナーデでは心嚢穿刺(しんのうせんし)あるいは剣状突起下心嚢開窓術，緊張性気胸では胸腔穿刺などの措置が必要となる．

❷ 高血圧

血圧が生じるメカニズムについてはすでに触れたが(p.55の**図4-4**参照)，高血圧は，血圧を維持するメカニズムに何らかの異常が起こることで，血圧が持続的に高い状態が続く病態である．高血圧は動脈硬化を促進して，脳卒中や心筋梗塞などの発症リスクとなることから，そのリスクが明らかに高くなる血圧値以上をもって高血圧症と定義することになった．日本高血圧学会では，診察室血圧が**収縮期血圧140mmHg以上かつ／または拡張期血圧90mmHg以上**を「**高血圧**」と定義している(高血圧症の詳細はp.248を参照されたい)．

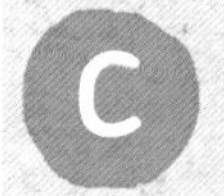

C 循環障害によって発症する主な疾患と病態

循環障害によって発症する主な疾患と病態を**表4-2**に示した．

表4-2　循環障害によって発症する疾患と病態

分類	疾患と病態
出血／出血性素因	播種性血管内凝固症候群(DIC) 血友病 特発性血小板減少性紫斑病など
凝固，虚血，梗塞	虚血性心疾患(狭心症，心筋梗塞) 脳梗塞 エコノミークラス症候群
うっ血	うっ血性心不全 門脈圧亢進症 食道静脈瘤 脾腫 浮腫 腹水
血圧の異常	ショック 高血圧

代謝異常

学習目標

1 ▶ 代謝とはどういうことかを理解する

2 ▶ 糖質の代謝経路を理解し，インスリンの働きが低下する糖尿病の病態とその合併症を理解する

3 ▶ 脂質の代謝経路を理解し，脂質代謝異常による疾患（脂肪肝，脂質異常症，肥満症，メタボリックシンドローム）の発症機序を理解する

4 ▶ 核酸の代謝経路を理解し，核酸代謝異常である痛風（つうふう）の病態を理解する

5 ▶ タンパクの代謝経路を理解し，タンパク代謝異常による疾患（低タンパク血症，アミロイドーシス）を理解する

6 ▶ カルシウムの代謝経路を理解し，カルシウム代謝異常による疾患（高カルシウム血症，低カルシウム血症）を理解する

電解質
水などに溶けると，陽イオン（＋の電気を帯びた原子）と陰イオン（－の電気を帯びた原子）に分かれ（電離），電気伝導性を持つ物質である．ヒトの体は，細胞内液や血漿など約60％は水分である．電解質は，体内の水分量やpHを一定に保ち，神経伝達や心臓の収縮など生命維持に深くかかわっている．主な電解質には，カルシウム，ナトリウム，カリウム，マグネシウム，クロールなどがある．

動的平衡
生体内では，吸収と排泄，合成と分解という互いに逆向きの反応が起こり，常に変化しているが，この逆向きの流れがお互い同じ速度で動くために，総体的には変化しない平衡状態に達していること．

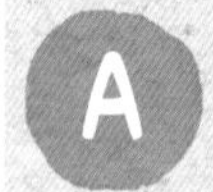

A 代謝とは何か？

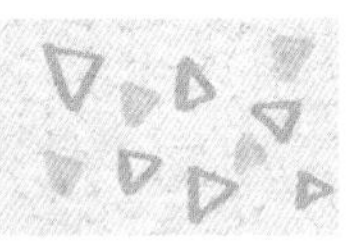

ヒトの体は，水やタンパク，脂質，糖質，電解質などの物質によって形づくられた細胞でできている．細胞を構成している細胞膜やタンパクなどは，同じものがいつまでも使われているわけではない．古くなったタンパクや脂質構造体（細胞膜など）は壊され，新しく合成されたタンパクや脂質構造体に置き換えられて細胞は維持されている．吸収されたグルコース（ブドウ糖）やアミノ酸，脂肪酸の一部は，細胞内で**TCAサイクル**によって分解されてエネルギー産生に使われる（**図5-1**）．また，寿命が尽きた細胞は，新しく誕生した細胞に置き換えられて，ヒトの体が維持されている．このように，ヒトの体では，水，タンパク，脂質，糖質，電解質などの物質を**吸収**，**合成**，**分解**，**排泄**することによって，これらの物質を過不足なく一定量に保つように，常に**動的平衡**状態がつくられ，生体の**恒常性**（ホメオスタシス）（p.29参照）が

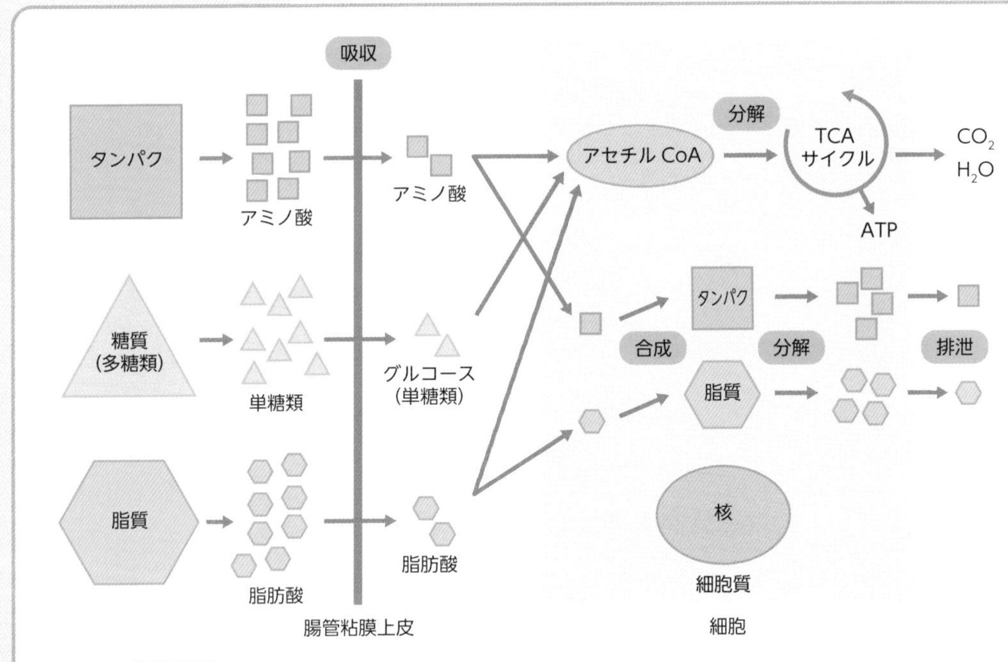

図5-1　代謝過程

アセチルCoA：生体内で，主にグルコース，脂肪酸，グリセロール，アミノ酸から変換されてできるアセチル補酵素Aのことを指す．

TCAサイクル：クエン酸回路とも呼ばれ，呼吸を行うすべての生物にみられる生化学反応で，アセチルCoAがクエン酸回路に入ると，最終的に二酸化炭素と水に分解される．その過程で36個のATPができ，生体のエネルギー源となる．

保たれている．この動的平衡を保つ過程で，タンパクや多糖類などの高分子物質がアミノ酸やグルコースなどの低分子物質に分解されたり，低分子物質から高分子物質を合成するなどの物質の変換が起こっており，これを**物質代謝**と呼んでいる．また，物質代謝の過程では同時にエネルギーの産生や消費が起こっており，これを**エネルギー代謝**と呼んでいる．物質代謝とエネルギー代謝は，同じ化学反応を物質の面からと，エネルギーの面からみた変化としてとらえる呼び方である（**図5-2**）．それゆえに，物質代謝とエネルギー代謝を一括して**代謝**と呼んでいる．代謝は，**異化**と**同化**の2つに大きく分けられる．

異化は，多糖や脂質，タンパクなどの複雑な構造の物質（高分子量）である有機物や無機物を，単糖や脂肪酸，アミノ酸などの単純な構造の物質（低分子量）に**分解**して，その過程でエネルギーを得る反応である．

同化は，その逆の過程で，異化で蓄えたエネルギーを消費して，核酸やタンパクなどの複雑な構造の物質を**合成**する反応である．

これらの代謝経路における化学反応には，物質の変換とエネルギーの産生にかかわる**酵素タンパク**が必須であり，化学反応を促進する触媒として働いている．健康な生体においては，これらの酵素タンパクの働きが維持されることによって代謝機能も保持されている．

以上のように，**代謝**とは生命活動に必須のエネルギーの産生，成長や恒常性の維持に必要な有機体の合成，不必要になった有機体の分解など生体内の必要不可欠な化学反応の総称である．

有機物
生物由来の炭素原子（C）を含む物質の総称．有機化合物の略．炭素を含む物質なので，燃えると二酸化炭素（CO_2）が発生する．

無機物
有機物以外の物質で，水や空気，鉱物などの総称．無機化合物の略．燃えても二酸化炭素が発生しない．

触媒
特定の化学反応の反応速度を速める物質で，自身は反応の前後で化学変化を受けない．

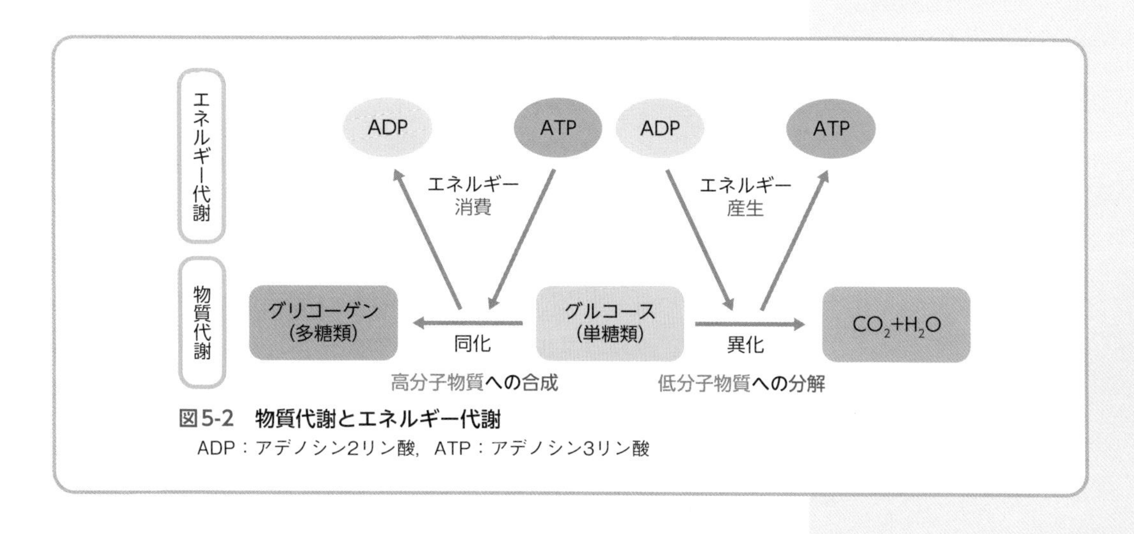

図5-2　物質代謝とエネルギー代謝
ADP：アデノシン2リン酸，ATP：アデノシン3リン酸

B 代謝異常

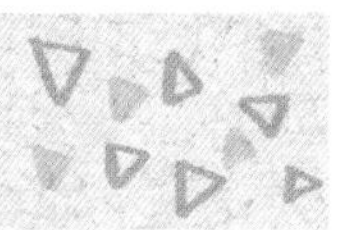

水やタンパク，脂質，糖質，電解質などを同じ量に保っている動的平衡状態が，何らかの理由で維持できなくなると，代謝異常と呼ばれる病的状態になる．たとえば，膵臓でのインスリン分泌の低下があると，細胞内への糖の輸送がうまくいかず，余った糖が血液中にたまって高血糖状態となる．高血糖になると，尿中にも糖が排泄されるようになる．これが**糖尿病**と呼ばれる病態で，糖の代謝異常による病気として知られている．このように，各種の代謝に関与するホルモンや酵素の異常によって起こる代謝異常は，**糖代謝異常**，**脂質代謝異常**，**核酸代謝異常**，**タンパク代謝異常**，**カルシウム代謝異常**など，代謝される物質の違いによって分類されている．

それぞれの代謝とその異常について解説する．

C 糖代謝と糖代謝異常

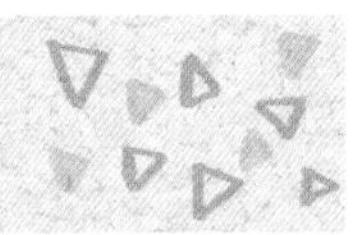

1．糖代謝

糖質は非常に吸収しやすい栄養素であり，食物中の**多糖類**が分解されて**グルコース**（ブドウ糖，単糖類の一種）となって**腸管**より吸収される．腸管より吸収されたグルコースは肝臓や筋肉，脂肪組織に運ばれ，**グリコーゲン**や**トリグリセリド**（**中性脂肪**）に変換されて貯蔵される（**図5-3**）．吸収されたグルコースの一部は，そのまま全身の細胞でエネルギー産生に使われる．食事と食事の間には，肝臓に蓄えられたグリコーゲンが分解されて，血液中にグルコースとして供給される．

血液中のグルコース（**血糖**）は，以上の2つの供給源（食物から吸収されたグルコースとグリコーゲンの分解によって得られるグルコース）以外にタンパクや脂質からの**糖新生**によっても供給されている．また，血液中のグルコース濃度（血糖値）は，**インスリン**，**グルココルチコイド**，**グルカゴン**，**アドレナリン**などのホルモンによって調節されている．このなかでもインスリンは，膵臓にある**ランゲルハンス島**（膵島）のβ細胞で合成される，血糖値の恒常性維持に関与する最重要ホルモンである．主な働き

糖新生
肝臓では，絶食時にアミノ酸やグリセロール（グリセリン）などからグルコースを合成して血中に供給する．

グルココルチコイド
副腎皮質でつくられる糖質コルチコイドと呼ばれるホルモンで，タンパクを糖化して，血糖値を上昇させる．

グルカゴン
膵臓のα細胞でつくられるホルモンで，血糖値を上昇させる．

アドレナリン
副腎髄質でつくられるホルモンで，血糖値を上昇させる．

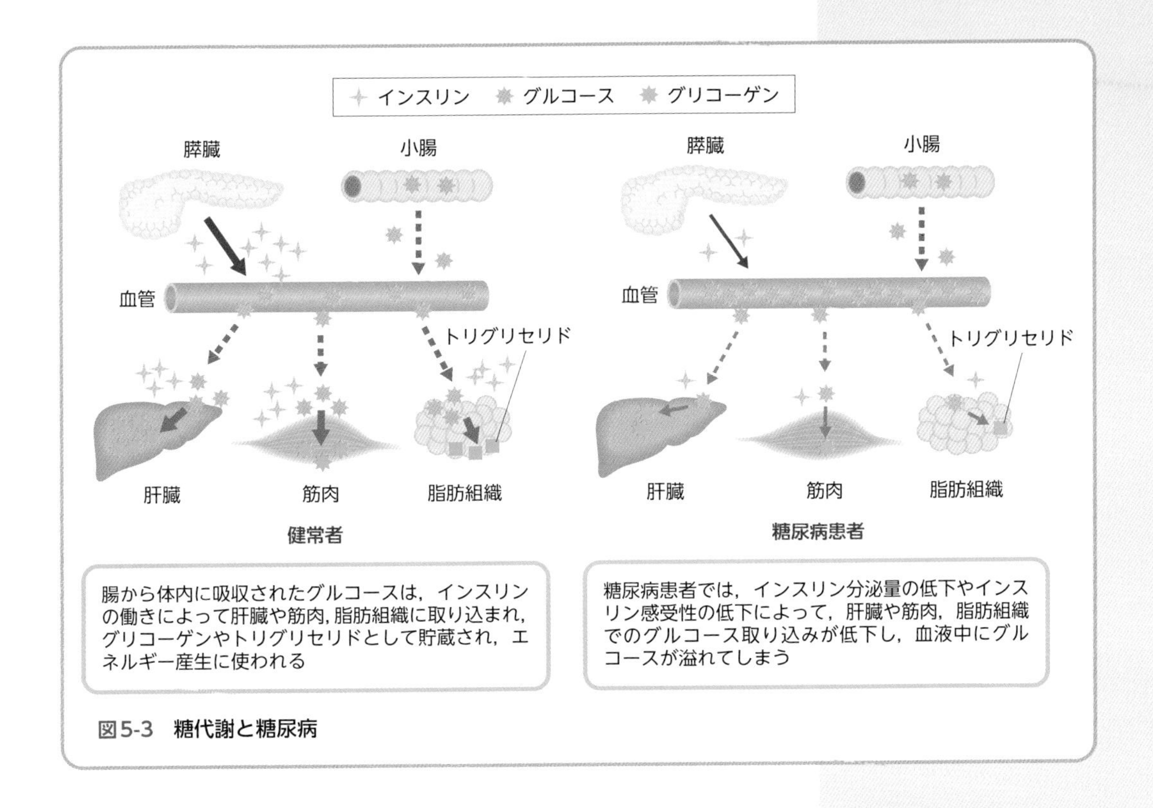

図5-3　糖代謝と糖尿病

は，①全身の臓器細胞にグルコースを取り込ませる．②肝臓や筋肉でグリコーゲンへの合成を促進し，分解を抑制する．③脂肪組織でトリグリセリドの合成を促進し，分解を抑制することである（**図5-3**）．インスリン以外のホルモンはグリコーゲンの分解促進や糖新生を介して血糖値を上げる働きをしている．また，ストレス状態下で増加し，ストレスを克服しようと血液中のグルコース濃度を上昇させるため，ストレスホルモンとも呼ばれている．

インスリンの働きによって血液から細胞内に取り込まれたグルコースは，解糖系経路でアセチルCoAに分解され，ついでTCAサイクルによって完全に分解されて水と二酸化炭素に変換される（**図5-1**）．その過程で合計38個のATP（アデノシン3リン酸）を産出して，エネルギー供給源として貯蔵する．

2．糖代謝異常―糖尿病

糖代謝異常には，先天性の酵素異常によって起こるガラクトース血症や糖原病などの糖代謝異常症と糖尿病があるが，ここでは頻度の高い糖尿病について解説する．

糖尿病とは，膵臓のインスリンの分泌低下やインスリンに対す

解糖系経路
グルコースを分解して，ピルビン酸や乳酸を生成する代謝経路で，大腸菌からヒトまで多くの動物に保存されている経路．グルコースの分解によって2個のATPができる．

ガラクトース血症
ガラクトースを代謝する経路に先天性の障害があるため，体内にガラクトースが大量に蓄積される疾患である．新生児マス・スクリーニングが実施されている．

糖原病
糖原（グリコーゲン）の代謝に関与する酵素の先天異常によって，臓器内のグリコーゲンの量や構造に異常が起きる疾患である．グリコーゲン病とも呼ばれる．

る細胞の反応性の低下などによって，血液中のグルコースが細胞内に運ばれなくなり，血液中のグルコース濃度が高くなっている病態である．前述したように，インスリンの働きは，血液中から各細胞内へのグルコースの運搬を刺激することにある．肝臓や脂肪組織では，細胞内に取り込まれたグルコースはグリコーゲンや脂質（トリグリセリド）に変換されて，栄養のストックとして貯蔵される．ほかの細胞では，解糖系経路とTCAサイクルによってエネルギー（ATP）の産生に用いられる．したがって，糖尿病が体に悪い理由は，血液中のグルコース濃度が上昇することに加えて，全身の細胞のエネルギーが不足することの2つということになる．

血液中のグルコース濃度が高くなると，何が問題となるのか？一つは，高血糖になると浸透圧が高くなり，細胞内や組織中から血液中に水が引っ張られることがあげられる．その極端な例が，高血糖高浸透圧症候群である．高齢者の2型糖尿病患者に多くみられ，急性感染症や脳血管障害，心血管病，手術などを契機にして，高血糖をきたした場合に発症しやすく，さまざまな程度の意識障害や脱水に伴う多飲・多尿，血圧低下などの症状が出現する．もう一つが，糖のタンパクへの結合（糖化）という問題である．砂糖を湯に溶かすと，べたべたした液体となる．このようにべたべたとくっつきやすくなった糖が，細胞膜表面に存在するさまざまなタンパクに結合すると，タンパクの機能が阻害されて，最終的には細胞の機能も障害される．血糖値が上昇することから，とくに血管内皮細胞の傷害が目立つ．これが血管合併症（糖尿病神経障害や糖尿病網膜症（もうまく），糖尿病腎症など）に結びつく．

細胞のエネルギー不足はどのような異常をもたらすのだろうか？ 糖尿病になると，全身のあらゆる細胞へのグルコース輸送が阻害されることから，すべての細胞のエネルギー不足がもたらされて，細胞は機能障害に陥る．リンパ球のエネルギー不足は当然リンパ球の機能低下をもたらすため，糖尿病患者における免疫機能低下は当然の帰結といえる．

ほかにも，傷がなかなか治らないなど，術後の創傷治癒（そうしょうちゆ）の遅れがよく知られている．これも，創傷治癒にかかわる線維芽（せんいが）細胞のエネルギー不足による活動性低下によって説明ができる．

❶ 糖尿病の分類

ⓐ 1型糖尿病　自己免疫などが原因で，膵臓にあるランゲルハンス島のβ細胞が破壊され，インスリン分泌の絶対的不足に陥

る病態で，インスリン注射が必要となる．また，自己免疫の存在が証明できない特発性のタイプも存在する（ウイルス説などがあげられているが，確実な証拠に乏しい）．患者の多くは10代で突然発症するが，発症頻度は高くない．1型糖尿病患者は糖尿病全体の5％程度である．インスリン分泌細胞が破壊されるため，インスリンの補充療法が必要となる．若い人の発症が多いため，糖尿病と気づかず高血糖状態が続いたり，治療中の患者であっても，自身の体調などでインスリン注射を減量したり，中断するといったインスリンのマネジメントミスにより糖尿病ケトアシドーシスを合併することがある（**表5-1**）．

ⓑ **2型糖尿病**　インスリンの分泌低下とインスリン感受性の低下（インスリン抵抗性）の2つの原因により，血糖値の上昇をきたす病態である．2型糖尿病は，遺伝的要因と生活習慣が絡み合って発症する生活習慣病の一つとされる疾患で，糖尿病全体の95％以上を占めている．食事療法や運動療法，インスリンの分泌を促す薬などの投与が治療法となる．高血糖状態が続くと，タンパクへのグルコースの結合（糖化）などによって，インスリン抵抗性の増悪や膵臓のβ細胞のインスリン分泌能がさらに低下したり，β細胞の減少などが起こり，糖尿病がさらに悪化する（**表5-1**）．

ⓒ **遺伝子異常やほかの疾患に続発する糖尿病**　ミトコンドリアの遺伝子異常（ミトコンドリア病）やインスリン受容体形成に関与する遺伝子の異常（インスリン受容体異常症）など，ある特定の遺伝子異常によって糖尿病を発症するものや，慢性膵炎や肝硬変などに合併して発症する糖尿病などがある．

表5-1　1型糖尿病と2型糖尿病

	1型糖尿病	2型糖尿病
発症機構	膵β細胞への免疫担当細胞（自己免疫性）やウイルス？（特発性）による攻撃・破壊によって膵臓のインスリン分泌能力が極度に低下	膵臓のインスリン分泌能力の低下と，肝臓や筋肉などでのインスリン感受性の低下（インスリン抵抗性）
発症背景	突然発症し，急激に悪化する．遺伝素因や肥満との関連が少ない	遺伝素因，肥満，生活習慣の乱れ，加齢などにより徐々に進行し，発症する
割合と発症時期	糖尿病のうち約5％．10代の小児期に発症が多い	糖尿病のうち約95％．中高年期の発症が多い
治　療	インスリン注射	食事療法・運動療法・薬物療法（場合によってはインスリン注射）

糖尿病ケトアシドーシス
高度のインスリン不足によって，高血糖状態となり，グルコースの代わりにトリグリセリド（中性脂肪）の分解が促進され，脂肪の分解産物であるケトン体が大量につくられる（高ケトン血症）．そして，ケトン体は酸性を示すため，代謝性アシドーシスをきたす急性代謝性合併症である．重度の場合は昏睡状態に陥り，糖尿病性ケトン性昏睡と呼ばれる．

ミトコンドリア病
細胞内にあるミトコンドリアの機能障害でさまざまな臨床症状をとる病態である．ミトコンドリアはエネルギー産生にかかわるため，エネルギー代謝異常の病態をとる．

インスリン受容体
ほぼすべての細胞の細胞膜表面上に存在するインスリンの受容体で，インスリンが結合すると，グルコースの細胞内取り込みを開始するシグナルを伝える．

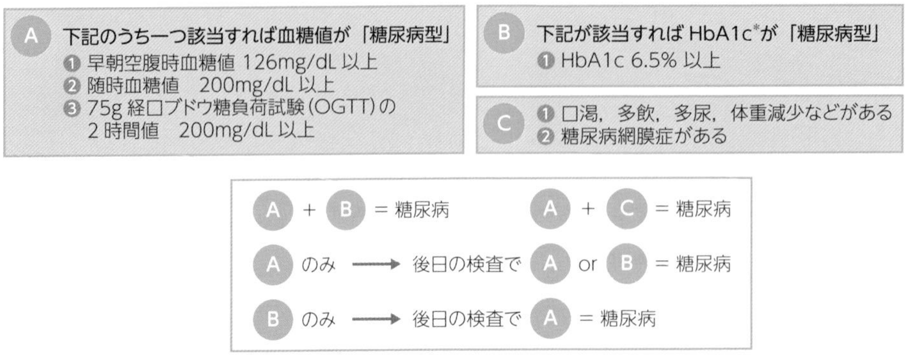

A 下記のうち一つ該当すれば血糖値が「糖尿病型」	B 下記が該当すればHbA1c*が「糖尿病型」
❶ 早朝空腹時血糖値 126mg/dL 以上 ❷ 随時血糖値　200mg/dL 以上 ❸ 75g 経口ブドウ糖負荷試験（OGTT）の 2 時間値　200mg/dL 以上	❶ HbA1c 6.5% 以上
	C ❶ 口渇，多飲，多尿，体重減少などがある ❷ 糖尿病網膜症がある

A ＋ B ＝糖尿病　　A ＋ C ＝糖尿病

A のみ ⟶ 後日の検査で A or B ＝糖尿病

B のみ ⟶ 後日の検査で A ＝糖尿病

図5-4　糖尿病の診断基準

＊：HbA1cは，すべてのヘモグロビン量のなかで糖化ヘモグロビンがどのくらいの割合（%）で存在しているかを表している．

ⓓ 妊娠糖尿病　妊娠糖尿病は，妊娠時にのみ血糖値が異常となる疾患で，妊娠中に増加するエストロゲンやプロゲステロンなどの性ホルモンがインスリン抵抗性を誘導するために発症する．

❷ 糖尿病の診断

糖尿病の診断は，高血糖が慢性に持続していることを確認するため，日本糖尿病学会の診断基準が使われている（**図5-4**）．

❸ 糖尿病の症状

ⓐ 多飲・多尿　最も代表的な症状であるが，血糖値が160～180mg/dL以上になると，腎尿細管ですべての糖を再吸収できず，尿中に糖が排泄されるようになる（尿糖）．このとき，水分も糖に引っ張られて排泄されるため，尿量が増加する（浸透圧利尿）．尿量が増加すると脱水となるため，のどの渇きを感じるようになり，飲水量が増加する．

ⓑ 疲れやすい・倦怠感（けんたいかん）　細胞内でのエネルギー産生量が減少するため，疲れやすさやだるさを感じやすくなる．

ⓒ 体重減少　糖尿病患者は太っていると思われがちだが，糖をエネルギー産生に使えないため，脂肪やタンパクが分解され，進行した糖尿病ではむしろ体重が減少することも多い．

❹ 糖尿病の合併症

糖尿病そのものの症状は，日常生活を送るうえではあまり障害とならないため，放置されてしまう場合も少なくない．しかし，糖尿病患者の予後を決めるのは，**糖尿病網膜症**や**糖尿病腎症**，**糖尿病神経障害**などの**細小血管症**（**3大合併症**）とされている．糖尿

浸透圧利尿

浸透圧物質により尿細管内の浸透圧が上昇し，これを等張に保つためナトリウムと水の再吸収が減少し，その結果として尿量が増加すること．

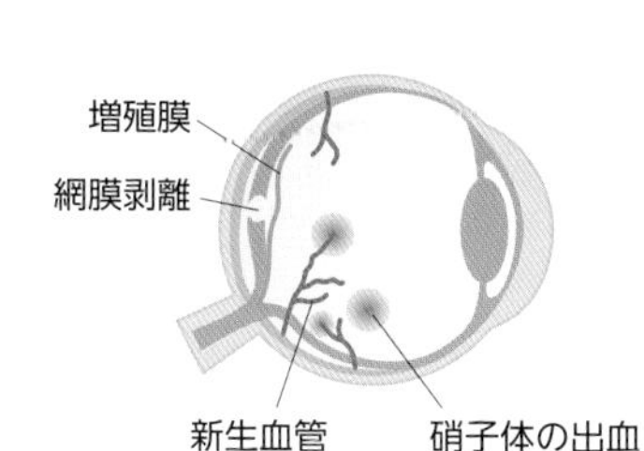

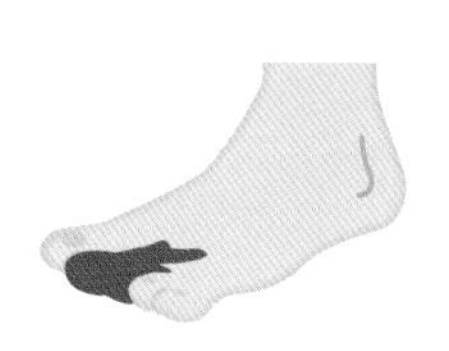

糖尿病網膜症

毛細血管に瘤ができ，小出血が始まり，しだいに虚血になると，新生血管が眼球内（硝子体）に伸びていく．この新しい血管はもろいため破れて，硝子体や網膜で出血を起こし，網膜剥離を起こしやすくなる

糖尿病腎症

血液中の老廃物を濾過する腎臓の糸球体の小血管が傷害されると，濾過能が低下し腎不全となる．腎不全に対しては人工透析や腎移植が行われる

糖尿病神経障害

細小血管が傷害されると，神経への血液供給が阻害されて末梢神経も傷害される．痛みを感じにくくなっているため，傷に気づかずに壊疽になってしまうこともある

図5-5　糖尿病の合併症

病治療の目的は，合併症の発症を抑えるように，糖尿病をコントロールすることにある．糖尿病の合併症は，タンパクの糖化が主な原因の一つとされており，主に血管内皮細胞の傷害をもたらす．傷害が細小血管に起こると上記の3大合併症，大血管に起こると動脈硬化症をもたらして**大血管症**（**心筋梗塞**や**脳梗塞**など）を引き起こす．

ⓐ **糖尿病網膜症**　画像を感知する眼の奥にある網膜には，微小血管が豊富に存在する．そして，糖尿病がうまくコントロールされないと，この微小血管に傷がつき，出血したり詰まったりするために，しだいに血管から新しい血管枝が形成（**血管新生**）されることで，網膜が傷害されてその機能が低下する．最終的には**失明**することもある（**図5-5**，p.388参照）．

ⓑ **糖尿病腎症**　腎臓は老廃物を排泄するという重要な働きをしているが，糖尿病では，老廃物を血液中から尿中へ濾過する腎臓の糸球体の小血管が傷害される．その結果，糸球体の濾過機能が低下して，しだいに腎不全となってしまう．腎不全になると，最終的には**人工透析**か**腎移植**しか治療方法がなくなってしまう（**図5-5**，p.316参照）．

ⓒ **糖尿病神経障害**　細い血管が障害されて血流が悪くなると，神経細胞への血液の供給が減少してしまうため，自律神経を

含む末梢神経障害が最初に出現する．症状としては，発汗異常，立ちくらみ，便通異常，勃起障害などが現れ，しびれや感覚異常なども出現する．時に痛みや熱さを感じなくなるため，傷や火傷を負ったりすると，化膿から壊疽（えそ）に陥ることもある（**図5-5**）．

D 脂質代謝と脂質代謝異常

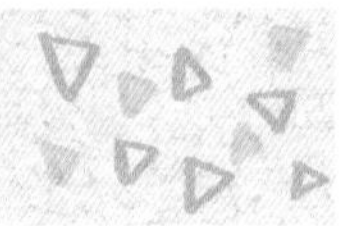

1．脂質代謝

血液中には，コレステロール，リン脂質，トリグリセリド（中性脂肪），遊離脂肪酸の4種類の脂肪が存在する．コレステロールとリン脂質は細胞膜の成分あるいはホルモンや胆汁の構成成分として使われており，トリグリセリドと遊離脂肪酸はエネルギー産生に使われる．皮下脂肪などに蓄積されている脂肪はトリグリセリドである．

リン脂質
分子構造にリン酸エステル部位を持つ脂質の総称で，脂質2重層を形成して細胞膜の主要な構成成分となる（p.16の図2-3参照）．

血液という液体中に，水と混じりあうことのない脂肪がどのように存在しているのだろうか？ 水に溶けにくい脂質は，周囲を水に溶けるアポリポタンパクとリン脂質などに囲まれている．あたかも，アポリポタンパクとリン脂質でできたバスに，コレステロールやトリグリセリドなどが客として乗っているような状態で血液中を流れている．これらの脂質を乗せたバスをリポタンパクと呼んでいる．

アポリポタンパク
脂質は油であるため，水に溶けることができない．そのため，脂質を血液中に溶かすための特別な輸送系が必要となり，その役割を担うのがアポリポタンパクである．脂質はアポリポタンパクと結合することで可溶性となり，血中を巡ることができる．そして，脂質とアポリポタンパクの複合体をリポタンパクと呼ぶ．

脂質を乗せたリポタンパクのバスは，バスに路線があるように，3つの路線で動いている．① 食物から吸収された脂肪をエネルギー源として肝臓や全身に運搬するルート，② 肝臓でつくられた脂肪を全身に配るルート，③ 体内で余った脂肪を回収するルートの3路線を**図5-6**に示した．

❶ 食物から吸収された脂肪をエネルギー源として運搬するルート

食物中のトリグリセリドが小腸で吸収され，トリグリセリドを85％以上含むリポタンパクがつくられる．このリポタンパクはカイロミクロンと呼ばれており，エネルギー源となるトリグリセリドを脂肪組織や骨格筋など全身に運んでいる．トリグリセリドをエネルギー産生に供給して，軽くなったリポタンパクをカイロミクロンレムナントと呼ぶ．これは肝臓に運ばれて代謝される．しかし，小腸で吸収されるコレステロール量が多過ぎると，一部が末梢の血管内皮細胞下に捨てられる．

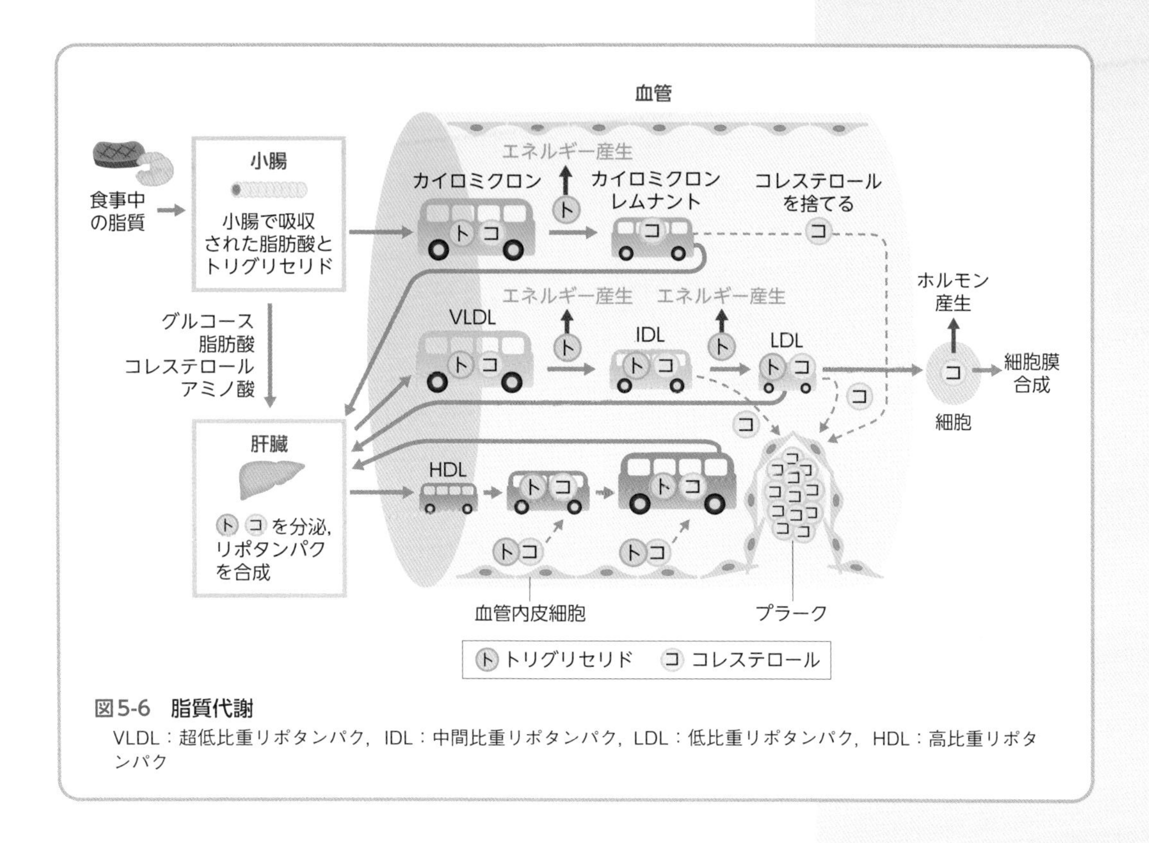

図5-6　脂質代謝
VLDL：超低比重リポタンパク，IDL：中間比重リポタンパク，LDL：低比重リポタンパク，HDL：高比重リポタンパク

❷ 肝臓でつくられた脂肪を全身に配るルート

肝臓でつくられたトリグリセリドやコレステロールを多く含むリポタンパクが全身に送り出されるが，このリポタンパクは**超低比重リポタンパク（VLDL）**と呼ばれる．またVLDLは，トリグリセリドがエネルギー産生に使われると，**中間比重リポタンパク（IDL）**を経て，**低比重リポタンパク（LDL）**となる．末梢の細胞や肝細胞にはLDL受容体があって，LDLが細胞内に取り込まれ，細胞膜やホルモンを構成する構造脂質として使われる．細胞のLDL受容体が減少したり，肝臓でのLDL産生が増加すると，血液中にLDLが増加し，細胞膜合成に使われなかった一部が末梢の血管内皮細胞下に捨てられる．この**LDLコレステロール**は，プラーク形成に大きくかかわるため**悪玉コレステロール**と呼ばれている．

> **VLDL**
> very low density lipoproteinの略.

> **IDL**
> intermediate density lipoproteinの略.

> **LDL**
> low density lipoproteinの略.

❸ 体内で余った脂肪を回収するルート

体内で余り，利用されない脂肪を回収し再利用するためのタンパクが主体であるリポタンパクが肝臓でつくられる．このリポタンパクは，**高比重リポタンパク（HDL）**と呼ばれ，動脈硬化部

> **HDL**
> high density lipoproteinの略.

分にたまったコレステロールを抜き取ったり，種々の組織などで余った脂肪やタンパクを受け取って肝臓へ戻したりする．そのため，このHDLコレステロールは，善玉コレステロールと呼ばれている．

2. 脂質代謝異常

❶ 脂肪肝

食事で摂取した脂肪（80％以上がトリグリセリド）は，小腸よりカイロミクロンのなかに含まれ，エネルギー源として肝臓や脂肪組織，心臓，筋肉組織に運ばれる．脂肪摂取量が多ければ，肝臓や脂肪組織に運ばれるトリグリセリド量が増加し，皮下脂肪の増大や肝細胞内へのトリグリセリドの蓄積が起こる．これらのトリグリセリドの蓄積は，食事が取れなくなったときのための備えであるが，高度にトリグリセリドが蓄積した肝臓は，脂肪肝と呼ばれ，黄色く腫大してくる．脂肪肝の定義は，肝細胞の30％以上に脂肪空胞が認められる状態とされている．

栄養の過剰摂取以外にも，アルコールの過剰摂取や一部の薬剤，飢餓などでも脂肪肝が発症する．アルコールは肝臓で分解される

脂肪空胞

脂肪肝になると，肝細胞内に脂肪滴が溜まるようになる．肝臓の組織を一部とって，顕微鏡などで調べるためには，見やすくするために染色を行う．染色時にはアルコール固定するため，脂肪が溶けてしまう．そのため，染色後の脂肪滴は空胞としてみえるので，脂肪空胞と呼ぶ．

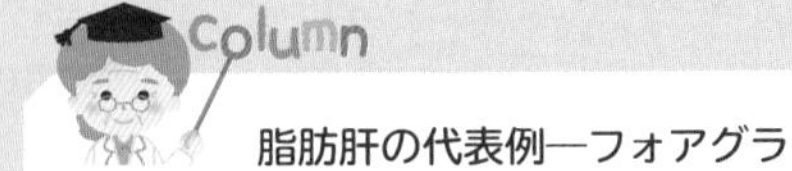

脂肪肝の代表例―フォアグラ

フランス料理の高級食材として知られているフォアグラは，ガチョウやアヒルに多量の餌を強制的に与えることで，肝臓を肥大させてつくられている．強制給餌を行うため，動物愛護の観点から生産や販売を制限しようとする動きもある．フランスでは伝統食材として珍重され，クリスマス料理としても食べられている．

写真のように白く変色した肝臓で，一目で脂肪肝とわかる．

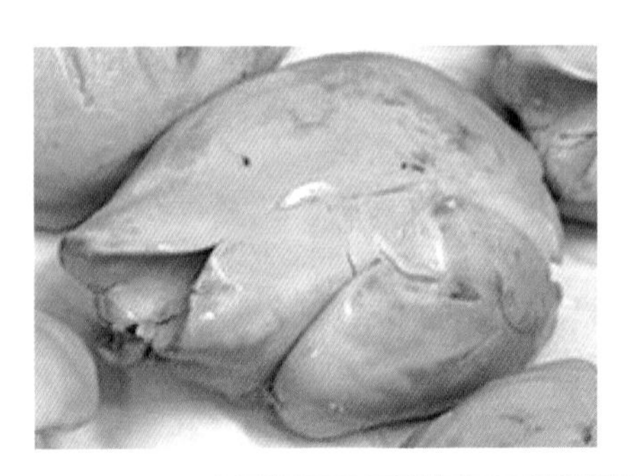

表5-2　脂肪肝の原因

脂肪酸が肝臓に過剰に入る	過食 肥満 アルコールの過剰摂取
脂肪酸が肝臓から出ていかない	飢餓 薬物（ある種の抗菌薬） 妊娠

が，その際に一部が脂肪酸となる．脂肪酸からトリグリセリドが合成されるため，アルコールの過剰摂取はトリグリセリドの肝臓への蓄積をもたらす．また飢餓状態では，肝臓のトリグリセリドをLDLに結合して運ぶことができないため，肝臓にトリグリセリドが蓄積することになる（**表5-2**）．

❷ 脂質異常症（高脂血症）

脂質異常症（高脂血症）とは，食事から体内に吸収される脂質の量が多くなったり，体内での脂質の代謝がうまくいかなくなるなどが原因で，血液中のLDLコレステロールやトリグリセリドが多くなりすぎた状態，またはHDLコレステロールが少ない状態になることである．なお，脂質異常症は，以前は高脂血症と呼ばれていた．しかし，HDLコレステロールは少なくなると異常と判断されるため，2007年より高脂血症は脂質異常症という病名に変わった．

脂質異常症には，遺伝や生活習慣の乱れによって発症する**原発性脂質異常症**と，ある種の疾患や薬のために発症する**続発性（二次性）脂質異常症**が含まれるが，80％以上は生活習慣に関連して発症する脂質異常症である．食物には，コレステロールを多く含むものもあれば，体内でコレステロールを増加させたり，低下させたりするものもある．体内のコレステロールの約70％は食事からの摂取ではなく，体内で合成されたものとされており，コレステロールを多く含む食品よりも体内でコレステロールを増加させる食品の摂取のほうが脂質異常症の原因となることが多い．

日本動脈硬化学会による脂質異常症の診断基準を**表5-3**に示した．脂質異常症は，通常のレベルでは症状はなく，検査によってのみ診断され，**動脈硬化**がその重要な合併症である（p.252参照）．ただし，遺伝性の脂質異常症（**家族性高コレステロール血症**）では，**眼瞼黄色腫**や**アキレス腱肥厚**を認めることがある．高トリグリセリド血症が高度であると**膵炎**を合併することがある．

表5-3　脂質異常症の診断基準（空腹時採血）

LDLコレステロール	140 mg/dL以上	高LDLコレステロール血症
	120～139 mg/dL	境界域高LDLコレステロール血症
HDLコレステロール	40 mg/dL未満	低HDLコレステロール血症
トリグリセリド	150 mg/dL以上	高トリグリセリド血症
Non- HDL コレステロール	170 mg/dL以上	高non-HDLコレステロール血症
	150～169 mg/dL	境界域高non-HDLコレステロール血症

Non-HDLコレステロール（総コレステロール－HDLコレステロール）はトリグリセリド400 mg/dL以上や食後採血の場合に使用する．
（日本動脈硬化学会編：動脈硬化性疾患予防ガイドライン2017年版，2017より改変）

❸ 肥満

肥満には2つのタイプがある．① 遺伝的に肥満になりやすい体質を受け継いでいることを基礎に，食べ過ぎや運動不足などが加わって発症する肥満（**原発性肥満**），② ホルモンの異常などの疾患に伴って発症する肥満（**二次性肥満**）がある．ほとんどの肥満は原発性肥満で，生活習慣の乱れが原因と考えられる．

日本肥満学会の診断基準によると，BMI≧25で11の肥満関連疾患（耐糖能障害，脂質異常症，高血圧，高尿酸血症・痛風，冠動脈疾患，脳梗塞，脂肪肝，月経異常および妊娠合併症，睡眠時無呼吸症候群・肥満低換気症候群，整形外科的疾患，肥満関連腎臓病）のうち1つ以上を合併するか，またはBMI≧25かつCTで測定した内臓脂肪面積が≧100 cm^2を有する場合を**肥満症**と定義している．肥満症の治療の原則は，適切な食事摂取量の維持と運動療法を行うことが基本となる．

BMI
body mass indexの略，肥満度を表す体格指数のこと．BMI＝体重（kg）÷［身長（m）］^{2}
22が標準とされる（25以上は肥満）．

❹ メタボリックシンドローム

肥満症とメタボリックシンドロームの両方とも，体に脂肪が過剰に溜まる「肥満」による病気を予防しようとする考え方に基づいてつくられた疾患概念であるが，メタボリックシンドロームは，心筋梗塞や脳卒中などの動脈硬化性疾患や糖尿病の予防に焦点を当て，リスクがより高い**内臓脂肪型肥満**を中心に据えた疾患概念を指す．2005年にメタボリックシンドロームの診断基準が設定され，ウエスト周囲径（臍（へそ）の高さの腹囲）が**男性85 cm，女性90 cm以上**を必須条件に，**高値血圧・耐糖能障害・脂質代謝異常**の3つのうち2つ以上当てはまるものをメタボリックシンドロームと診断することになっている（**図5-7**）．

メタボリックシンドロームの病態形成のメカニズムの一つは，

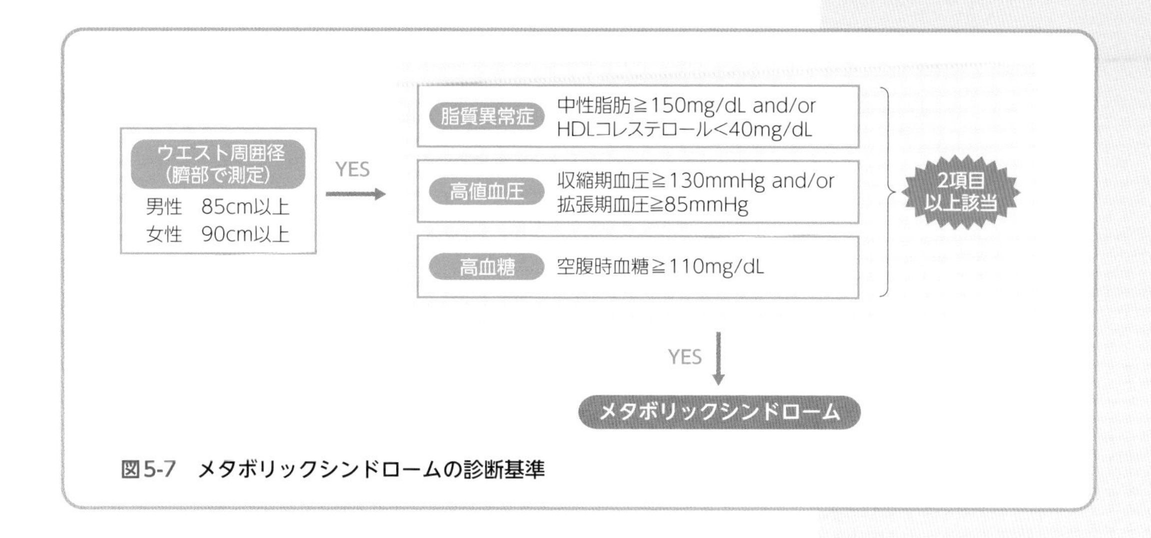

図5-7　メタボリックシンドロームの診断基準

蓄積した内臓脂肪のために血液中のトリグリセリド（中性脂肪）とLDLコレステロールの増加とHDLコレステロールの低下をもたらし，動脈硬化を引き起こすことにある．もう一つのメカニズムは，脂肪細胞の肥大・増殖によってもたらされるアディポサイトカインの分泌異常にある．アディポサイトカインは，脂肪細胞から分泌され，脂質代謝や糖代謝を円滑にする働きを持つ生理活性物質であり，レプチン，アディポネクチン，TNF-α，アンジオテンシノーゲンなどがある．たとえば，内臓脂肪が過剰に蓄積すると，レプチンが過剰に分泌され，満腹中枢がレプチン抵抗性となって，さらに内臓脂肪が蓄積する．また，アディポネクチンの分泌が減少し，動脈硬化の進行が促進され，インスリン抵抗性が誘導されて糖尿病の悪化をもたらす．アディポサイトカインは，このように動脈硬化を促進し，糖尿病・高血圧症・脂質異常症の悪化をもたらす要因となる．

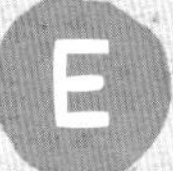

E 核酸代謝と核酸代謝異常

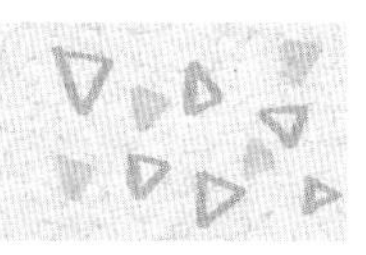

細胞内にはDNA（デオキシリボ核酸）やRNA（リボ核酸）と呼ばれる，タンパクの生合成や生物の遺伝に関与する核酸が存在する．DNAは細胞核の染色体に存在し，遺伝子の本体である．RNAはDNAの設計図のもと，タンパクを生合成する働き手となっている．DNAとRNAは，塩基・糖・リン酸がつながった形で構成される（ヌクレオチド）．このなかの塩基はそれぞれ4種で構成

DNA
deoxyribonucleic acidの略.

RNA
ribonucleic acidの略.

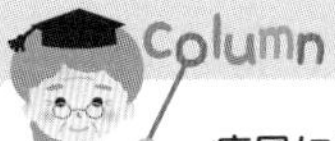

痛風に罹るのはヒトだけか？

ヒトやチンパンジー，ゴリラなどのヒト上科は尿酸を核酸の分解による最終産物としている．その理由は，ヒト上科の共通祖先が進化してくる過程で，尿酸オキシダーゼ活性が消失したためと推定されている．尿酸オキシダーゼは，尿酸をアラントインに分解するために必要な酵素であるが，ヒト上科ではその遺伝子を持っているにもかかわらず，突然変異により機能してはいない．それではなぜ突然変異が起きたのだろうか？ 実は，尿酸は抗酸化物質としての活性を持つため，ヒト上科を含むサルですでに失われたビタミンC合成能力の喪失を補えるからと考えられている．言ってみれば，抗酸化作用の強いビタミンCの代わりとして尿酸が働いているのである．しかし，尿酸と比べ，より安全なアラントインに分解できなくなったために，尿酸が体内に蓄積，結晶化して関節に析出することで痛風発作を誘発することになってしまった．

それではヒト上科だけが痛風になるのかというと，アメリカ（シカゴ）のフィールド自然史博物館にある「スー」と名付けられたティラノサウルスの化石には右手の指の骨に痛風にかかっていた痕跡が認められるという．ティラノサウルスの痛風の原因は明確ではないが，プリン体の多い肉の食べ過ぎが原因でないかという仮説が立てられている．ちなみに，ヒト上科や鳥類，陸性爬虫類がプリン体を尿酸までしか分解できず，痛風に罹る生物といえる．

される．DNAの塩基は**アデニン**（A），**グアニン**（G），**シトシン**（C），**チミン**（T）で構成され，RNAはアデニン（A），グアニン（G），シトシン（C），**ウラシル**（U）で構成される．また，構造の骨格から**プリン塩基**（A，G）と**ピリミジン塩基**（C，T，U）に分けられる．

変性した核酸や使用済みの核酸は分解されるが，**プリン体**（プリン骨格と呼ばれる共通の構造を有する化合物の総称）は**キサンチンオキシダーゼ**によって分解されると**尿酸**になる．また，尿酸は水に溶けにくいため，その値が高くなりやすく，血中尿酸値が7mg/dLを超えると**高尿酸血症**と診断される．この状態が続くと，関節や皮下に結晶として析出（せきしゅつ）する．関節腔内に析出すると，激しい痛みが出現し，**痛風**（つうふう）と呼ばれる．足の親指の付け根などで起きやすい（**図5-8**）．皮膚下に析出すると結節を形成し，**痛風結節**と呼ばれる（痛みは伴わない）．

キサンチンオキシダーゼ
プリン体は生体内で利用された後，代謝されて尿酸となるが，この段階で働いている主な酵素がこのキサンチンオキシダーゼである．

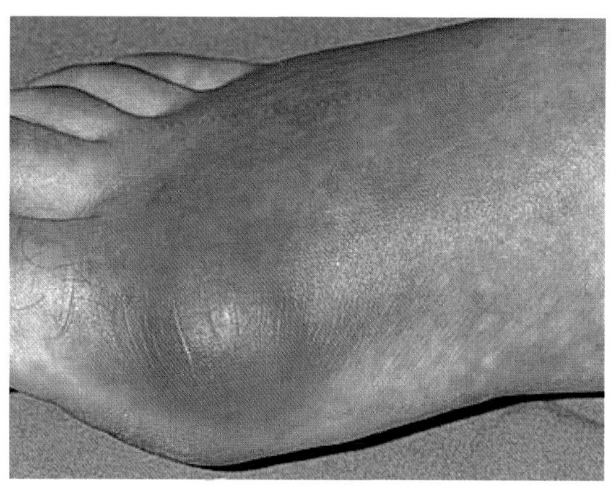

図5-8　痛風
痛風による，足の親指付け根の腫脹・発赤・疼痛．この部分での発症が最も多い．

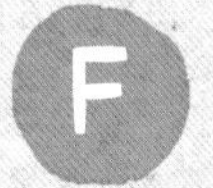

F タンパク代謝とタンパク代謝異常

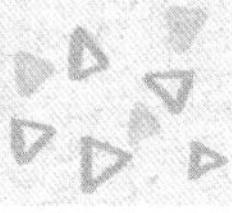

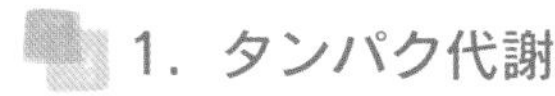

1．タンパク代謝

タンパクは，細胞や組織の主要な構成成分であり，20種類のアミノ酸からできている．また，タンパクは体の約20％を占めており，水分の60％についで多い．機能的にもきわめて重要な役割を担っており，その働きは，生体内の化学反応，臓器や組織の支持，免疫防御反応，運動や刺激伝達，細胞の増殖・分化など多彩である．タンパクは脂質のようには体内に貯蔵できず，常に新しいものと入れ替わっている．消化管から吸収されたアミノ酸は門脈を通って肝臓に入り，さまざまなタンパクの合成に使われ，一部はほかのアミノ酸の生成に使われる．細胞に運ばれたアミノ酸は，細胞内でタンパク合成に使われる．タンパクは，その代謝物であるアンモニアが肝臓で尿素に変換されて，尿中に排泄される．骨格筋は，筋タンパクを血漿アミノ酸より合成する．筋肉はタンパクの重要な貯蔵源でもある．大手術や重度外傷，熱傷などの高度な侵襲が生体に加わると，全身のタンパク合成もタンパク分解も亢進するが，分解のほうが合成よりも亢進するため，筋肉量の減少，内臓タンパクの減少，免疫能の低下，創傷治癒の遅延などの生体のさまざまな適応反応の障害がもたらされる．

タンパク代謝異常の結果としてもたらされる代表的疾患とし

て，低タンパク血症とアミロイドーシスが知られており，以下に解説する．

2．タンパク代謝異常

❶ 低タンパク血症

低タンパク血症は，血漿タンパク（主にアルブミン）濃度の減少した状態で，タンパクの摂取，吸収，合成，分解のいずれかの障害で起きる．原因としては，肝硬変（p.279参照）によるタンパク合成能の低下，悪液質によるタンパクの崩壊，ネフローゼ症候群（p.313参照）による尿中タンパクの喪失などがあげられる．浮腫や貧血，易(い)感染性など臨床的諸問題を生じる．低タンパクによる浮腫のメカニズムは図12-4-B（p.227）を参照されたい．

悪液質
カヘキシーとも呼ぶ．慢性疾患の経過中，とりわけ末期に起こる複合的代謝異常の症候群で，筋肉量の減少を特徴とする病的な全身の衰弱状態を指す．体重減少や全身臓器の機能低下，浮腫，貧血による皮膚の蒼白などの症状を呈する．癌による悪液質の場合は，癌性悪液質と呼ぶ．

❷ アミロイドーシス

アミロイドーシスは，水に不溶性の線維性タンパクであるアミロイドが限局性あるいは全身性に臓器に沈着し，臓器障害をきたす予後不良の疾患である．アミロイドはコンゴレッド染色で赤く染まる好酸性の線維であるため，診断の際には腎臓などの生検が行われる．

限局性アミロイドーシスの代表的疾患は，脳アミロイドーシスの過半数を占めるアルツハイマー病（p.337参照）とプリオンタンパクが沈着するプリオン病（p.342参照）である．

全身性アミロイドーシスは，免疫グロブリン性アミロイドーシスや関節リウマチなどの慢性炎症性疾患に続発する続発性アミロイドーシス，家族性アミロイドポリニューロパチー，透析アミロイドーシス，老人性全身性アミロイドーシスなどがある．免疫グロブリン性アミロイドーシスは，従来の原発性アミロイドーシスと骨髄腫随伴性アミロイドーシスが含まれており，免疫グロブリンの軽鎖が沈着している．続発性アミロイドーシスでは，アミロイドAタンパクが沈着している．家族性アミロイドーシスでは，変異トランスサイレチンなどが沈着している．透析アミロイドーシスでは，β_2ミクログロブリンが沈着している．免疫グロブリン性や続発性アミロイドーシスは，全身の血管壁や実質臓器に沈着し，臓器障害をもたらす．とくに心臓と腎臓への沈着は，心不全や腎不全をもたらし，生命予後を決定する．

G カルシウム代謝とカルシウム代謝異常

1．カルシウム代謝

カルシウムは，筋収縮や神経伝達，ホルモンの放出，血液凝固などの正常な機能を遂行するために必須の電解質（でんかいしつ）(p.72参照）である．通常，静的状態にある細胞内のカルシウム濃度は血漿中の1/1,000以下に維持されており，細胞の活性化が起こるときに，細胞内小器官から放出されたり，細胞外から流入したりして一過性のカルシウム濃度上昇が起こる．この一過性カルシウム濃度上昇が細胞を活性化し，筋肉細胞であれば筋収縮をもたらし，ホルモン分泌細胞であればホルモン分泌をもたらす．

体内のカルシウム量は，食事からの摂取，消化管からの吸収，腎臓での排泄（はいせつ）（尿）によって調節されており，一定量に維持されている．血清カルシウム濃度の基準値は8.5～10.0 mg/dLという狭い範囲にあり，その約半分はアルブミンなどのタンパクと結合しており，残りの半分はイオン化カルシウムとして存在している．カルシウムの働きは，細胞内に移動してシグナルを伝えることにあるが，タンパクに結合したカルシウムは細胞内に移動できないため，移動が可能なイオン化したカルシウムが細胞に対する活性を示す．現在のカルシウム濃度の検査方法では，タンパク結合カルシウムとイオン化カルシウムを別々に測定していないため，タンパク結合カルシウムとイオン化カルシウムの割合が変わらないとの前提のもとに，総カルシウム濃度からカルシウムの充足／不足を判断していることになる．

❶ カルシウム代謝の調節機構

カルシウムの血漿中濃度は，主に**副甲状腺ホルモン**（PTH）と**活性型ビタミンD**によって調節され，程度は低いが**カルシトニン**によっても調節されている．血漿中カルシウム濃度が低下すると，副甲状腺よりPTHが分泌され，骨からのカルシウム溶出を増加させて血漿中カルシウム濃度を上昇させる．骨からの溶出以外にも，腎臓の尿細管でのカルシウムの再吸収や腸管からの吸収も増加させて血漿中カルシウム濃度を上昇させる．血漿中カルシウム濃度が上昇すると，PTHの分泌が抑制されてカルシウム濃度が一定に維持される（**図5-9**）．

活性型ビタミンDは，食事から吸収されたり，日光に刺激され

PTH
parathyroid hormoneの略，パラソルモンとも呼ばれる．

カルシトニン
甲状腺から分泌されるペプチドホルモンで，カルシウムを骨に沈着させるように働く．

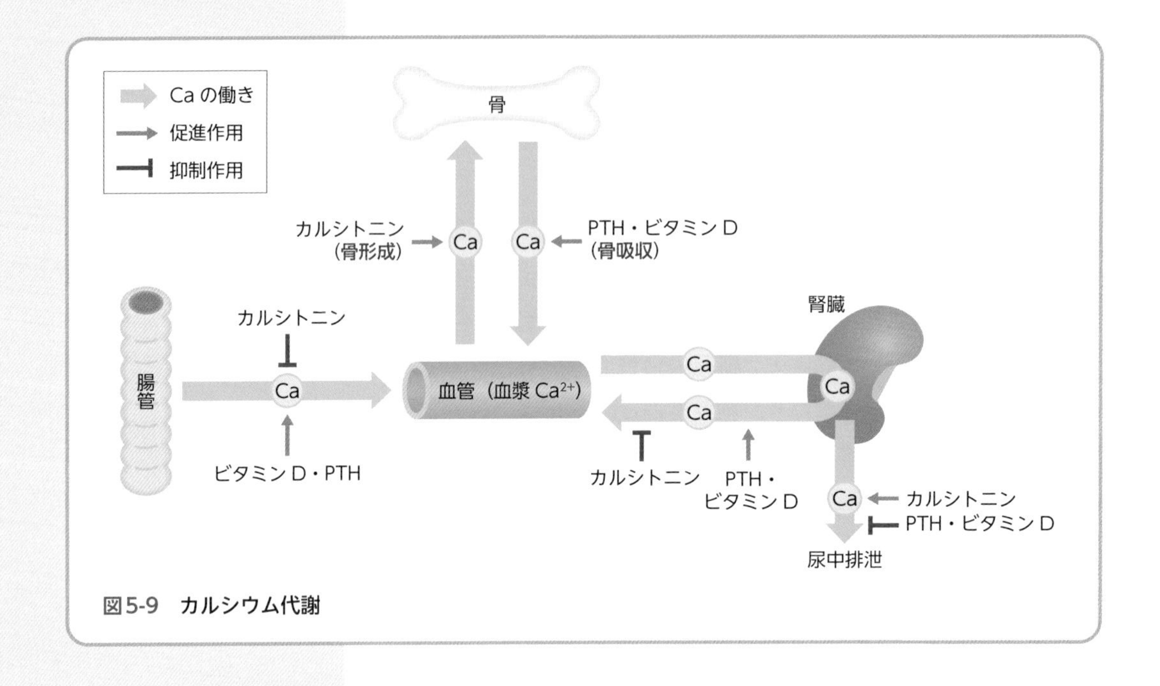

図5-9 カルシウム代謝

た皮膚で生合成されるプロビタミンD(ビタミンDの前駆体)が腎臓と肝臓で活性化されてつくられる.活性型ビタミンDは,主に腸管からのカルシウム吸収を増加させることで血漿中カルシウム濃度の上昇に働く.したがって,ビタミンDの欠乏は生体内でのカルシウム不足を招いて,**骨軟化症**や**くる病**などをもたらす.また,活性型ビタミンDは,骨からカルシウムが溶出する際もPTHと共同して働き,血漿中カルシウム濃度の上昇をもたらす.一方,カルシウム濃度の異常上昇は,甲状腺からのカルシトニン分泌をもたらし,PTHと反対の作用によって,カルシウム濃度の低下をもたらす(**図5-9**).

骨軟化症
骨組織へのカルシウム沈着障害をきたす疾患群で,骨の軟化など骨の形成異常を示す.ビタミンDの代謝異常によるものが多い.小児発症でくる病と呼ぶ.

くる病
日光曝露不足により,活性型ビタミンDが生合成されないために起こる小児の骨形成異常.

2. カルシウム代謝異常

❶ 高カルシウム血症

高カルシウム血症とは,血清カルシウム濃度が基準値の上限を超える状態を指す.原因としては,**癌の骨転移**(こつてんい),**多発性骨髄腫**(こつずいしゅ)(p.357参照),**副甲状腺機能亢進症**(p.299参照),**ビタミンD過剰症**などがある.入院している患者の高カルシウム血症の原因としては,癌が最も一般的である.骨転移によって骨吸収が亢進して高カルシウム血症を呈する場合が多い.骨転移なしで高カルシウム血症を呈する場合もあるが,その場合には癌による副甲状腺ホルモン関連タンパクの産生によって,副甲状腺機能亢進症と同様の異常を呈していることが多い．

軽度の高カルシウム血症では，無症状のことが多く，検査で指摘されて初めて気づく場合が多い．高カルシウム血症が長く続くと，便秘や食欲不振，悪心・嘔吐，腹痛などの症状が出現する．また，腎結石が合併することもある．高カルシウム血症に伴うカルシウム沈着を**転移性石灰化**と呼ぶ．中等度以上の高カルシウム血症（12mg/dL以上）になると，上記症状のほか，血漿中カルシウム濃度が上昇するにしたがって，情緒不安定，錯乱，せん妄，昏迷，昏睡などの精神症状を呈するようになる．

❷ 低カルシウム血症

低カルシウム血症とは，血清カルシウム濃度が基準値の下限を下回る状態を指す．原因としては，**副甲状腺機能低下症**，**ビタミンD欠乏症**，**腎障害**などがある．低カルシウム血症は無症候性であることが多いが，神経の易興奮性をもたらして，テタニーが認められることがある．

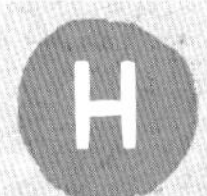

H 代謝異常によって発症する主な疾患

代謝異常によって発症する代表的疾患を**表5-4**に示した．代謝異常は，全身の細胞の物質代謝とエネルギー代謝に異常が起こるため，一部の臓器障害にとどまらず，全身にさまざまな症状をもたらすことになる．

表5-4　代謝異常によって発症する疾患

異常	疾患
糖代謝異常	糖尿病
脂質代謝異常	脂質異常症，脂肪肝，肥満，動脈硬化症
核酸代謝異常	高尿酸血症（痛風）
タンパク代謝異常	低タンパク血症，アミロイドーシス
カルシウム代謝異常	高カルシウム血症，低カルシウム血症

錯乱
思考や話，行動にまとまりを欠く状態．

せん妄
錯覚や幻覚，不安，軽度の意識障害を伴う状態．

昏迷
意識がはっきりしているにもかかわらず，体が動かず，刺激にも反応せず，一見すると重篤な意識障害にみられかねない状態．

昏睡
意識障害のなかで最も重篤であり自発運動が全くなく，外部からの刺激にも無反応な状態．

テタニー
意識を失うことなく，主に四肢の筋肉が強い拘縮を起こして，手足の特徴的な屈曲位を呈するのが特徴である．重症の場合には，喉頭筋や全身の筋肉に及ぶ．

第6章 老化

学習目標

1 ▶ 老化とはどういうことかを理解する

2 ▶ 多細胞生物のさまざまな機能を持つ細胞が寿命を持つメカニズムを理解する

3 ▶ 正常細胞に分裂能の限界があることと，そのメカニズムを理解する

4 ▶ 細胞の老化が個体の老化をもたらすことを理解する

5 ▶ 各種臓器の老化に伴う変化を理解する

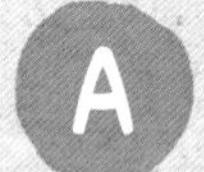

老化とは何か?

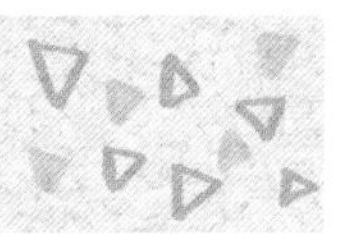

今から100年前の平均寿命は,男女ともに44歳くらいであった.しかし今日では,平均寿命は飛躍的に延び,男性は81歳,女性は87歳くらいまで生きられると予測されている.このように平均寿命は延びたが,ヒトが生きることのできる最高年齢(最長寿命)は,記録が保存されるようになってからほとんど変化していない.最良の遺伝子構造を持ち,最高の医療ケアを受けたとしても,125歳を超えてまでは今のところ生きられない.つまりヒトは必ず老化して最終的には死に至るのである.

日本では,2030年には65歳以上の高齢者が約31%を占めるようになると予測されている.高齢者の増加は,労働人口の減少とともに,経済や社会の発展にマイナスに働き,疾病を抱える人の増加をもたらし,医療費の増大に伴う社会保障の破綻さえ招く可能性がある.高齢になるに従って,病気の発症が増加することはよく知られた事実であり,そのメカニズムを理解することが,老化に伴う疾患の治療やケアにとって重要なことである.

ヒトは誕生後,成長,発達,成熟,老化というプロセスの後に死を迎えることになる.老化とは,一般的に成熟した後に始まる**生理機能の衰退**を意味し,日常生活を送るうえで従来可能であった能力が徐々に失われていくこととして認識される.時間の過ぎ去るスピードはすべてのヒトで同じであり,生年月日が同じ人は同じスピードで年齢を重ねていき,常に暦年齢は同じである.しかし,ヒトによって成長や成熟のスピードに違いがあるように,老化のスピードにも個人差があり,日常生活を送るうえでの能力が暦年齢と同じように失われていくわけではない(**図6-1**).肥満を避け,適度な運動をし,タバコは吸わず,アルコールも節制するなどライフスタイルの改善に努めれば,歳はとっても元気でいられる可能性が高く,逆に糖尿病や高血圧症などの生活習慣病に罹患(りかん)すると,老化はより速いスピードで進行する可能性が高い.したがって,90歳になっても元気に働いている人もいれば,70歳で歩行もできなくなり,認知症で外出ができないような人もいる.その意味では,「老化」=「加齢」ということではない.

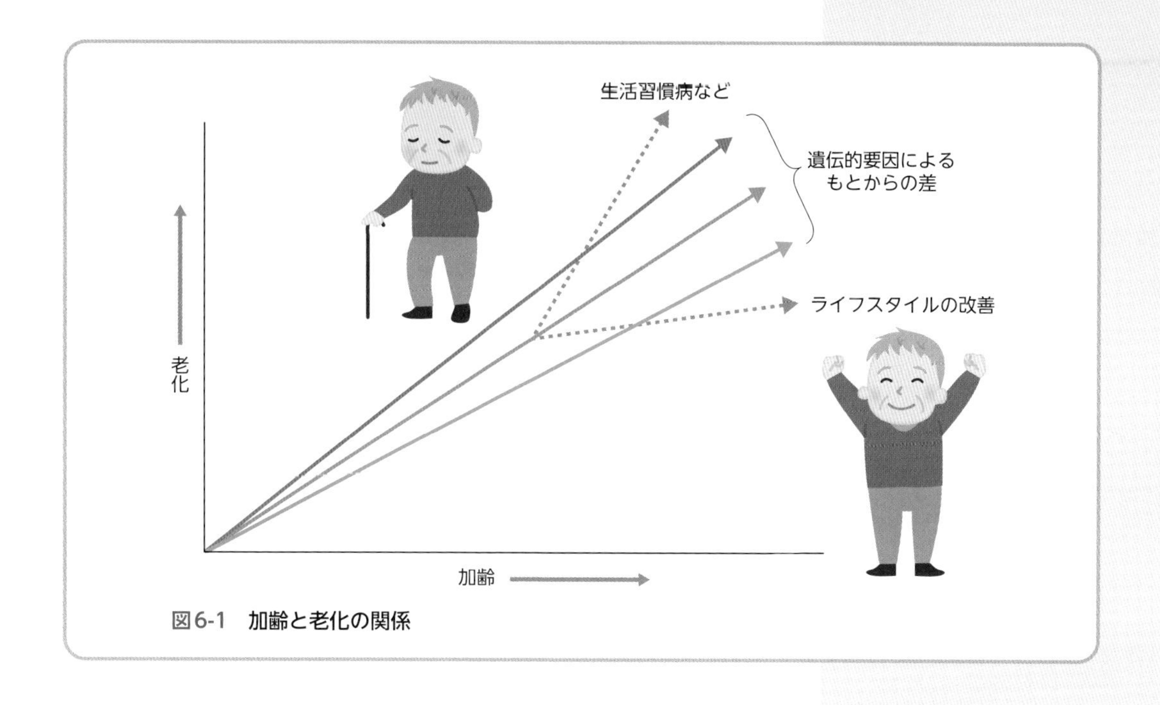

図6-1　加齢と老化の関係

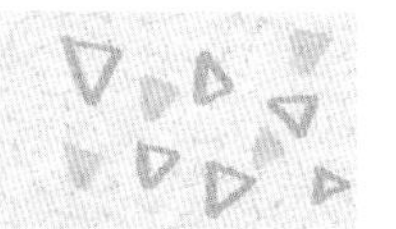

B 細胞の老化と個体の老化

1．不老不死の単細胞生物と寿命のある多細胞生物

地球上に最初に誕生した生命体は，海のなかに含まれていたタンパクと遺伝情報を細胞膜で囲んだ**単細胞生物**であった．この単細胞生物が分裂する際には，DNAに変異が入らない限り同じものを2個誕生させるため，そのまま個体数の増加につながる．このように単細胞生物の場合には，何度増殖を繰り返しても同じ細胞がクローンのように増えていくことになる．たとえ1個の細胞が死んだとしても，同じ細胞が残されているため，生命体としては不老不死ということになる．

単細胞生物
1個の細胞で構成される生物の総称．細菌や原生動物（アメーバやゾウリムシなど），下等な藻類などがそれにあたる．

一方，ヒトの体は60兆個もの細胞からできている**多細胞生物**である．多種類の異なる機能を持つ細胞からなり，多数の臓器で構成されている．また，1つの臓器をとっても，機能の異なる多数の細胞で構成されている．ヒトの体を構成するすべての細胞は，同じDNA，遺伝子を保有しているが，すべての細胞がすべての遺伝子を活性化させているわけではない．ある特殊な機能を果たす細胞に成熟していく過程（分化）では，2万数千個の遺伝子のうち，その特殊な機能に必要な機能遺伝子だけをスイッチオンにし，ほかの遺伝子はオンにならないようにシャットダウンしてい

多細胞生物
多数の分化した細胞が集まり，一個体を構成する生物の総称．

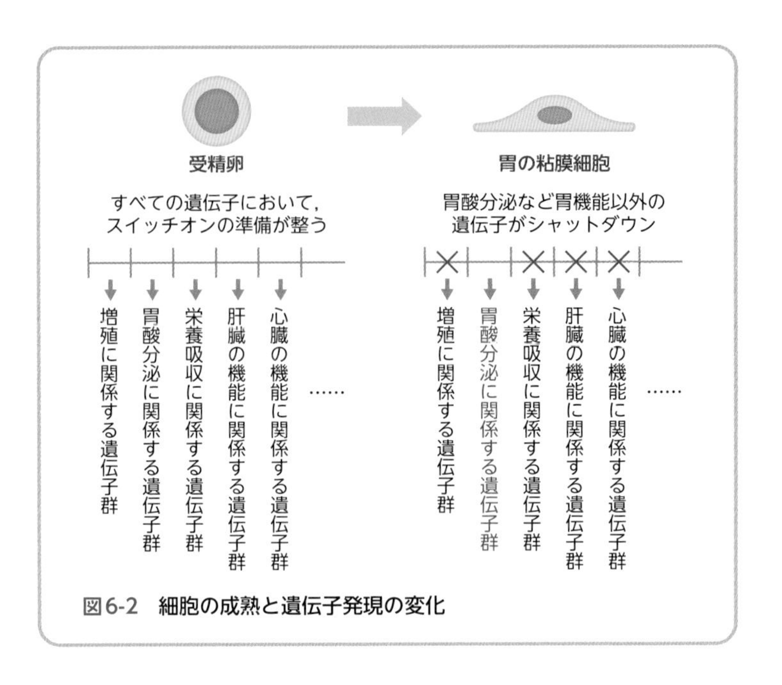

図6-2　細胞の成熟と遺伝子発現の変化

る（**図6-2**）．その結果，増殖関連遺伝子や遺伝子修復のための遺伝子さえ発現しなくなっている．この現象は，臓器を構成する大部分の特殊機能細胞が増殖能や長生きに必要な機能さえ犠牲にしているということを意味している．そのため，各臓器の特殊機能細胞には限られた寿命という制限がつくようになり，好中球にいたっては約半日の寿命しか持てなくなってしまった．脳を構成する神経細胞や心臓の心筋細胞などは，毎日一部の細胞が死滅していくものの，大部分の細胞が個体の寿命と同じ80年くらいの長い寿命を持っている．しかし長い寿命とはいえ，脳の神経細胞や心筋細胞は単細胞生物のような不老不死のシステムを持っているわけではない．つまり「長い・短い」の差はあるが，多細胞生物であるヒトの体の細胞には寿命があり，いずれ老化して死に至る．

多細胞生物は，機能分化した各種の細胞を用意することで，さまざまな能力を最大限に発揮して効率よく生きる術を手に入れることができたが，不老不死という単細胞生物の持つ能力を失わざるを得なかったのである．その代わりに，オスとメスの生殖細胞の融合で次世代を誕生させ，遺伝子の継続性を図るという方法を生み出すこととなった．この方法によって，2つの個体の遺伝子が混ざり合った個体を誕生させることが可能になり，単細胞生物では得ることのできない遺伝子の多様性を獲得し，生物の多様性がより拡大していった．

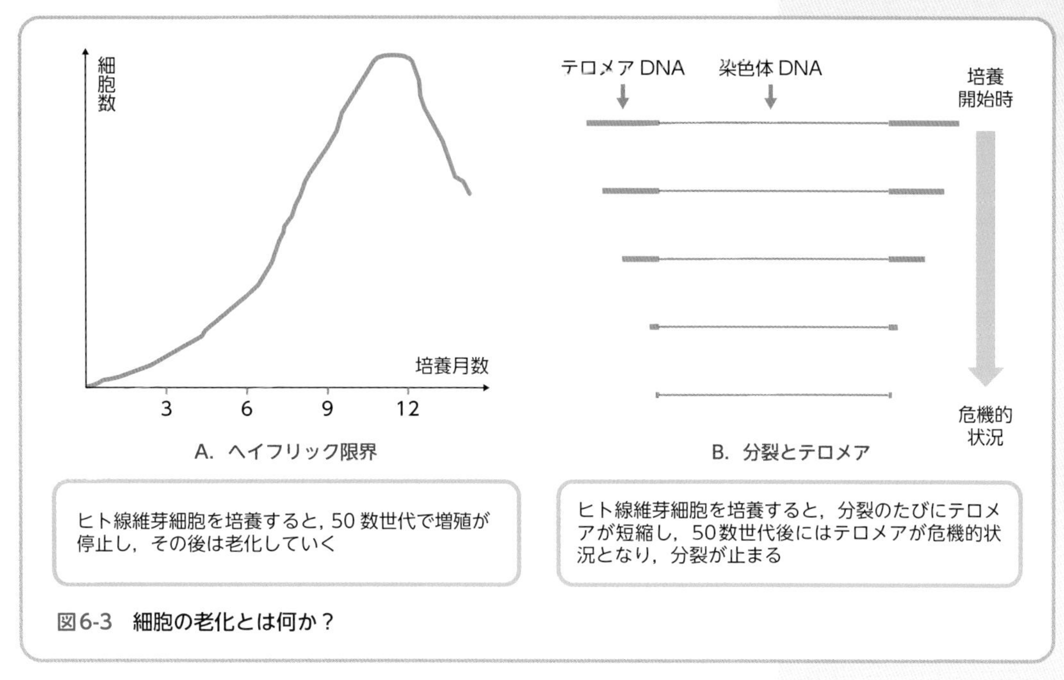

図6-3　細胞の老化とは何か？

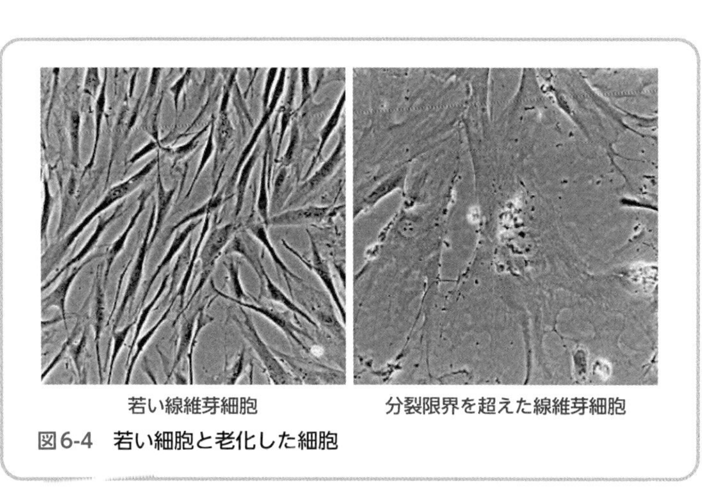

図6-4　若い細胞と老化した細胞

2. 細胞の老化

正常細胞は分裂を繰り返して増殖する．それでは，分裂回数には限界があるのだろうか？ 正常細胞の分裂回数に関しては，皮膚の線維芽（せんいが）細胞の培養を繰り返す実験がヘイフリックによって行われた．ヘイフリックは，その実験によって正常の線維芽細胞の分裂回数にはおよそ50回程度の限界があることを見いだした．この正常細胞の分裂回数の限界は，ヘイフリック限界と呼ばれている（**図6-3-A**）（p.25参照）．分裂の限界を超えた細胞の形態は，細い紡錘形（円柱形の両端のとがった形）の形態をとる若い細胞とは異なって，幅の広い平らな形態をとるようになる（**図6-4**）．増殖因子で刺激されても分裂することはなく，最終的には死に至る．

最近，正常細胞の分裂能の限界を説明できるメカニズムが次のように解明された．ヒトの細胞には46本の染色体があり，それぞれの染色体の両端にあるテロメアと呼ばれる繰り返し配列が，染色体を守るために存在している．もし，テロメアが存在しないと，その染色体は異常な末端と認識されて，酵素によって破壊されてしまう．さらに，正常細胞の分裂時には，1回の分裂ごとにテロメアが短縮していくため，テロメアが一定の長さ以下に短くなると，細胞分裂も止まってしまう（**図6-3-B**）（p.26参照）．一方，大部分の癌細胞では，テロメアの伸長を促すテロメラーゼ活性があるため，テロメアの短縮が起こらず，無限に分裂を繰り返すことが可能となっている．HeLa細胞と呼ばれる子宮頸癌細胞は，1951年に分離・樹立されて以来，60年以上にわたって世界中で培養されており，まさに不老不死となって無限の分裂を繰り返している．

HeLa細胞
ヘンリエッタ・ラックスという黒人女性の子宮頸癌から分離・樹立された世界初の癌細胞株である．1951年以来，世界中で培養され，癌研究に使われている．

ヘイフリック限界とテロメアの短縮だけで，細胞の老化をすべて説明できるとは限らない．なぜならば，高度に分化した神経細胞や心筋細胞などは分裂することがないため，ヘイフリック限界やテロメアの短縮は，これらの組織での老化には関係がないからである．ではこのような細胞での老化はどのように進むのだろうか？ それは，分裂しない細胞においても，新陳代謝は常に起こっており，古くなったタンパクや細胞膜などは新しいものに置き換わっているからと考えられている．タンパク合成にはエラーがつ

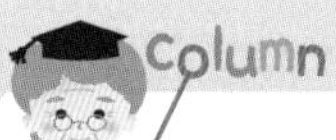

神経細胞や心筋細胞に癌はできるか？

癌細胞の誕生には複数の遺伝子に異常が起きる必要があり，ある程度の分裂能力がない細胞からは，癌細胞は生まれてこない．中枢神経の細胞や心筋細胞は生まれてから死ぬまでほとんど分裂することがなく（最近では中枢神経や心筋においても，低頻度ではあるが，組織幹細胞から新しい細胞が生み出されていることが確認されてはいる），癌細胞を生み出せるほどの活発な細胞分裂が繰り返されることはない．そのために，脳や心臓には腫瘍がほとんどない．もちろんグリオーマという神経系腫瘍はあるが，これは神経細胞由来ではなく，マクロファージ系細胞由来の腫瘍である．

きものであり，エラーを起こしたタンパクは細胞内の監視機構によってチェック，分解されて新しくつくり直されている．しかし，長く生存していると，エラーを起こしたタンパクが監視機構をすり抜けてしまうことがある．こうした置き換えがうまくいかなくなってしまうと，タンパク合成のエラーが蓄積し，細胞の機能が低下してくるのである．これが分裂しない細胞の老化のメカニズムとする仮説が提唱されている．

3. 細胞の老化と個体の老化

細胞の老化と個体の老化は直接関係しているのだろうか？ ヒト由来の血管内皮細胞や平滑筋細胞，表皮細胞など数多くの体細胞では，加齢に伴って分裂回数が減少することが確認されており，細胞の老化と個体の老化が，何らかの関連を持ちながら進行していると想像される．さらに，細胞分裂回数の多い動物種の最大寿命は長く，細胞分裂回数の少ない動物種の最大寿命が短いことも知られており，細胞の老化と個体の老化が関連していることが示唆される．

第2章でも解説したように，ヒトの体は，活発に細胞の入れ替えが起こっている造血組織や表皮組織のような組織と，心臓や中枢神経のように細胞の入れ替えがほとんど起こらない組織の2つから成り立っている．造血組織や表皮組織には**組織幹細胞**が存在しており，死にいく細胞の代わりに新しい細胞を常に生み出している．しかし，この組織幹細胞も不老不死ではないため，いずれは老化が起こる．造血幹細胞が不足してくれば貧血となり，表皮細胞も幹細胞の老化に伴って薄く乾燥した皮膚に変化する．一方，心臓や中枢神経では，幹細胞による新しい細胞の供給がほとんど行われず，寿命の尽きた細胞の脱落により徐々に細胞数が減少する．その結果，加齢とともに心筋細胞の喪失によって，心筋組織のポンプ機能はしだいに低下し，また，神経細胞の喪失によって，徐々に記憶能の低下などが出現してくる．つまり，活発に細胞の入れ替えが起こっている組織，細胞の入れ替えがほとんど起こらない組織のいずれにおいても，細胞の老化に伴って組織の老化が進行することになり，さまざまな組織の老化が個体の老化をもたらすことになる．

体のなかのさまざまな臓器の生理的細胞老化に加え，環境要因として，紫外線やウイルス，発癌物質，医薬品など，DNAに傷害を与える可能性のある物質もテロメアに関係なく細胞老化と細胞死を促進させる．こうした環境要因の曝露の多少が，組織の老化の進行速度を左右し，個人の寿命を決定することになる．

4．早期老化症（早老症）

遺伝性疾患のなかには，ヒトの老化で共通して認められる生理学的および細胞学的特徴（皮膚萎縮，白髪，脱毛，白内障，動脈硬化，糖尿病，悪性腫瘍など）が比較的早期に現れるものがある．これらを総称して早期老化症と呼ぶ．代表的なものとして，ウェルナー症候群やハッチンソン・ギルフォード症候群（プロジェリア）などがある．ウェルナー症候群は，8番目の染色体にある遺伝子の突然変異を父親と母親の両方から受け継ぐことで引き起こされると考えられている（劣性遺伝病）．この遺伝子はDNAヘリカーゼという酵素をつくる働きをしている．DNAヘリカーゼは絡みあった2本鎖DNAをほどき，DNAの修復に働いている．しかし，突然変異によってこの酵素が働かなくなってしまうと，うまくほどけなくなり，DNAに傷が蓄積する．このDNAにたまった傷が急速な老化を引き起こしていると考えられている．つまり，1個の遺伝子異常が細胞内のDNA損傷の蓄積をもたらし，細胞の老化，個体の老化をもたらすと考えられている．

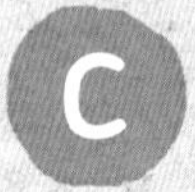

老化に伴う各臓器の変化

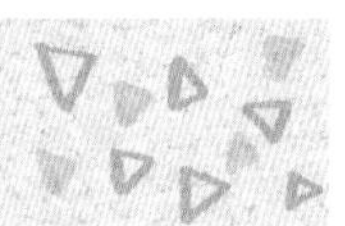

1．中枢神経系

脳の機能は，小児期から成人期，さらに老年期へと年齢とともに変化する．小児期には，思考力と判断力が着実に伸び，成人期には脳の機能が長期間安定している．老年期には，個人差が大きいものの，しだいに機能は低下してくる．とくに神経細胞同士のネットワーク間の伝達速度が遅くなるため，反応速度と作業効率が低下する．短期記憶や新しいことを覚える能力なども比較的早い時期に低下する．知的能力などは，とくに病的障害がない限り，80歳頃まで維持される．

誕生以来，加齢とともに神経細胞数が確実に減少しているにもかかわらず，なぜ脳の機能は長期間維持されているのだろうか？　そのメカニズムの一つは，脳の細胞数が正常機能に必要な数よりも圧倒的に多いため，神経細胞の喪失が脳の機能を損なうようになるまでに時間がかかるということである．もう一つは，残っている神経細胞同士が新しい結合をつくることによって，加齢による神経細胞の減少を補っている．また，まれではあるが新しい神経細胞がつくられる場合もある．とくに脳損傷や脳卒中などの後に神経細胞の再生が起こりやすい．

2．循環器系

老化に伴う心臓の変化は，大きく3つに分けられる．第1の変化は心筋にみられる．加齢に伴って，心筋と心筋の間にリポフスチンやアミロイドなどの異常なタンパクが沈着し，コラーゲンが増加して線維化が進む．その結果，心臓の壁が肥厚して拡張しにくくなり，心不全になりやすくなる．第2の変化は，心臓内での血液の逆流を防ぐ弁が変性し，硬化や石灰化が認められ，狭窄や閉鎖不全が認められるようになる．初期には症状もなく，心エコーなどの検査で初めて指摘される場合もあるが，しだいに進行して，**心臓弁膜症**（p.240参照）となる．第3の変化は，心臓内の刺激伝導系（p.224参照）に認められる変性で，**房室**(ぼうしつ)**ブロック**や**脚**(きゃく)**ブロック**などが出現する．

血管にも，加齢に伴って変化が認められる．血管は内膜，中膜，外膜の3層からなるが，中膜にある平滑筋内のコラーゲンの増加，エラスチンの減少や内膜の肥厚，石灰化などの変化によって血管の弾性が失われてくる．血管の弾性の低下によって，収縮期血圧が上昇し，拡張期血圧が低下する（**収縮期高血圧**）．

3．呼吸器系

肺は，酸素を体内に取り入れ，二酸化炭素を体外に排出するという呼吸を行っている．酸素と二酸化炭素の交換（**ガス交換**）は，**肺胞**と呼ばれる小さな袋と，肺胞と肺胞の間に存在し，肺胞と接する血管との間で行われる．**図6-5**に示したように，健康な肺では，小さな肺胞の集合体である肺と気管支が，吸気時には拡張し，呼気時には圧迫される．ところが，老化に伴って肺胞の弾力性が失われ，拡張・癒合(ゆごう)すると肺の表面積が小さくなり，気管支は痰(たん)がたまりやすくなり細くなってくる．そのために，呼気時に気管支が時に閉塞して，肺胞の拡張をより促進する．その結果，安静時では呼吸困難などの自覚症状は認められないものの，肺気

リポフスチン
細胞質内の不飽和脂肪酸が過酸化されてリソソーム内に形成される不溶性色素のことを指す．加齢色素とも呼ばれる．

房室ブロック
心房から心室への刺激伝導路として房室結節が存在するが，その部分での伝導障害（p.233参照）．

脚ブロック
房室結節から心室へは左脚と右脚に分かれて刺激が伝わるが，どちらかの脚の伝導路が障害されると，脚ブロックと呼ばれる．

エラスチン
細胞外タンパクで，コラーゲンを支える働きをしている．

肺胞
100～200μm（0.1～0.2mm）くらいの風船のような形をとる肺の最小単位で，ガス交換の場となっている．肺胞腔を取り囲む肺胞上皮でできている．すべての肺胞を広げるとシングルのテニスコート半面分にもなる．

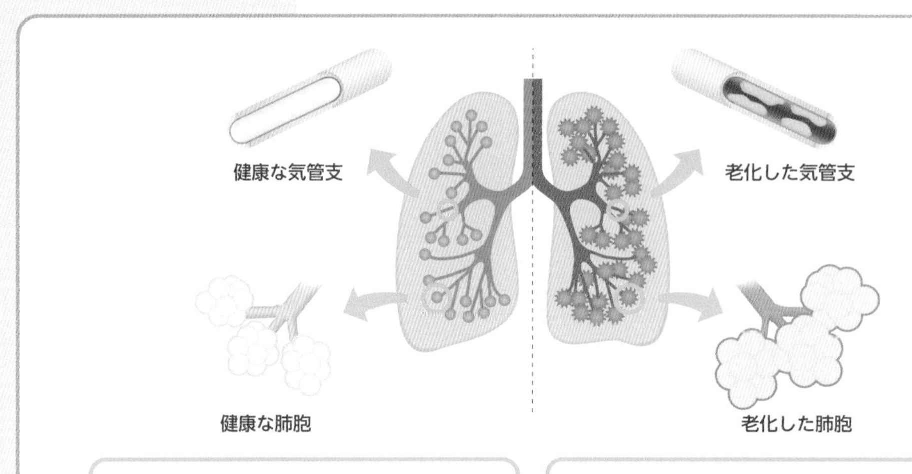

吸気時には胸郭が膨らみ，胸郭内が陰圧になり，肺も気管支も拡張し空気が入ってくる．呼気時には胸郭が縮み，胸腔内の陰圧も弱まり，肺も気管支も圧縮され空気が出ていく

肺胞は拡張・癒合して表面積が小さくなっている．気管支は線毛の働きが低下して痰がたまり細くなっている．そのため呼気時には気管支が閉塞しやすくなり，肺胞がより拡張・融合する

図6-5　肺の老化

腫様の病態に近づいてくる．そして，肺胞の面積が小さくなるため，酸素と二酸化炭素の交換がうまくいかず，労作時の息切れや呼吸困難などの症状が認められるようになる．

4．泌尿器系

腎臓の主な働きは，① 体内の老廃物などの排泄，② レニン・アンジオテンシン・アルドステロン系とバソプレシン（抗利尿ホルモン）を介した体液量調節，③ 電解質バランスの調節，④酸塩基平衡の調節，⑤ エリスロポエチン産生による赤血球産生促進，⑥ ビタミンDの活性化，の6つの機能である．そのなかでも**老廃物の排泄**が最も重要な機能で，腎臓の糸球体での濾過に始まる．腎臓には，糸球体や近位尿細管，ヘンレ係蹄，遠位尿細管から構成されるネフロンが左右の腎臓あわせて約200万個ある（**図6-6**）．1分間に約1Lという大量の血液が腎臓に流れ込み，糸球体で濾過され原尿がつくられる．この原尿の量は1日約150Lも産生されるが，99％は尿細管を流れている間に再吸収されるために1日の尿量は約1～2Lとなる．

腎臓は老化に伴って，動脈硬化などで腎血流量の低下が起こり，細胞の老化による脱落，間質の線維化などが進み，最終的にはネフロン数が減少する．ネフロン数の低下と腎血流量の低下は，

レニン・アンジオテンシン・アルドステロン系
血圧を規定する循環血液量と血管抵抗性を調節する重要なシステムである．レニンは腎血流量が低下すると腎より分泌され，血中のアンジオテンシノーゲンをアンジオテンシンに変換し，副腎からのアルドステロンを分泌させる．アルドステロンは腎臓の遠位尿細管での水の再吸収を増加させて，血流量を増加させる．

エリスロポエチン
糸球体近くの腎細胞から分泌される，赤血球の産生を促進する造血刺激因子．

糸球体
ボウマン嚢に囲まれた毛細血管（小動脈）の集塊で，顕微鏡で見ると糸玉に似ているため糸球体と呼ばれる（**図6-6**）．血管内から水や電解質などが濾過されてボウマン嚢内に染み出て原尿がつくられる．1日に約150Lの原尿がつくられる．

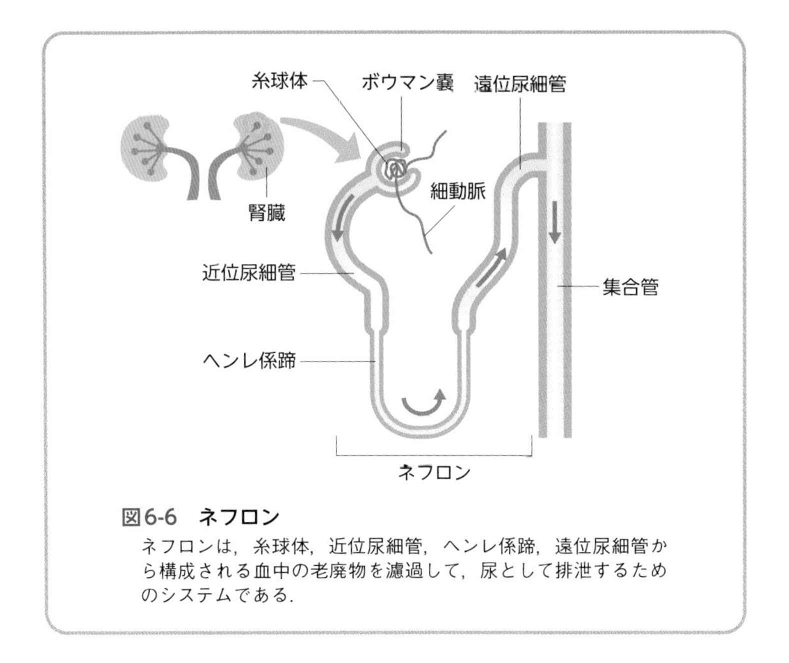

図6-6 ネフロン

ネフロンは，糸球体，近位尿細管，ヘンレ係蹄，遠位尿細管から構成される血中の老廃物を濾過して，尿として排泄するためのシステムである．

時間あたりの糸球体濾過量の低下をもたらし，血中老廃物の増加をもたらすことになる．また，腎血流量の低下は，レニン・アンジオテンシン・アルドステロン系の活性化を介して血圧上昇をもたらす．高齢者では，尿細管の機能低下や予備能低下のために，脱水時に腎不全になりやすいので注意が必要である．

5．運動器系

筋肉では，筋線維の減少と筋線維自体の萎縮による筋肉量の低下が認められる．成人男性の筋肉の重量は，体重の約40％にも達するが，加齢とともに減少し，80歳頃には成人期に比べて30～40％も減少するといわれている．

骨では，骨密度と骨量の減少が認められ，人によっては**骨粗鬆症**（こつそしょうしょう）（p.366参照）になり，骨がもろく折れやすい状態となる．とくに女性では，カルシウムの骨沈着を促進するエストロゲンの減少によって，閉経期を迎える50歳頃に骨粗鬆症に罹患する確率が高い．

関節では関節軟骨の変性が起き，変性が進行する．軟骨が消失して骨と骨が直接あたることで痛みを伴い，関節腔内に水がたまったりするようになる．そして，60歳頃には，膝（しっ）関節，股（こ）関節，肘（ちゅう）関節および手指（しゅし）関節で**変形性関節症**（p.368参照）が認められるといわれている．

ヘンレ係蹄

近位尿細管に続く腎臓の髄質内を走るネフロンの一部で，下行脚と上行脚からできている．ここで水分や電解質の再吸収などが行われる（**図6-6**）．

間質

その組織の機能に直接かかわる部分を実質，それを支える部分を間質と呼ぶ．腎臓においてはネフロンが実質にあたり，その周囲が間質にあたる．肺では肺胞が実質にあたり肺胞と肺胞の間が間質にあたる．

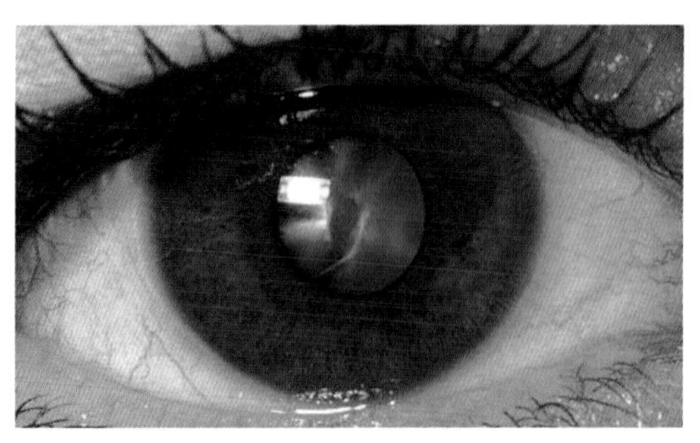

図6-7　加齢性白内障
水晶体が白く濁っているのがわかる．この混濁により霧のなかにいるような見え方をしたり，光の散乱によりまぶしく感じるようになる．

6．感覚器系

最も早期に認められる変化は，眼に認められる老視（老眼）と白内障である．老視は水晶体の柔軟性の低下によって焦点を合わせることができなくなることが原因で起こる．白内障は水晶体のタンパク変性が原因で起こり，水晶体が混濁する（**図6-7**，p.387参照）．

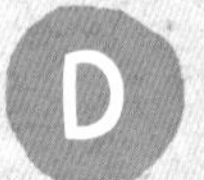

D 老化によって発症する主な疾患

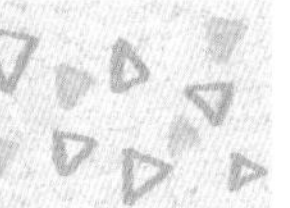

老化だけの要因で発症する疾患は少ないが，ほかの要因と相まって発症する疾患が数多く認められる．中枢神経系では，アルツハイマー型認知症やパーキンソン病などが加齢とともに罹患率が高くなる疾患である．ほかにも，動脈硬化症や高血圧症などの疾患があると，脳卒中（脳出血，脳梗塞）の発症確率が高くなる．循環器系では，うっ血性心不全や房室ブロックなどの不整脈が加齢とともに増加し，動脈硬化症や脂質異常症，高血圧症などの疾患があると，心筋梗塞発症の確率が高くなる．呼吸器系では，喫煙が加わると慢性閉塞性肺疾患（COPD）の発症が高率に認められる．また，加齢に伴って免疫能が低下するため，肺炎の罹患も多くなる．泌尿器系では，腎機能の潜在的な低下が認められるために，脱水などが起こると腎不全になりやすくなる．皮膚系では，脳卒中などで寝たきりになってしまうと褥瘡（じょくそう）ができやすくなり，

免疫機能の低下時には帯状疱疹(たいじょうほうしん)が出現することがある．運動器系では，とくに閉経後の女性に多く認められる骨粗鬆症(こつそしょうしょう)が増加し，変形性関節症が膝(しつ)関節や股(こ)関節に認められるようになる．感覚器系では，糖尿病がある場合には加齢に伴って白内障が発症しやすくなる．また，加齢に伴って難聴も認められやすくなる（**表6-1**）．

表6-1　加齢に伴って増加する疾患

部　位	疾　患
神経系	アルツハイマー型認知症，パーキンソン病，脳卒中
循環器系	うっ血性心不全，房室ブロック，脚ブロック，心筋梗塞
呼吸器系	慢性閉塞性肺疾患，肺炎
泌尿器系	腎不全，前立腺肥大，前立腺癌
皮膚系	褥瘡，帯状疱疹
運動器系	骨粗鬆症，変形性関節症
感覚器系	白内障，難聴

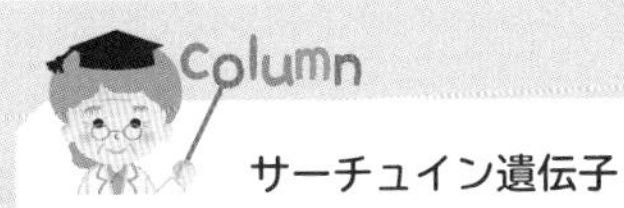

サーチュイン遺伝子

永遠の若さを保つ方法はないのだろうか？ 自由に餌を取れる状態にしたネズミと餌の摂取を制限した状態のネズミを飼うと，餌を制限したほうが長生きすることがわかり，この餌を制限されたときに活性化する遺伝子がサーチュイン遺伝子であった．この遺伝子の本来の働きは，飢餓になったときに活性化して，生物が生きながらえるようにすることであると考えられている．この遺伝子を活性化すると，ヒトも長生きできるのだろうか？ また，若い状態を保てるのだろうか？ 結論はまだ出ていないが，サーチュイン遺伝子を活性化する物質が発見されつつある．老化を制御できる時代が本当にやってくるのだろうか？

感染と感染症

学習目標

1 ▶ 感染と感染症の違いを理解する

2 ▶ 日常診療では，感染症のために来院する患者が多いこと，新興感染症や再興感染症が出現していることを理解する

3 ▶ 微生物の大きさをイメージできる

4 ▶ 感染症を引き起こす微生物の種類を理解する

5 ▶ 常在細菌叢（そう）の意味を理解する

6 ▶ 感染に対する生体側の免疫システムである非特異的防御機構（自然免疫）と特異的防御機構（獲得免疫）を理解する

7 ▶ 感染に対する生体側の非特異的防御機構（自然免疫）の働きによって炎症反応が引き起こされることを理解する

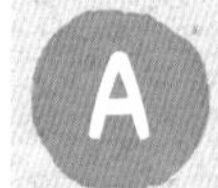
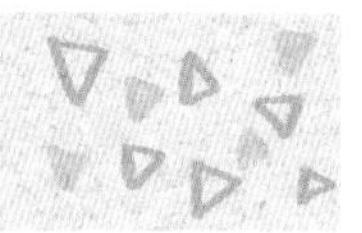

A 感染症とは何か？

1．感染と感染症

感染とは，病原微生物が生体内に侵入して，臓器や組織に定着し，増殖することである．しかし，感染があっても必ずしも病気を発症するとは限らない．症状が現れず，発病しない感染を不顕性感染（ふけんせいかんせん）と呼び，症状が現れ，発病に至る感染を顕性感染（けんせいかんせん）と呼ぶ（図7-1）．そして，感染によって引き起こされた疾病が感染症である．また，感染から発病までの期間を潜伏期（せんぷくき）と呼ぶ．

2．今なぜ感染症を学ぶ必要があるのか？

抗生物質（こうせいぶっしつ）（抗菌薬）の出現によって，感染症の臨床上の存在感は，いずれ失われていくと考えられた時期もあったが，抗菌薬に対する薬剤耐性菌（たいせいきん）や，新種の細菌やウイルスの出現などによって，感染症は消え去るどころか，その存在感を増しつつあるといわざるを得ない．

❶ 各種診療科で診ている感染症

感染性疾患はさまざまで，日常診療においても頻度の高い疾患である．感染症の原因となる病原微生物の種類は多数あり，その

抗生物質（抗菌薬）
微生物が産生して，ほかの微生物の増殖を阻害する物質である．1928年に見つかった，青カビが産生するペニシリンが最初の抗生物質である．本来微生物によって産生されたものを指すが，現在では，人工的に化学合成されたものも多く（合成抗菌薬），両者をあわせて広義の「抗菌薬」と呼ぶ．

薬剤耐性菌
抗菌薬の働きである細菌増殖を抑え，殺菌するという抗菌作用に抵抗性を示す細菌のこと．とくに臨床上問題となるのが，多くの種類の抗菌薬に抵抗性を示す多剤耐性菌の存在である．

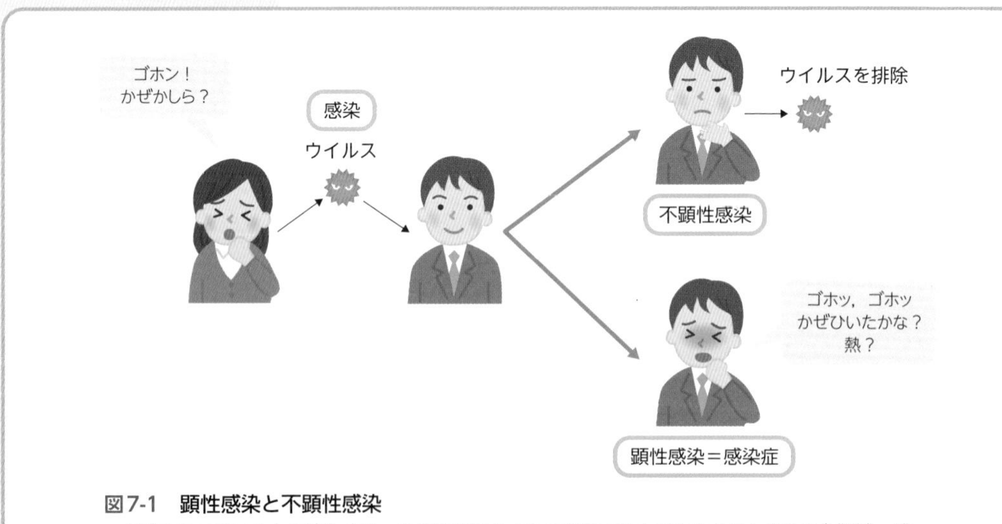

図7-1　顕性感染と不顕性感染
かぜをひいている人の咳などで，かぜの原因ウイルスを吸い込んでしまうことがある（感染）．感染した人の抵抗力が弱く，原因ウイルスを排除することができなければ，感染後2〜3日で咳や発熱などのかぜ症状が感染症として現れることになる（顕性感染）．しかし，感染した人の抵抗力が強く，原因ウイルスを排除することができれば，かぜをひくことはない（不顕性感染）．

種類や発病部位により，多様な感染性疾患が認められる．各種診療科では，毎日さまざまな感染性疾患が診られている（**表7-1**）．

❷ 新興感染症の出現

世界中の至るところに存在する病原菌もいれば，ある特定の地域にだけ存在する病原菌もいる．しかし，こうしたある地域に限定した風土病として知られていた疾患が，航空機などの輸送手段の発達に伴い，流行地域から24時間以内に別の遠隔地域に拡散することがまれではなくなった．このようにこれまで知られていない，新しく認識された感染症で，局地的あるいは国際的に公衆衛生上の問題となる感染症を新興感染症と呼ぶ．2002年から2003年にかけて，重症急性呼吸器症候群（SARS）が，飛沫感染によって世界中に拡大したのもその一例である．SARSの原因ウイルスは中国で最初に感染者を出したコロナウイルスの変異型で，ごく短期間のうちに世界中に拡大することになった．もともとコロナウイルスは，かぜの原因の15％程度を占めるウイルスで，ヒトが獲得した免疫応答が数年間しか持続しないため，その免疫がなくなると感染を繰り返すことが知られている．しかし，中国で新たに誕生した変異型コロナウイルスは，従来知られていたコロナウイルスとは遺伝子的に大きく異なっていたためにヒトの感染防御機構をすり抜けてしまい，呼吸不全などの重篤な症状を引き起こすことになったと考えられている．**表7-2**に最近の新興感染症の一部を示した．

重症急性呼吸器症候群（SARS）
severe acute respiratory syndromeの略．サーズとも呼ばれる．2002年，中国南部を源に世界中に広がり，約8,000人の患者が発生し，そのうち約800人が死亡した．変異型のコロナウイルス感染症で，急速に重症の肺炎をきたすためにこの名前がつけられた．

表7-1　各科で診ている感染性疾患の例

呼吸器系	上気道感染症／肺炎／肺結核／肺真菌症／インフルエンザ／百日咳など
循環器系	感染性心膜炎／感染性心内膜炎など
消化器系	胃腸炎・胃粘膜病変／食中毒／腸管出血性大腸菌感染症／ウイルス性肝炎／胆嚢・胆管炎／虫垂炎など
腎・泌尿器系	急性腎炎／腎盂炎／膀胱炎／骨盤内感染症／性感染症など
脳・神経系	髄膜炎・脳炎／CJDなど
血液系	AIDSなど
皮膚系	カンジダ症／麻疹／風疹／水痘・帯状疱疹／膿痂疹／足白癬／疥癬など
耳鼻系	流行性耳下腺炎／急性中耳炎／副鼻腔炎／扁桃・咽頭炎など
眼系	感染性結膜炎など

表7-2　主な新興感染症

年	病原体	分　類	疾　患
1973	ロタウイルス	ウイルス	小児下痢症
1977	エボラウイルス	ウイルス	エボラ出血熱
1980	ヒトT細胞白血病ウイルス1型	ウイルス	成人T細胞白血病
1982	腸管出血性大腸菌O-157	細菌	出血性大腸炎，溶血性尿毒症症候群
1983	ヒト免疫不全ウイルス	ウイルス	後天性免疫不全症候群（AIDS）
1983	ヘリコバクター・ピロリ	細菌	胃炎，胃潰瘍，十二指腸潰瘍
1988	ヒトヘルペスウイルス6型	ウイルス	突発性発疹
1989	C型肝炎ウイルス	ウイルス	肝炎
1995	G型肝炎ウイルス	ウイルス	肝炎
1997	トリインフルエンザウイルス	ウイルス	高病原性鳥インフルエンザ
1999	ウエストナイルウイルス	ウイルス	ウエストナイル熱
2003	SARSウイルス	ウイルス	重症急性呼吸器症候群
2012	MARSウイルス	ウイルス	中東呼吸器症候群
2019	SARS-CoV-2	ウイルス	COVID-19

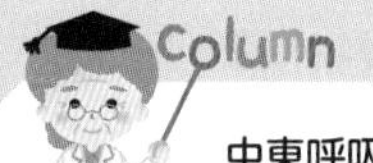

中東呼吸器症候群（MERS）

2012年，新聞やテレビなどをにぎわしたMERS（Middle East respiratory syndromeの略．マーズとも呼ばれる）は，SARSと同様にコロナウイルスの変異型が原因の，中東で発生した呼吸器感染であるが，韓国内で大量の感染者が出たことで注目された．患者と同じコロナウイルスがヒトコブラクダから分離されており，感染源の一つと考えられている．一方，患者のなかには動物との接触歴のない人も含まれており，家族間や医療機関における患者間，患者-医療従事者間などの感染も報告されており，飛沫感染や接触感染などの感染経路が疑われている．SARSと同様に重症化して死者まで出すような感染症であるが，もともとコロナウイルスはかぜを引き起こすウイルスの一種で，重症化するような感染症を引き起こすウイルスではない．遺伝子変異の結果，重症呼吸器感染症を引き起こすようになったと考えられる．さらには，2019年に中国を起源とする新型コロナウイルスが発生し，世界中にパンデミックが広がった．

❸ 再興感染症の出現

再興感染症は，世界保健機関（WHO）の定義によると「既知の感染症で，すでに公衆衛生上の問題とならない程度までに患者が

表7-3　主な再興感染症

分　類	病原体	疾　患
細菌	結核菌 A型溶血性レンサ球菌 百日咳菌 サルモネラ菌 黄色ブドウ球菌 肺炎球菌	結核 劇症型溶血性レンサ球菌感染症 百日咳 食中毒 メチシリン耐性黄色ブドウ球菌感染症 ペニシリン耐性肺炎球菌感染症
ウイルス	インフルエンザウイルス 狂犬病ウイルス	インフルエンザ 狂犬病
原虫	マラリア原虫	マラリア

減少していた感染症のうち，近年再び流行し始め，患者数が増加したもの」とされる．**表7-3**に示したように代表的な疾患としては，結核があげられる（p.205参照）．結核は，古くから国民病と呼ばれるほど日本には多かった疾患で，新撰組の沖田総司や歌人の樋口一葉，音楽家の瀧廉太郎など数多くの歴史上の人物が結核によって短い生涯を終えている．1950年（昭和25年）までは，日本人の死因の第1位を占める疾患として恐れられていた．しかし，近年の生活水準の向上や衛生環境の改善，医学医療の進歩などによって，結核患者は減少の一途をたどりつつあった（1950年の結核死亡率は人口10万対146で，2017年の1.8の約80倍）．ところが，1997年から3年間ほど増加に転じ，「結核緊急事態宣言」が国から出されるほどになった．これを契機に，結核が再興感染症として注目を集めるようになったが，現在の日本の結核感染にはいくつかの特徴がある．若い世代での抵抗力の低下が一つの要因と思われるが，集団感染が増加しており，重症化例も増えている．また，超高齢社会となり，さまざまな疾患を抱える高齢者の合併症としての結核発症が増えている．ほかにも，格差問題の拡大に伴って，健康管理システムから抜け落ちる層からの結核発症が増加している．加えて，多剤耐性結核の増加は，結核の封じ込めを困難にする要因となっている．こうした結核の再興の一要因として，医学教育カリキュラムにおける結核に対する教育機会の減少もあり，感染症に対する教育の重要性を再認識する必要がある．

❹ 感染症予防のための対策「感染症法」

新興感染症や再興感染症など感染症の状況変化に伴って，これまでの「伝染病予防法」，「性病予防法」，「エイズ予防法」の3つを統合し，1998年に新たな「感染症法」が制定された．その後，SARS（重症急性呼吸器症候群）などの海外での感染症の発生，移動手段の発達に伴う人や物資の移動が迅速・活発になることなどに対応するため2003年に改正され，さらに2006年の改正では「結核予防法」と結合された．現在では，症状の重さや病原体の感染力などから感染症を1～5類の5種類の感染症と新型インフルエンザ等感染症，指定感染症，新感染症を加えた8種類に分類している．

❺ 院内感染の増加

病気を治療する場である病院は，多様な病原体に感染した患者が集まることで，薬剤耐性菌も数多く生息しており，感染症にかかりやすい場所でもある．また，癌や重篤な疾患を抱える患者も多く，感染症にかかりやすい人が多数存在する場所でもある．そのため，病院内では**集団感染**が発生しやすく，治療が困難な重篤な感染症が発生する可能性も高い．事実，院内感染の報告は年々増加しており，院内感染を予防するためにも感染症の病態について学習する必要がある．

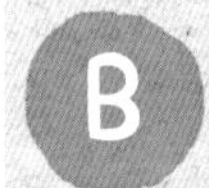

B 感染症の原因となる病原体

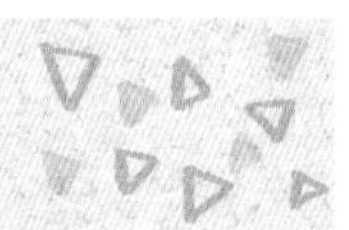

ヒトの感染症の原因となるものを**病原体**と呼び，病原体は病原性を持つ．そして，感染を受ける側（ヒト）を**宿主**（しゅくしゅ）と呼ぶ．病原体の病原性は，**侵襲性**，**毒力**，**増殖性**の3要因によって決まる．ここでの侵襲性とは体内へ侵入する能力を意味し，毒力とはその病原体が感染したときにどの程度の強さの症状をもたらすかその能力を意味し，増殖性とは微生物がある種の宿主の体内で安定して増殖できる能力を意味する．病原体が感染症を引き起こすには，この3つの要因を満たしている必要がある．しかし，感染後に発病するかどうかは病原性のみで決まるのではなく，**図7-2**に示したように宿主の抵抗力と病原体の病原性のバランスによって決まる．

宿主
ある生物が，栄養や生活を依存（寄生）している相手の生物．

病原体となり得るものには多くの種類があるが，目に見えない微小な生物である微生物が主なものである．われわれの周囲に存在している目に見えない無害な微生物も，宿主の抵抗力によっては病原性を示すことがある．つまり，われわれの周囲に存在しているおびただしい数の微生物を「病原性のもの」と「非病原性のもの」の2つに分ける考え方は間違いで，病原性のないものと考えられている微生物でも，免疫力の低下した人にとっては病原性を持つものになる可能性がある．

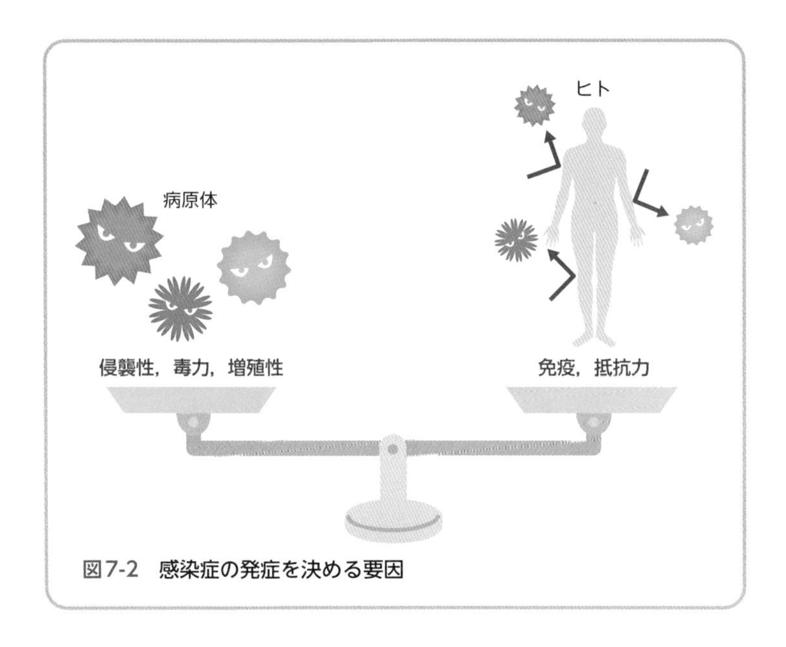

図7-2　感染症の発症を決める要因

1. 病原体とは何か？

❶ 病原体の大きさ

微生物は非常に小さいため，人の目に見えないことは誰でも知っている．しかし，小ささゆえに，手についた食べ物をなめてしまったり，テーブルに落とした食べ物を拾って食べてしまったりと，普段の生活では微生物の危険性があまり自覚されてはいない．それでは，微生物はどの程度の大きさなのだろうか？

図7-3に，ヒトの大きさを地球に見立てたときの真菌，細菌，ウイルスのそれぞれ大きさの目安を示した．地球は直径1万2,000kmの非常に大きな惑星であるが，地球（ヒト）に対して真菌は大きなクジラ，細菌はクルマ，ウイルスはイヌ程度の大きさに相当する．地球からみれば，これらは比較にならないほど小さいことがわかる．そのため，細菌は光学顕微鏡，ウイルスは電子顕微鏡を使わなければ見ることができない．実際の大きさとしては，細菌の平均的な大きさは，1mmの1/1,000である1μm（マイクロメートル），ウイルスはその1/10～1/100〔0.1～0.01μm＝100～10nm（ナノメートル）〕程度の大きさである．

❷ 病原体の分類

表7-4に示したように，病原体は，核膜で包まれた細胞核を持つ細胞で構成される真核生物と核膜を持たない，つまりは，構造として区別できる細胞核を持たない細胞で構成された原核生物，ウイルス，プリオンタンパクに分けられる．生物と無生物の境

真菌
単細胞あるいは糸状に多細胞をなす微生物で，核膜を有する真核生物の一種である．単細胞型は酵母，多細胞型は糸状菌（カビ）と呼ばれる．

細菌
単細胞の微生物で，核膜を持たない原核生物の一種に属する．栄養や水のある環境下では自己増殖できる．また，細菌は形態から，球菌（球状）と桿菌（棒状・円筒状）に，増殖環境下から，好気性菌（酸素がないと増殖できない）と嫌気性菌（酸素があると増殖できないもしくは死滅する）に，細菌の染色法であるグラム染色による染色性によって，グラム陽性菌とグラム陰性菌に分けられる（例：結核菌は，好気性のグラム陽性桿菌である）．

ウイルス
細胞をもたず，核酸とそれを包むタンパクだけの単純な構造の物質（微生物）である．細菌とは異なり，単独では生存できない．また，自己増殖する能力がなく，別の細胞のなかでしか増殖できないため，ほかの生物を宿主にして自己複製する．

プリオンタンパク
プリオンとは，protein（タンパク），infection（感染），virion（形態学的に完全なウイルス粒子）を組み合わせた造語で，タンパク性の感染因子．

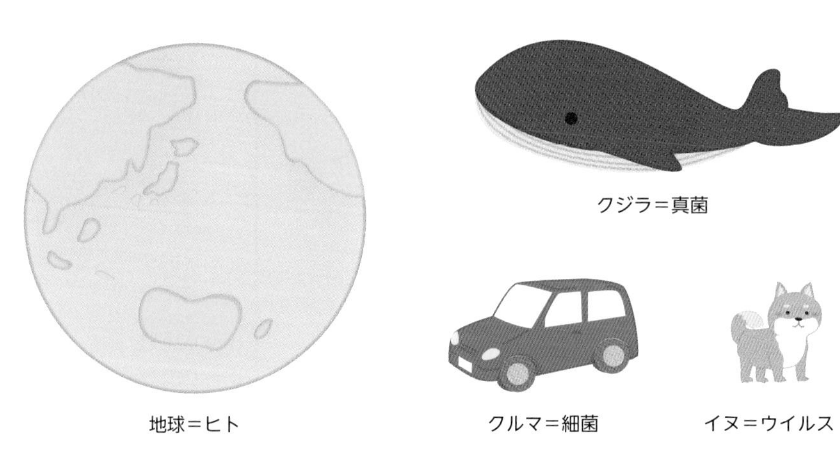

図7-3　微生物の大きさのイメージ
ヒトの大きさを地球に見立てると，真菌はクジラ，細菌はクルマ，ウイルスはイヌの大きさにたとえられ，いかに微生物が小さいか想像できる．もちろん細菌やウイルス一つをとっても種類によって大きさは異なり，小さい細菌（たとえばクラミジア）と大きいウイルス（たとえばポックスウイルス）などではほぼ同じ大きさとなる．

表7-4　病原体の分類

真核生物（核膜がある生物）	真菌	カビの仲間	白癬菌，カンジダ，アスペルギルスなど
	原虫	原生動物の仲間	マラリア原虫，赤痢アメーバ，エキノコッカスなど
原核生物（核膜がない生物で，細菌類や藍藻類など）	スピロヘータ	大型の細菌	梅毒トレポネーマなど
	一般細菌		淋菌，大腸菌など
	マイコプラズマ	細胞壁のない最も小さい細菌	肺炎マイコプラズマなど
	リケッチア	動物由来の細胞内寄生性細菌	発疹チフスリケッチア，ツツガムシ病リケッチアなど
	クラミジア	小型の細胞内寄生性細菌	クラミジア・トラコマチス，オウム病クラミジアなど
ウイルス	RNAウイルス		HIV，麻疹ウイルス，インフルエンザウイルスなど
	DNAウイルス		アデノウイルス，ヘルペスウイルスなど
異常タンパク	プリオン	核酸なし	—

界を厳密に定めることは難しいが，原則的に生きていくためのタンパクと次世代を生み出すための遺伝物質の両方を持っているものを生物と定義することが多い．その定義に従うと，ウイルスには生きていくためのタンパクが欠如しており，遺伝物質とそれを囲む外殻タンパクだけでできているため，生物の範疇には入らない．原核生物は，スピロヘータ，一般細菌，マイコプラズマ，リケッチア，クラミジアに分けられる．真核生物は，多細胞生物で

ある真菌と単細胞生物の原虫に分けられる.

❸ 病原体による感染症発症を決める因子

病原体の攻撃力は, 侵襲性, 毒力, 増殖性の3要因によって決まる. ヒトに感染して, 感染症を起こすためには, 病原体がヒトの体内に侵入して, 発育・増殖する場を確保し, 宿主の抵抗力に打ち勝つ必要がある.

ⓐ 侵襲性　最初に病原体は, 主な侵入部位である表皮や粘膜の上皮細胞に付着する必要がある. 細菌の場合には線毛などの構造物あるいは表面物質が接着に関係し, ウイルスの場合にはウイルス粒子表面のタンパクが細胞表面の受容体に結合することが知られている. 細菌の場合には組織内に侵入する能力があり, ウイルスの場合には受容体結合後に細胞内に取り込まれ, ウイルスを複製して周囲の細胞に感染を拡大していく.

ⓑ 毒力　細菌感染では, 細菌が産生する毒素(外毒素)が特定の臓器に働いて症状をもたらす. たとえば, 黄色ブドウ球菌はエンテロトキシンを産生して, 嘔吐や腹痛, 下痢などの症状をもたらす. ウイルス感染の場合は, 感染した細胞に細胞死をもたらすことが多く, たとえば, ポリオウイルスが神経細胞の死を誘導して麻痺などの症状をもたらす.

ⓒ 増殖性　生体内に侵入後, 宿主側の抵抗力による排除しようとする力が働くため, 増殖する速度も重要な要因となる. 食中毒の原因菌となる腸炎ビブリオは, 7～8分で倍加するほど増殖速度の速い細菌で, 夏になると海水中で増殖するため, 魚介類による食中毒の原因となることがある.

2. 常在細菌叢(そう)(常在微生物叢)の存在

❶ 常在細菌叢の存在部位

人体そのものが数多くの微生物との共生の場となっており, ヒトの皮膚や粘膜の表面に定着している微生物の集団を常在微生物叢と呼び, 細菌のみを問題にする場合は常在細菌叢と呼ぶ. 胎内にいる胎児は無菌状態であるが, 産道内を通過する際に細菌の寄生が始まり, その後皮膚(100万個以上／cm^2)や口腔内(1,000億個以上), 大腸内(100兆個以上)などに多種多数の常在細菌叢が存在するようになる(**図7-4**). 皮膚上に細菌が存在しても, 重層扁平上皮を通過して皮下組織にまで侵入することはないので, 皮膚上の常在細菌叢の存在は危険ではない. それでは, 口腔内や大

重層扁平上皮
皮膚や角膜, 食道粘膜などは, 扁平の上皮が幾重にも重なった多層の細胞からできており, 強い被膜となって保護している. ちなみに一層の場合は, 単層扁平上皮と呼び, 栄養や酸素などの交換の働きを持つことが多い. 血管内皮や肺胞などがそれにあたる. 胃や小腸, 大腸は吸収に適した単層円柱上皮をとる.

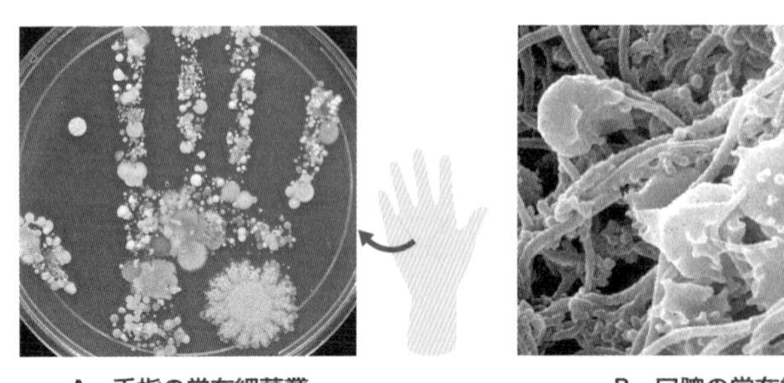
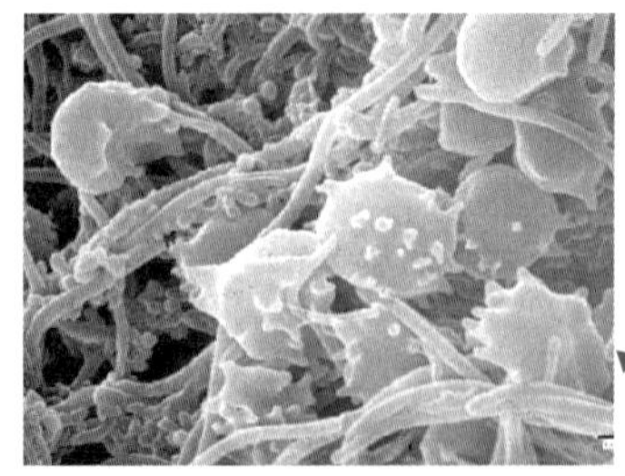
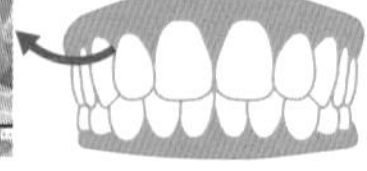

A. 手指の常在細菌叢　　B. 口腔の常在細菌叢

図7-4　常在細菌叢

A：手形培地に手を押し当ててから1日培養すると，細菌が増殖して塊を形成してくる．
B：口腔内のプラーク（歯垢）を走査電子顕微鏡で観察すると，無数の細菌が確認できる．

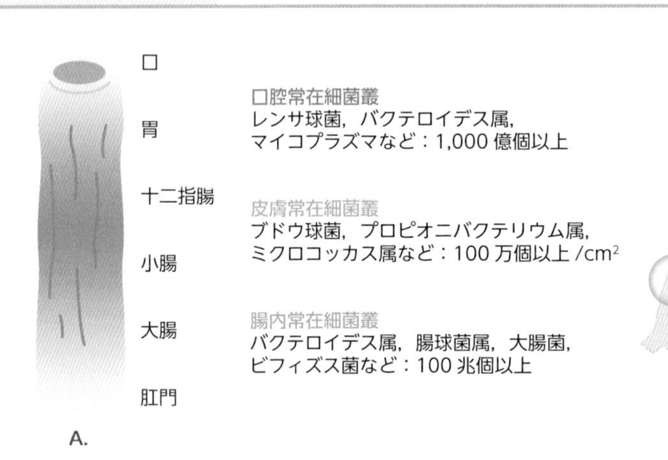

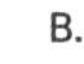

図7-5　ヒトの体と常在細菌叢

A：ヒトの口から肛門までの消化管をひとつなぎの管と考えるならば，竹輪のようなものである．竹輪の外側と同様に，竹輪の穴の表面も竹輪にとっては外気に触れる外側になる．ヒトの消化管も同様であり，粘膜の表面に細菌が定着していても不思議ではない．
B：口腔内，皮膚，大腸の主な常在菌の種類と数を示した．

腸内に大量に存在する常在細菌叢は何か問題を起こさないのだろうか？ ヒトの体をよくみてみると，口から肛門まではつながっており，消化管をひとつながりの管とみるならば，ヒトは竹輪やミミズのようなものと考えることもできる．**図7-5-A**に人体を竹輪に見立てた図を示した．この図を見る限り，口から肛門までは，竹輪の中心を貫く穴であり，穴の表面は内側ではなく，外気に触れる外側ともいえる．その意味では，ヒトの皮膚と同じように口腔内や大腸内に細菌が大量に存在しても何ら不思議ではなく，問題を起こすこともない．

栄養素を吸収する小腸においては，細菌の侵入が容易なため，口腔内で汚染された食物は，胃のなかの胃酸によって滅菌される．そして，十二指腸では膵臓（すいぞう）からアルカリ性の膵液が分泌されて，酸性になった食物が中性に戻されることで，胃酸による損害を受けずにすむ．そのため，胃から小腸にかけては細菌の数は非常に少なくなっている．

❷ 常在細菌叢の存在意義

常在細菌の主な種類（**図7-5-B**）とその存在意義についてみてみる．

皮膚にはブドウ球菌属や，毛包（もうほう）や皮脂腺（ひしせん）に存在するプロピオニバクテリウム属のアクネ菌などが生息している．そして，これらの菌が皮脂膜をつくることによって外部からの細菌の侵入を防いでいるとされている．しかし，これらの菌そのものがヒトに感染症を引き起こすこともある．アクネ菌による座瘡（ざそう）（にきび）がその代表例である．

口腔は病原菌の侵入口となっているにもかかわらず，多くの病原性細菌は口腔内に定着することができない．これは，口腔内の常在細菌叢の存在によって排除されていると考えられている．口腔細菌は，未同定の細菌を含め約700種類，1,000億個以上いるといわれているが，ほとんどが数種類のレンサ球菌属で占められている．これらのレンサ球菌で形成される初期プラークの存在が，外来性の細菌の定着を阻害しているため，レンサ球菌を中心とした細菌叢を保つことが重要とされている．しかし，口腔ケアが不十分になると，口腔内プラークが増加して，歯周病の原因となるポルフィロモナス属の菌も定着できるようになり，歯周病を引き起こしてしまう．つまり，適度な口腔細菌叢の維持が重要ということになる．

ヒトの腸内細菌は，400種類，100兆個以上といわれており，腸内細菌の総重量は1kgにも及び，脳や肝臓と同じくらいの重さである．腸内細菌は，乳酸菌などの善玉菌（有用菌）と大腸菌などの悪玉菌（有害菌）およびバクテロイデスや嫌気性レンサ球菌などの日和見菌（ひよりみきん）に大きく分けられる．また，大腸内の常在細菌叢の菌種は年齢によって変化し，高齢者では大腸菌などの悪玉菌が多くなる（**図7-6**）．これらの菌（主に善玉菌）との共生の利点は，病原菌からの感染防御や免疫機能の向上，ヒトが消化できない食物の代謝，ビタミンの産生などがあげられる．一方では，宿主の抵抗力が落ちたときには内因感染の原因（主に悪玉菌と日和見菌）になるなどの不利益ももたらしている．

毛包
毛根を包んでいる組織で，毛根を保護し，毛の成長の通路となる（下図参照）．

皮脂腺
毛包に付属した皮脂を分泌する腺で，毛や皮膚の乾燥を防ぐ働きをする（下図参照）．

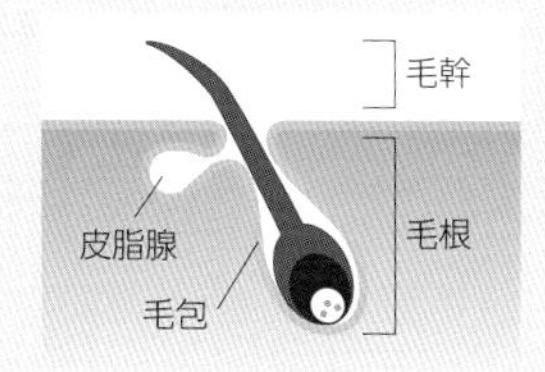

レンサ球菌
球形の菌が数珠状に連なった形態をとるものの総称．

プラーク
口腔では歯垢（しこう）を意味する（p.12参照）．

歯周病
歯と歯茎の間で繁殖する細菌に感染し，歯茎の周りに炎症が起こる病気．う歯（虫歯）とともに歯科の2大疾患である．

日和見菌
ヒトに常在する病原性がないか，あるいは病原性が弱い菌で，健康な状態では悪い影響を及ぼさない．しかし，宿主の感染防御機構（免疫力）が低下すると病原性を示す菌となる（黄色ブドウ球菌，腸球菌，緑膿菌など多種）．日和見菌によって発症する感染症を日和見感染症という．多くは癌や免疫不全症，糖尿病といった基礎疾患を持つ患者に起きやすい．

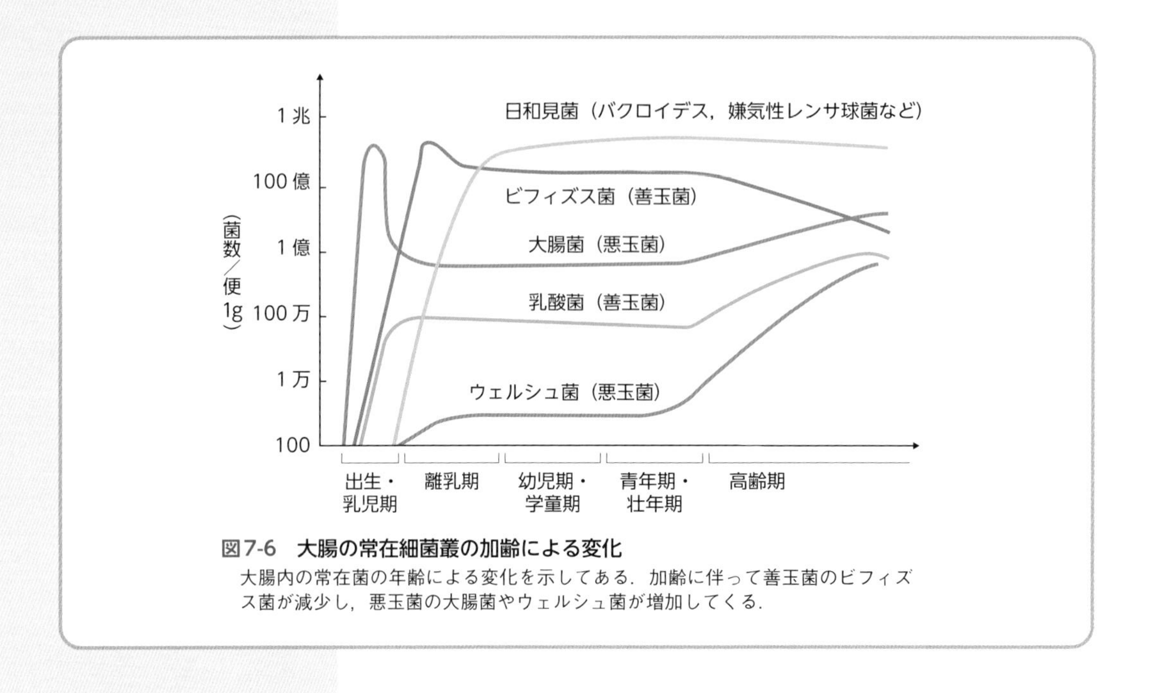

図7-6　大腸の常在細菌叢の加齢による変化

大腸内の常在菌の年齢による変化を示してある．加齢に伴って善玉菌のビフィズス菌が減少し，悪玉菌の大腸菌やウェルシュ菌が増加してくる．

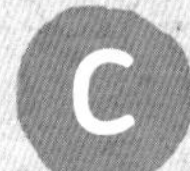

感染に対する防御能

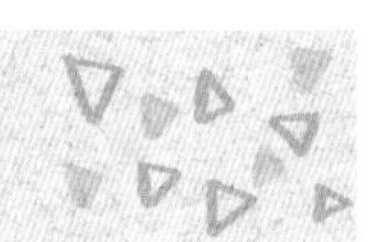

感染に対する防御能は，免疫という言葉で知られている．伝染病の流行後に生き残った人が，同じ伝染病の再流行時に伝染病に罹(かか)らずにすむことは古くから経験的に知られており，この疫病を免れる能力を**免疫**と呼んでいた．一度罹った病気には二度罹らないというこの免疫現象は，18世紀の終わりにジェンナーが牛痘(ぎゅうとう)ウイルスを接種することによって天然痘ウイルスの感染を防御できることを実証し，科学的に証明された．その後，19世紀後半における各種感染症の病原体の発見と，パスツールによるワクチンの開発やベーリングと北里柴三郎(きたさとしばさぶろう)による抗体の発見などによって免疫の本質が徐々に解明されていった．さらに20世紀には生化学的手法や分子遺伝学的手法を用いた研究の進展に伴って，「異物を認識して特異的に排除する」という免疫の本質が遺伝子レベルにまで詳しく解明されるようになった．

ただし，こうした異物に対する特異的な反応は，進化の過程においては初期の脊椎動物レベル（ヤツメウナギなど）になって初めて出現しており，それ以前の生物においては非特異的な防御機構が主に働いていた．たとえば，アメーバなどでは細胞膜そのも

ジェンナー
Edward Jenner (1749-1823)，イギリスの医師．

牛痘
天然痘ウイルスに近い，牛痘ウイルス感染によって発症するウシの水疱性疾患である．

パスツール
Louis Pasteur (1822-1895)，フランスの細菌学者．

ベーリング
Emil Adolf von Behring (1854-1917)，ドイツの細菌学者．

北里柴三郎
わが国最初の細菌学者 (1852-1931)．

のが微生物の侵入に対する防御機構として働いている．

1．非特異的防御機構（自然免疫）

原始的な生命体にも存在していた非特異的な防御機構とはヒトにおいてはどのようなものだろうか？ **非特異的防御機構**は，生物体に生まれつき備わっている防御機構であり，**自然免疫**と呼ばれている．ヒトの体内への病原体の侵入口は，皮膚，呼吸器，消化器，生殖器などで，皮膚や粘膜の上皮細胞そのものが侵入防御に働いている．涙や鼻汁（びじゅう），唾液（だえき）などはそのなかに含まれる抗菌作用を持つ酵素などにより微生物の侵入を防止する．また，咳（せき）やくしゃみ，気管支や腸の上皮細胞から分泌される粘液や線毛（せんもう）運動，強酸性の胃液，排尿，膣（ちつ）内の酸，常在細菌叢（そう）などが，外来の微生物の侵入と定着を阻害している．これらの機構が自然免疫の一次防御ラインとして働いている（**図7-7-A**）．

病原体が一次防御ラインを乗り越えて体内に侵入すると，最初に組織中で**ヒスタミン**などの化学物質が産生され，その部位の毛細血管の拡張とともに血管透過性が亢進し，血漿（けっしょう）中の**抗体**（p.128参照）や**補体**（p.68参照），**好中球**や**マクロファージ**などの貪食（どんしょく）細胞が組織内へ移動し始める．集まってきた好中球やマクロファージ，NK細胞などの細胞成分と抗体や補体などの液性成分が協力しあって，侵入してきた病原体を排除しようと働きだす．病原体のうち，細菌感染に対しては，好中球とマクロファージが貪食という方法で対処し，抗体や補体が貪食作用を促進する．ウイルス感染した細胞に対しては，NK細胞が破壊などに働く．これらの自然免疫の二次防御ライン（**図7-7-B**）の働きによって，異物の排除や組織の修復が行われ，それによって発赤（ほっせき）や発熱（熱感），腫脹，疼痛（とうつう）などの**炎症**（主に**急性炎症**）と呼ばれる症状が現れる．

NK細胞
natural killer細胞（ナチュラルキラー細胞）の略．リンパ球の一種で，抗原感作なしに（敵を教えられなくても），すでに活性化された細胞傷害性を示す細胞．生まれつき（natural）細胞傷害性（killer）を持っていることからNK細胞と名付けられた．好中球，マクロファージと同様に自然免疫の主要因子である．

2．特異的防御機構（獲得免疫）

ほとんどの病原体は，前述の自然免疫によって排除され，感染症を引き起こすことはまれである．しかし，強い病原性を持つ微生物などは，自然免疫による防御システムに抵抗し感染するため，より強い防御システムが必要となる．そこで，自然免疫では排除できなかった病原体を排除するシステムとして，進化の後期に誕生したのが**特異的防御機構**（**獲得免疫**）である．この獲得免疫には，主に体液中に存在する抗体によって担われる**液性免疫**とウイ

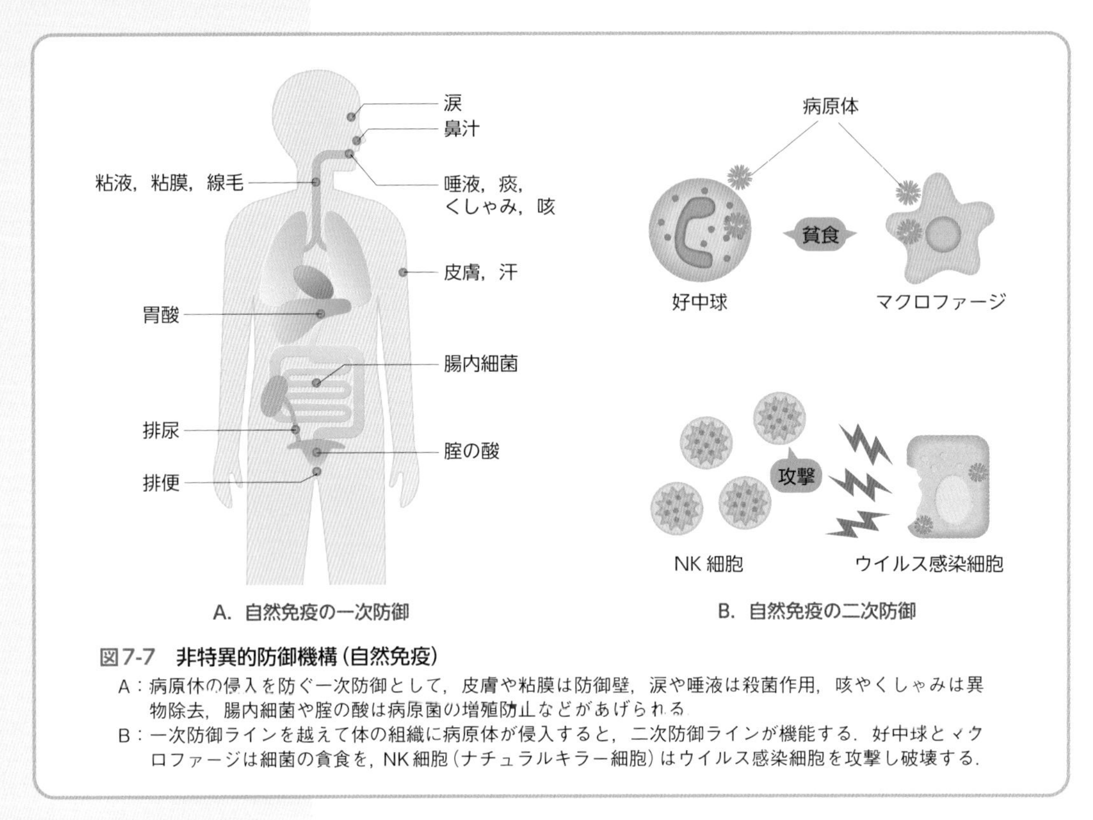

図7-7　非特異的防御機構（自然免疫）

A：病原体の侵入を防ぐ一次防御として，皮膚や粘膜は防御壁，涙や唾液は殺菌作用，咳やくしゃみは異物除去，腸内細菌や膣の酸は病原菌の増殖防止などがあげられる．
B：一次防御ラインを越えて体の組織に病原体が侵入すると，二次防御ラインが機能する．好中球とマクロファージは細菌の貪食を，NK 細胞（ナチュラルキラー細胞）はウイルス感染細胞を攻撃し破壊する．

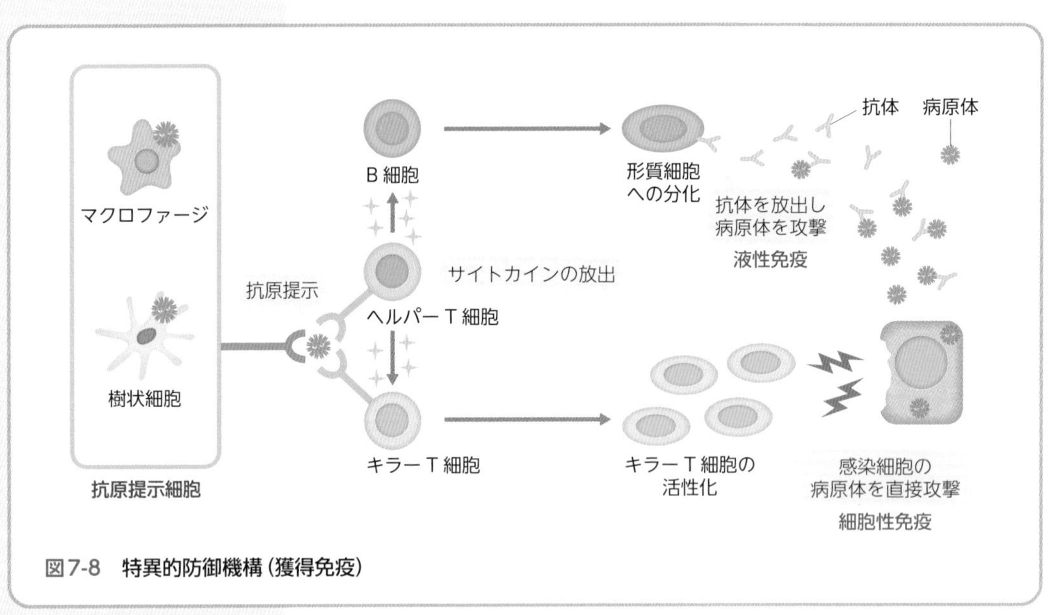

図7-8　特異的防御機構（獲得免疫）

ルス感染した細胞内のウイルスを排除するために必要なキラー（殺し屋）リンパ球（キラーT細胞）によって担われる**細胞性免疫**の2つが存在する（**図7-8**）．

細菌やウイルスのような病原体が自然免疫を乗り越えて体内に侵入すると，全身の組織中に存在するマクロファージや樹状細胞，B細胞（Bリンパ球）によって捕らえられ，細菌やウイルスの異物タンパク（抗原）がT細胞（Tリンパ球）に「異物＝敵」として示される．この過程は，抗原提示と呼ばれる段階で，免疫の主役を務めるリンパ球に対して敵がどれかを教える重要な段階である．敵がどれかを教えられたT細胞のなかのヘルパーT細胞は，サイトカインを放出しB細胞の形質細胞への分化と抗体の産生を援助する．産生された抗体は，ウイルスや細菌に結合して，異物排除機構をスタートさせる．これが液性免疫と呼ばれている免疫機構である．放出されたサイトカインは，同時にマクロファージの活性化を引き起こして自然免疫系の働きも増強する．

サイトカイン
多数の異なる細胞から産生され，多数の異なる細胞に働きかけるタンパクである．主に免疫細胞の間で情報伝達を担う生物活性因子の総称．

抗体の攻撃をすり抜けて，細胞内に感染してしまったウイルスなどは，抗体による排除は不可能となるため，ヘルパーT細胞が放出するサイトカインに活性化されたキラーT細胞によって感染細胞ごと破壊される．このように細胞を破壊してまでウイルスの排除を行おうとする細胞性免疫と呼ばれる免疫機構は，肝炎の発症原因になるなど副作用を伴う反応である（主に慢性炎症）．

D 感染症の発症

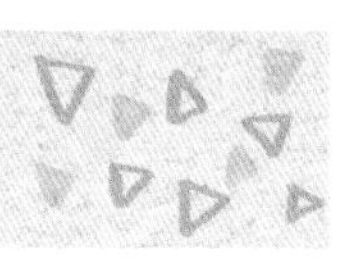

感染症の発症には，その原因である病原体の存在と生活環境や宿主の条件などが複雑に関与している．感染源（病原体），感染経路，感受性宿主（宿主の免疫力など）を感染症発症の3大要因と呼び，感染症の発症にはこの3つの要因がすべてそろう必要がある．

1．感染源（病原体の存在）

病原体は，ヒトや動物などの生体内および排泄物（尿，便，痰，鼻汁，唾液など），土壌，水，大気などの自然環境中に存在し，ヒトへの感染源となる．

❶ 人体感染源

病原体を保有しているヒトが人体感染源で，咳などを介してほかのヒトに拡散させる．感染源にはすでに症状が出ている患者と，感染しているが症状の出ていない保菌者がいる．保菌者には，感染後症状が出るまでの潜伏期保菌者，発病後症状がよくなったが病原体が残っている病後保菌者，感染しても症状を示さず，健康にみえる健康保菌者の3種類がいる．

❷ 動物感染源

ヒトに病気を起こす病原体に感染，もしくは病原体を保有している動物が感染源となる．病原体のなかには人獣共通感染症の原因となる微生物が少なくなく，ウシやブタなどの家畜から直接感染するか，その肉や卵，糞便などを介して感染する．代表的なものには狂犬病やオウム病などがある．また，病原体を保有する蚊やダニなどの節足動物も感染源となり，日本脳炎やマラリア，日本紅斑熱など多種に及ぶ．

❸ 環境感染源

土壌や水，大気中には多数の微生物が存在しており，これも感染源となる．たとえば土壌中には破傷風菌がいるために，傷口などが土壌に触れることで感染し，破傷風に罹ることがある．

2. 感染経路

ヒトや環境中にある病原体が，未感染のヒトを感染させるに至るまでの経路を感染経路と呼ぶ．感染経路を大きく分けると，ヒトや環境などからヒトへ伝播する，いわゆる通常の感染伝播である水平感染と，母体から胎児に感染する垂直感染に分けられる．

❶ 水平感染

病原体が新たな宿主に感染する経路として，感染源から周囲のヒトに直接的・間接的に伝播する，いわゆる横に広がっていく通常の感染を水平感染と呼ぶ．水平感染に至る感染経路には次のようなものがあげられる．

① 感染源であるヒトや動物との直接的な接触(キス，性行為など)や汚染された食器や手すりなどを介した間接的な接触から感染する接触感染，② 咳やくしゃみなどによって，病原体を含んだ飛沫(飛び散る細かなしぶき)を吸い込むことによって感染する飛沫感染，③ 飛沫の水分が蒸発し，病原体を含んだ微小な粒子(飛沫核)が空気中に浮遊し，主に呼吸によって吸い込み，感染する空気感染(飛沫核感染)，④ 飲料水や食品中に混入した病原体によって感染する媒介物感染，⑤ 蚊やダニなどの節足動物によって感染する媒介動物感染などがある．

また，ヒトの体への侵入口によっても，経気道感染(鼻や口で

飛沫核

飛沫核は，直径5μm以下の軽い微粒子で空気中を漂う(下図参照)．飛沫核で感染する感染症は，結核，麻疹(=はしか)，水痘(=みずぼうそう)が代表疾患としてあがる．

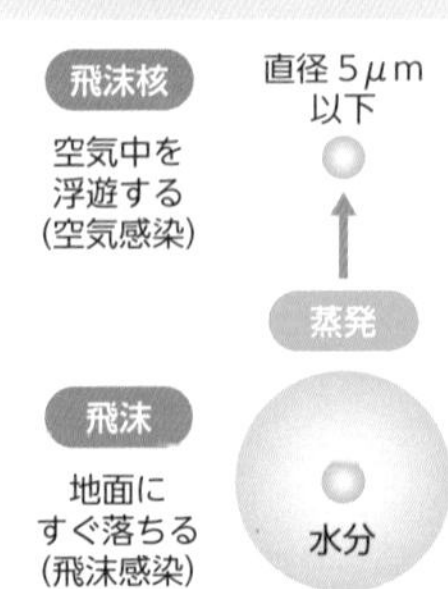

吸い込む），経口感染（口に入れる），経皮感染（刺傷，咬傷など），血液感染（輸血など）などに分けられる．

❷ 垂直感染（母子感染）

妊娠中または分娩（ぶんべん）時において，母体保有の病原体が胎児へ感染することを垂直感染と呼ぶ．垂直感染に至る感染経路には次のようなものがあげられる．① 胎児が子宮内で胎盤を経由して侵入した病原体に感染する経胎盤感染（子宮内感染），② 出産時に胎児が産道を通過する際に感染する産道感染，③ 出生後に母乳を介して感染する母乳感染がある．

3．感受性宿主と日和見感染症

病原体が体内に侵入したとしても必ずしも感染症が発症するわけではない．病原体の病原性と宿主の抵抗力のバランスによって発症する場合もあれば，発症しない場合もある．

健康な宿主では免疫などの抵抗力が強く，病原体から防御することができる．しかし，年齢や性別，免疫力，疾患を持つ人によっては易感染性（感染症に罹患（りかん）しやすい状態）の宿主となり，生体の防御能が十分に機能しないため，病原性の低い病原体であっても容易に感染することになる．このような抵抗性の低下している人に発症する感染症を日和見（ひよりみ）感染症と呼ぶ．

4．院内感染症と対策

❶ 院内感染症

病院内に入院している患者は，外来だけでは治癒しづらい疾患を患っており，免疫能も低下している場合が多い．さらには，手術や放射線治療，化学療法などの抵抗力の低下する治療を受けていることも多く，まさに日和見感染症が発症しやすい状態にある．外来では感染症のために来院する患者も多く，病院は病原体の集まる場所といっても過言ではない．これらのことから，一般の市中環境と比較して，病院内は感染症の集団発生リスクが高い．院内における感染症は，市中での感染症とは病原体が異なっている場合が多く，対策も特殊になるため，院内感染症と呼んで区別している．

院内感染では，感受性宿主が日和見感染症を発症した際に薬剤耐性菌に感染している場合もあり，治療が難しく，患者の生命に重大な損害を与えることも少なくない．そのため，院内感染の発生を未然に防ぐことがとても重要になる.

❷ 院内感染対策

アメリカ疾病管理予防センター(CDC)から出されたスタンダードプレコーションと呼ばれる予防対策が，患者と医療従事者を院内感染から守るガイドラインとして有効とされている．このガイドラインでは，感染経路を空気感染，飛沫感染，接触感染の3つに分類して対策を立てている．患者ケアに際しては，患者の血液や体液，分泌液(涙と汗は除く)，排泄物，傷のある皮膚，粘液などを感染性があるものとして取り扱い，それらに触れたときには手洗いや手指消毒を行うこととしている．また，感染物質に接触することが予測される場合には，手袋やマスク，ガウン，ゴーグルなどを着用する．

感染予防には，感染経路を遮断することが最も効果的であり，接触感染に対しては手洗いと手袋の使用が有効である．空気感染に対しては，N95特殊マスクなどの空気感染用特殊マスクが必要となる．飛沫感染に対しては，通常のマスクで予防が可能である．そのほかの予防対策として針刺しなどの切創事故予防対策が必要になる．

5. 感染症(補遺)

本書の第11章以降は病理学各論の内容となっており，各領域の感染性疾患についても解説している．ここでは第11章以降で取り上げられなかった感染性疾患の一部(食中毒，麻疹，風疹，AIDS)について概説する．

❶ 食中毒

食中毒とは，原因となる細菌やウイルスに汚染された食物を摂取することによって，腹痛，下痢，悪心・嘔吐，発熱などの症状が出現する疾患群である．広い意味では毒キノコやフグ毒，有害化学物質なども含むが，微生物による食中毒が最も多い．春夏は，温かい環境下で増殖しやすい細菌による食中毒が多く，秋冬は，低温で乾燥した環境でも生存しやすいウイルスによる食中毒が多くなる．食物をよく加熱することが最大の予防になる．

細菌性の食中毒の原因菌はカンピロバクターが最も多い．家畜の腸管内に生息するカンピロバクターは食肉の表面などにも付着しており，生肉の摂取などで発症しやすい．ほかには，サルモネラ菌に汚染された生卵の摂取による食中毒，腸炎ビブリオ菌に汚染された魚介類の生食による食中毒，手で握ったおにぎりの摂取など皮膚に存在する黄色ブドウ球菌による食中毒などがある．また，腸管出血性大腸菌（代表的なものはO157（オー））は，腸管内でベロ毒素を排出することで，腹痛から始まり，出血性の下痢など出血性大腸炎を引き起こす．重症化すると，溶血性尿毒症症候群（溶血性貧血＋血小板減少＋急性腎不全）や急性脳症など致死的な合併症をもたらすことがある．ウイルス性の食中毒ではノロウイルスが最も多く，汚染された生ガキなど二枚貝によるものが代表的である．また，ノロウイルスは感染力が強く，感染者の糞便や吐物に大量に含まれているため，手指を介しての二次感染にも注意が必要である．

❷ 麻疹（ましん）

麻疹は，麻疹ウイルスの空気感染，飛沫感染，接触感染によって引き起こされる．通称「はしか」として知られている．その感染力はきわめて強く，10～12日間の潜伏期を経て発症し，発熱，上気道炎症状（咳，咽頭痛など），結膜炎症状（結膜充血，眼脂など），コプリック斑（口腔の頬粘膜に現れる小白斑）が出現し，一度解熱した後で，再度の発熱（二峰性発熱）とともに粟粒大の発疹が耳介後部や頸部などから顔面や体幹部に広がり，しだいに癒合して不整形斑状の発疹となり色素沈着する．発疹は3～5日ほどで退色し，同時に解熱して全身状態の改善がみられるようになる．合併症として肺炎や脳炎，中耳炎を認めることがある．わが国ではMRワクチン（麻疹・風疹混合生ワクチン）の2回接種が導入されており，WHOからは麻疹の排除状態と認定（2015年）されているが，海外からの輸入例がしばしば報告されている．

❸ 風疹（ふうしん）

風疹は，風疹ウイルスの飛沫感染や接触感染によって引き起こされる，発熱，発疹，リンパ節腫脹を特徴とする感染症である．現在では予防接種としてMRワクチンの2回接種が行われている．しかし，過去に予防接種をしていなかった世代（主に中年男性）に風疹の流行がしばしば起こり，流行時に十分な抗体を保有していない妊娠初期の妊婦が初感染すると胎児にも感染し，白内障や緑内障などの眼症状，先天性心疾患，難聴，精神や身体の発達障害などさまざまな障害や先天異常を引き起こすことがある（先天性風疹症候群）．

AIDS
Acquired Immunodeficiency Syndromeの略

HIV
Human Immunodeficiency Virusの略

❹ 後天性免疫不全症候群(AIDS)

後天性免疫不全症候群(AIDS)は，原因ウイルスであるヒト免疫不全ウイルス(HIV)の感染により免疫不全状態となって日和見感染症や悪性腫瘍などさまざまな合併症を発症する症候群である．HIVは免疫応答の中心的役割を果たすヘルパーT細胞に感染しその機能を破壊するため，細胞性免疫と液性免疫の双方が機能低下に陥る．感染源となるのはHIVを含んだ精液，腟分泌液，血液，母乳などで，感染経路はHIV感染者との性行為(同性愛も含む)，血液を介した感染，垂直感染(母子感染)などである．以前は「死の病」と呼ばれ，感染後数年から約10年間の無症候性キャリア(AIDS未発症)の時期を経て，免疫力低下による日和見感染などからAIDSを発症していたが，最近の抗HIV薬による治療の進歩により無症候性キャリア(HIV感染者)の状態で抑え込み，AIDSを発症させないことが可能となった．

免疫と免疫異常

学習目標

1. ワクチン接種の意義を理解する
2. 微生物の感染に対する防御機構としての免疫応答機構を理解する
3. アレルギーが免疫の一種であることを理解する
4. 臓器移植が異物の侵入であることを理解する
5. 免疫には非特異的防御機構（自然免疫）と特異的防御機構（獲得免疫）があることを理解する
6. 抗体の構造と役割を理解する
7. アレルギーのメカニズムを理解する
8. 主な自己免疫疾患の発症機序と病態を理解する
9. 主な免疫不全症を理解する
10. 臓器移植における免疫応答機構と拒絶反応，移植片対宿主反応の意味を理解する

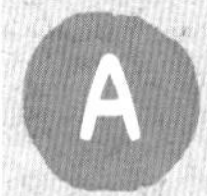

A 免疫機構

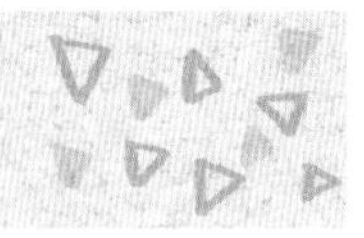

1．免疫とは何か？

❶ 免疫学の夜明け

免疫を理解するためには，「予防接種によってなぜ病気を予防できるのか？」について理解することが近道となる．ここではインフルエンザワクチンを例にとって解説する．

わが国では10〜11月になると，インフルエンザワクチンを接種することが慣習化されている．それでは，ワクチンを接種するとなぜインフルエンザにかかりにくくなるのだろうか？ インフルエンザワクチンとは，インフルエンザウイルスを不活化(ふかつか)して，増殖力を失ったインフルエンザウイルスそのもの（不活化ワクチン）を注入することによって，それが異物であることを生体に教えることにほかならない．その結果，生体内でインフルエンザウイルスを排除するメカニズム（**免疫機構**）が働き出し，再度の侵入に備えるのである．インフルエンザウイルスなどの病原体に対する生体の免疫機構の重要な役者の一つとして，ワクチン接種後に生体内に産生されてくる抗体がある（**図8-1**）．

このように「ワクチンによって誰が敵かを教えて，次の侵入に備える」という戦術は，第7章でも述べたように，イギリスのジェンナーが牛痘(ぎゅうとう)（天然痘に似たウシの病気）ウイルスを接種することによって天然痘感染を予防できることを実証し，その後，このよ

不活化
微生物を熱処理や化学処理などをすることによって毒性や増殖力をなくすこと．また，不活化ワクチンとは，病気の原因となる病原微生物を不活化してつくったワクチンである．

抗体
病原微生物など異物（抗原）の侵入により，免疫性を獲得した個体で産生され，その抗原を排除する働きを持つタンパクである．

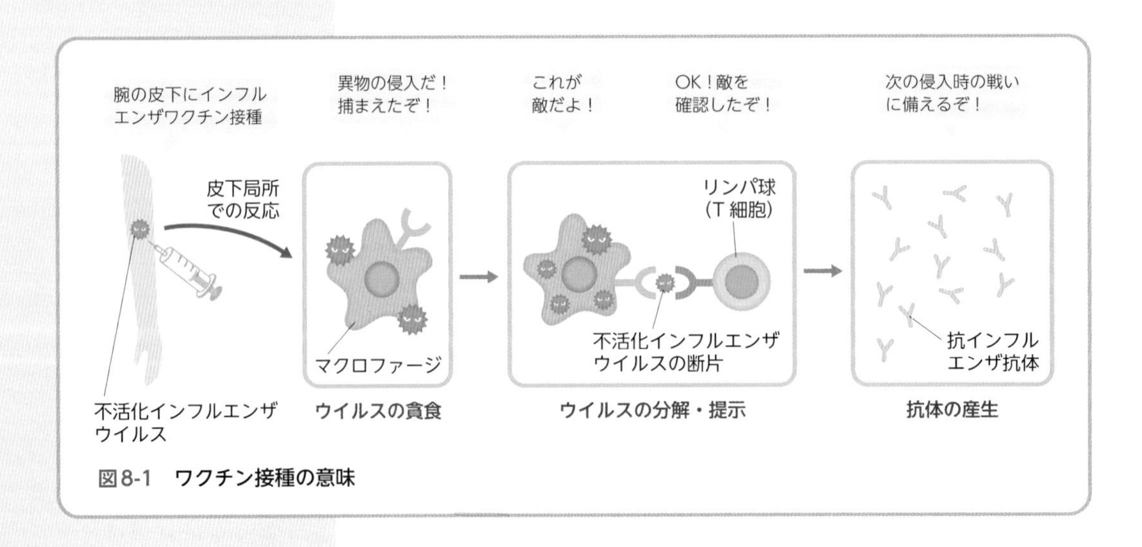

図8-1　ワクチン接種の意味

うな戦術がさまざまな疾患に対して使われるようになった．しかし，ジェンナーの発見は，「牛痘にかかると天然痘にかかりにくい」という牛飼いたちの言い伝えを証明しただけで，そのメカニズムがどのようなものかまでは明らかにしてはいなかった．ジェンナーによる牛痘ウイルスの接種から100年以上も後のパスツールの狂犬病ワクチンの開発やベーリングと北里柴三郎（きたさとしばさぶろう）による抗体の発見を契機として，今日まで100年以上かけて一歩一歩免疫のメカニズムが明らかにされてきた．

❷ 感染に対する免疫

もともと免疫とは「疫病を免れる力」を意味しているが，その本体は，「病原体や異物の侵入を防いだり，侵入してきた病原体や異物を排除・死滅させて自己を守る生体防御機構」である．この防御機構には，不特定多数の病原体や異物を排除する**非特異的防御機構（自然免疫）**と特定の病原体や異物を排除する**特異的防御機構（獲得免疫）**に分けられ，相互に関連しあって防御能を発揮している（p.120の**図7-7，8**参照）．たとえば，**図8-2**に示したよ

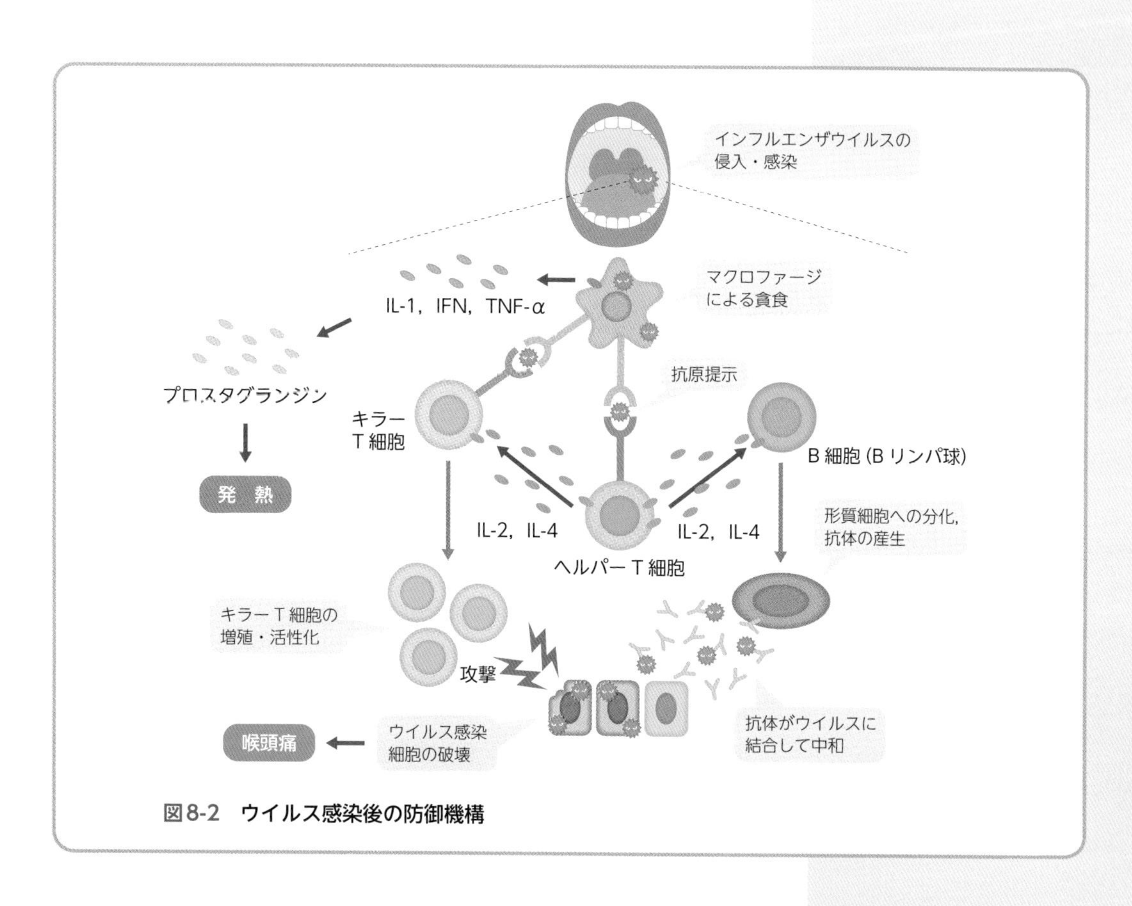

図8-2　ウイルス感染後の防御機構

うに，インフルエンザウイルスが咽頭粘膜へ侵入すると，局所のマクロファージがウイルスを貪食し，IL-1やIFN，TNF-αなどのサイトカインを分泌する．これらのサイトカインは，その後の獲得免疫にかかわるT細胞（Tリンパ球）の活性化や増殖を刺激すると同時に，プロスタグランジンの産生を介して，脳の視床下部にある体温調節中枢を刺激して発熱を引き起こす．また，ウイルスを貪食して活性化したマクロファージなどからヘルパーT細胞へインフルエンザウイルス抗原が提示され，ヘルパーT細胞からIL-2などが産生され，B細胞（Bリンパ球）やキラーT細胞の増殖が刺激される．その後，B細胞が活性化し，抗インフルエンザウイルス抗体を産生し始める．また，キラーT細胞も活性化し，インフルエンザウイルスに感染した咽頭粘膜細胞を破壊するが，同時に喉の痛みなどの炎症がもたらされる．最終的には，抗体とキラーT細胞の働きによってインフルエンザウイルスが排除されて治癒する．これが免疫の本来の働きである．

❸ 免疫の思わぬ働き

蚊（か）に刺された皮膚が，赤く腫（は）れて痒（かゆ）くなる経験は誰にでもあるだろう．実はこの現象も免疫の働きによって起こっている．**図8-3**に蚊に刺された後の皮膚の反応を示した．蚊は血液を吸う際に抗凝血作用物質を含む唾液を注入する．この唾液がB細胞によるIgE抗体の産生を誘導し，産生されたIgE抗体が肥満細胞に結合してヒスタミンを分泌させる．そして，ヒスタミンによって近辺の血管が膨張し，血管から血漿が滲出して赤く腫れ上がってくる．同時に神経も刺激されるために痒（かゆ）みを感じるようになる．このように，特定の抗原（ここでは蚊の唾液）に対して免疫反応が過剰に起こる現象をアレルギー反応と呼ぶ．蚊に刺された場合はほとんどの人がこのアレルギー反応を示す．

蚊に刺された場合と異なり，一部の人だけがアレルギー反応を示す場合もある．たとえば，春先になるとテレビなどでスギ花粉の飛散予測が取り上げられることが多い．花粉が眼や鼻から体内に侵入すると，涙や鼻水が出たり，くしゃみが止まらなくなったりする人も多く，花粉症としてよく知られている．実はこれもアレルギー反応であり，花粉という異物が侵入したことに対する免疫応答の結果で，アレルギー性鼻炎などの症状が現れる．

❹ 感染以外の異物の侵入 ― 医療行為としての輸血や移植

外傷などで大量に出血すると死に至ることは言うまでもない

IL-1
interleukin-1（インターロイキン-1）の略．免疫系の細胞の増殖を刺激する活性物質のなかで最初に発見された分子で，炎症反応に関与する．

IFN
interferon（インターフェロン）の略．微生物の侵入に対してさまざまな細胞がつくるタンパクで，ウイルスの増殖を抑制する作用を持つ．

TNF-α
tumor necrosis factor-α（腫瘍壊死因子α）の略．主にマクロファージによって産生されるサイトカインの一種であり，腫瘍細胞を非特異的に破壊する作用を持つことから，腫瘍壊死因子と名付けられた．

プロスタグランジン
感染局所において，細胞内でアラキドン酸から合成される生理活性物質で，平滑筋収縮作用などさまざまな機能を持つ物質群の総称．

体温調節中枢
脳の視床下部にある体温調節中枢の働きによって，ヒトの体温は36℃前後の状態に保たれている．

IL-2
interleukin-2（インターロイキン-2）の略．サイトカインのなかで2番目にみつかったリンパ球の増殖を刺激する増殖因子である．

肥満細胞
粘膜下組織や結合組織内に存在し，顆粒を細胞質内に充満させているため，肥満しているようにみえる細胞で，顆粒内にはヒスタミンなどの化学物質を保有している．マスト細胞とも呼ばれる．

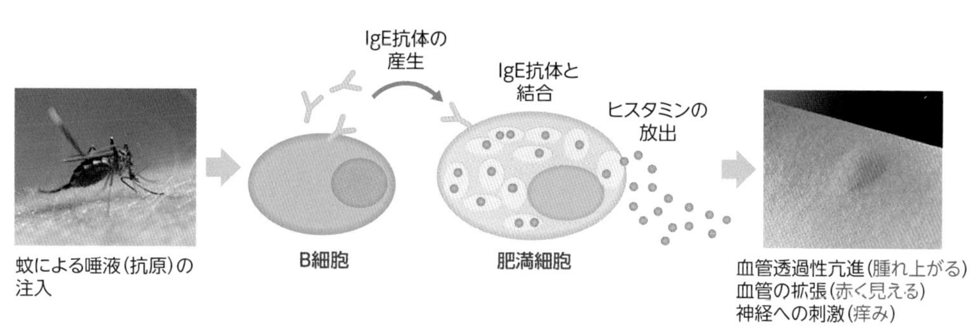

図8-3　免疫の困った反応(蚊に刺されると…)

蚊の唾液がB細胞によるIgE抗体の産生を誘導し，そのIgE抗体が肥満細胞と結合してヒスタミンを分泌させる．放出されたヒスタミンの作用で，血管は膨張し，血漿が溢れ出すことで局所は腫れ，血管が拡張することで皮膚が赤く見える．さらに，ヒスタミンは神経を刺激するために痒みとなる．この現象は，蚊の唾液が異物となった免疫の働きによって起こるアレルギー反応である．

が，17世紀にフランス国王の侍医が，出血死を防ぐためにヒツジの血液をヒトに輸血したことが記録されている．しかし，この輸血によって患者が死亡したことから，輸血禁止令が出されることになり，その後100年近く輸血はされなくなった．その後，1820年代にイギリスの産科医が，分娩により出血した産婦に輸血をし成功したことから，世界中で輸血が繰り返し行われるようになった．しかし，その成功率は50％以下といったひどい結果であった．この当時の失敗の原因解明には，1901年のランドシュタイナーの発見を待つ必要があった．ランドシュタイナーは，ヒトの血液には**ABO血液型**があり，同じ血液型を輸血しなければ，重い副作用や死亡事故を招くことを見出した．**図8-4**にランドシュタイナーの発見したABO血液型の意味を示した．A型のヒトの赤血球上にはA抗原があり，抗A抗体を混ぜると血液が凝集する．抗B抗体を混ぜてもA型赤血球は凝集しない．図の上段に，A型，B型，AB型，O型のヒトの赤血球上の抗原の発現と血清中の抗体の存在を示した．この抗原と抗体の存在が，異型輸血が不可能な理由であり，輸血に際して血液型を検査しなければならない理由である．その後，血液型以外にもヒトの細胞上には，そのヒトのもの(自己)であることを示す標識のような組織型(**主要組織適合抗原**)があることが見出され，臓器移植するためには，組織型を合わせる必要があることがわかってきた．**キラーT細胞**は，主要組織適合抗原上に異物の抗原(ウイルス抗原など)が提示されたときに，その細胞を攻撃する．また，キラーT細胞

ランドシュタイナー
Karl Landsteiner (1868-1943)，オーストリアの病理学者であり，ABO血液型の発見者．

主要組織適合抗原
細胞膜に結合しているタンパクで，ヒトにおいては，ヒト白血球抗原(HLA)とも呼ばれている(p.148参照)．自己と非自己を区別する際の標識となる．移植抗原とも呼ばれ，移植片と宿主との主要組織適合抗原が異なると重度の拒絶反応が起こる．

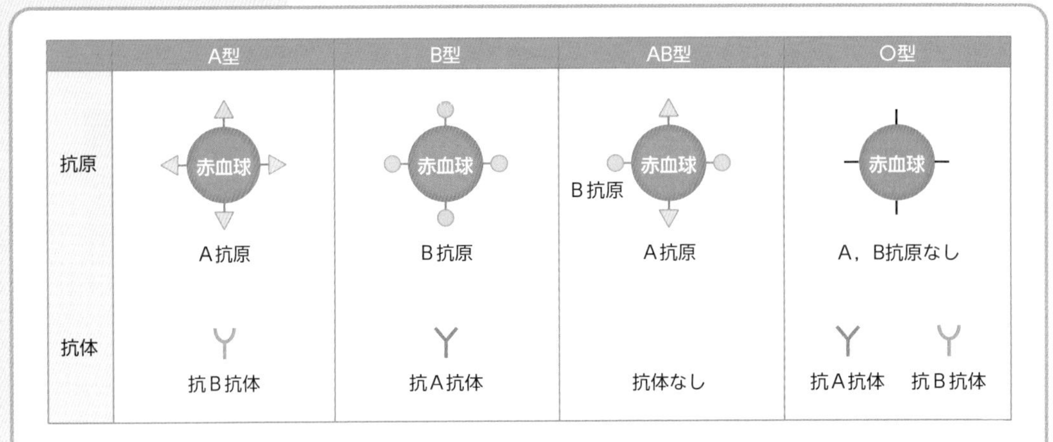

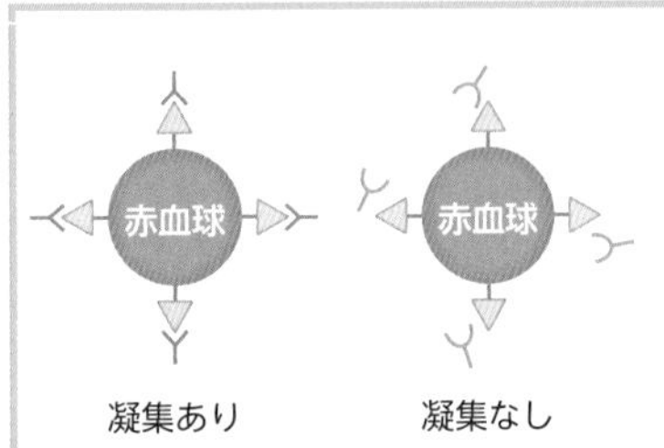

たとえば，試験管内で患者の赤血球に抗A抗体（血清）を添加すると凝集がみられるため赤血球膜上に抗A抗体と結合するA抗原があることがわかる．また，別の試験管で抗B抗体を添加しても凝集しなかったため，この赤血球膜上に抗B抗体と結合するB抗原が存在しないことがわかる．この結果，この患者はA型であることがわかる．

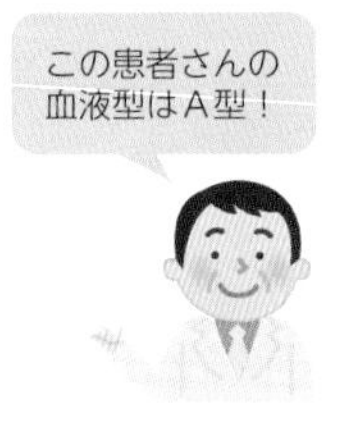

図8-4　感染以外の異物の侵入─輸血

ABO血液型にはA，B，AB，O型の4種類がある．A型のヒトは赤血球膜上にA抗原があり，血清中には自分の赤血球とは反応しない抗B抗体を持つ．同じように，B型のヒトは赤血球膜上にB抗原があり，血清中に抗A抗体を持つ．AB型のヒトは赤血球上にA抗原とB抗原の両方を持ち，血清中に抗A・B抗体を持たない．O型のヒトは赤血球膜上にA・B抗原はなく，血清中に抗A抗体と抗B抗体の両方を持つ．これらの抗原と抗体の反応により，異なる血液型の血液を混ぜると凝集したり，赤血球が破壊されるため（溶血），輸血時には必ず同じ血液型の血液を選ぶ必要がある．

は，自己とは異なる主要組織適合抗原を細胞上に発現している非自己（他人）の細胞に対しても攻撃を開始する（**図8-5**）．つまり，血液型や組織型を合わせない限り，移入された他人の血液や臓器は異物とみなされ，排除される結果になるため，血液型や組織型を合わせることが必須である．

❺ 免疫の定義

免疫とは，昔は「一度病気にかかると二度と同じ病気にかからなくなること（＝疫病を免れる）」を指していたが，医療の進歩に伴って輸血や臓器移植なども行われるようになり，他人の血液や臓器が体内に侵入するようになった現在では，「生体が自己と非自己を識別して，非自己を排除し自己を防御する生体システム」と定義されるようになった．

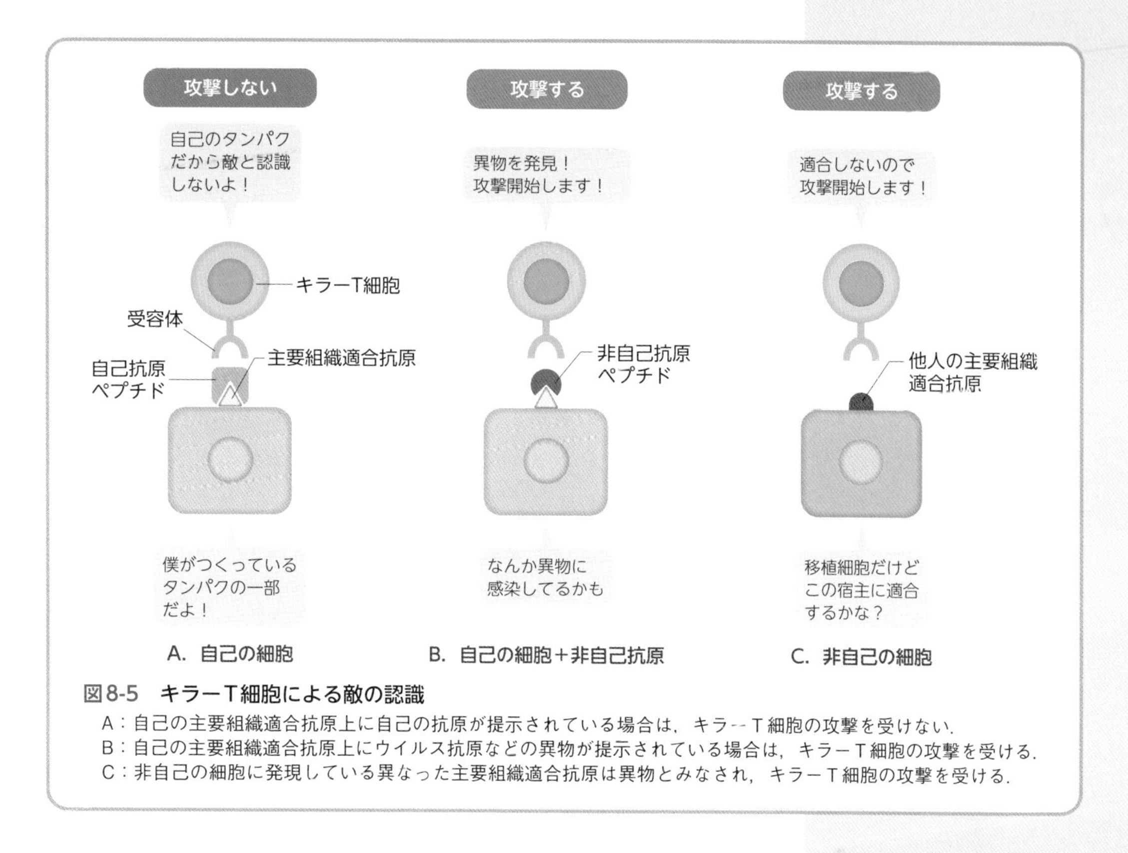

図8-5　キラーT細胞による敵の認識
A：自己の主要組織適合抗原上に自己の抗原が提示されている場合は，キラーT細胞の攻撃を受けない.
B：自己の主要組織適合抗原上にウイルス抗原などの異物が提示されている場合は，キラーT細胞の攻撃を受ける.
C：非自己の細胞に発現している異なった主要組織適合抗原は異物とみなされ，キラーT細胞の攻撃を受ける.

2．免疫監視機構にはどのようなものがあるのか？

われわれの体に備わっている異物（細菌やウイルスなど）を排除しようとする機構は2種類ある．一つは，**非特異的防御機構**（自然免疫）であり，どのようなタイプの異物であってもまずは排除しようとする一般部隊である．もう一つは，**特異的防御機構**（獲得免疫）であり，潜水艦に対しては駆逐艦を，飛行機に対しては高射砲を用意するといったように，その異物にあわせた攻撃を行う精鋭部隊である．次にそれぞれの防御機構について解説する．

❶ 非特異的防御機構（自然免疫）（p.120の**図7-7**参照）

ⓐ 物理的・機械的因子　微生物の侵入を防ぐための上皮組織のバリア機能，粘膜上皮の線毛運動などがあげられる．

ⓑ 液性因子　涙や，唾液，鼻汁，胃酸などは微生物を洗い流したり，生育を阻害する働きを示す．

ⓒ 細胞性因子　好中球とマクロファージは，微生物を貪食して破壊する．NK細胞（ナチュラルキラー細胞）はウイルス感染細胞を破壊する．

ⓓ インターフェロンやリゾチーム　ウイルスや細菌感染に

伴って，リンパ球やマクロファージから分泌されるIFNやリゾチーム🔍などはウイルスの増殖を抑制したり，細菌を破壊したりする．

❷ 特異的防御機構（獲得免疫）（p.120の**図7-8**参照）

獲得免疫は**液性免疫**と**細胞性免疫**の2つに分けられる．

液性免疫は**B細胞（Bリンパ球）**由来の**免疫グロブリン**🔍（抗体）が関与する防御機構である．B細胞表面にある**表面免疫グロブリン**に結合する異物を抗原と認識し，活性化して増殖する．さらに，B細胞は**形質細胞**に分化して抗原特異的な抗体を産生し，抗原と結合して異物を排除する．産生された抗体を含む血清は治療に用いられることもある．たとえば，ハブにかまれたときの抗ハブ毒血清などが使われている．このように抗体や抗体を含んだ血清を注入する治療法は，**受動免疫**と呼ばれる（近年では，癌に対してキラーT細胞を輸注する方法も実施されており，これも受動免疫の一つである）．一方，不活化インフルエンザワクチンの接種のように，免疫応答を能動的に動かして抗体をつくらせる方法を**能動免疫**と呼ぶ．

細胞性免疫は**T細胞（Tリンパ球）**が担っており，T細胞の受容体（レセプター）と特異的に結合する抗原を認識すると，活性化・増殖して**キラーT細胞**に分化し，抗原（異物）を攻撃する防御機構である（**図8-5-B**）．細胞性免疫が効果を発揮するのは，抗体が侵入することができない細胞のなかに寄生できる結核菌，サルモネラ菌やウイルスなどの微生物であり，その細胞ごと破壊する．

🔍 **リゾチーム**
主に細菌細胞壁にある糖タンパクの一種を加水分解する酵素で，組織や分泌物に含まれており，細菌の破壊に役立っている．

🔍 **免疫グロブリン**
リンパ系細胞によって産生される免疫を担うタンパクで，抗原に対して特異的に結合する働きを持つ．抗体とも呼ばれる．

3. 免疫系の仕組みと働き

❶ 免疫系の主な臓器

リンパ組織は，全身に張り巡らされたリンパ管とリンパ節から構成されている．そのなかを流れるリンパ液は，最終的には静脈系に流入する．リンパ系の役割は，リンパ球が全身をパトロールする道を形成していることである．

❷ 特異的防御機構（獲得免疫）のメカニズム

異物を排除する特異的防御機構は以下の4つのステップから成り立っている．

ⓐ 自己か非自己かを区別する　抗原提示細胞（マクロファージや樹状細胞，ランゲルハンス細胞，B細胞）は異物の持つタンパクや糖鎖などの抗原をT細胞（ヘルパーT細胞やキラーT細胞など）に知らせるために，細胞表面の主要組織適合抗原上に非自

己である抗原（異物）を提示する（**図8-6**）．そして，非自己の抗原だけがT細胞に敵として認識される．このように抗原提示細胞は，自然免疫から獲得免疫への橋渡しとなる役割も担っている．

ⓑ ヘルパーT細胞の活性化　抗原提示細胞から非自己抗原を提示されたヘルパーT細胞は活性化してIL-2などのサイトカイン（リンホカイン）を産生する．

リンホカイン
サイトカインのなかでリンパ球によって産生される免疫担当細胞の増殖に関与するタンパクの総称である．主な働きは，細胞性免疫応答を発現させたり調節したりする．

ⓒ B細胞とキラーT細胞の活性化　非自己抗原に結合したB細胞がヘルパーT細胞の産生するサイトカインによって増殖・分化して形質細胞になって抗体を産生し攻撃する．また，**図8-5**に示したように，非自己の主要組織適合抗原や非自己抗原を提示されたキラーT細胞もヘルパーT細胞の産生するサイトカインによって増殖・活性化して，移植された他人の細胞やウイルス感染した細胞などを破壊する．

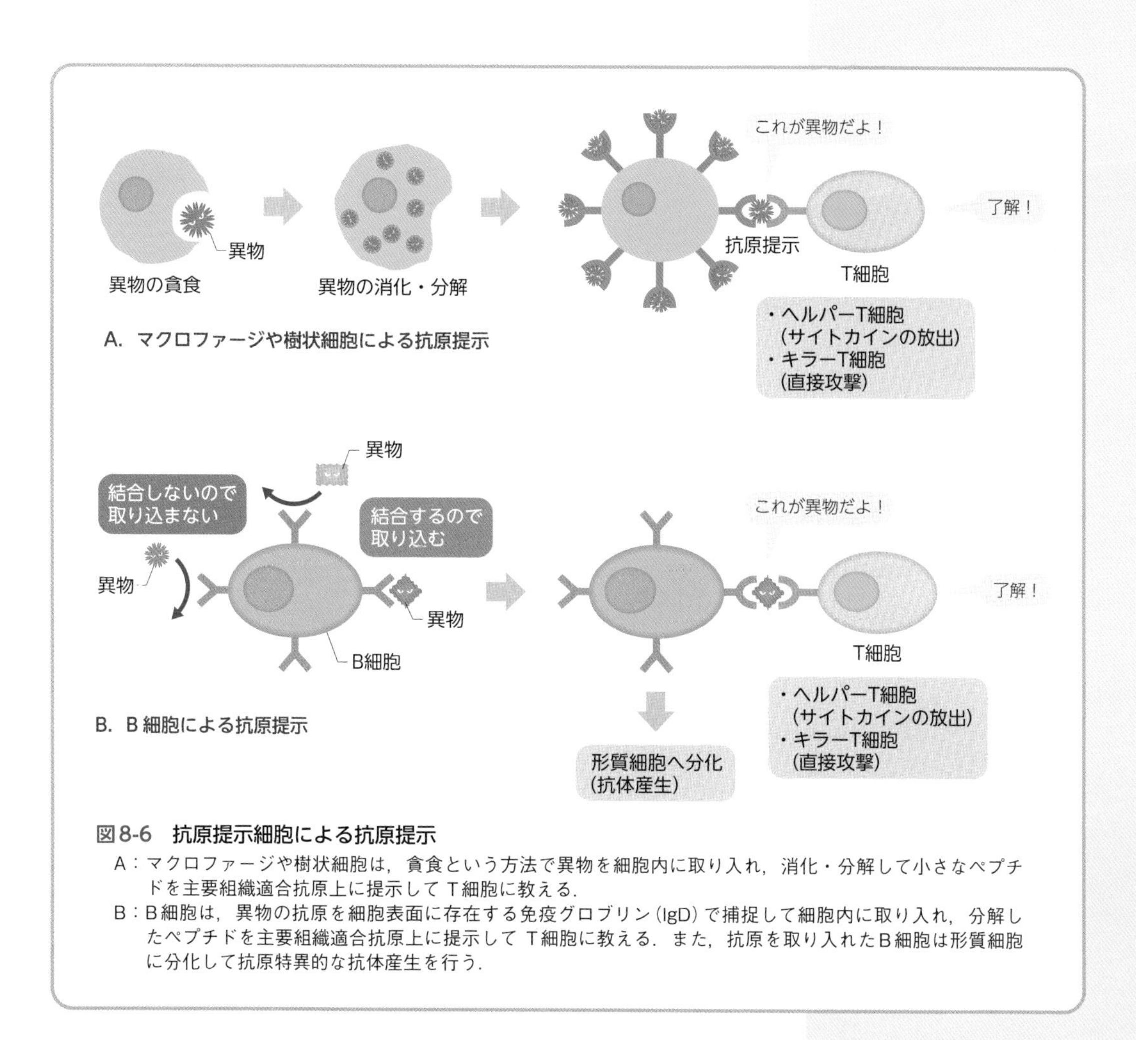

図8-6　抗原提示細胞による抗原提示

A：マクロファージや樹状細胞は，貪食という方法で異物を細胞内に取り入れ，消化・分解して小さなペプチドを主要組織適合抗原上に提示してT細胞に教える．

B：B細胞は，異物の抗原を細胞表面に存在する免疫グロブリン（IgD）で捕捉して細胞内に取り入れ，分解したペプチドを主要組織適合抗原上に提示してT細胞に教える．また，抗原を取り入れたB細胞は形質細胞に分化して抗原特異的な抗体産生を行う．

ⓓ **異物の掃除**　中和された抗原や破壊された細胞などを処理するためにマクロファージなどが活性化して異物を貪食する.

❸ 抗体(免疫グロブリン)

抗体は, 異物の抗原に特異的に結合する. 抗体が結合した異物は, マクロファージや好中球によって貪食されやすくなる.

ⓐ **抗体の構造**　抗体は2本の重鎖(H鎖)と2本の軽鎖(L鎖)からできており, 抗原と結合する可変領域と結合に関係しない定常領域から成り立っている. 可変領域には超可変領域が存在し, さまざまな抗原に対応して結合構造を変えられるようになっている(図8-7). また, 重鎖の定常領域の構造によって, 抗体は5つのタイプに分けられている.

ⓑ **抗体の種類**　**表8-1**に各タイプごとの抗体の特徴を示した. IgGは, 抗体の基本構造で, ヒト免疫グロブリンの70～75%を占める. 血漿中に最も多い抗体で, 半減期は21日と最も長い. 2回目の異物の侵入によって産生される抗体で, 二次免疫応答に関与している. また, 胎盤を通過する唯一の抗体で, 免疫能が成熟していない新生児の感染抵抗性の源となっている. IgMは, ヒト免疫グロブリンの約10%を占め, 抗体が5つ結合した5量体として存在するため, 分子量が最も大きい. 1回目の異物侵入後に産生される抗体で, 一次免疫応答に関与している. IgAは, ヒト免疫グロブリンの10～15%を占め, 主に鼻汁や唾液, 母乳, 腸液中に存在する. 分泌される場合には抗体が2つ結合した2量体の構造をとり, 粘膜での異物排除に働いている. IgEは, ヒト免疫

5量体・2量体

抗体は以下のような結合の形をとっている.

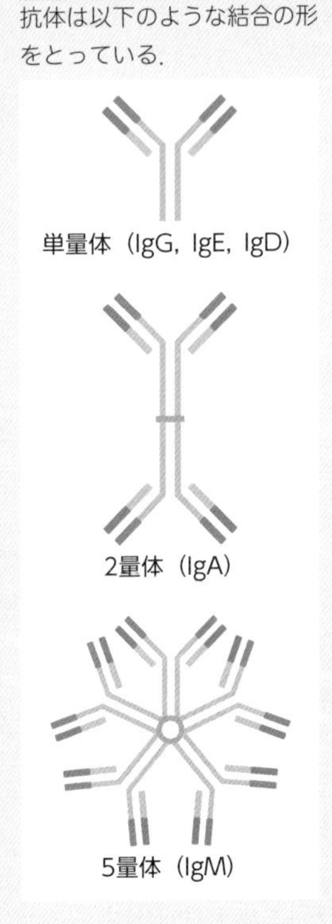

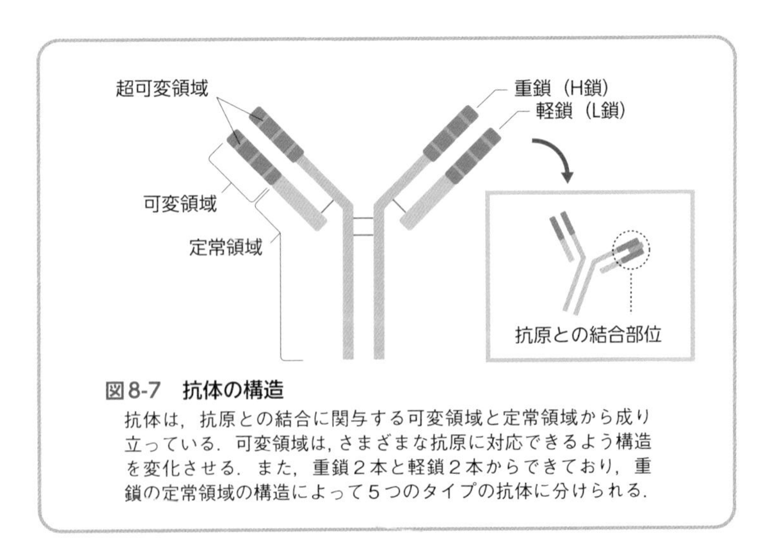

図8-7　抗体の構造

抗体は, 抗原との結合に関与する可変領域と定常領域から成り立っている. 可変領域は, さまざまな抗原に対応できるよう構造を変化させる. また, 重鎖2本と軽鎖2本からできており, 重鎖の定常領域の構造によって5つのタイプの抗体に分けられる.

表8-1　抗体の種類

Igクラス	分子量	血中濃度（g/L）	特　徴
IgG	150,000～ 170,000	8～17	細胞傷害性，中和，胎盤通過，二次免疫応答
IgM	960,000	0.5～1.9	一次免疫応答，5量体
IgA	160,000	1.4～4.2	粘膜免疫，2量体
IgE	200,000	0.0001～ 0.0014	アレルギー，肥満細胞と好塩基球に結合
IgD	180,000	0.003～0.04	リンパ球表面抗原

Ig：immunoglobulin（免疫グロブリン）

疫グロブリンの0.001％以下と極微量しか存在しない抗体で，アレルギー反応に関係している．IgDは，ヒト免疫グロブリンの1％以下で，主にB細胞表面に存在し，抗体産生の誘導に関与する．

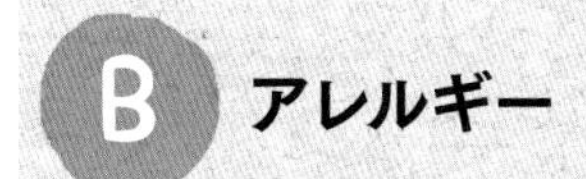

B アレルギー

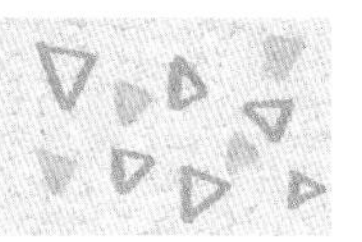

免疫の本質が異物の排除であるため，異物を破壊するためのタンパク分解酵素の放出やウイルス感染細胞の破壊など，免疫応答の現場では多かれ少なかれ正常組織の傷害という不利益な結果がもたらされる．とくに異物自身がそれほど有害でない場合には，生体にとっては組織傷害という不利益のみがもたらされることになる．その代表例がアレルギーと呼ばれる反応であり，アレルギーによって発症する疾患がアレルギー性疾患と呼ばれる．

アレルギー反応は，その発症機序の違いからⅠ～Ⅴ型に分類される．Ⅰ～Ⅲ型とⅤ型アレルギーは液性免疫によるもので，その主犯格は抗体である．Ⅳ型アレルギーは細胞性免疫によるもので，その主犯格は，T細胞（Tリンパ球）である．表8-2に5つのアレルギー型のそれぞれの特徴をまとめた．

1. Ⅰ型アレルギー

短時間で反応が現れるため，即時型アレルギーとも呼ぶ．その機序は，これまで体に一度も侵入されたことのないアレルゲン（抗原）に初めて曝露（ばくろ）されると，免疫応答によりB細胞からIgE抗体が産生され，肥満細胞のIgE受容体にこのIgE抗体が結合することになる（この状態ではアレルギーは起きない）．そして，このアレルゲンに特異的なIgE抗体と結合した肥満細胞はそのまま存在することになる．そして，再度同じアレルゲンに曝露され，肥満細胞上の特異的IgE抗体にアレルゲンが結合すると肥満細胞から顆粒が放出される．顆粒中にはヒスタミンが含まれており，血管

表8-2　アレルギーの分類と特徴

アレルギーの型	関与する因子	主な病態
Ⅰ型アレルギー（即時型）	IgE抗体（＋肥満細胞，好塩基球）	アレルギー性鼻炎，アトピー性皮膚炎，蕁麻疹，気管支喘息，アナフィラキシーショックなど
Ⅱ型アレルギー（細胞傷害型）	IgGやIgM抗体（＋補体，T細胞）	不適合輸血，自己免疫性溶血性貧血，特発性血小板減少性紫斑病，重症筋無力症など
Ⅲ型アレルギー（免疫複合体型）	免疫複合体〔抗原と抗体（主にIgG抗体）の結合物〕（＋補体，好中球）	糸球体腎炎，悪性関節リウマチ，シェーグレン症候群，全身性エリテマトーデスなど
Ⅳ型アレルギー（遅延型）	T細胞	接触性皮膚炎，移植片の拒絶，ツベルクリン反応など
Ⅴ型アレルギー（刺激型）	抗体	バセドウ病など（重症筋無力症をⅤ型に分類する見解もある）

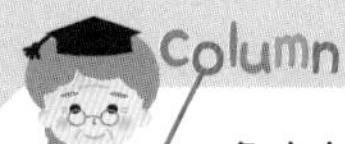

免疫応答の多様性をつくる機構とは？

免疫応答が異物と自分を構成するものとを区別し，異物を排除する機構と理解すると，免疫応答は，ありとあらゆる異物を認識できることになる．そして，体のなかに一度も入ったことのない異物に対しても，それを認識して排除できることになっている．抗体でいえば，自分以外のありとあらゆるものに結合できる抗体が存在することになる．どのようにして，このような多様性が可能になっているのだろうか？

抗体は，H鎖2本とL鎖2本の4本でできている．H鎖の可変領域は，3つの部品から構成されている．3つの部品とは，V領域（約1,000種類のなかから1つ選択される），D領域（約30種類のなかから1つ選択される），J領域（約6種類のなかから1つ選択される）であるが，この組み合わせは，1,000 × 30 × 6 ＝ 180,000種類となる．L鎖の可変領域はVとJから構成されており，この組み合わせが1,000 × 6 ＝ 6,000種類となる．抗体は，この2つからできているため，その種類は180,000 × 6,000 ＝ 1,080,000,000種類となり，10億を超える．加えて遺伝子の変異が入るため，10^{11}から10^{16}くらいの種類の抗体をつくることができる計算になる．このように兆を超える種類の抗体をつくり出して，ありとあらゆる異物に結合して排除できるようにしている．この多様性ができるメカニズムは，1987年にノーベル医学・生理学賞を受賞した利根川進博士によって発見された．

透過性の亢進や血管拡張などを誘導し，発赤や腫脹が起こり，末梢神経が刺激される結果，痒みなどの症状が現れる（**図8-8**）.

Ⅰ型アレルギー疾患はアレルギーのなかでも最も多く，気管支喘息（p.211参照）やアレルギー性鼻炎（花粉症），アトピー性皮膚炎などのほか，一過性の皮膚症状を呈する蕁麻疹や重篤な全身症状を呈するアナフィラキシーショック（全身の血管拡張による急激な血圧低下）など症状もさまざまである．**図8-3**（p.131参照）でも触れたように，蚊に刺されて腫れてくる現象もこの機序によって起こる.

2. Ⅱ型アレルギー

何らかの原因で自分の細胞表面に抗原（自己抗原や薬物関連抗原など）が現れ，IgG抗体やIgM抗体が結合することで起こるアレルギーで，主に赤血球や血小板などの細胞に起きる．免疫細胞から種々の攻撃を受けて破壊されるため，細胞傷害型アレルギーとも呼ぶ．自己免疫性溶血性貧血や特発性血小板減少性紫斑病などの疾患があげられる．Ⅱ型アレルギーの典型的な機序を**図8-9**に示した．また，不適合輸血後の溶血反応もこの機序によるものである．多くの場合，ABO血液型の型違い輸血によるもので，患者が持っている血漿中の抗体と輸血された赤血球膜上の抗原が反応することによって，主に輸血された赤血球が破壊される（p.132の**図8-4**参照）.

蕁麻疹

皮下組織中の肥満細胞が刺激されて，ヒスタミンなどの化学物質が放出される．血管の拡張や透過性が亢進するために皮膚に赤い膨疹ができる（p.390参照）.

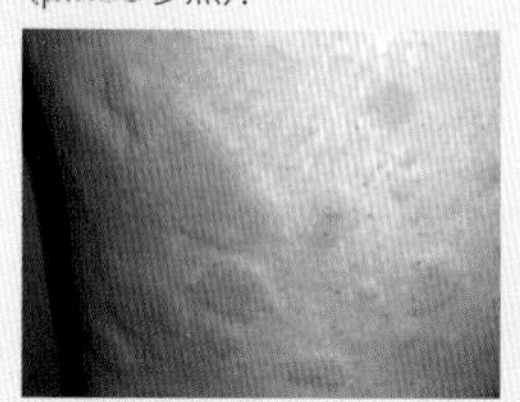

自己免疫性溶血性貧血

自分の赤血球膜上の抗原と結合する自己抗体が産生される結果，赤血球が破壊されて貧血になる．溶血とは，赤血球が破壊され，その成分であるヘモグロビンが血漿中に溶出する現象である（p.352参照）.

特発性血小板減少性紫斑病

何らかの理由で自己の血小板に結合する自己抗体が産生され，血小板が破壊されて，出血しやすくなる疾患である（p.358参照）.

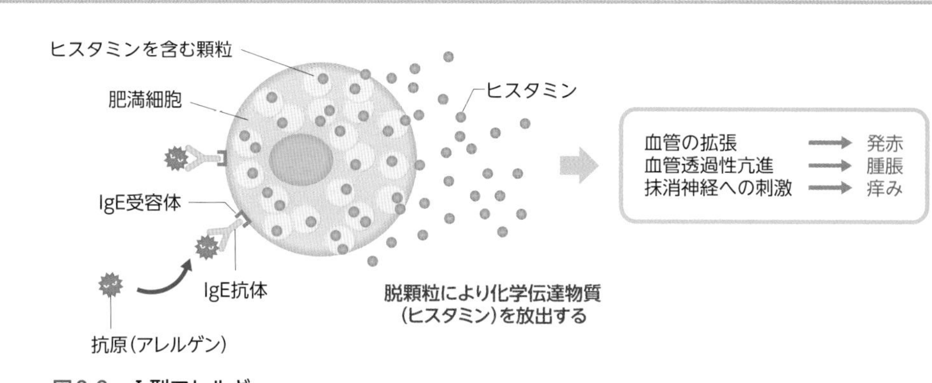

図8-8　Ⅰ型アレルギー

① 初めて曝露される抗原（アレルゲン）による刺激でB細胞よりIgE抗体が産生され，肥満細胞や好塩基球のIgE受容体と結合する（この時点ではアレルギーは発症しない）.
② その後，2度目の曝露時には，抗原が肥満細胞表面上のIgE抗体と結合し，その刺激により，脱顆粒が起きる.
③ 脱顆粒によりヒスタミンが放出され，血管拡張や血管透過性が亢進する.
④ 化学伝達物質が好酸球を動員し，末梢血中の好酸球が増加する.

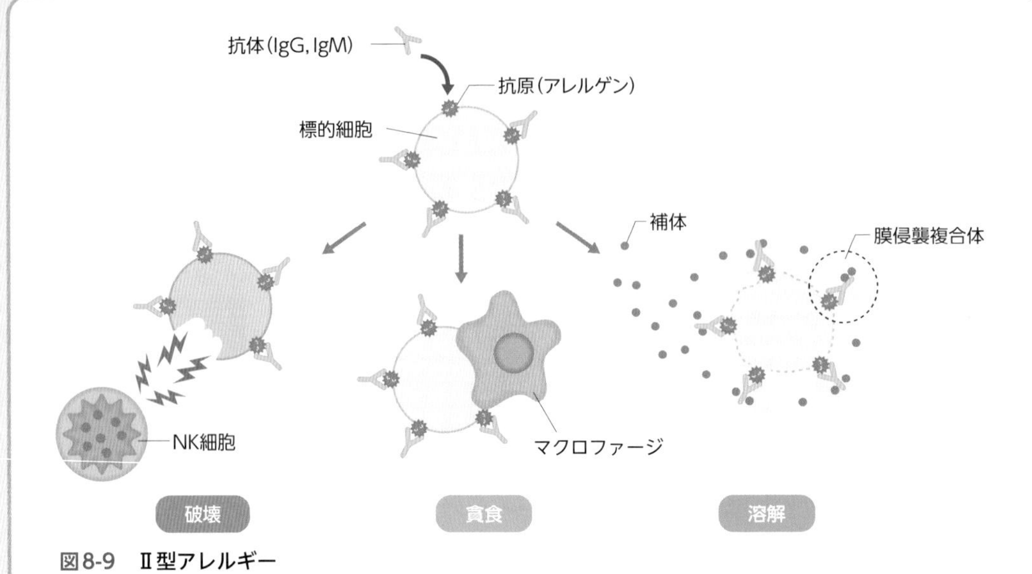

図8-9　Ⅱ型アレルギー

細胞表面の自己抗原などにIgG抗体やIgM抗体が結合することで起こる細胞傷害反応であり，次のような種々の攻撃を受けることになる．①NK細胞などによる，抗体依存性細胞傷害により破壊される．②細胞に結合した抗体がマクロファージや好中球に貪食される．③抗体に活性化された補体が働いて，膜侵襲複合体が形成される．これにより細胞表面に穴があけられ，細胞は溶解する．

3. Ⅲ型アレルギー

Ⅲ型アレルギーは**免疫複合体型アレルギー**とも呼ぶ．細胞や組織に結合していない**可溶性抗原**と抗体（主にIgG抗体）が結合した**抗原抗体複合物**が，血管壁や組織（腎臓や関節など）に沈着し，さらに活性化した**補体**（p.68参照）が結合することでⅡ型アレルギー同様に膜侵襲複合体が形成され，細胞に傷害を与える．また，好中球などは抗体に引き寄せられるが，抗原抗体複合物が大きくて貪食できないため，その反応としてタンパク分解酵素や活性酸素などを放出する．その結果，近辺の血管内皮細胞が傷害されて，**図8-10**に示したように血管壁や組織などに炎症が生じる．

可溶性抗原

細胞や組織に結合せずに，血漿中に溶解しているような抗原．このような抗原であっても，抗体は抗原と結合でき，結合した抗原抗体複合物は多分子が集まることになり，血漿内では沈殿することになる．

Ⅲ型アレルギーの例としては，溶連菌一次感染の3～4週間後に出現する**急性糸球体腎炎**（p.313参照）があげられる．これは溶連菌感染症の治療が適切でない場合に，溶連菌に対する抗体がつくられ，溶連菌と抗体が抗原抗体複合物として糸球体の血管壁に沈着した結果，急性糸球体腎炎が引き起こされるものである．自己免疫機序で発症する**慢性糸球体腎炎**（p.314参照）の多くも，Ⅲ型アレルギーの機序で発症する．

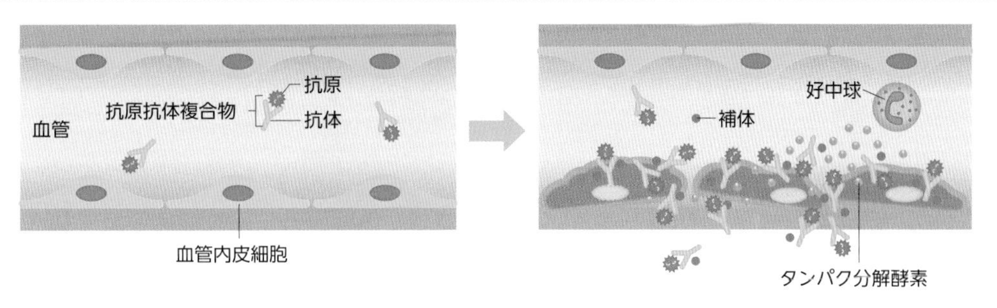

図8-10　Ⅲ型アレルギー

可溶性抗原と抗体が結合した抗原抗体複合物が形成される．その後，抗原抗体複合物が沈着，補体と結合することで膜侵襲複合体を形成し，血管内皮細胞や血管壁を越えて組織を攻撃する．さらには，好中球などがタンパク分解酵素を放出することでさらなる傷害を与える．

4．Ⅳ型アレルギー

Ⅳ型アレルギーはこれまでのⅠ～Ⅲ型のように抗体が関与する反応とは異なり，抗原と特異的に反応するT細胞による細胞性免疫の過剰反応で起こるアレルギーである．このT細胞の反応は，抗体を産生するB細胞の反応（液性免疫）に比べて遅く，抗原侵入から数日かかるため，遅延型アレルギーとも呼ぶ．

抗原提示細胞から抗原の情報を受け取ったヘルパーT細胞は，自らを活性化することで感作T細胞となり，次の攻撃に備えてその抗原を記憶するようになる．このことをT細胞が感作されたという．そして，次に同じ抗原が侵入したときには，さまざまなサイトカインを放出して，マクロファージやキラーT細胞を過剰に活性化させ，抗原を破壊することで組織の炎症を引き起こす（**図8-11**）．

接触皮膚炎やツベルクリン反応，結核感染などによる肉芽腫（にくげしゅ）の形成，移植臓器の拒絶反応などがこのタイプの反応である．

ツベルクリン反応
結核菌の過去または現在における感染の有無を判定できる．ツベルクリン（結核菌の成分）を皮内に注射し膨疹をつくると，結核菌に対する免疫がある人は，注射部位が48時間後で最大に反応し，陽性の場合は発赤や硬結をつくる（Ⅳ型アレルギーを利用した検査）．陰性の場合は結核予防ワクチンであるBCGを注射することになる．

肉芽腫
慢性的な炎症反応によって形成される腫瘤で，顕微鏡的に類上皮細胞，マクロファージ，組織球，巨細胞などの炎症細胞が集合し，この周囲をリンパ球，形質細胞と線維組織が取り囲んでいる巣状病変を指す（p.5の図1-1参照）．

5．Ⅴ型アレルギー

何らかの原因で，自己細胞表面の受容体に対する抗受容体抗体がつくられ，受容体に結合し刺激することで細胞機能の異常亢進あるいは低下が起きるアレルギーである（**図8-12**）．自己抗体の刺激が起こるため，刺激型アレルギーとも呼ばれる．また，その機序はⅡ型アレルギーに似ているためにⅡ型の亜型とも呼ばれるが，炎症などの細胞傷害は起きない．

たとえば，バセドウ病は甲状腺濾胞細胞の表面にあるTSH（甲状腺刺激ホルモン）受容体に抗TSH受容体抗体が結合したこと

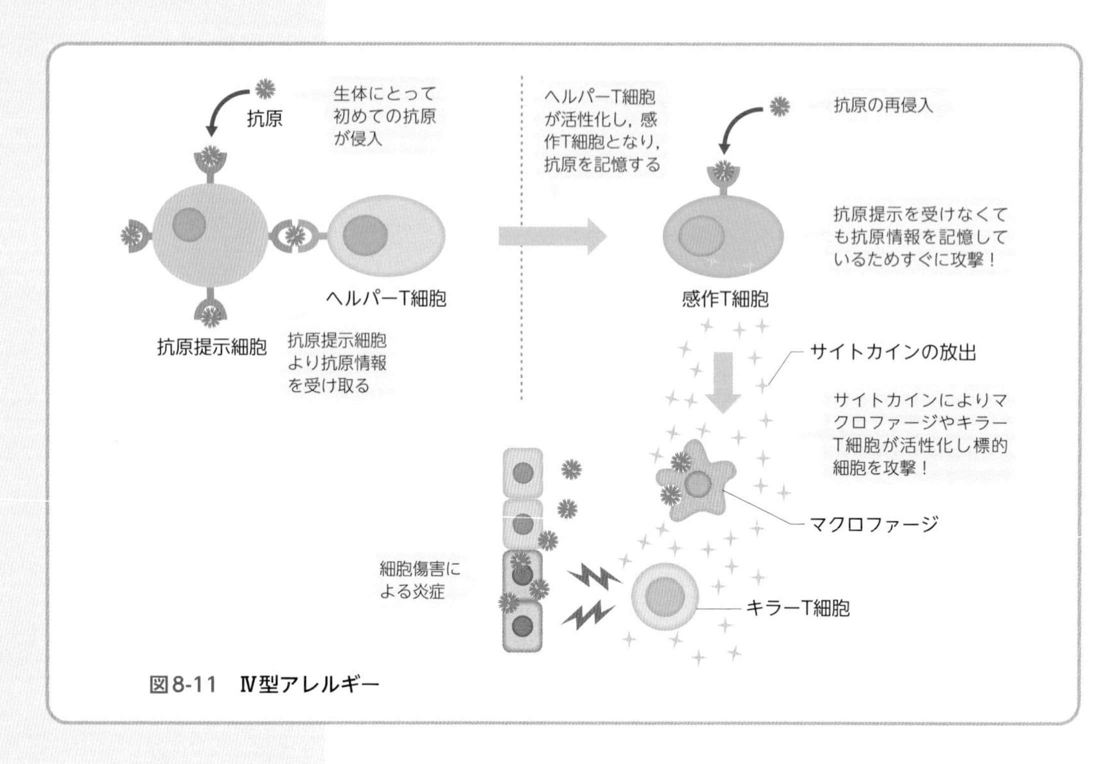

図8-11　Ⅳ型アレルギー

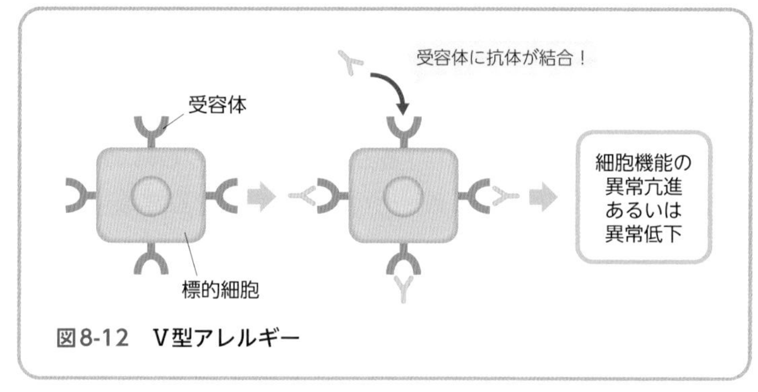

図8-12　Ⅴ型アレルギー

で，細胞が甲状腺ホルモンを過剰に分泌する病態である（p.296参照）．

6．免疫の功罪は表裏一体

アレルギーの大部分は，IgE抗体が関与するⅠ型アレルギーであるが，Ⅱ～Ⅳ型アレルギーのように，標的が違えば正常の免疫応答となんら変わりのないものもある．**表8-3**に免疫の望ましい作用と望ましくない作用をまとめた．抗体による細菌の破壊は感染症に対する免疫の主な防御機構の一つであるが，自己の赤血球表面抗原を認識する抗体が産生されてしまうと，自己の赤血球が

表8-3　免疫の望ましい作用と望ましくない作用

機　序	免疫反応物	望ましい作用	望ましくない作用
細胞傷害性	IgG抗体 IgM抗体	細菌の殺傷	Ⅱ型アレルギー
免疫複合体	IgG抗体	感染巣への好中球の動員	Ⅲ型アレルギー
細胞依存性	T細胞	ウイルス感染細胞の破壊	Ⅳ型アレルギー

抗体によって破壊される自己免疫性溶血性貧血となってしまう．不適合輸血も同様に生体内にある抗体によって輸血された血液が破壊され，不都合な反応となる．同様に，抗原抗体複合物も感染局所にできれば，好中球の動員を図って細菌感染を抑える働きをするが，血中で抗原抗体複合物が大量に産生されると，糸球体の血管に沈着して糸球体腎炎を引き起こす不都合な反応ということになる．このように，免疫の功罪は表裏一体である．

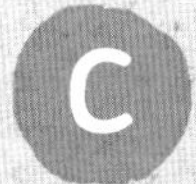

自己免疫疾患

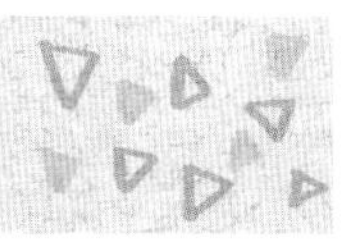

図8-5-A（p.133参照）に示したように，T細胞は自己の抗原に対しては反応を示さない（**自己寛容**）．その理由として，**制御性T細胞**が存在することが知られている．しかし，この状態が何らかの理由で崩れると，自己抗原が攻撃されて**自己免疫疾患**が発症する．ある臓器にだけ存在する自己抗原が標的となる場合は**臓器特異的自己免疫疾患**と呼び，すべての臓器に存在する自己抗原が標的となる場合は，**全身性自己免疫疾患**（**臓器非特異的自己免疫疾患**）と呼ぶ．関節リウマチ（p.371参照）や全身性エリテマトーデスなどの**膠原病**（こうげんびょう）は，全身性自己免疫疾患に分類される．主な自己免疫疾患を**表8-4**に示した．**バセドウ病**では，甲状腺細胞の膜表面に存在する甲状腺刺激ホルモン受容体に対する自己抗体ができ，この自己抗体が受容体を刺激するため甲状腺機能が亢進する．**特発性血小板減少性紫斑病**では，血小板細胞膜表面抗原に対する自己抗体ができる結果，血小板が破壊され，血小板数の減少に起因して，皮膚粘膜の出血，紫斑，さらに臓器出血などを発症する．全身性自己免疫疾患では，ある特定の臓器にのみ存在する抗原に対する自己免疫反応ではなく，たとえば，**全身性エリテマ**

全身性エリテマトーデス
遺伝的要因に環境因子が関与し，自己免疫寛容が破綻して発症する．自己抗体（抗DNA抗体）が過剰に産生されることが主要な病態である．抗原であるDNAと結合して免疫複合体が形成され，さらに補体の活性化が関与してさまざまな臓器に炎症を引き起こす（Ⅲ型アレルギー）．男女比は1：9で，女性に多く発症する．

膠原病
皮下組織などの細胞間隙を埋めているコラーゲン（膠原線維）がその構造を失い，ガラス様に変化した状態を呈するフィブリノイド変性が共通してみられる全身性自己免疫疾患である．

表8-4　主な自己免疫疾患

疾患名	侵される（主な）臓器	主な病態
臓器特異的自己免疫疾患		
橋本病	甲状腺	甲状腺機能低下
バセドウ病	甲状腺	甲状腺機能亢進
悪性貧血	胃	貧血
アジソン病	副腎	副腎皮質機能低下症
重症筋無力症	筋肉	筋力の低下
自己免疫性溶血性貧血	血液	貧血
特発性血小板減少性紫斑病	血液	血小板減少
全身性自己免疫疾患		
関節リウマチ	関節滑膜，血管など	関節炎など
シェーグレン症候群	涙腺，唾液腺	乾燥症候群
全身性エリテマトーデス	結合組織，血管，漿膜，腎など	免疫複合体腎炎，漿膜炎，蝶形紅斑など
血管炎症候群	筋性血管，腎など	多彩な全身症状，腎障害など
全身性強皮症	結合組織，皮膚，食道，肺など	皮膚硬化，肺線維症，嚥下困難など

トーデスではDNAに対する自己抗体ができることが病態の本質である．その結果，結合組織や血管など全身に病変が広がってくる．これらの自己免疫疾患の多くは，「難病の患者に対する医療等に関する法律（難病法）」に基づいて**指定難病**に指定されており，国が医療費の助成を行っている．

指定難病
厚生労働省は，「発病の機構が明らかではない」，「治療方法が確立していない」，「希少な疾患である」，「長期の療養が必要である」という要件を満たす疾患を「難病」と位置づけ，そのなかで「患者数がわが国で一定数（現行の基準では18万人・人口の0.142%未満）に達しない」，「客観的な診断基準，またはそれに準ずる基準が確立している」という要件を満たしている疾患を「指定難病」と位置づけている．難病の患者に対する医療等に関する法律（難病法）によって規定されている「指定難病」は，338疾患あり（2021年11月現在），指定難病の患者は医療費の助成を受けることができる．全身性エリテマトーデス，シェーグレン症候群，特発性血小板減少性紫斑病などが「指定難病」に指定されている．

自己免疫疾患の発症機序は依然として不明であるが，病態を形成してくる機序は前述のアレルギーのうち，Ⅱ～Ⅳ型のメカニズムが働いている．自己免疫性溶血性貧血では，自己の赤血球膜上抗原に対して自己抗体が形成されて，Ⅱ型アレルギーの機序で赤血球が破壊される．また，関節リウマチや全身性エリテマトーデスなどの膠原病では，免疫複合体が関与するⅢ型アレルギーがその機序として働いている．関節リウマチではⅣ型アレルギーも関与する．

D　免疫不全症

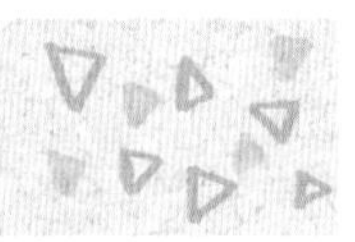

先天的あるいは後天的な原因によって免疫機能が働かない状態になることがあり，これを**免疫不全**と呼ぶ．免疫の力と病原体の力のバランスによって感染症の発症が決まることから，免疫不全に陥ると感染症にかかりやすくなることはよく理解できる．そのため免疫機能が正常な健常者では問題にならない微生物でも，免疫不全者においては感染症が発症しやすくなる（**日和見**(ひよりみ)**感染症**）．

1．免疫不全症の分類

図8-13に主な免疫不全症の分類を示した．**原発性免疫不全症**（**先天性免疫不全症**）は，細胞性免疫不全症（ディジョージ症候群など），液性免疫不全症（ブルトン病など），複合免疫不全症（ADA欠損症など）の3つに分けられる．**続発性免疫不全症**（**後天性免疫不全症**）は，疾病によるもの（AIDS，悪性腫瘍，糖尿病など），医原性のもの（ステロイド薬や免疫抑制薬の投与など），そのほかの加齢や栄養失調に伴うものに分類される．

2．乳幼児，高齢者における免疫機能低下

生まれたばかりの新生児においては，免疫機能が成熟していないため，胎児期に胎盤を通過してきた母体由来のIgGによって守られている（**図8-14**）．母体由来のIgGも生後3～6ヵ月後にはほぼ消失する．しかし，新生児の免疫機能は生後1ヵ月を過ぎる頃より発達し始め，1歳頃には成人の半分くらいまで成長してくる．成人並みになるのは，小学生以降となる．

RSウイルスはかぜの原因ウイルスの一つで，成人に感染すると鼻水や咳などの症状をもたらすだけであるが，とくに乳児期早期（生後数週間～数ヵ月間）にRSウイルスに初感染した場合は，細気管支炎，肺炎といった重篤な症状を引き起こすことがあり，感染しないように注意をする必要がある．

加齢に伴って癌の発症や肺炎の発症が増加することから，高齢者においては免疫機能が低下していると考えられる（**図8-15**）．

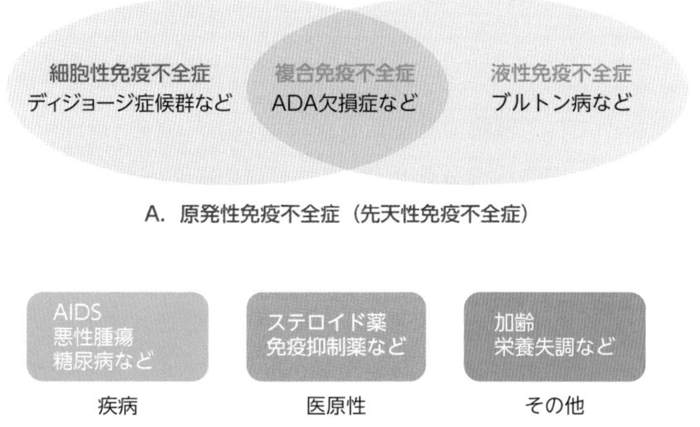

細胞性免疫不全症
ディジョージ症候群など
複合免疫不全症
ADA欠損症など
液性免疫不全症
ブルトン病など
A．原発性免疫不全症（先天性免疫不全症）

AIDS
悪性腫瘍
糖尿病など
疾病
ステロイド薬
免疫抑制薬など
医原性
加齢
栄養失調など
その他
B．続発性免疫不全症（後天性免疫不全）

図8-13　免疫不全症

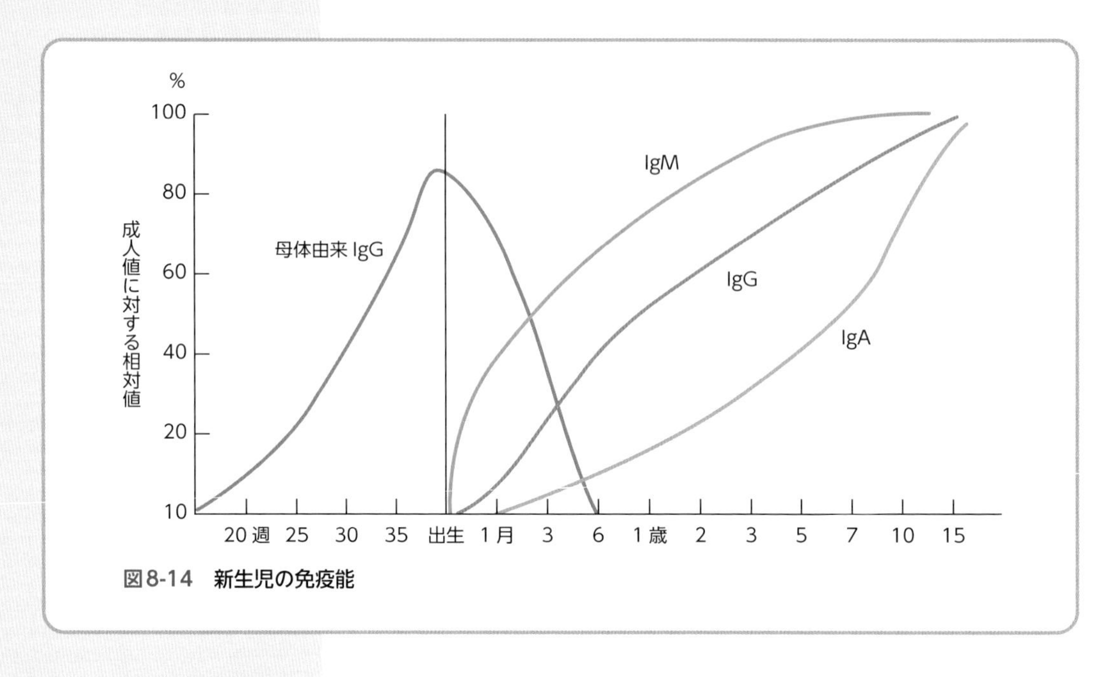

図8-14　新生児の免疫能

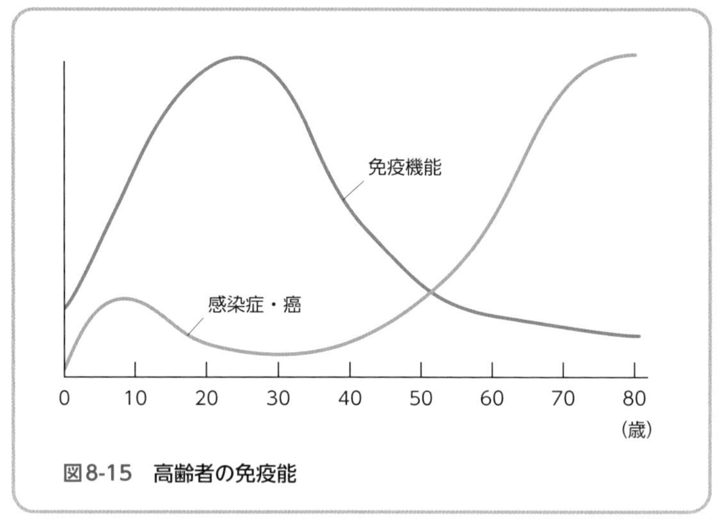

図8-15　高齢者の免疫能

獲得免疫系ではT細胞の機能低下が最も顕著に認められる．造血幹細胞からT細胞への分化や，胸腺での分化成熟が低下するため，新しい抗原に反応するT細胞が少なくなり，記憶T細胞が総体的に増加することになる．自然免疫系のNK細胞やマクロファージ，好中球の機能も低下することがわかっている．これらの低下によって，高齢者においては細菌感染からウイルス感染まで幅広い感染源に対して抵抗力が低下する．

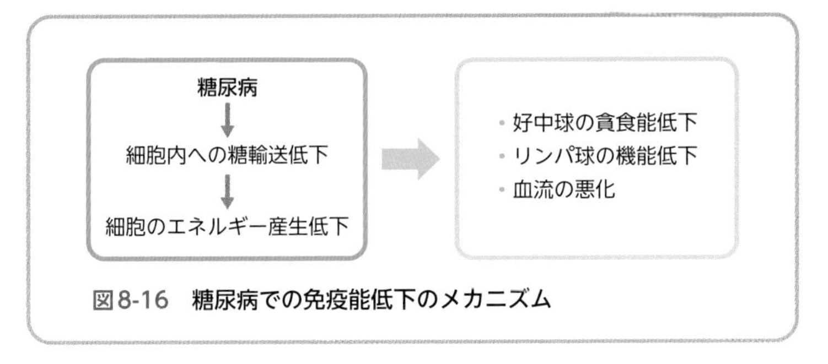

図8-16　糖尿病での免疫能低下のメカニズム

3. 糖尿病における免疫機能低下

糖尿病になると，肺炎や膀胱炎などの感染症にかかりやすくなることが知られている．また，感染症が急速に重症化することも多く，回復に時間がかかる．糖尿病になるとなぜ免疫機能が低下するのか？ それは，**図8-16**に示したように細胞内へのグルコースの輸送が低下するために，血液中のグルコース濃度が高くなるからである．細胞内へのグルコース輸送の低下は，細胞内でのエネルギー産生の低下をもたらし，細胞機能の低下をもたらす．そして，すべての細胞の機能が低下するため，免疫担当細胞である好中球の細菌貪食能，リンパ球の抗体産生やキラー活性の低下が認められる．また，高血糖状態では細い血管での血流の低下が認められ，酸素や栄養の供給が低下するために免疫担当細胞の機能がさらに低下するといった悪循環が起きてくる．

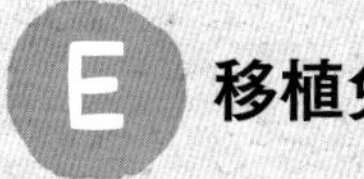

E 移植免疫

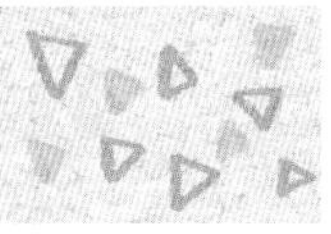

1. 自己と非自己の区別

輸血や移植においては，ヒトの細胞の表面にある血液型や組織型といったタンパク抗原を免疫担当細胞が認識し，自己と非自己が区別され，非自己については排除されることをこれまで学んだ．血液型についてはすでに詳しく解説したので（p.131参照），ここでは移植の際に重要となる組織型についてもう少し詳しく解説する．

それでは，他人の皮膚が移植された場合には，具体的にどのように非自己であると認識されるのか？ なぜ自分の細胞は排除されずに他人の細胞だけ排除されるのか？

主要組織適合抗原とは，ほとんどの脊椎動物に存在する細胞表面の自己と非自己を区別する目印であり，ヒトでは**ヒト白血球抗**

ヒト白血球抗原（HLA）
HLAはhuman leucocyte antigenの略．赤血球の血液型と同じように，白血球をはじめとする全身の細胞にはヒト白血球抗原といわれる型がある．この抗原は，個人によって異なるため自己標識となり，移植の際に重要となってくる．ヒトの主要組織適合抗原としては数多くのものがあるが，最初の発見が白血球であったため，ヒトの主要組織適合抗原のことをヒト白血球抗原（HLA）と呼ぶ．

原（HLA）とも呼ばれている．HLAはクラスⅠ（HLA-A，HLA-B，HLA-C）とクラスⅡ（HLA-DR，HLA-DQ，HLA-DP）に大別され，**HLAクラスⅠ**は，自己と非自己を区別する目印としてほとんどすべての有核細胞と血小板の表面上に発現されている．**HLAクラスⅡ**は，マクロファージや樹状細胞などの抗原提示細胞など限られた細胞の表面上に発現しており，微生物などの異物の抗原を自己のリンパ球に知らせるために働いている．移植の際に自己と非自己を区別する主な目印となるのは，この6種類のうちのHLA-A，HLA-B，HLA-C，HLA-DRの4種類とされており，臓器移植の際にはこの4種類を合わせることが必須となる．それぞれのHLAには多型性があり，たとえばHLA-Aには27種類以上あり，HLA-A，HLA-B，HLA-C，HLA-DRの組み合わせの数は数万通りにも及ぶため，すべての型を合わせることは他人同士では非常に難しくなる．ただし，臓器提供者であるドナーが兄弟姉妹であれば話は変わってくる．すべてのHLA遺伝子は第6染色体上にのっており，子供は両親から染色体を1本ずつ受け継ぐため，**図8-17**に示したように両親から受け継いだ2つのHLA遺伝子セットを持っていることになる．つまり，子供のHLA遺伝子の組み合わせは4種類ということになるため，兄弟姉妹の間では，1/4の確率でHLA遺伝子の一致したドナーがみつかるということになる．

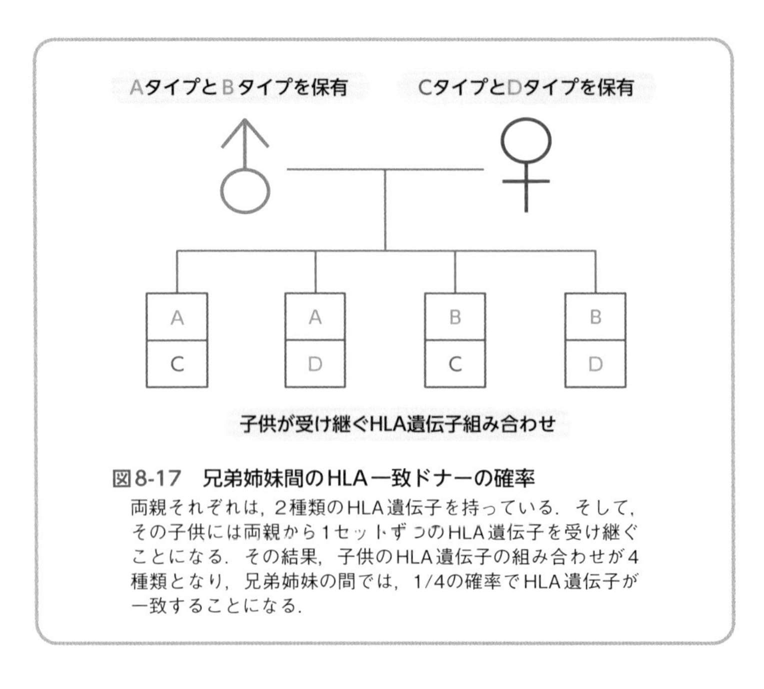

図8-17　兄弟姉妹間のHLA一致ドナーの確率
両親それぞれは，2種類のHLA遺伝子を持っている．そして，その子供には両親から1セットずつのHLA遺伝子を受け継ぐことになる．その結果，子供のHLA遺伝子の組み合わせが4種類となり，兄弟姉妹の間では，1/4の確率でHLA遺伝子が一致することになる．

2. 拒絶反応

自分自身の細胞や組織を使った自家移植や遺伝子のタイプが同じである一卵性双生児からの同系移植は，免疫系においてとくに問題は起きない．しかし，一卵性双生児以外の血縁者や非血縁者からの移植の場合には，レシピエント（ドナーから臓器提供を受ける患者）において免疫系が移植片を異物と認識して拒絶反応を起こす可能性がある．そのため，従来の腎移植などでは拒絶反応を少なくするために，組織適合性のHLAの一致が求められてきた．しかし最近では，免疫抑制薬の進歩によって，HLAの適合度による影響は低下してきており，本来HLAが一致していない夫婦間などによる腎移植の成績もよくなってきている．ただし，免疫抑制薬を一生服用しなければならず，感染症の発症や悪性腫瘍の発生などの合併症が問題となっている．

拒絶反応
移植された臓器がレシピエントの免疫担当細胞によって排除されることを指す．主要組織適合抗原は移植にあたり適合させているものの，マイナー組織適合抗原を合致させていないため，レシピエントの免疫担当細胞にとっては異物と認識されてしまう．この反応を抑えるために，免疫抑制薬が投与されている．

3. 移植片対宿主反応

いわゆる拒絶反応は，レシピエント側の免疫細胞がドナー側の移植細胞を非自己と認識し，攻撃・排除する反応であるのに対し，移植片対宿主（GVH）反応とは，輸血や臓器移植の際に，ドナーの血液や移植片に含まれるリンパ球がレシピエントの体の細胞を異物として攻撃する反応を指す．たとえば，骨髄移植のような造血幹細胞移植後に，生着した造血組織で誕生するドナー由来のリンパ球が，移植された宿主の細胞を異物として認識して攻撃するため，皮膚や腸管，肝臓などで臓器障害が起こることがある（発疹，下痢，肝障害など）．同様の反応は，まれに輸血後にも起こることがあり，輸血血液中に含まれていたリンパ球が増殖して，輸血をされた宿主の体を攻撃することがある．最近では，輸血後のGVH反応を予防するために，リンパ球の増殖機能を奪う目的で放射線照射した輸血製剤を使用している．

GVH
graft versus hostの略．

F 免疫および免疫異常によって発症する主な疾患

免疫は，生まれつき備わった身を守るためのシステムであることから，免疫反応は生体を傷つけることのない，優しい反応であるとの誤解を持っている人も少なくない．しかしながら，これまで学んだように免疫反応は必ずしも優しい反応ではなく，「肉を切らせて骨を断つ」くらいの激しい反応であることをよく理解してほしい．たとえば，肝炎が発症するのはウイルス感染が引金ではあっても，炎症を引き起こしている本体は免疫反応である．「○○炎」と名前がつくほぼすべての疾患は免疫が引き起こしている．つまり，免疫反応そのものが，急性上気道炎や咽頭炎，肺炎，胃炎など数え上げたらきりがないくらいの疾患の原因となっている．

また，異物に対する免疫応答が宿主に不都合な反応を示すようなアレルギー疾患や，免疫反応システムに異常が起きると自己を異物と認識するような自己免疫疾患なども発症する．アレルギー疾患としては，アレルギー反応そのものが多彩であるため，疾患も多彩で，気管支喘息や花粉症のような典型的なアレルギー性疾患から自己免疫性溶血性貧血などの自己免疫疾患，慢性糸球体腎炎，臓器移植後の拒絶反応まで多様な疾患が含まれる．一方，免疫反応が消失ないし低下すると，免疫不全状態となり，健常者は感染症を起こさない弱毒微生物や平素無害菌などと呼ばれる病原体が原因となる日和見感染症を引き起こすことになる．

炎　症

学習目標

1 ▶ 炎症とは何かを理解する

2 ▶ 炎症の5微候を理解する

3 ▶ 炎症に関与する細胞について理解する

4 ▶ 炎症に関与する化学伝達物質を理解する

5 ▶ 急性炎症と慢性炎症の違いを理解する

6 ▶ 慢性肉芽腫(にくげしゅ)性炎症の病態を理解する

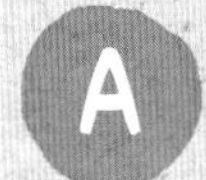

A 炎症の正体

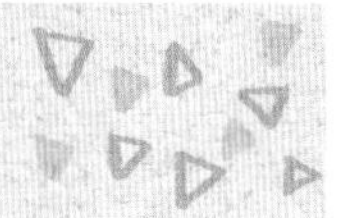

1．炎症とは？

第7章と第8章で外来の微生物の侵入による感染症の発症と微生物などの異物を排除する免疫機構について説明してきた．本章では，微生物の侵入に対する生体の免疫応答の結果によってもたらされる局所組織の変化である炎症について，病理学的な面からみた特徴を解説する．

たとえば，肺に細菌が侵入して感染症を引き起こすと，免疫担当細胞が反応し，細胞の集積と血管内から血漿成分の滲出が起こる．そのため，胸部単純X線写真上には白い影がみえるようになり，肺炎（p.205参照）を発症したと判断する．病理組織学的には細胞浸潤と組織間液の増加が目立つ，炎症と呼ばれる組織像を呈する（**図9-1**）．ほかにもヘリコバクター・ピロリ菌の感染による慢性胃炎（p.267参照）やノロウイルス感染による急性大腸炎なども同様に胃や大腸の炎症を指している．第8章で学んだ免疫の復習にもなるが，**図9-2**に扁桃に細菌やウイルスが感染した際の炎

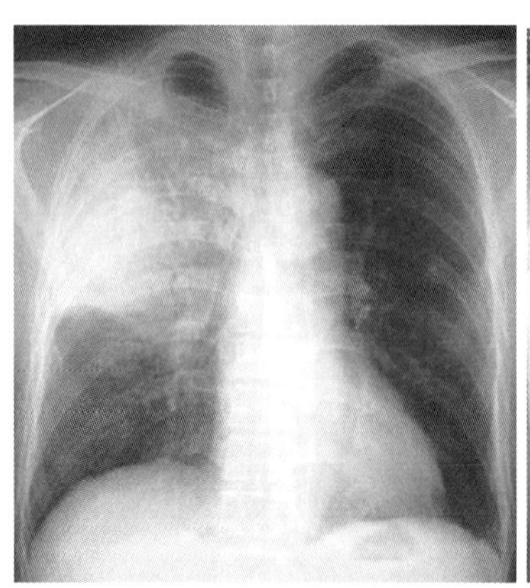

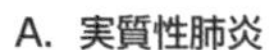

A．実質性肺炎

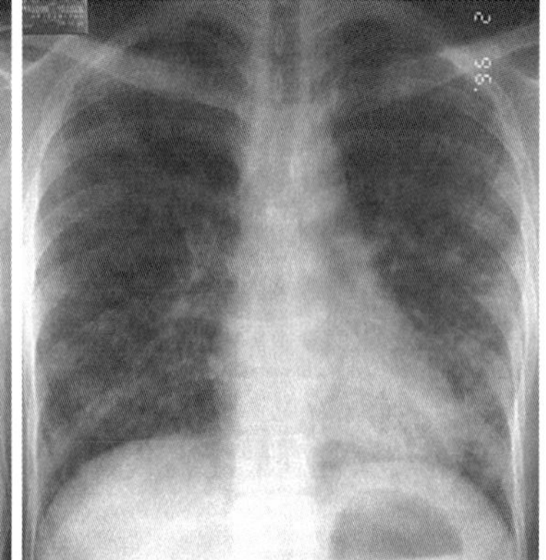

B．間質性肺炎

図9-1　肺炎の胸部単純X線像

A：細菌感染による肺炎で，右上肺野に広範囲の白い影が認められる．この部分は細胞の浸潤と血漿成分の滲出によってX線が透過しないために，X線写真が白くなっている．病変が肺胞腔内（実質）に存在していることがわかる．

B：ニューモシスチス肺炎で，肺野全体がすりガラス様に白い粒状の影が認められる．病変の主体が間質にあることがわかる．

（写真提供：市岡正彦）

症過程を示した．細菌感染の場合は，まず，局所（扁桃）にはマクロファージやリンパ球などの細胞が集まり，それらの細胞からは多くのサイトカインなどのタンパクが分泌され，最終的にはマクロファージや好中球の貪食によって細菌が破壊される．このときに放出されるリゾチームなどが近辺の細胞を傷害するため疼痛（とうつう）が生じる．これらの反応は自然免疫によって引き起こされる．同時に，細菌の抗原によって活性化されたB細胞（Bリンパ球）が形質細胞に分化し，抗体を産生する．そして，抗体が細菌に結合することで，細菌が好中球などに貪食されやすくなる．細菌を貪食し

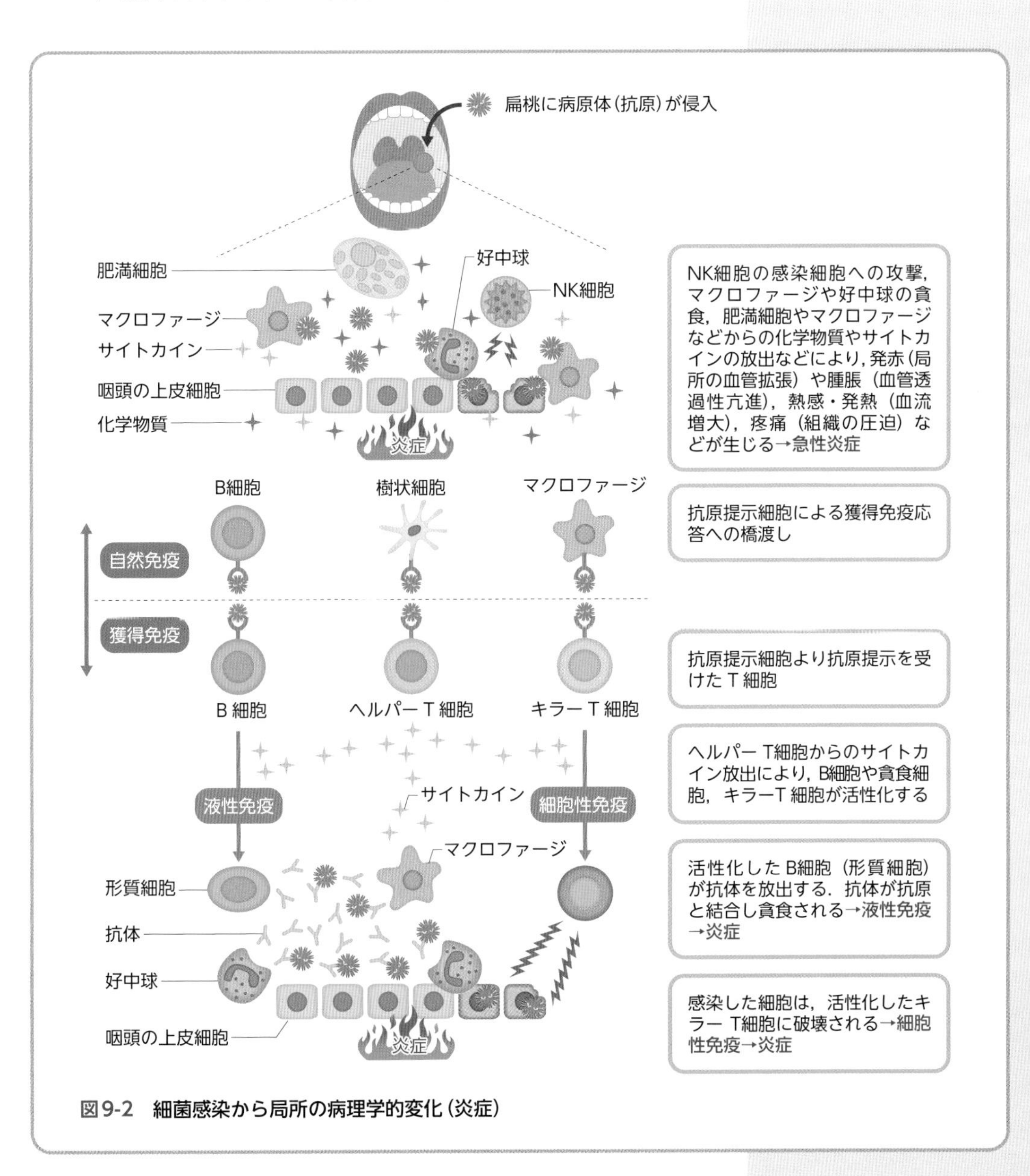

図9-2　細菌感染から局所の病理学的変化（炎症）

た好中球などは死滅し，酵素タンパクを周囲にまき散らして，周囲の細胞を傷害する．その過程では，近辺の血管は拡張し(発赤)，血管透過性は亢進し(腫脹)，血流は増大し(熱感，発熱)，局所組織は圧迫(疼痛)される．ウイルス感染の場合には，ウイルス抗原によって活性化されたB細胞が形質細胞に分化し，抗体を産生する．また，同時にヘルパーT細胞の産生するサイトカインによって活性化したキラーT細胞が，ウイルス感染した粘膜の上皮細胞を攻撃する．こうした感染によって起こる局所の一連の反応を炎症と呼ぶ．

感染による炎症以外にも，たとえば，鎮痛薬の服用後の胃痛を伴う急性胃炎や放射線照射後にまれに起こる放射線肺炎など，化学的刺激や物理的刺激によって局所組織に起こる炎症もある．つまり炎症とは，侵入してきた異物や損傷した組織を排除し，損傷した組織をもとに戻そうとする一連の生体反応(恒常性維持)の結果起こる局所の病理組織学的変化を指している．腫瘍と循環障害を除くと，大部分の病気のメカニズムがこの炎症であり，「○○炎」と呼ばれる疾患はほぼすべてこのメカニズムによって発症する．また，慢性の炎症が癌化に関与することや循環障害後の組織壊死が炎症反応をもたらすこともわかってきており，炎症はほぼすべての疾患に関与しているといっても過言ではない．

それでは，生体がこれらの異物や刺激に曝露されたとき，もし一連の炎症反応が起こらなかったとしたらどうなるだろうか？細菌感染の場合は，生体は原因菌を排除できないために体全体が細菌に冒されて致命的になるだろうし，外傷を負った場合は，壊れた組織の修復ができないために壊疽し，その部位を切断しなければならないこともあるだろう．このように，炎症とは生体に不利な刺激を排除し，刺激による組織障害を修復し，臓器の機能をもとに戻そうとする生体の防御反応と考えることができる(図9-3)．

2. 炎症による徴候

ウイルスや細菌の侵入，放射線照射などによって局所の細胞の破壊が起こると，細菌や死んだ細胞などを処理する貪食細胞であるマクロファージなどが局所に集積する．また，マクロファージなどの細胞が放出するサイトカインなどの活性物質によって，血管の拡張と血管の透過性亢進が起こり，局所の血管内が充血して赤く見えるようになる．また，血流量の増大に伴って局所に熱感

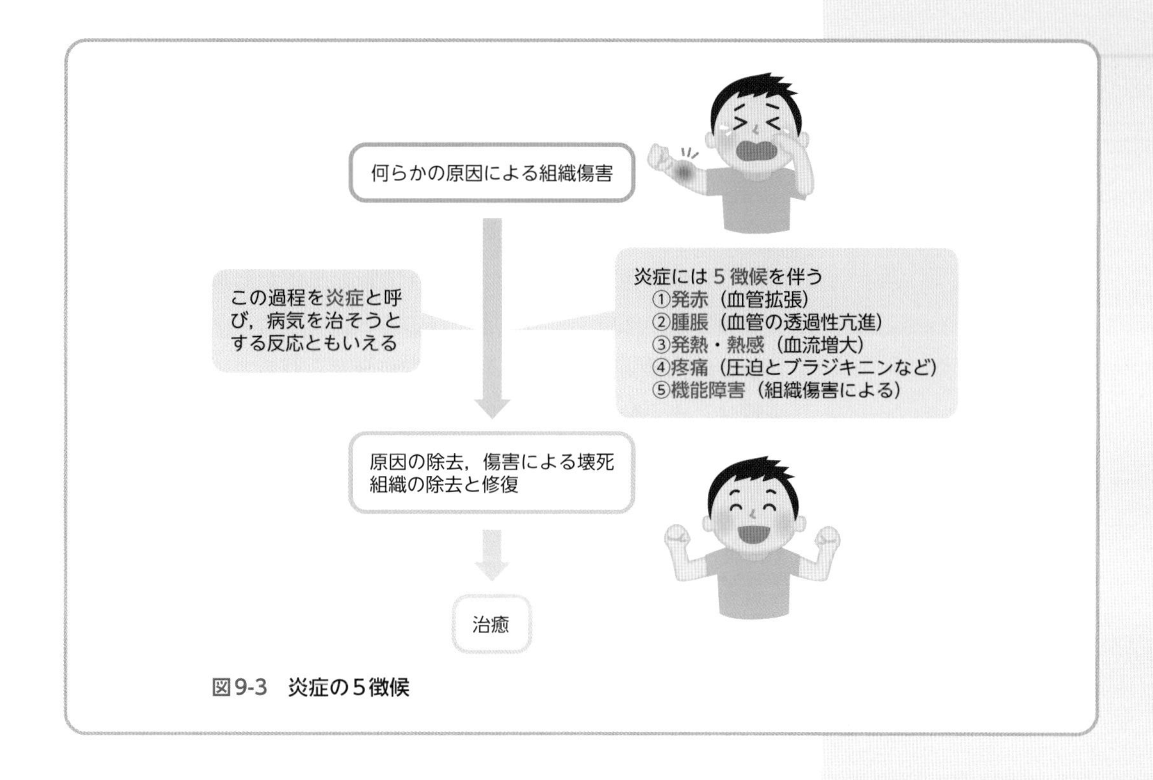

図9-3　炎症の５徴候

を感じるようになる．血管透過性亢進は，血管内からの血漿の滲出を促進して局所の腫脹を引き起こすようになる．腫脹による組織圧の上昇とブラジキニンなどの化学物質によって疼痛がもたらされる．そして，サイトカインによってプロスタグランジンが産生されると，中枢神経系の発熱中枢が刺激されて発熱を起こす．このように炎症では，発赤，腫脹，発熱（熱感），疼痛の4徴候が認められる．また，この4徴候に組織傷害によって引き起こる機能障害を加えて，炎症の5徴候と呼ぶこともある（**図9-3**）．

ブラジキニン
血漿中のキニノーゲンからトリプシンなどの酵素によってつくられる血圧降下作用を持つペプチド．神経細胞に作用して疼痛を感じさせる発痛物質である．

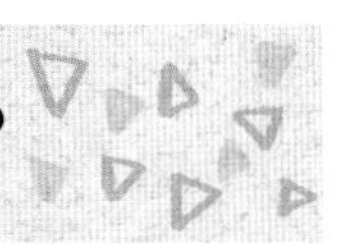

B　炎症はどのように起こるのか？

1．炎症の原因

炎症は主に外部からの有害な刺激（外因）によって引き起こされる．炎症を引き起こす外因は，① **生物学的因子**（細菌やウイルス，真菌，原虫などによる感染など），② **化学的因子**（酸やアルカリ，貴金属，薬剤など），③ **物理的因子**（外傷や熱傷，放射線，紫外線など）に大きく分けられる．

外因による炎症以外にも，体内で産生された有害物質（内因）

によって引き起こされることもある．内因には，免疫複合体の沈着や尿酸結晶，結石などの異常代謝物などがあげられる．

2. 炎症の基本病変

炎症は図9-4に示したように，「局所に細胞の傷害が起こった，あるいは細菌が感染した」という情報を生体が認識するところから始まる．感染や組織傷害が起こると，まずヒスタミンやキニンなどの化学物質が分泌されて警告が発せられる．これらの化学物質は，まず微小循環系に働いて，血管の拡張をもたらし，動脈血流の増大（充血）をもたらし，その結果，赤く腫れたり熱を帯びる反応が現れる．そして，しだいに血流がうっ滞してうっ血状態となる．また，ヒスタミンなどの化学物質によって，血管の透過性が亢進して，血管内の血漿が血管外へ滲出してくる．その結果，腫脹が認められるようになる．漏れ出てくる血漿と同時に白血球も遊送し，これらの白血球が細菌などの異物を排除して傷害が拡散するのを防いでいる．白血球のなかでも，細菌感染の場合には早期に好中球が遊走してくる．炎症が3～4日続くような場合には単球が浸潤してきてマクロファージに成熟・分化して貪食によって異物を排除する．

組織傷害の回復期には，マクロファージやリンパ球，線維芽（せんいが）細胞（p.31参照）の増殖が起こって，組織の修復と治癒が図られる．

微小循環系
毛細血管網とその輸入・輸出血管である細動脈，細静脈を一括して微小循環系と呼ぶ．

3. 白血球はどのようにして血管内から炎症部位へと移動するのか？

白血球はどのようにして炎症部位を認識して，血管外へ出てく

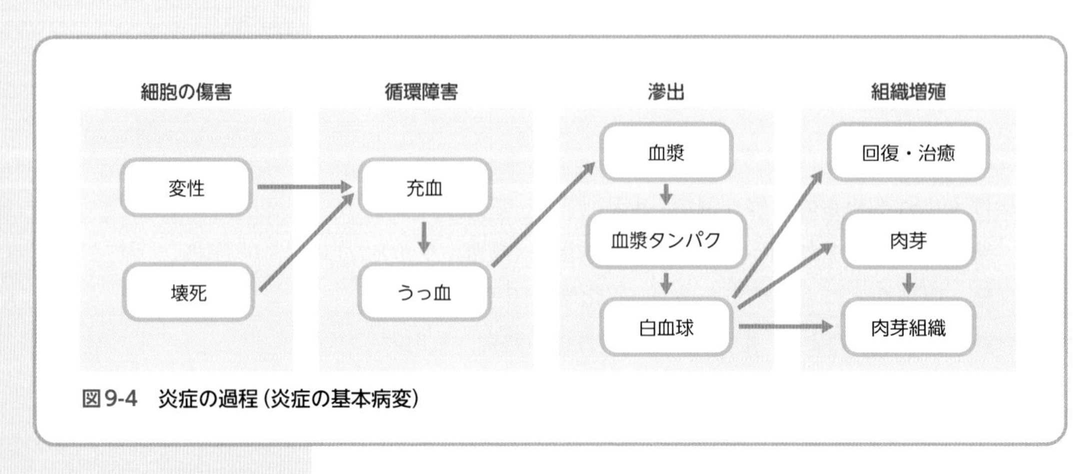

図9-4 炎症の過程（炎症の基本病変）

るのだろうか？ 白血球に眼があるわけでもなく，何らかの特別な機構が働かなければ，特定の場所で血管外へと出てくることはない．その特別な機構の一つが，炎症部位でのみ血管内皮細胞上に発現する**接着分子**とされている．**図9-5**に示したように，炎症部位で産生される**サイトカイン**などによって血管内皮細胞上に接着分子が発現する．そして，白血球のなかでも**好中球**を自身の接着分子と結合させることで，血流に抗するブレーキとなり，血管壁の内側に沿ってころころと回転するようになる．その後，炎症部位で産生される**ケモカイン**によって好中球表面上の接着分子が活性化し，血管内皮細胞上の接着分子とさらに強固に接着する．接着した好中球は，血管外に産生されたケモカインによって誘導され，血管内皮細胞間をすり抜けて炎症部位に遊走していく．このように，白血球が血管外へ移動する特別の機構の一つとして，炎症部位で産生されるケモカインなどのサイトカインの働きがもう一つの重要な役割を果たしている．

接着分子
多細胞生物の細胞同士が接着する際に必要となる分子である．細胞同士が直接接着する場合もあれば，細胞外マトリックスタンパクを介して間接的に接着する場合がある．

ケモカイン
ケモカインはマクロファージや内皮細胞，T細胞などから産生され，白血球を遊走させる働きを持つサイトカインである．

4．炎症に関与する細胞

炎症部位には，血管内にいる好中球を始めとした**炎症細胞**とも呼ばれる**白血球**が移動して集積してくる．主な炎症細胞の機能と

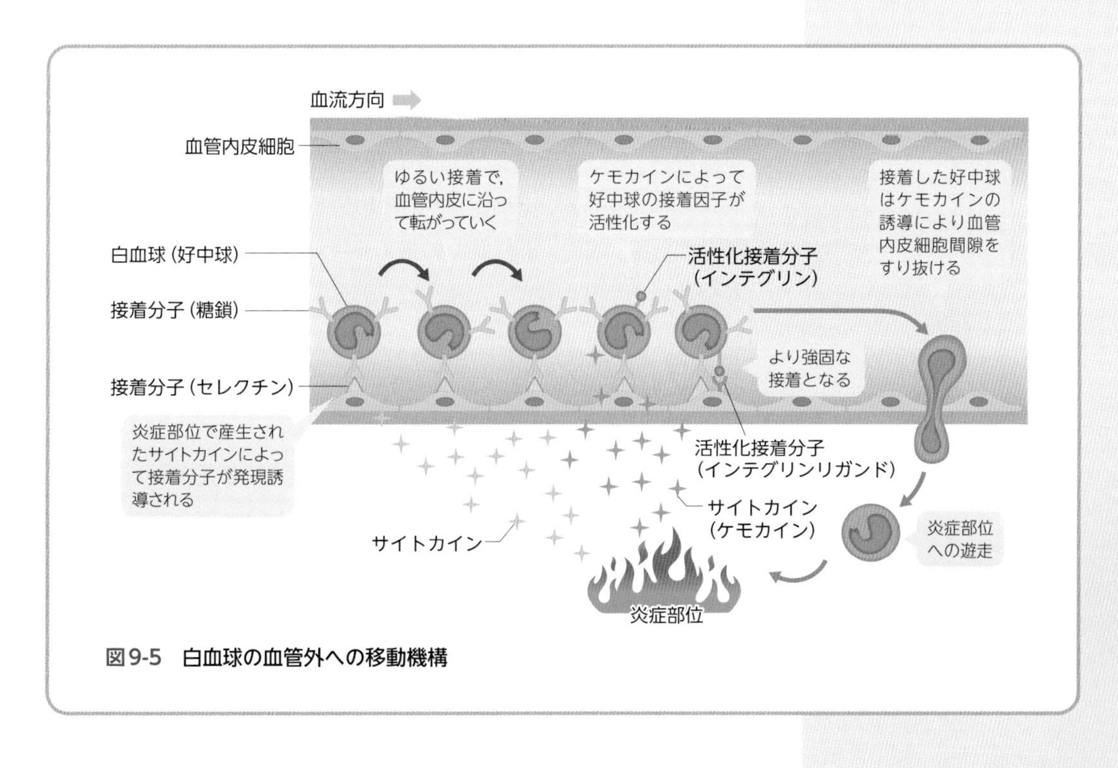

図9-5　白血球の血管外への移動機構

炎症細胞	直径(μm)	末梢血中の数(μL)	機 能
①好中球	14	3,000〜5,000	中性の顆粒があり，遊走能，貪食能があり，殺菌作用を持つ
②好塩基球	14	50	塩基性色素で染まる顆粒を持ち，そのなかにはヒスタミンやヘパリンなどの化学物質が含まれる．Ⅰ型アレルギーの原因となる
③好酸球	15	200	酸性色素で染まる顆粒を持ち，寄生虫の感染で増加する
④単球	20	500	活発な貪食作用を持つ．マクロファージや樹状細胞などさまざまな細胞に分化する
⑤リンパ球	12	2,000〜3,000	T細胞，B細胞，NK細胞の3種類があり，免疫応答に関与する
⑥形質細胞	12〜14	0	B細胞が組織中で抗体産生細胞に分化したもの

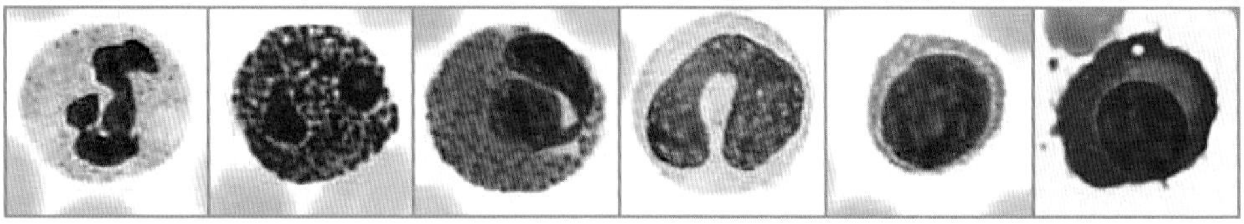

① ② ③ ④ ⑤ ⑥

図9-6 炎症細胞(白血球)の機能

形態を図9-6に示した．白血球は，顆粒球，単球，リンパ球に分けられる．また，顆粒球は細胞質内の顆粒の種類によって，好中球，好塩基球，好酸球に分けられる．好中球は，急性炎症初期(24時間以内)において炎症部位に最も多く存在する細胞で，化膿菌を活発に貪食するが，細胞内で増殖する病原体(ウイルスなど)には無力である．また，末梢血中に最も多く存在する白血球であるが，寿命が短く半日程度でしかない．好塩基球は，炎症過程の初期においてヒスタミンを放出する．好塩基性に染まる青い顆粒が特徴である．好酸球は，アレルギー反応や寄生虫感染における主な炎症細胞として働いている．末梢血中の単球は，組織に移動した後でマクロファージに分化する．炎症が2〜3日に及ぶと好中球は消失し，マクロファージに置き換えられる．マクロファージは刺激によって多様な形態をとり，多核巨細胞を形成することもある．リンパ球は，ウイルス感染における主な炎症細胞で，B細胞(Bリンパ球)は形質細胞に分化・成熟することで抗体を産生し液性免疫の主役となり，T細胞(Tリンパ球)は細胞性免疫の主役とし

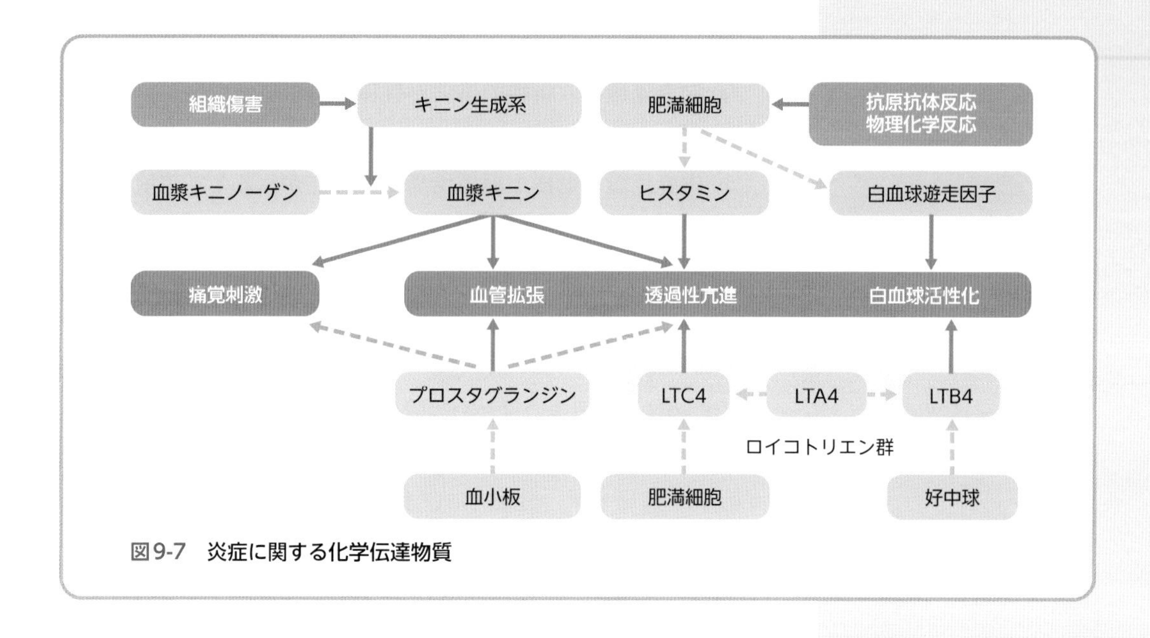

図9-7　炎症に関する化学伝達物質

て働く．

5．炎症に関与する化学伝達物質

炎症の局所では多様な細胞が多様な化学伝達物質を放出して，血管拡張や血管透過性の亢進などの炎症に特徴的な変化をもたらしている．ここでは炎症に関与するそうした化学物質について紹介する（**図9-7**）．

組織傷害や抗原抗体反応などによって，血漿中キニノーゲンのキニンへの変換や肥満細胞からのヒスタミンや白血球遊走因子の分泌などが起こり，それらの化学伝達物質が血管拡張や血管透過性亢進，白血球活性化，痛覚刺激などを引き起こす．活性化された血小板や好中球，肥満細胞などからプロスタグランジンやロイコトリエンなどが分泌されて炎症反応を促進する．

化学伝達物質
器官や組織，細胞間，細胞内における，情報伝達に関与する分子の総称．とくに低分子物質を指すことが多い．

ロイコトリエン
ロイコトリエンは細胞内で5-リポキシゲナーゼによってアラキドン酸から合成される．ロイコトリエンは炎症反応において非常に重要な役割を果たす物質である．

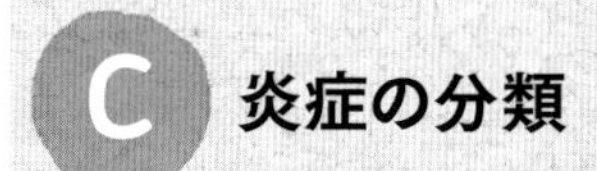

C　炎症の分類

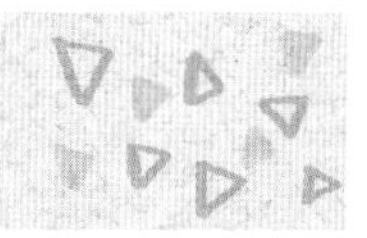

1．経過による分類

炎症は，その経過によって急性炎症と慢性炎症に分けられる．これまで炎症として説明してきたその特徴や基本病変などは，主に急性炎症に認められる特徴や基本病変である．

❶ 急性炎症の運命

ⓐ **完全治癒**　組織の傷害が軽微である場合には，組織構築の変化を残さずに治癒する．

ⓑ **肉芽（にくげ）組織の形成と瘢痕（はんこん）治癒**　炎症が治ると，破壊された組織を修復しようと，線維芽（せんいが）細胞の増殖と血管形成が起こって肉芽組織が形成される．最終的には瘢痕を残して治癒する．

ⓒ **膿瘍形成**　急性炎症による組織破壊が強い場合，好中球の死骸からなる膿（うみ）が充満した膿瘍（のうよう）を形成する場合がある．炎症を抑えるためには抗菌薬の投与や排膿措置が必要になることもある．

ⓓ **蜂窩織炎（ほうかしきえん）**　細菌感染が皮下組織に拡大するため，好中球の浸潤が限局せず，組織内にびまん性に広がる急性化膿性炎症である．起炎菌としてはレンサ球菌やブドウ球菌が多い．

ⓔ **炎症の遷延化（せんえんか）（慢性炎症）**　有害刺激が繰り返す場合や有害刺激を取り除くことができない場合には炎症が遷延する．炎症が遷延化すると，好中球やマクロファージでは処理しきれなくなるため，リンパ球を中心とした特異的免疫応答が活性化して異物を排除しようとするが，排除できないと慢性化につながっていく．しかし，慢性炎症はすべて急性炎症の遷延化によって発症するわけではなく，はじめから慢性炎症として発症する場合もある．その代表例として慢性胃炎などがあげられる．

❷ 急性炎症と慢性炎症の違い

急性炎症は，外部からの侵襲に対して，好中球やマクロファージなどの非特異的防御機構（自然免疫）が活性化することによって，局所の細動静脈や毛細血管網の拡張，血管透過性の亢進，血漿や白血球の血管外への移動などが起こり，その過程で多数の化学伝達物質の産生と遊離が起こって，発赤，腫脹，発熱（熱感），疼痛などの症状をもたらす．傷害を受けた組織や細胞がもとどおりになれば，急性炎症は収束に向かい，生体の恒常性を維持することになる（**図9-8**）．

しかし，マクロファージなどの貪食細胞によっても貪食・分解が困難な異物，尿酸結晶のように内因性に生成する結晶，局所で持続的に存在してしまう異物などが原因となる場合には，これらの非特異的防御機構では手に負えず，マクロファージなどの非特異的防御機構に加えてリンパ球による特異的防御機構（獲得免疫）も活性化される．そうした生体の精一杯の排除機構によっても排除が不完全な場合には**慢性炎症**となる．

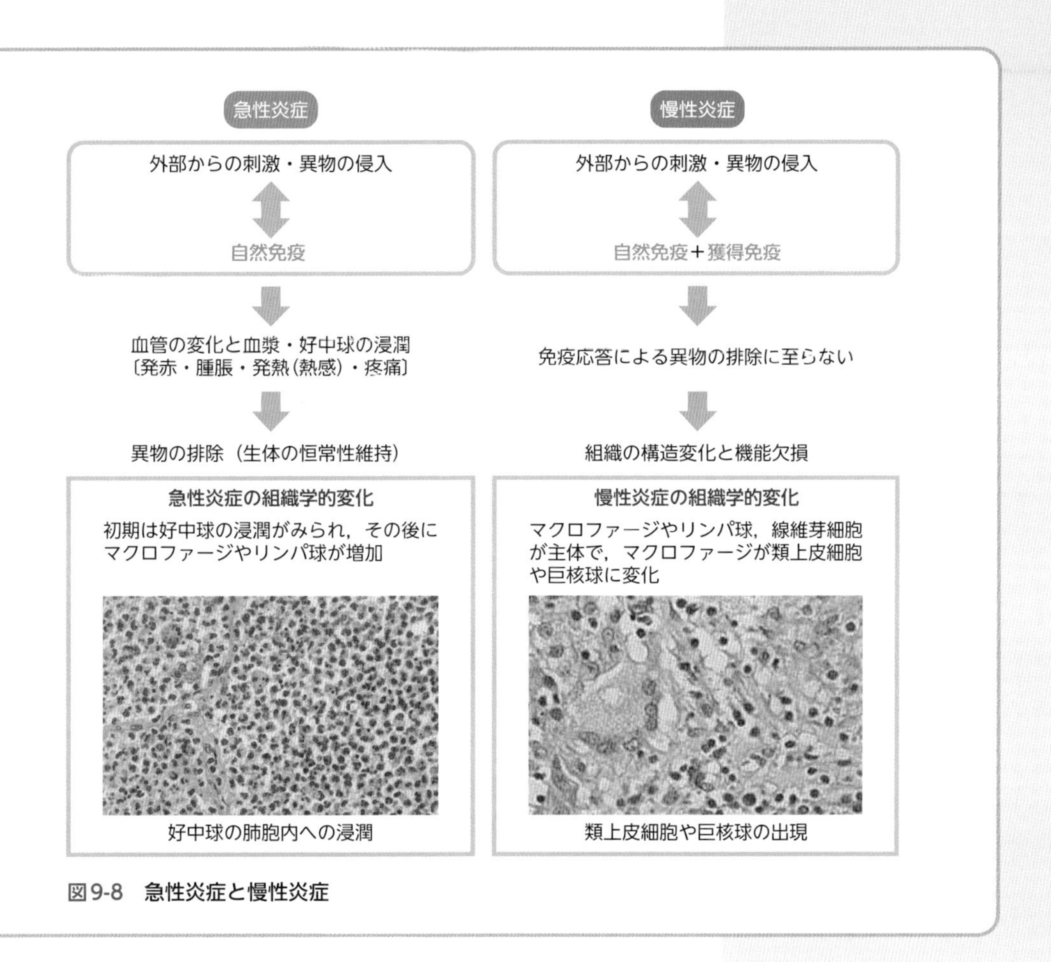

図9-8　急性炎症と慢性炎症

また，肝細胞に感染した肝炎ウイルスに対する不完全な特異的免疫応答が起こった場合には，ウイルス感染した一部の肝細胞が特異的防御機構により破壊され，その修復過程で起こる線維芽細胞と新生血管の増殖のために線維化が進んでいき慢性肝炎が発症し，より線維化が進んだ肝硬変へと進展する．慢性肝炎に代表されるような慢性炎症を**非特異的慢性炎症**と呼ぶ．慢性炎症には，以下の慢性肉芽腫性炎症と慢性非特異性炎症の2つのパターンがあるが，いずれもマクロファージや線維芽細胞の増殖，新生血管が主役を担い，組織の破壊と再生によって組織の構造変化と機能欠損が起こってくるのが特徴である(**図9-8**)．

❸ 慢性肉芽腫性炎症

慢性炎症のなかでも特殊な炎症で，炎症の原因となる異物を体外に排除できない場合に，その異物を組織内に閉じ込めようとする反応が起こり，その方法となるのが**肉芽腫**と呼ばれる塊を形成する結節性病変である．肉芽腫性炎症の代表的疾患として，結核やハンセン病，梅毒，サルコイドーシスなどが知られている．

結核では，ラングハンス巨細胞（マクロファージが融合してできる）を交えた類上皮細胞（マクロファージが上皮細胞様の形態変化をとった細胞）の増殖を主体とする特殊な肉芽腫が認められる．リンパ球や形質細胞の浸潤および結合組織性被膜が存在し，結節の中心部には壊死を伴い，乾酪壊死と呼ばれている（p.5の**図1-1**参照）．このような肉芽腫の形成は，細胞性免疫応答の結果であり，排除されにくい結核菌に対してヘルパーT細胞が活性化して多量のサイトカインを分泌し，キラーT細胞の増殖，B細胞の増殖・分化をもたらし，マクロファージの形態変化や融合を誘導して類上皮細胞や巨細胞の出現をもたらす．

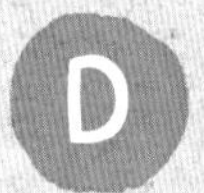

炎症の全身反応

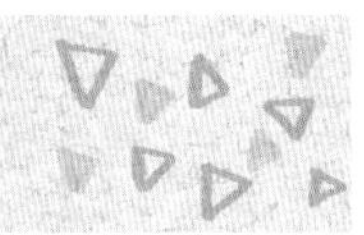

炎症反応は局所で起こるが，炎症局所で産生されるサイトカインや化学伝達物質の影響によって全身的反応も認められる．**図9-9**に示すように，炎症を起こす刺激，たとえば細菌感染が起

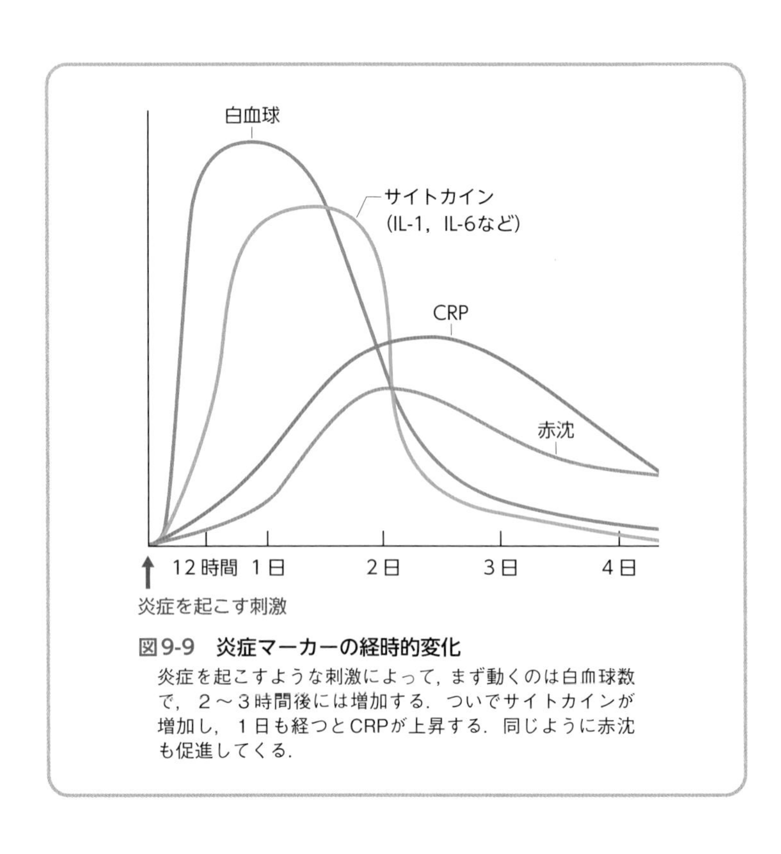

図9-9　炎症マーカーの経時的変化

炎症を起こすような刺激によって，まず動くのは白血球数で，2～3時間後には増加する．ついでサイトカインが増加し，1日も経つとCRPが上昇する．同じように赤沈も促進してくる．

こると速やかに辺縁プールにいる白血球が，血流の中心部に入ってくるため，2～3時間後には白血球数の増加が認められる．その後，脾臓や肺にたまっている白血球も動員され，骨髄からも白血球が供給されるため，炎症が続いている間は持続的に白血球数が増加する．ついで，IL-1やIL-6などのサイトカインが増加してくる．また，前述したように，IL-1やTNF-αなどの炎症性サイトカインによって血管内皮細胞からプロスタグランジンが産生され，中枢神経の発熱中枢を刺激して生体は発熱することになる．その後1日くらい経過すると，サイトカインによって刺激された肝細胞が急性期タンパクであるCRP（p.4参照）を産生し，増加してくる．同時に肝細胞の産生するフィブリノーゲンなどの増加によって赤沈（せきちん）が促進してくる．

辺縁プール

血流は，血管の中心部より血管壁側のほうで流れが遅いため，白血球などが血管壁にゆるくくっついている状態にある．辺縁プールは，血管壁側の白血球のことを指す．反対に，血流に乗って移動している白血球を循環プールと呼ぶ．血液検査で測定している白血球は，循環プールである．

フィブリノーゲン

血漿中に含まれる血液の凝固に必須のタンパクで，肝細胞でつくられる．

赤沈

赤血球沈降速度の略語である．血液を試験管に入れ，血液が固まらないように抗凝固剤を添加すると，やがて赤い赤血球が下へ沈み，上澄みのような透明の血漿成分が上に残る（下図参照）．血漿部分の距離は赤血球が沈んだ距離に相当し，1時間に何mm沈んだかを測定する．実際，炎症があるとフィブリノーゲンの増加により赤沈は促進する．基準値は，男性10mm未満/時，女性15mm未満/時である．

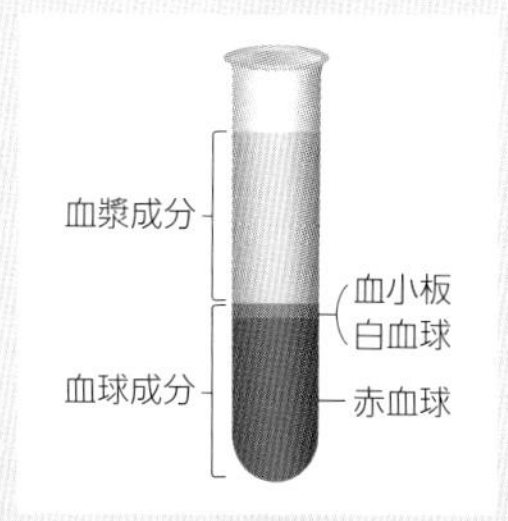

腫　瘍

学習目標

1 ▶ 癌細胞と正常細胞の増殖速度の違いを理解する
2 ▶ 癌と腫瘍の定義を理解する
3 ▶ 癌遺伝子の意味を理解する
4 ▶ 癌抑制遺伝子の意味を理解する
5 ▶ 癌の発生要因を理解する
6 ▶ 腫瘍マーカーの意義を理解する
7 ▶ 癌の確定診断には病理診断が必要であることを理解する
8 ▶ 癌の手術療法は転移のない癌に効果的であることを理解する
9 ▶ 手術療法後の合併症を理解する
10 ▶ 放射線療法の適応と限界を理解する
11 ▶ 化学療法の副作用を理解する

A 癌とは何か？

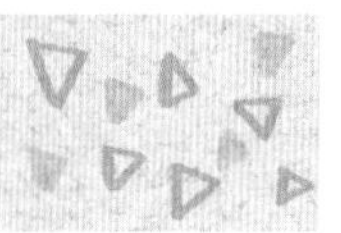

1. 癌細胞と正常細胞ではどちらが早く増殖する？

癌は，すでに完成しきった生体に新たな塊(かたまり)として出現してくる．また，われわれの体は成人になるとそれ以上は大きくならないことから，新たな細胞が体のなかで生まれているとは感じにくい．この2つのことから正常な組織は変化をせず，癌細胞だけが激しく増殖して塊をつくっているように錯覚してしまう．しかし実際は，われわれの体を構成している正常細胞には寿命があり，古くなった細胞が死ぬと，新たな細胞に置き換わっているのである（**図10-1**）．

心筋細胞や神経細胞は非常に長い寿命を持っているため，新しい細胞に置き換わることはないが，血液や粘膜組織のように毎日のように置き換わっている臓器もある．このようにして，ヒトの体では毎日約3,000億個の細胞が新しいものに置き換わっている（細胞3,000億個とは約300 gに相当）．しかし，癌細胞の世代交代には3～10日かかるため，血液細胞や粘膜細胞のほうが明らかに早く増殖していることになる．つまり，癌細胞には早く増殖するという特徴はない．

2. 癌と腫瘍

癌とは，腫瘍のなかでも宿主の生命を奪うまでに至る悪性のもの（悪性腫瘍）を指す．それでは，腫瘍とはどのようなものを指すのだろうか？

腫瘍には2つの重要な特徴があり，これによって腫瘍の何たるかが定義される．一つは，「腫瘍とは細胞が自律的に過剰に増殖してできた組織の塊である」ということ．もう一つは，「原則として単一の細胞に由来する（単クローン性）」ということである．

> **自律的**
> 「自分で律する」という言葉で，ほかからのコントロールを受けないこと．

以下に，悪性腫瘍（癌）細胞が持つこの2つの特徴について解説する．

❶ 自律性増殖

正常細胞は周囲環境下の増殖制御機構（増殖シグナルを伝えるサイトカインなど）の制御下にあり，細胞が老化して死ぬと，死んだ細胞を補充するように増殖因子がつくられ，補充が終わると増殖因子の産生は終了する．このように正常細胞の場合は，増殖

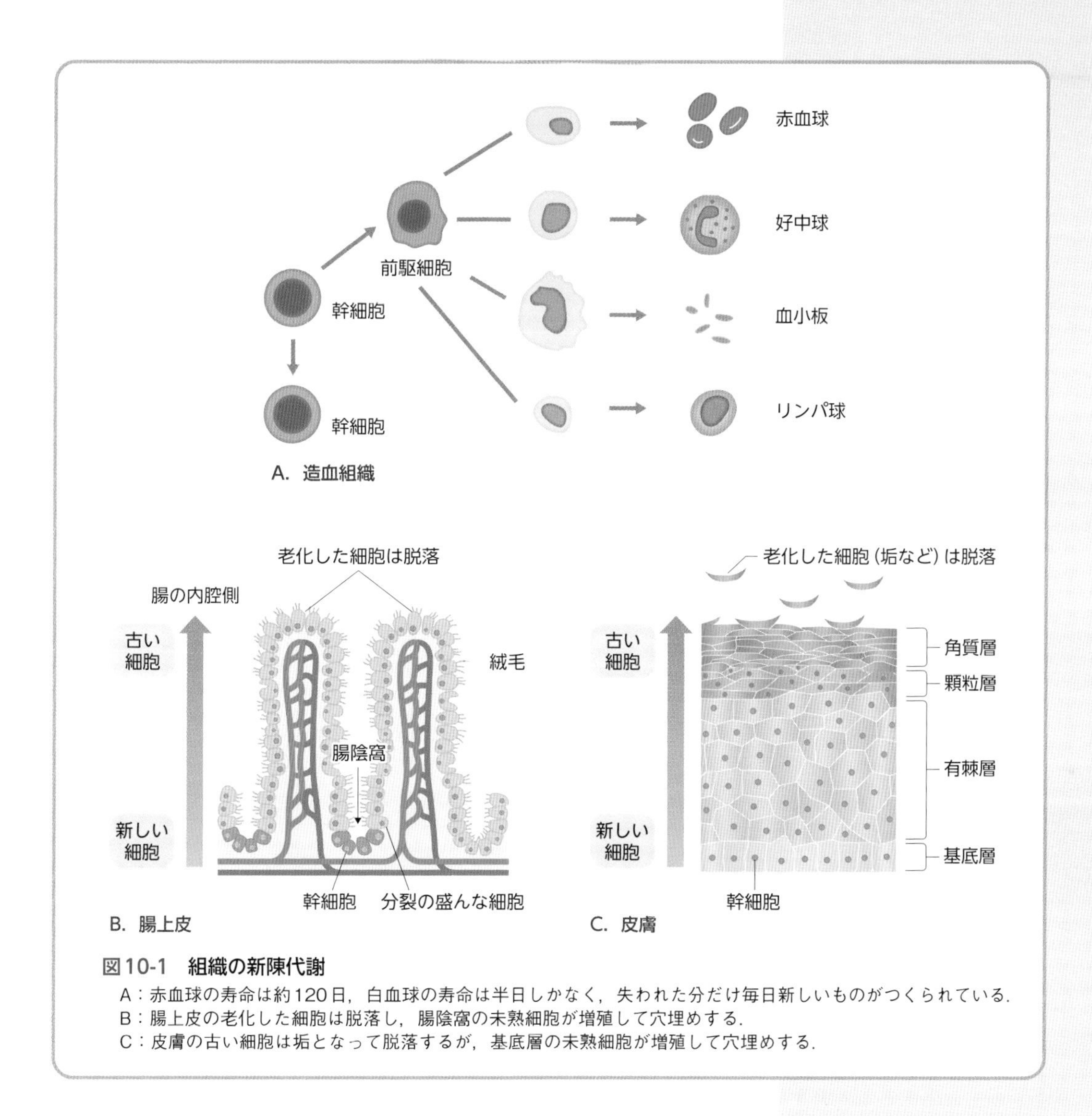

図10-1　組織の新陳代謝

A：赤血球の寿命は約120日，白血球の寿命は半日しかなく，失われた分だけ毎日新しいものがつくられている．
B：腸上皮の老化した細胞は脱落し，腸陰窩の未熟細胞が増殖して穴埋めする．
C：皮膚の古い細胞は垢となって脱落するが，基底層の未熟細胞が増殖して穴埋めする．

刺激が外から加えられない限り増殖せず，増殖刺激がいったん加えられると，細胞は眠った状態（G0期）から覚醒してタンパクやDNAを合成し始め，細胞周期が回転して最終的に2個に分裂する．正常細胞の増殖機構は外から制御されているという意味で，**他律性増殖**と呼んでいる．

一方，癌細胞はこの制御機構から逸脱し，自律して増殖できるようになる．まるで車のアクセルが常にオンになっているか，ブレーキが故障しているかのように外からの刺激がなくても細胞周期が回転して分裂が繰り返しつづく．この状態を**自律性増殖**と呼んでいる（**図10-2**）．

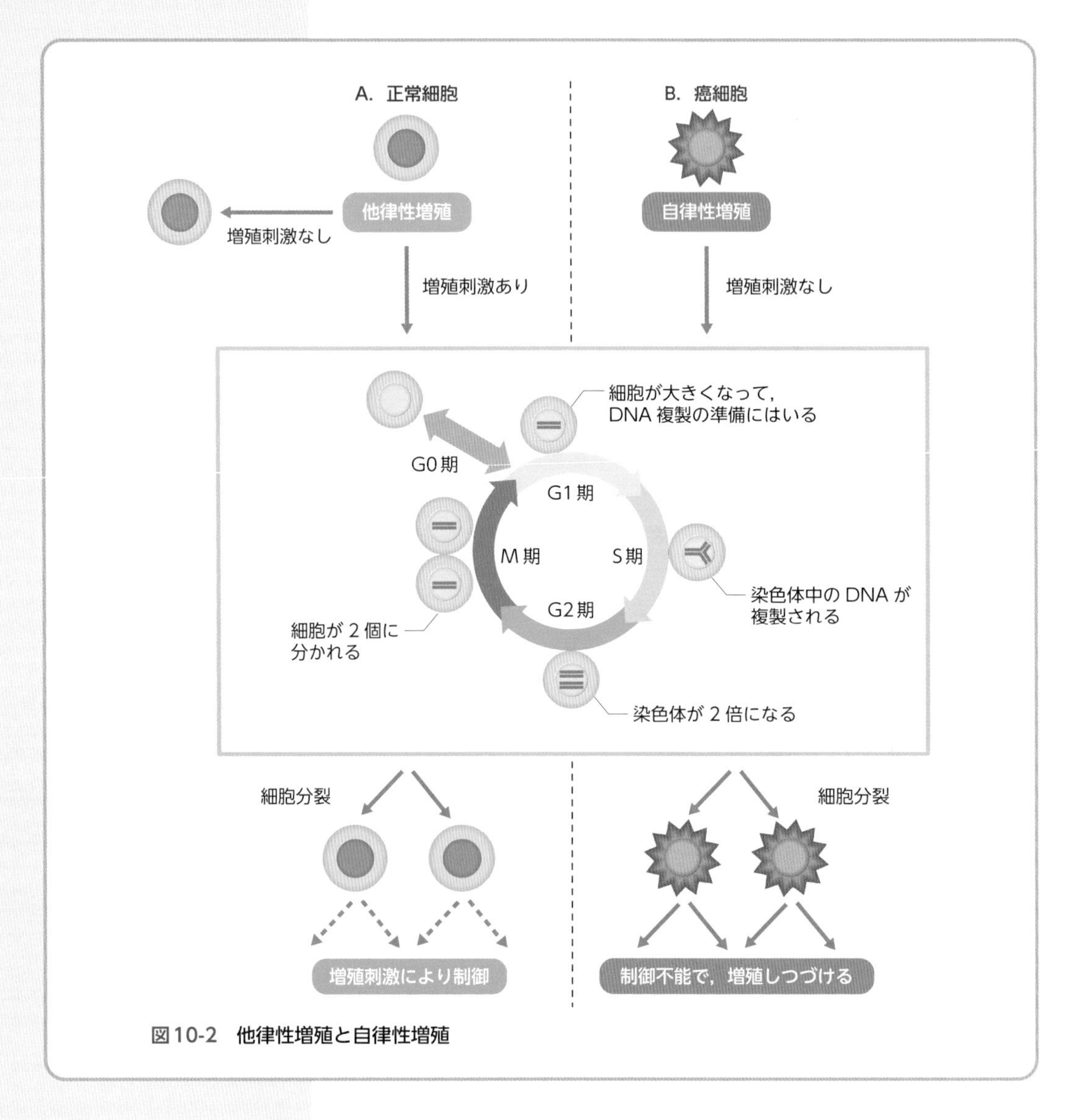

図10-2 他律性増殖と自律性増殖

❷ 単クローン性の意味

癌組織中の癌細胞は，最初は1個の細胞から増殖してきたため，この癌組織中のすべての癌細胞がこの1個の細胞に由来することを意味する．当たり前のことを言っているように思えるが，今から50年ほど前まではウイルスが癌の原因と考えられており，多数の細胞から派生していると考えられていた．単クローンということは，癌細胞が1個からスタートして癌と診断される大きさに到達するまで10～20年もかかるという事実を説明するためにも重要である．1個からスタートして1gの癌組織（癌細胞10^9個分）になるまでには数え切れないほどの細胞分裂回数が必要であり，そのために10～20年という時間が必要になる．

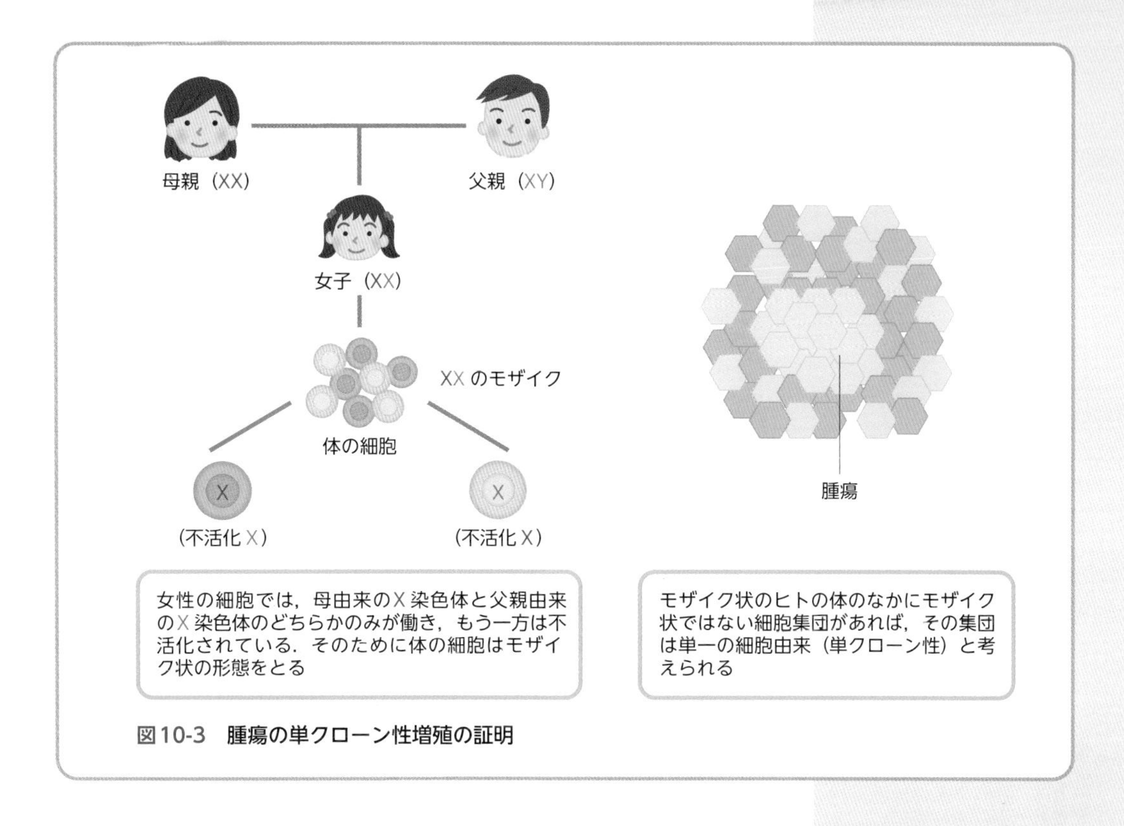

図10-3　腫瘍の単クローン性増殖の証明

図10-3に癌細胞が単クローン性であることの証拠を示した．女性は母親（XX）と父親（XY）からX染色体を1個ずつもらっているが，男性の細胞がX染色体1個で十分なように，X染色体は2個あると細胞の生存に都合が悪い．そこで女性の体の細胞では，どちらかのX染色体が不活化されている．母親由来のX染色体と，父親由来のX染色体のどちらが不活化されるかはランダムに起こっており，五分五分の確率となる．したがって正常組織は，父親由来のX染色体を使っている細胞と母親由来のX染色体を使っている細胞がモザイク状に混在している．もし，癌細胞が1個の細胞から増殖しているとすれば，その細胞は父親由来のX染色体を使った細胞か，もしくは母親由来のX染色体を使った細胞のどちらかになり，癌組織ではどちらか一方のX染色体を使った細胞のみで構成されていることになる．この理論に基づいて，X染色体上に乗っている遺伝子のなかで2つのアイソタイプをコードしている遺伝子を調べた結果が報告されている．解糖系酵素のG-6-PDはX染色体上にあり，女性のすべての細胞はこのG-6-PDアイソザイム🔍Aもしくは B を持っている．707例の癌でこのアイソザイムを調べると，681例はどちらか一方のアイソザイムだけを持っ

🔍 **アイソザイム**
酵素としての作用はほかの酵素と同じであるが，異なった分子構造（アミノ酸配列）を持っている酵素のグループを指す．

ていた．残り26例の癌組織では，血管内皮細胞やマクロファージなどの正常細胞が大量に存在する場合があり，完全に単一のアイソザイムという結果にはならなかったが，このデータから癌は単クローン性であることが証明された．

ほかにも，「骨髄腫患者では産生される免疫グロブリンが単一である」ことや，「成人T細胞白血病患者の細胞にはHTLV-1（ヒトT細胞白血病ウイルス1型）が感染しDNAに挿入されている．その挿入部位は，同一の患者の細胞においては同一の部位である」といった証拠によって，癌細胞が単クローン性であることは確実に証明されている．

B 腫瘍の分類

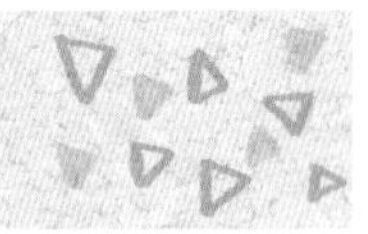

1．悪性度の違いによる分類

❶ 良性腫瘍と悪性腫瘍

腫瘍のなかで，宿主の生命を奪うものを悪性腫瘍（癌）と前述したが，それ以外での良性腫瘍と悪性腫瘍の違いは何であろうか？ **図10-4**にその違いをまとめた．

腫瘍細胞では，遺伝子に異常が起こることによって自律的に増殖するようになるなど，遺伝子異常の積み重ねによって，正常細胞の本来の姿からしだいに離れていく．加えて，悪性腫瘍では遺伝子異常がいくつも蓄積し，**転移**（p.6参照）する能力まで獲得している．一方，良性腫瘍では自律性増殖能を獲得し，正常組織のなかで塊を形成していく能力はあるものの，周囲組織への**浸潤**能力を獲得していないため，遠隔臓器に転移する能力も獲得してはいない．また，正常細胞と同様に，分裂するたびに分化・成熟していくため，正常細胞との形態の差が少ない．しかし，悪性腫瘍では，時に分化・成熟する能力にも異常が起きるため，未分化な細胞形態をとる場合がある．要するに，良性腫瘍では遺伝子異常の数が少ないために正常細胞との違いが明確ではなく，悪性腫瘍では分裂のたびに**遺伝子異常**が積み重なり，分化能力や浸潤能力，転移能力などさまざまな違いを持ったいくつかの細胞集団から構成されるようになるため，同じ腫瘍内でもさまざまな細胞形態を示すようになる．また，分裂の異常も起こるために多核の細胞など異形成が強くなる．

浸潤
腫瘍細胞が，周囲の組織を破壊しながらそのなかに入っていくこと．

	良性腫瘍	悪性腫瘍
① 組織学的異形成 核/細胞比 細胞配列 核の大きさ 核分裂像 クロマチン	弱い 正常 整然 均一 少ない 常	強い 増大 不規則 大小不同，不整形 多い，時に多核細胞 増
② 境界	明瞭	不明瞭
③ 発育速度	遅い	速い
④ 発育様式	膨張性	浸潤性
⑤ 脈管浸潤	ない	ある
⑥ 転移	ない	ある
⑦ 再発	少ない	多い

図10-4　良性腫瘍と悪性腫瘍の違い

❷ 何をもって悪性というのか？

悪性腫瘍（癌）は，どのように宿主の命を奪うのだろうか？ 良性腫瘍の場合は，脈管浸潤がなく，転移や再発がないため，原発巣を切り取れさえすれば治癒してしまう．同じように悪性腫瘍の場合でも，原発腫瘍がどのくらい大きくなろうとも，転移がなければ切り取ることは可能であり，原発巣を切除すれば治癒してしまう．しかし，実際は転移していることも多く，再発が問題となる．転移は肺や肝臓に多くみられ，肺に転移すれば，肺の呼吸機能が障害され，呼吸困難のために亡くなってしまうし，肝臓に転移すれば，肝機能が障害され，肝不全で亡くなってしまう．つまり，転移によって，生命維持に必須の臓器の機能が障害されて命が奪われるのであり，転移こそが悪性腫瘍の特徴といえる．

2. 上皮性悪性腫瘍（癌腫）と非上皮性悪性腫瘍（肉腫）

皮膚や消化管，尿路などの内腔を覆う粘膜上皮，分泌を行う腺組織や実質臓器は上皮性組織からなり，ここから発生する腫瘍が上皮性腫瘍である．このうち，上皮性悪性腫瘍を癌腫と呼ぶ．一方，結合組織や脂肪組織，筋組織などは非上皮性組織であり，ここから発生する腫瘍は非上皮性腫瘍である．このうち，非上皮性悪性腫瘍を肉腫と呼ぶ．癌腫も肉腫も同じ悪性腫瘍であるが，それぞれが異なる特徴を有している（**表10-1**）．

癌腫は加齢とともに増加してくる悪性腫瘍であり，肉腫に比べて圧倒的に頻度の高い疾患である．一方，肉腫は比較的まれな悪性腫瘍であり，若い年齢でも発症するという特徴がある．また，癌腫に比べると早い段階で転移が認められ，悪性度・予後ともに癌腫より悪いことが多い．

予後
病気そのものや病気に対して処置を行った後で，どの程度回復するかという見通し，予測のことを指す．予後の意味は疾患や病状によって異なり，たとえば悪性度の高い進行癌や末期癌などでは，残された生存期間を指すことが多い．

3．腫瘍の実際の命名法

腫瘍は，上皮性腫瘍と非上皮性腫瘍に分けられることは前述したが，さらにその由来する細胞の種類によって腫瘍名がつけられる（**表10-2**）．上皮組織は，細胞の形態によって扁平上皮や移行上皮，基底細胞，腺上皮に分けられ，それぞれの細胞由来の良性腫瘍は，扁平上皮乳頭腫，移行上皮乳頭腫，基底細胞乳頭腫，腺

表10-1 癌腫と肉腫の特徴

	癌 腫	肉 腫
① 由来	上皮組織	非上皮組織
② 性質	悪性	悪性
③ 発症頻度	高い	低い
④ 転移経路	リンパ行性	血行性
⑤ 好発年齢	50歳以上	全年齢層
⑥ 発生部位にとどまる	比較的多い	比較的少ない

いわゆる「癌」は，組織発生学的に上皮細胞由来の癌腫と，非上皮組織由来の肉腫に分けられる．

表10-2 腫瘍の実際の命名法

組 織	良 性	悪 性
上皮性		
扁平上皮	扁平上皮乳頭腫	扁平上皮癌
移行上皮	移行上皮乳頭腫	移行上皮癌
基底細胞	基底細胞乳頭腫	基底細胞癌
腺上皮	腺腫	腺癌
非上皮性（間葉系）		
線維組織	線維腫	線維肉腫
平滑筋	平滑筋腫	平滑筋肉腫
横紋筋	横紋筋腫	横紋筋肉腫
脂肪組織	脂肪腫	脂肪肉腫
血管	血管腫	血管肉腫
骨	骨腫	骨肉腫
軟骨	軟骨腫	軟骨肉腫
中皮	良性中皮腫	悪性中皮腫
滑膜	滑膜腫	滑膜肉腫

腫と呼ばれる．非上皮組織由来の良性腫瘍は，由来する組織によって線維腫，平滑筋腫，横紋筋腫などと呼ばれる．上皮性の悪性腫瘍は，扁平上皮癌のように「癌」をつけて呼ばれ，非上皮性の悪性腫瘍は，線維肉腫のように「肉腫」をつけて呼ばれる．

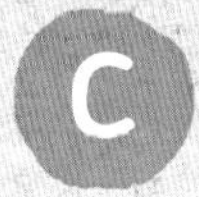

C 癌の特性

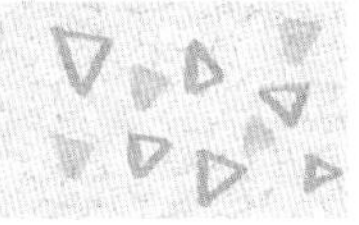

1．癌はどのようにしてできるのか？

❶ 癌細胞誕生のメカニズム

癌細胞には遺伝子異常がつきもので，遺伝子異常のない癌は存在しない．たとえ正常のようにみえても，隠された遺伝子異常が必ず存在する．しかも，癌細胞の誕生にはいくつかの遺伝子異常が積み重なっている．主な遺伝子異常は，癌遺伝子や癌抑制遺伝子，修復遺伝子などの特定の遺伝子に認められることが多い．このような事実から，癌は遺伝子の病気と考えられるようになっている．

表10-3に癌細胞の誕生に寄与するメカニズムの分子機序をまとめた．癌遺伝子の活性化は増殖アクセルの踏みっぱなしにつながり，癌抑制遺伝子の不活化は増殖ブレーキの故障につながり，細胞周期関連遺伝子の異常も増殖サイクルの促進につながって，自律増殖能の獲得に寄与する．また，DNAメチル化は癌抑制遺伝子の不活化につながり，アポトーシス機構の異常は遺伝子異常の起こった細胞の細胞死抑制を介して遺伝子異常の蓄積につながり，DNA修復酵素の異常も遺伝子異常の蓄積につながる．テロメラーゼ活性の異常は，細胞の不死化を導く．このように，正常細胞から癌細胞への変身はワンステップではなく一つの長い過程であり，これらの機序は単独で癌化を誘導するわけでは

表10-3　腫瘍の発生分子機序

❶ 癌遺伝子の活性化
❷ 癌抑制遺伝子の不活化
❸ 細胞周期関連遺伝子の異常
❹ アポトーシス機構の異常
❺ DNA修復酵素の異常
❻ DNAメチル化
❼ テロメラーゼ活性の異常

修復遺伝子
細胞はDNAの傷（損傷）を修理する機構を備えており，その修復酵素をつくる遺伝子である．

細胞周期関連遺伝子
1つの細胞が2つに分裂する過程（細胞周期）を進めたり，止めたりするタンパクをつくる遺伝子．

メチル化
基質にメチル基が結合すること．DNAにメチル基が結合すると，遺伝子の読み込みがストップする．生体を正確に形づくるために必須の反応と考えられているが，癌にも関連する．

テロメラーゼ
染色体末端にあるテロメアを付加する酵素で，癌細胞や幹細胞で働く．

不死化
正常細胞は50数回分裂すると老化して死ぬが，永久に分裂できるようになること．

なく，いくつもの異常が積み重なって最終的に癌細胞が誕生する．

❷ 癌遺伝子

ⓐ 癌遺伝子と原癌遺伝子　癌遺伝子とは何か？ ある意味ではまさに癌化を引き起こす遺伝子を指している．**図10-5-A**に示したように癌遺伝子は，もともとはネズミやトリで癌化を引き起こす癌ウイルスから発見され，癌ウイルスによる癌発症の原因遺伝子として同定された．その後，**図10-5-B**に示したようにウイルスの癌遺伝子は，癌細胞に存在していた癌遺伝子をウイルス遺伝子に取り込んだものであることがわかった．つまり，正常細胞には癌遺伝子になり得る**原癌遺伝子**がもともと存在しており，原癌遺伝子が変異することで癌化が起こり，その癌化した細胞にウイルスが感染して，ウイルス内に変異した原癌遺伝子が取り込まれたのである．その変異した原癌遺伝子は，ウイルス感染細胞を癌化させることができたため**癌遺伝子**と呼ばれ，そのウイルスが**癌ウイルス**と呼ばれる．

それでは，原癌遺伝子は正常細胞において何をしているのか？ **表10-4**に示したように，数多くの原癌遺伝子が同定されている．そのほとんどの原癌遺伝子は，細胞の増殖シグナルに関係するタンパクをつくる遺伝子であることが判明している．

ⓑ 癌遺伝子の誕生（原癌遺伝子の活性化）　原癌遺伝子が活性化して癌遺伝子に変化するには,どのような機序が働くのだろうか？ その主なメカニズムは2つある．一つは，1個のヌクレオチドの置換や欠失などによる**点突然変異**である．たとえば，**図10-6-A**に示

ヌクレオチド
ヌクレオシド（塩基と糖が結合した化合物）にリン酸基が結合したもの．

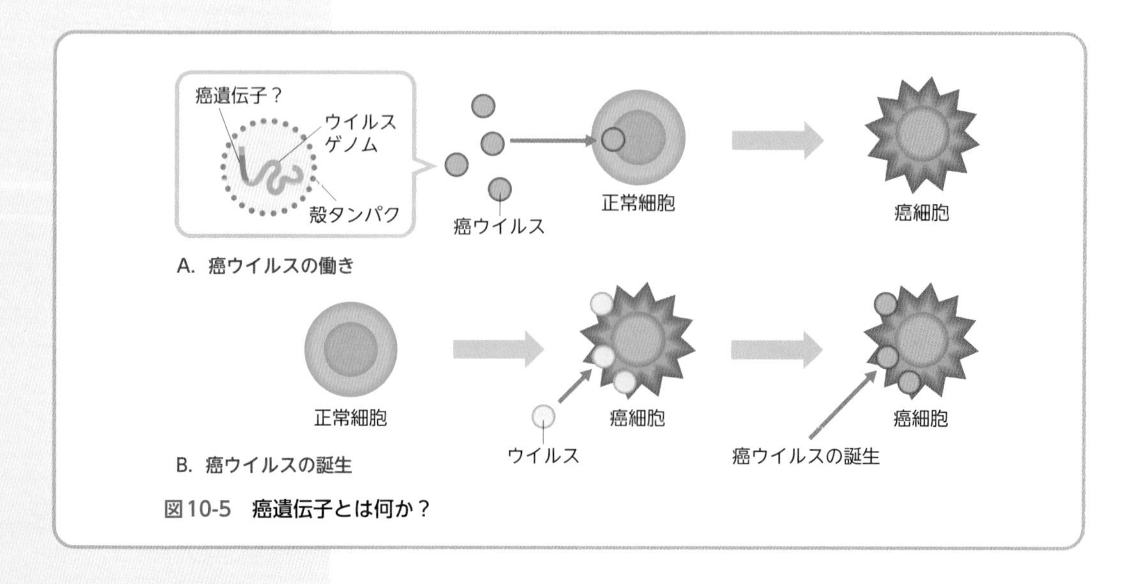

図10-5　癌遺伝子とは何か？

したように遺伝子の核酸配列がGCCからTCCに変異すると，アミノ酸がアラニンからセリンに変換され，タンパクの構造が変わってしまう．その結果，常に活性化したタンパクになってしまい，異常な細胞をつくってしまう．もう一つのメカニズムは，例として**図10-6-B**に示したように，染色体相互転座によって9番染色体上のablと22番染色体上のbcrが融合し，bcr-abl融合遺伝子によ

染色体相互転座
染色体の一部が位置を変え，本来の場所でない染色体上の場所に結合することを転座と呼ぶ．このうち，2個の異なる染色体の各断片が相互に入れ替わったものを相互転座と呼ぶ．

表10-4　原癌遺伝子

機能別分類	原癌遺伝子	備　考
増殖因子	sis	血小板由来増殖因子
	int-2	線維芽細胞増殖因子
受容体型チロシンキナーゼ	fms	マクロファージコロニー刺激因子受容体
	her2	上皮増殖因子受容体
	met	肝細胞増殖因子受容体
非受容体型チロシンキナーゼ	src	シグナル伝達
	abl	シグナル伝達
セリン・スレオニンキナーゼ	raf	シグナル伝達
GTP結合タンパク	ras	シグナル伝達
核タンパク	myc	転写因子
	myb	転写因子

原癌遺伝子を機能的に分類すると，ほとんどが増殖関連タンパクをコードしている．

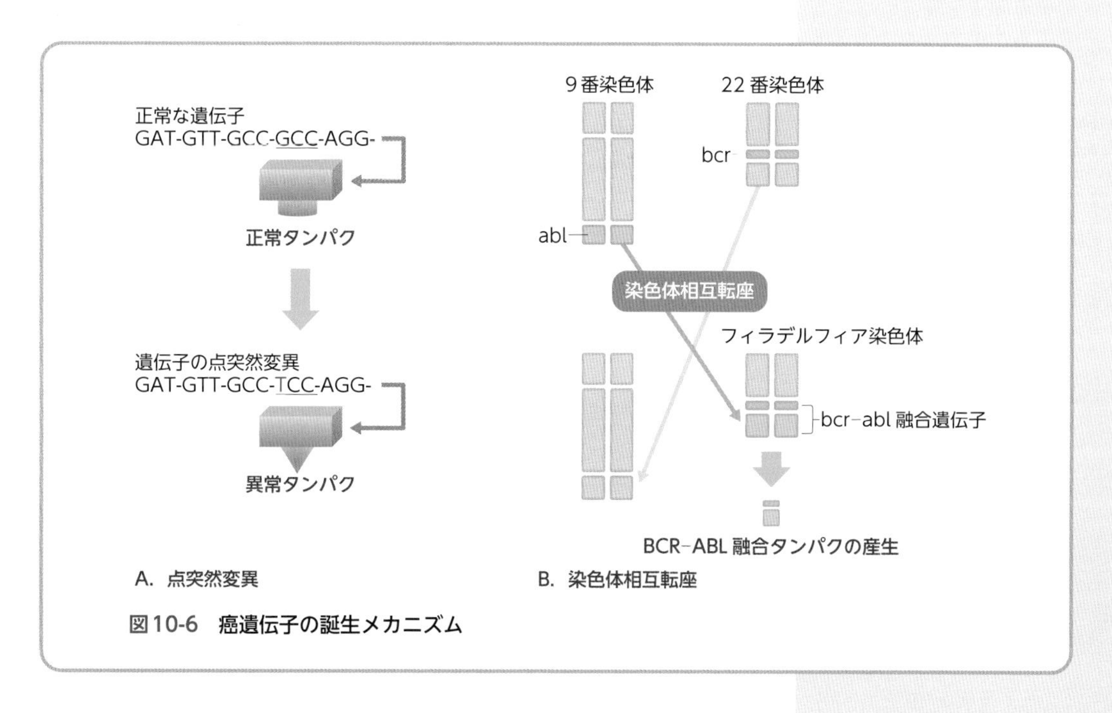

図10-6　癌遺伝子の誕生メカニズム

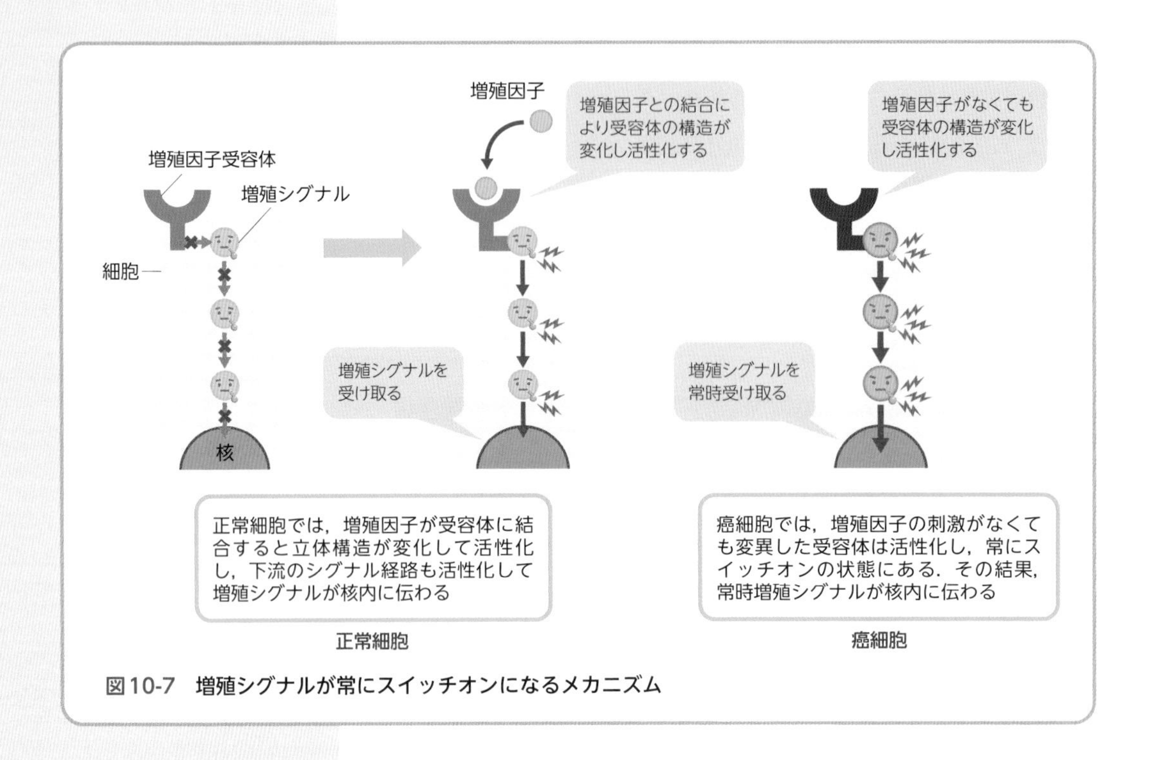

図10-7　増殖シグナルが常にスイッチオンになるメカニズム

チロシンリン酸化酵素
チロシンというアミノ酸にリン酸基を付加する酵素．チロシンキナーゼとも呼ぶ．

りBCR-ABL融合タンパクが産生され，ABLというチロシンリン酸化酵素が常に活性化してしまう．この染色体異常は**慢性骨髄性白血病**患者にみられ，フィラデルフィア染色体（**図10-6-B**）と呼ばれる（p.356参照）．

ⓒ 癌遺伝子によって増殖シグナルが常にオンになるメカニズム

前述したように，癌遺伝子の誕生によって癌遺伝子産物であるタンパクの活性化が起こることで，増殖シグナルが常にオンになり，上流からの増殖シグナルなどは必要がなくなってしまう．つまり，正常細胞では細胞外からの「増殖しろ」という命令を伝える増殖因子が受容体に結合したときだけ，受容体が活性化して，増殖シグナルが核まで伝わるが，癌細胞では受容体の遺伝子変異のために，受容体が増殖因子と結合しなくても活性化しており，増殖シグナルを常に核まで伝えてしまうことになる（**図10-7**）．これこそが，癌細胞が自律増殖するようになる本質的なメカニズムである．

❸ 癌抑制遺伝子

ⓐ 癌抑制遺伝子の不活性化　正常細胞と癌細胞を融合させると正常細胞になるのか，癌細胞になるのか，どちらだろうか？これまでの癌遺伝子の働きを考えると，癌細胞になると答えるのが普通であるが，**図10-8**に示したように，実は正常細胞になる．

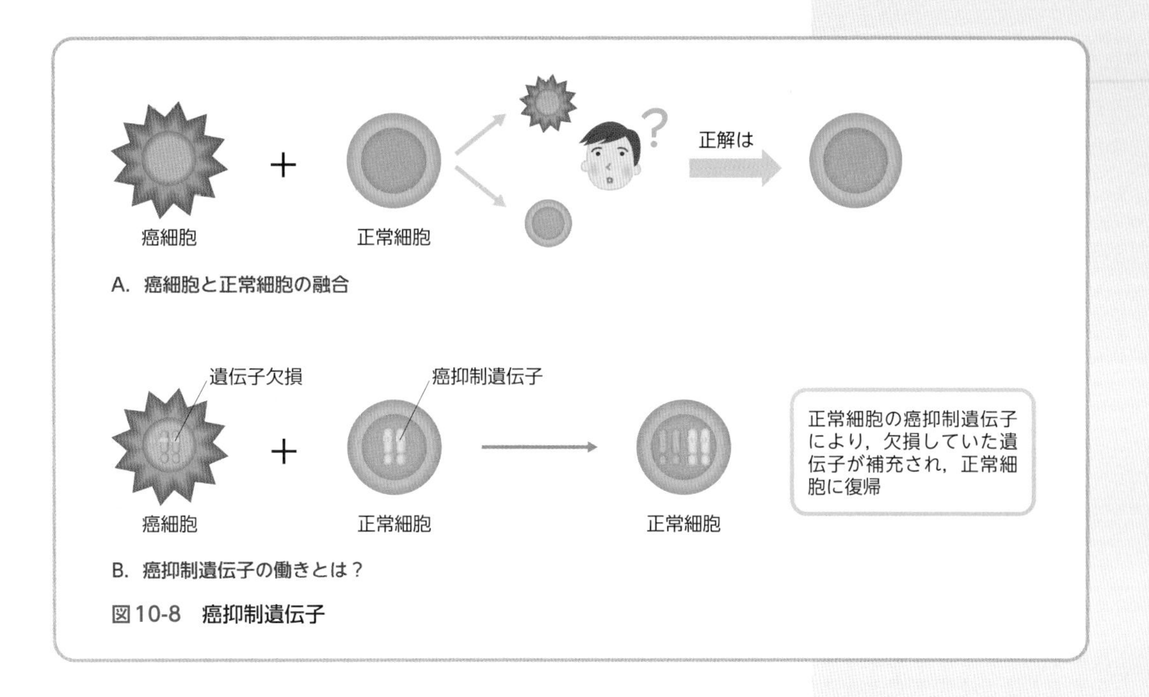

図10-8　癌抑制遺伝子

表10-5　癌抑制遺伝子

癌抑制遺伝子	遺伝性癌	非遺伝性癌	機　能
RB	網膜芽細胞種	骨肉種，肺癌など	転写制御
p53	リー・フラウメニ症候群	大腸癌，肺癌など	転写制御
p16	悪性黒色腫	食道癌など	細胞周期制御
WT1	ウィルムス腫瘍	白血病	転写制御
APC	家族性大腸ポリポーシス	大腸癌，胃癌など	接着因子
VHL	ヒッペル・リンドウ病	腎癌	ユビキチン化
BRCA1/2	家族性乳癌	乳癌	不明
DCC	不明	大腸癌	接着因子
IRF1	不明	白血病	転写制御

これは，癌化が癌遺伝子によってだけ起こるのではなく，癌化を抑制する遺伝子の変異や喪失によって癌化を抑えられなかったことを意味している．この考えが正しいことを示すように，ある種の癌で同じ染色体の部分欠失や，同じ染色体が2本とも部分欠失する例が発見された．そして，この欠失した部位に癌化を抑制する遺伝子があるだろうと考えられ，実際に**網膜芽細胞腫**(もうまくが)より癌抑制遺伝子である**RB遺伝子**が同定された．

ⓑ 癌抑制遺伝子の種類　その後，多くの癌抑制遺伝子が同定された．**表10-5**に示したように，その多くは**細胞周期チェック**

網膜芽細胞腫
網膜に原発する悪性腫瘍で，幼少期に好発する．本症の約半数が遺伝性である．

RB遺伝子
最初に発見された癌抑制遺伝子である．網膜芽細胞腫はRB遺伝子の変異が原因となる．

ポイント🔍に関連するタンパクの転写制御にかかわる因子であり，これらの癌抑制遺伝子が細胞周期を止める働きをしていると考えられている.

ⓒ癌抑制遺伝子の働き　癌抑制遺伝子の本当の働きはなんだろうか？ 癌の半分以上に変異が認められる**癌抑制遺伝子p53**について現在わかっている働きを紹介する(**図10-9**). p53遺伝子の産物であるp53タンパクは，細胞にDNA損傷などのストレスがかかると細胞質内で速やかに増加し，次に核内に移動して転写因子🔍としてp21🔍やGADD45🔍などのタンパクの発現を誘導する. p21やGADD45などのタンパクは細胞周期を停止させてDNA修復を促す. DNA修復がうまくいかない場合には，Bax🔍などのタンパクの発現を誘導して，細胞のアポトーシスを促す. つまり，癌抑制遺伝子p53は，傷ついた細胞や遺伝子異常が入った細胞などを修復かアポトーシスによって排除する働きをしており，癌細胞の誕生を抑制している.

🔍 細胞周期チェックポイント
1個の細胞が2個に分裂する過程(細胞周期)で，複製などに問題がないかどうかチェックする機構.

🔍 転写因子
DNAのなかの遺伝子がRNAに読み込まれるときに，DNAに結合して読み込みをスタートさせるタンパク.

🔍 p21
転写因子p53によって発現誘導される21キロダルトン(kDa)のタンパクで，細胞周期をストップさせる. なお，ダルトンとは質量の単位である.

🔍 GADD45
転写因子p53によって発現誘導されるタンパクで，細胞周期をストップさせる.

🔍 Bax
転写因子p53によって発現誘導されるタンパクで，アポトーシスを誘導する.

2. 遺伝子異常の原因は何か？

癌細胞の誕生には遺伝子異常の蓄積が必須であるが，これらの遺伝子異常はどのように起こるのだろうか？ 実は，DNAの複製

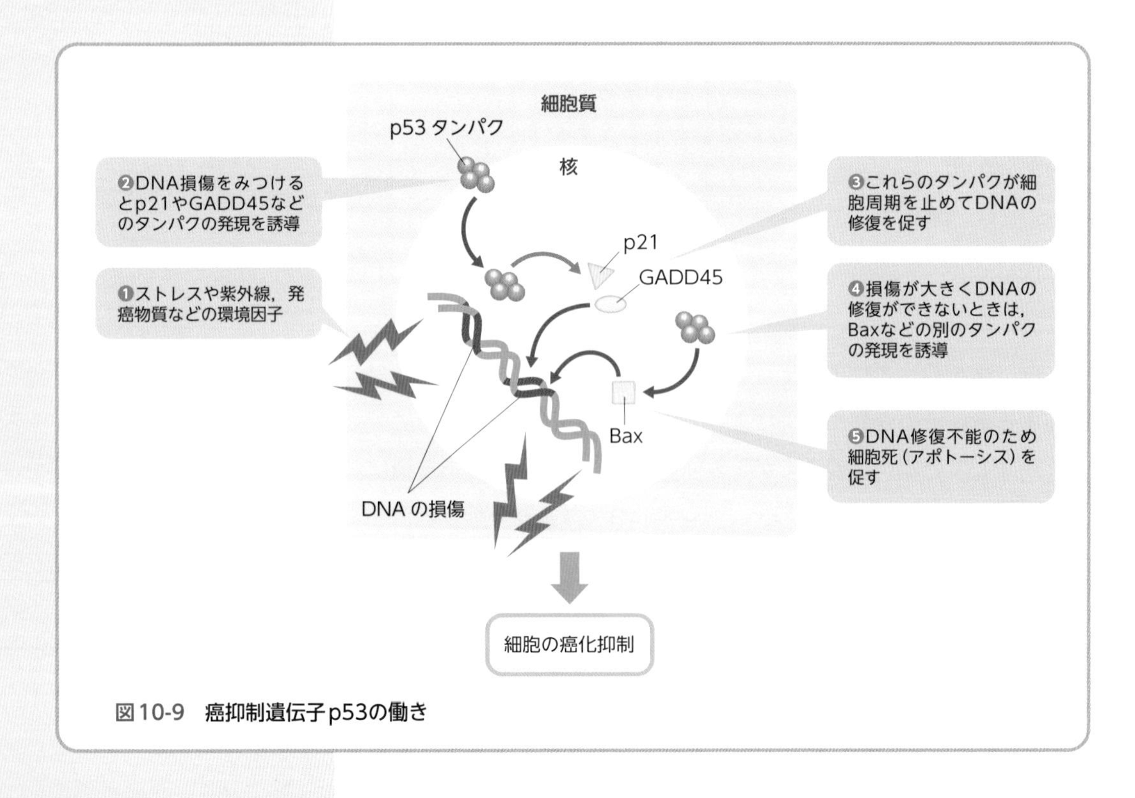

図10-9　癌抑制遺伝子p53の働き

に関与するDNAポリメラーゼにも複製のミスを犯す可能性があり，およそ10億塩基の複製で1個のミスをするとされている．ヒトの細胞のDNAの長さが30億塩基なので，1回の分裂で3個のミスが起きることになる．もちろん，DNA修復酵素が異常を修復するため，このミス自体が癌化に直接関与していることを証明することはできない．ただし，こうした酵素の不完全さは，進化過程において何らかの役割を果たしてきたと想像されているが，癌化過程においてもベースとなるDNA異常を引き起こす原因となっている可能性がある．

DNAポリメラーゼ
DNAを複製する際に働く酵素である．1本鎖のDNAを鋳型として核酸を並べ，相補的な塩基配列を持つ新しいDNA鎖をつくる．

❶ 環境要因

ⓐ 職業癌を引き起こす化学物質　最初に癌の原因となる化学物質が注目を集めたのは職業癌であった．17世紀，煙突掃除人に陰嚢（いんのう）癌という珍しい癌が多発したことが始まりであった．そして，その原因物質は，タバコの煙のなかにも含まれているタールであるとつきとめられた．その後，**表10-6**に示したように，数多くの化学物質が発癌に関与することが証明されてきた．これらの職業癌の原因となる化学物質は，一般の社会生活のなかで接する機会は少なく，一般の人に発生する癌の原因となるものは限られている．

ⓑ 癌発症のリスクとなる外的要因　広島・長崎で原爆被爆した人の放射線被曝量の癌発症リスクを基準として，さまざまな外的要因による癌発症リスクの度合いを**表10-7**に示した．広島・長崎で1,000～2,000mSvの放射線を被曝した人では，1.8倍に

2,000mSv
シーベルト(Sv)とは，放射線が人体に与える影響の大きさを測る単位で，2,000mSv(ミリシーベルト)は広島・長崎の爆心地から1.0～1.5km圏内にいた人が浴びた平均線量である．

表10-6　発癌に関与する化学物質

発癌物質	標的部位	職　業
アスベスト	肺，胸膜	建設作業員，解体業従事者
ヒ素化合物	皮膚，肺，肝	冶金作業者，農薬散布従事者
タール(ベンゾピレン)	肺，皮膚，陰嚢	道路舗装従事者，煙突掃除人
ベンゼン	骨髄	靴製造業者，石油精製業者
アニリン(ナフチルアミン)	膀胱	染料工業従事者
塩化ビニル	肝，肺，脳	ポリマー樹脂製造業者
クロム	肺，鼻腔	クロム鉱山労働者，クロムメッキ工業従事者
ニッケル	肺，鼻腔	ニッケル鉱山労働者
カドミウム	前立腺，肺	カドミウム作業者
ベンチジン	膀胱	染料工業従事者

表10-7 癌のリスク要因

癌になるリスク	全部位（青字）と特定部位（緑字） （赤字：固形癌：広島・長崎）
10倍～	C型肝炎（肝臓癌36倍）
	ピロリ菌感染（胃癌10倍）
2.5～9.9倍	喫煙（肺癌4.2～4.5倍）
	大量飲酒（350g以上/週）（食道癌4.6倍）
	高塩分食品（胃癌2.5～3.5倍）
1.5～2.49倍	放射線1,000～2,000mSv（1.8倍）
	運動不足（結腸癌1.7倍）
	喫煙（1.6倍）
	大量飲酒（450g/週）（1.6倍）
	肥満（BMI≧30）（大腸癌1.5倍，閉経後乳癌2.3倍）
1.3～1.49倍	放射線500～1,000mSv（1.4倍）
	大量飲酒（300～499g/週）（1.4倍）
	受動喫煙（非喫煙女性）（肺癌1.3倍）
1.1～1.29倍	放射線200～500mSv（1.19倍）
	やせ（BMI＜19）（1.29倍）
	肥満（BMI≧30）（1.22倍）
	運動不足（1.15～1.19倍）
	高塩分食品（1.11～1.15倍）
1.01～1.09倍	放射線100～200mSv（1.08倍）
	野菜不足（1.06倍）
	受動喫煙（非喫煙女性）（1.02～1.03倍）

飲酒については，エタノール換算量. （国立がん研究センター）

癌発症が増加した．この放射線被曝線量は，広島・長崎の爆心地より2.5km圏外で被曝した人の平均被曝線量200mSvの5～10倍にあたる．その意味では，1,000～2,000mSvの被曝がかなりの放射線量に相当することが理解できるだろう．そして，注目すべきは喫煙や大量のアルコール摂取（週11L以上のビールに相当）がこの放射線被曝と同ランクの発癌リスク要因となっていることである．また，過剰なアルコール摂取（週7.5L以上のビールに相当）でも放射線被曝500～1,000mSvに相当する．さらには，受動喫煙単独でも放射線被曝500～1,000mSvと同ランクの肺癌リスクとなっている．そのほかには，やせ（BMI＜19）や肥満（BMI≧30），運動不足，高塩分食品の摂取などが放射線被曝200～500mSvに相当し，野菜不足や受動喫煙が放射線被曝100～200mSvに相当

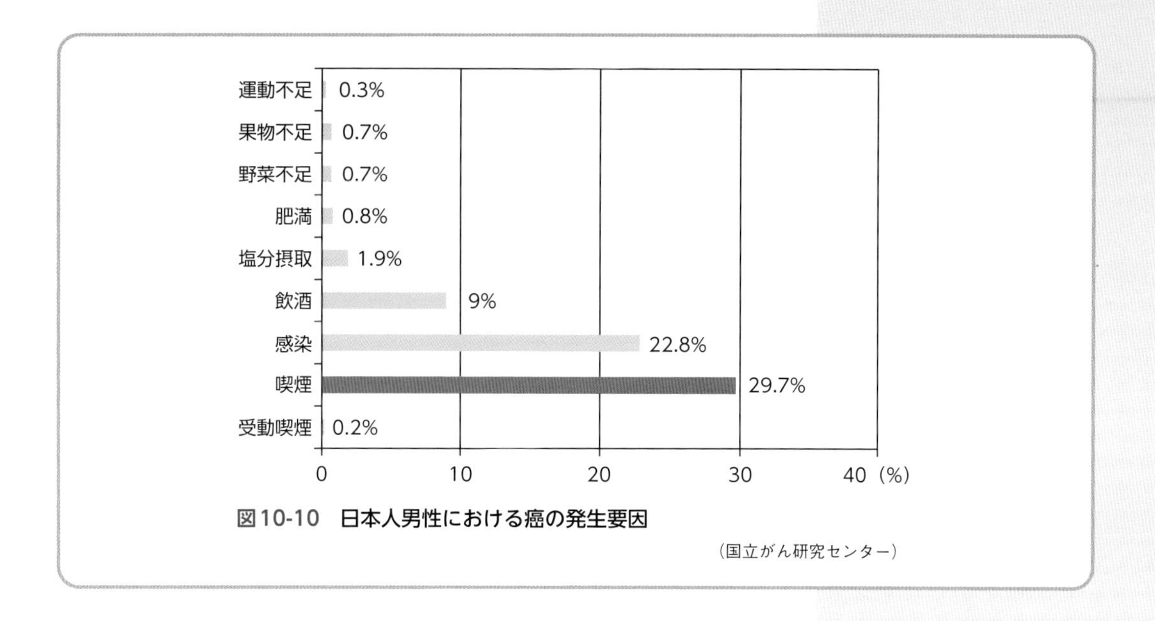

図10-10　日本人男性における癌の発生要因

（国立がん研究センター）

するリスクとなる．特定部位でのリスクでは，喫煙による肺癌発症リスクや大量のアルコール摂取による食道癌発症リスクが，原爆以上のリスク要因となることも注目される．

ⓒ 喫煙の関与　欧米での癌発生要因としての喫煙の影響度は約30％と報告されているが，**図10-10**に示したように日本人男性でも29.7％と欧米と変わりなく高く，最大の要因となっている．図示していないが，女性の場合には男性より喫煙率が低いために5.0％にとどまっており，感染が17.5％と最大の要因となっている．

喫煙という習慣は，コロンブスのアメリカ大陸発見によって欧米にもたらされたアメリカ原住民の習慣であったが，瞬く間に世界中に拡散し，日本にも戦国時代の鉄砲伝来以降に伝わっている．もともとは，アメリカ先住民が儀式などに用いていたものであったが，喫煙による脳血流量の低下などを介して陶酔状態になることなどから嗜好品として広がったと考えられている．

1930年代に入ると肺癌が急増したことから，大量に消費されていたタバコとの関連が疑われるようになり，その後数多くの疫学研究が行われ，タバコは肺癌や口腔（こうくう）癌，喉頭（いんとう）癌，食道癌，胃癌，膀胱（ぼうこう）癌など多くの癌の発症と関係することが明らかになった．それではタバコの害とは何か？ タバコの煙中にはおよそ4,000種類の化学物質が含まれ，そのなかには200種類を超える発癌物質が含まれているのである．**表10-8**にその一部を示したが，注目すべきは喫煙者が吸う主流煙に含まれる発癌物質よりも，副流煙に

表10-8 タバコの煙に含まれる発癌物質

	主流煙	副流煙	副流煙/主流煙比
発癌物質(ng/本)			
ベンゾ(a)ピレン	20～40	68～136	3.4
ジメチルニトロソアミン	5.7～43	680～823	19～129
メチルエチルニトロソアミン	0.4～5.9	9.4～30	5～25
ジエチルニトロソアミン	1.3～3.8	8.2～73	2～56
N-ニトロソノルニコチン	100～550	550～2,750	5
4-(N-メチル-M-ニトロソアミノ)-1-(3-ピリジル)-1-ブタノン	80～220	800～2,200	10
ニトロソピロリジン	5.1～22	204～387	9～76
キノリン	1,700	18,000	11
メチルキノリン類	700	8,000	11
ピロラジン	32	96	3
2-ナフチルアミン	1.7	67	39
4-アミノビフェニール	4.6	140	30
0-トルイジン	160	3,000	19
その他の有害物質(mg/本)			
タール(総称として)	10.2	34.5	3.4
ニコチン	0.46	1.27	2.8
アンモニア	0.16	7.4	46
一酸化炭素	31.4	148	4.7
二酸化炭素	63.5	79.5	1.3
窒素酸化物	0.014	0.051	3.6
フェノール類	0.228	0.603	2.6

(厚生労働省：厚生労働省の最新たばこ情報)

含まれる発癌物質の濃度のほうが3～120倍も高く，タバコに火をつける行為は，発癌物質による環境汚染を招く行為にほかならない．

現在，2003年に世界保健機関(WHO)総会において全会一致で採択された「タバコの規制に関する世界保健機関枠組条約」に基づいて，タバコ消費の抑制，広告・販売規制などが進められている．また2003年に日本で施行された健康増進法によって，多数の者が使用する施設(学校のような公共の建物から飲食店や商店などまで多様な施設)における受動喫煙を防止するための措置を講じることが求められている．

表10-9　世界における慢性感染に起因する癌

感染源	部　位	年間罹患数	割　合
ヘリコバクター・ピロリ菌（HP）	胃癌	490,000	5.4
ヒトパピローマウイルス（HPV）	子宮頸癌，他	550,000	6.1
肝炎ウイルス（B，C型）（HBV，HCV）	肝癌	390,000	4.3
EBウイルス（EBV）	リンパ腫，鼻咽頭癌	99,000	1.1
ヒトヘルペスウイルス8型（HHV-8）	カポジ肉腫	54,000	0.6
ビルハルツ住血吸虫（Schistosoma haematobium）	膀胱癌	9,000	0.1
ヒトT細胞白血病ウイルス 1型（HTLV-1）	白血病・リンパ腫	2,700	0.1
肝吸虫（Liver flukes）	胆管細胞癌	800	
	感染関連癌総数	1,600,000	17.7
	癌総数（1995年）	9,000,000	100

（国際癌研究機構（IARC），2003年）

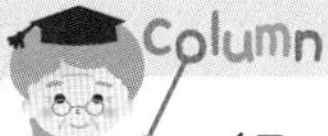

イヌ・ネコの癌とヒトの癌

ペットであるイヌやネコもヒトと同じ環境で暮らしている．大気汚染や放射線への曝露にも大きな差はない．イヌやネコの寿命も徐々に伸びてきて，人間でいえば80～90歳まで生きる例もまれではなくなっている．また，細胞を構成しているタンパクやDNAに使われているアミノ酸と核酸にも違いはない．ここまで聞くとヒトにみられるような癌がイヌやネコにも同じようにあってもおかしくはないと誰しも考えるだろう．

しかし，イヌやネコの癌は，乳腺腫瘍や皮膚癌が多く，ヒトにみられるような肺癌，大腸癌，胃癌などはまれだという．なぜこのような違いが生まれるのだろうか？ よ～く考えてみると・・・，そう！ 酒やタバコをやらないからである．

ⓓ 感染症の関与　**表10-7**をみると，C型肝炎ウイルス感染によって肝癌発症リスクが36倍，ピロリ菌感染によって胃癌発症リスクが10倍になることがわかる．これらの感染による癌発症リスクは，広島・長崎の原爆被曝に比べても圧倒的に高いものであり，C型肝炎ウイルスに対する抗ウイルス治療やピロリ菌の除菌療法による癌予防の重要性がよく理解できる．**表10-9**に世界における慢性感染をベースに発症する癌を示した．ピロリ菌による胃癌やヒトパピローマウイルスによる子宮頸癌，肝炎ウイルスによる肝癌を含めて，慢性感染に起因する癌は癌全体の約1/6を占めるとされている．

❷ 遺伝要因の関与

喫煙などの外的要因によって肺癌などの発症が促進されるのは明らかであるが，タバコをいくら吸っても肺癌にならない人がいること，タバコを吸っていなくても，親や親族などで癌になる人が多い家系があることも事実である．つまり，癌遺伝子や変異した癌抑制遺伝子が親から子供へ遺伝するような，遺伝性の癌ではないものの，癌になりやすい体質や癌になりにくい体質が遺伝している可能性は否定できない．癌のなりやすさが遺伝するのか否かはどう証明できるのだろうか？

スウェーデンでは，1932年から癌登録が行われており，親がある種の癌に罹患した場合に子供が同じ癌にかかる割合を計算することが可能である．親が癌に罹患していない場合に子供が癌にかかる割合と比較してみると，**表10-10**に示したように，食道癌や大腸癌，膵癌，肺癌，乳癌など大部分の癌において，親がある種の癌に罹患している場合は，親が罹患していない場合に比べて2～5倍程度で子供の癌発症リスクが高かった．この研究成果は，癌のなりやすさが親から子供へ遺伝している可能性を示すが，同じような生活環境にあることが関与している可能性も否定はでき

表10-10　癌のなりやすさと遺伝

癌　種	家族性（親が罹患）			コントロール（親は非罹患）		
	例　数	発症率	リスク（%）	例　数	発症率	リスク（%）
食道癌	8	4.0	0.5	601	1.6	0.1
胃癌	82	8.3	0.4	1,410	3.5	0.3
大腸癌	681	30.7	2.6	6,093	17.5	1.6
肝癌	37	4.1	0.3	1,386	3.6	0.3
膵癌	46	7.9	0.7	1,490	3.9	0.3
肺癌	365	26.8	2.3	5,128	13.7	1.2
乳癌	1,779	68.8	5.5	19,144	41.1	3.4
卵巣癌	97	15.2	1.2	2,872	5.8	0.5
前立腺癌	922	45.2	4.2	5,071	22.4	2.1
甲状腺癌	12	6.4	0.5	1,196	1.9	0.1
非ホジキンリンパ腫	74	14.0	1.1	3,481	7.6	0.6
ホジキン病	8	8.9	0.6	1,073	1.7	0.1
多発性骨髄腫	23	5.8	0.5	878	2.2	0.2
白血病	55	9.2	0.8	3,145	6.5	0.5

（Int J Cancer，108：109-114，2004）

ない．しかし，異なる環境で育った一卵性双生児であっても，同一の環境で育った二卵性双生児よりもお互いに同じ癌を発症する確率が高いという研究成果もあり，癌のなりやすさは遺伝していると考えてよい．

それでは，癌のなりやすさが親から遺伝しているとすると，生活に気をつけることは意味がなくなるのか？ そのように考えがちだが，実は遺伝要因と環境（外的）要因の関係は**図10-11**に示したように，環境要因にさらされなければ，遺伝要因があろうとなかろうと癌発症の危険性は変わらないのである．遺伝要因のないヒトが環境要因にさらされると，さらされない場合に比較して1.4倍にまで危険性が上がり，遺伝要因のあるヒトの場合には3.8倍にまで上がる．したがって，遺伝要因のあるヒトは環境要因をより慎重に避ける必要があると考えるべきなのである．

3．癌の進展過程

❶ 前癌病変

正常細胞に遺伝子変異が積み重なることで癌細胞に変わるが，どの時点から癌細胞になったと特定することは非常に難しい．病理組織検査でも，正常細胞から低度異形成，中等度異形成，高度異形成と変化して，最終的に癌細胞と診断する．しかし，明確な線引きがあるわけではなく，どこからが癌細胞かを決めるのは，病理診断医しだいというのが実際である．

異形成
腫瘍学領域において，細胞が正常ではみられない形態になること．形態異常．

癌の進展において，たとえば，C型肝炎ウイルスの感染後に慢

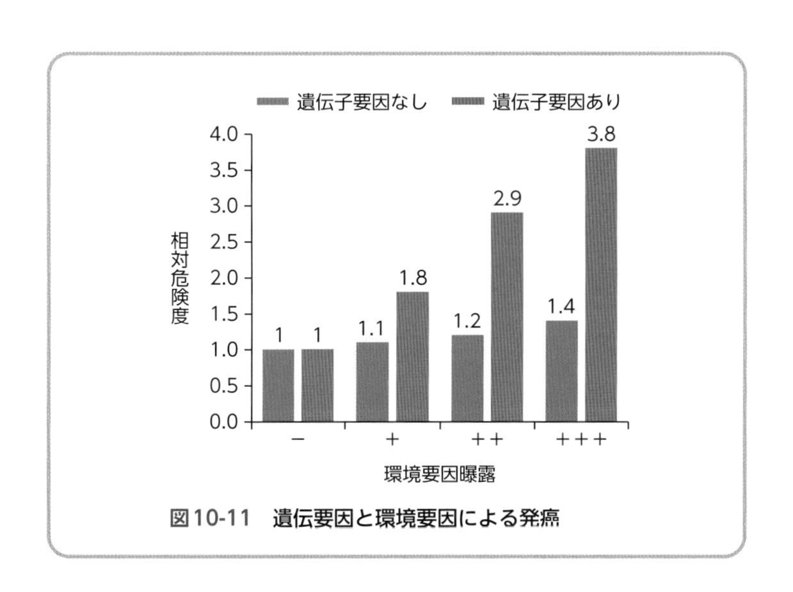

図10-11　遺伝要因と環境要因による発癌

粘膜内癌
粘膜からできた癌で，粘膜内にとどまっているものを指す．

性肝炎や肝硬変を経て肝癌が発症するので，慢性肝炎や肝硬変は肝癌の発生母地と考えられている．同様にヒトパピローマウイルスの持続感染によって子宮頸部の粘膜の異形成が生じ，粘膜内癌が10％程度の割合で出現し，そのうちの10～30％が子宮頸癌に進行する．その意味では，慢性肝炎や肝硬変，子宮頸部の異形成などは前癌病変と考えられ，一定の割合で進行癌に進展すると考えられる．

代表的な前癌病変として，口腔癌の前癌病変としての**白板症**（はくばんしょう），食道癌の前癌病変としての**まだら食道**，皮膚癌の前癌病変としての**ボーエン病**などがよく知られている（**図10-12**）．

❷ 癌の悪性化進展―転移

ⓐ 癌の特徴である転移　癌が発生した局所だけが大きくなるのであれば，局所の癌組織を切除すれば治癒し，それほど恐ろしい病気とはならない（**図10-13-A**）．しかし，癌の最大の特徴として，**浸潤・転移**という能力の獲得があり，これが元凶となる．白血球のような，異物の侵入に対するガードマンとして働く細胞が，全身をくまなく巡回して，異物の侵入した局所で血管外に出ることはあるが，もともと正常な細胞は臓器を越えて他臓器に移動することはない．しかし，癌細胞では多数の遺伝子異常が蓄積することによって，発生由来臓器から他臓器に移動する能力を獲得することがしばしばある．**図10-13-B**のように，原発巣の形成に続いて，血管新生により癌細胞の血管内への侵入が起こる．そ

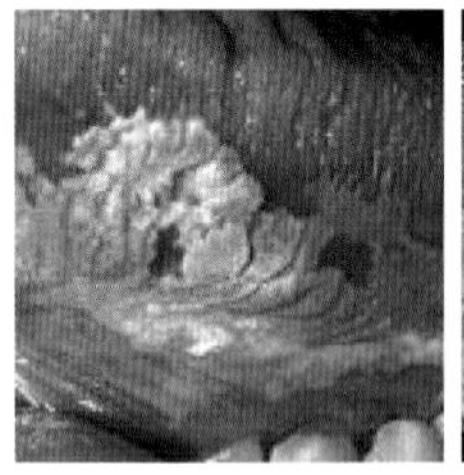
A．白板症

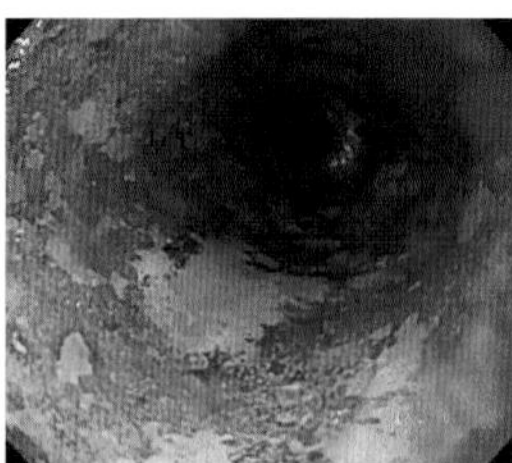
B．まだら食道

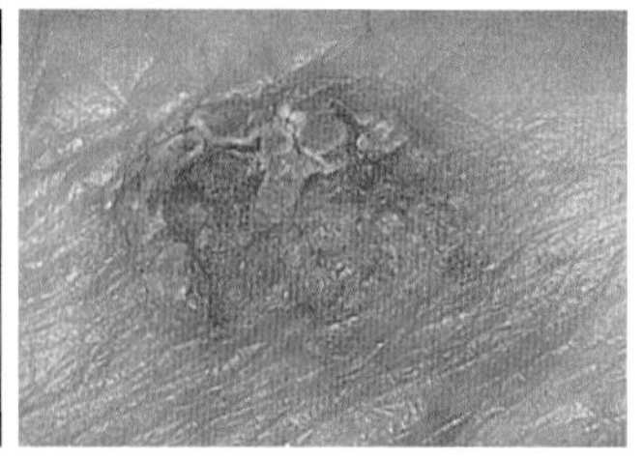
C．ボーエン病

図10-12 前癌病変
A：口腔内の粘膜が角化亢進して，肉眼的に粘膜が白色を呈する．癌化に移行する異形成が隠れていることがあり，臨床的には前癌病変として扱われる．写真では，舌の側面に白色を認める．
B：食道をヨード染色した際に，異形成細胞や癌細胞は染まらないために，まだら模様に染まることから，まだら食道と呼ばれる．食道癌の前癌病変として扱われている．
C：表皮の有棘細胞が癌化しているものの，表皮内にとどまっているものを指す．慢性湿疹と誤診されやすい（写真提供：本田光芳）．

して，血管内を移動した癌細胞が，標的臓器で血管外へ脱出して，局所で微小転移巣を形成し，しだいに増大して転移巣を形成する．

ⓑ 転移様式と転移臓器　癌の転移様式には，血行性転移，リンパ行性転移，播種(はしゅ)性転移の3種類がある．

血行性転移は，癌の原発巣に形成されてくる脆弱な新生血管内に癌細胞が侵入し，血流に乗って他臓器に移動する(**図10-13-B**)．癌腫では進行するにつれて血行性転移が多くなるが，肉腫では比

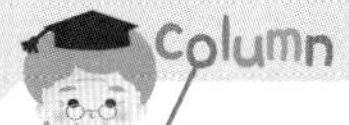

なぜ正常細胞は癌細胞のように移動できないのか？

たとえば，正常な肝細胞は，肝臓の働きに必要な遺伝子はオンの状態になっているが，脳の神経細胞や胃の粘膜細胞など，ほかの細胞の働きに必要な遺伝子は常にシャットダウンされている．これが分化の意味である．したがって，肝臓のなかに神経細胞や胃の粘膜細胞がつくられることはない．同様に，正常細胞で移動ができる細胞は白血球系細胞に限られており，ほかの臓器の細胞では，移動に必要な遺伝子がシャットダウンされており，オンになることはない．そのため各種臓器の細胞はほかの臓器に移動することはできなくなっている．しかし，癌細胞は，メチル化や脱メチル化の異常が起こり，シャットダウンされていた遺伝子がオンの状態に復活することがある．

最近注目のiPS細胞は，まさにこのシャットダウンされたすべてがリセットされた細胞であり，どのような細胞にもなれる可能性を秘めている．

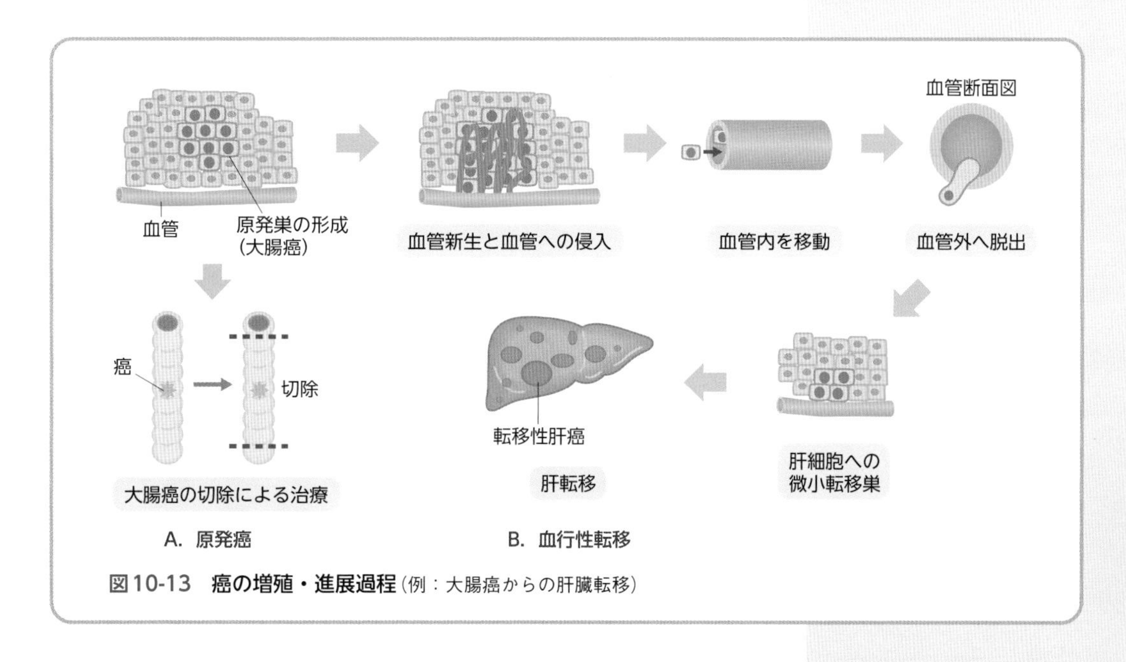

図10-13　癌の増殖・進展過程(例：大腸癌からの肝臓転移)

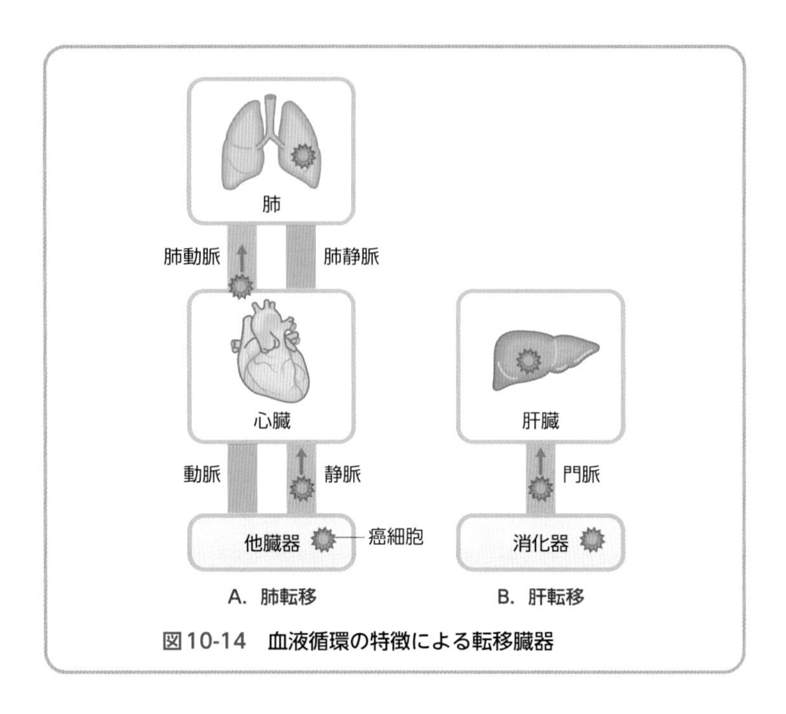

図10-14 血液循環の特徴による転移臓器

較的早期に血行性転移をすることが多い．

リンパ行性転移は，癌の原発巣に形成されてくる脆弱なリンパ管内に癌細胞が侵入し，癌組織から近いリンパ節に移動して増殖を始める．癌腫ではじめにリンパ節に転移することが多く，癌組織から近いリンパ節から同心円状に転移巣が拡大していく．

播種性転移は，たとえば，肺の末梢に形成された肺癌が胸膜をつき破って胸腔内にばらまかれたり，胃癌や大腸癌が，漿膜(しょうまく)を突き破って腹腔内にばらまかれることで癌細胞が他部位に着床し増殖を始める．病巣も多くなり，さらに転移を増やしていく．

癌の転移臓器を調べてみると，ランダムにいろいろな臓器に転移しているわけではない．転移臓器として多いのは，**肺**，**肝**，**骨**の3臓器である．**図10-14-A**に示したように，ある臓器に癌が形成されると，構造のしっかりしていない静脈側に侵入し，血管内に入った癌細胞は心臓に運ばれ，ついで肺に運ばれて最初の毛細血管網に到達し，この場所で血管外へ出ることになるため，肺転移が多くなる．また，消化管にできた癌の場合には，静脈が一度肝臓に寄り道をするので（門脈路），静脈内に侵入した癌細胞は肝臓に運ばれて，肝臓内の毛細血管網に到達して転移巣を形成する（**図10-14-B**）．したがって，消化管の癌では肝転移が多くなる．

ほかにも，前立腺癌や乳癌のように骨転移しやすい癌もあり，転移のなかでは3番目に多くなっている．また，発見者の名前がついた特異な転移が知られている．左鎖骨上窩リンパ節への転移をウィルヒョウ転移，骨盤腔のダグラス窩への播種をシュニッツラー転移，両側卵巣へ転移したものをクルーケンベルグ腫瘍と呼ぶ．いずれも胃癌からの転移が多い．

4．癌が宿主に及ぼす影響

癌の初期には，ほとんど自覚症状は認められないが，しだいに進行して末期癌になるとさまざまな症状が認められるようになる．宿主に与える影響は，局所的影響と全身的影響に分けられる．

局所的影響としては，周囲臓器を圧迫し，血行障害や機能障害をもたらす．消化管などの管腔臓器に癌ができると，狭窄や通過障害が起こって，吐き気（悪心（おしん））や便秘などの症状をもたらす．胆道系の癌では，胆汁の通過障害のために黄疸（おうだん）が認められるようになる．転移が起こると肝転移では肝不全になったり，肺転移では呼吸不全になったり，骨転移では病的骨折を認めるようになる．

全身的影響としては，癌の進行期・末期になると癌細胞によって栄養が奪われてしまううえに，TNF-αなどの炎症因子の影響で悪液質（p.88参照）と呼ばれる状態になる．全身がやつれて，貧血状態となり，筋力低下が認められ，極端にやせ細っていく．

黄疸
胆汁色素であるビリルビンが，血液中に増加することで（高ビリルビン血症），眼の強膜（白眼部分）や皮膚・粘膜などが黄色調を呈する症状．

D 腫瘍マーカーと癌の診断

1．生化学的診断―腫瘍マーカー

❶ 腫瘍マーカーとは何か？

癌は，正常細胞ではなく異常な細胞ゆえに，正常細胞とは異なる癌細胞の目印となる物質をつくる．そして，その物質を生検組織や血中，尿中，便中から検出することで癌の存在はもとより，癌の種類や病気の広がり，治療の効果予測，治療の効果判定，再発の発見などに役立たせている．このような癌細胞の目印となる物質を腫瘍マーカーと呼ぶ．主なマーカーは以下の3つがあげられる．

① 正常細胞は産生しないタンパクや異常が起こった遺伝子産物．
② 正常細胞にも存在するが，癌細胞のほうがよりたくさん産生する物質．
③ 癌細胞の影響によって，正常細胞がたくさん産生する物質．

生検組織
ヒトの体の一部（腫瘍など）を外科的に切り取る（内視鏡を通した小さいはさみで採取したり，針を刺して採取）ことを生検と呼び，生検された細胞や組織のこと．

❷ 腫瘍マーカーの役割

ⓐ 癌の存在診断　健康診断や癌の早期発見を目的とした場でのスクリーニングに用いるのが理想的だが，実際には癌の早期から異常値を示す腫瘍マーカーはなく，画像診断などでみつかった腫瘍の悪性度診断など，補助的に用いられているにすぎない．

ⓑ 治療効果のモニタリング　抗癌薬や放射線照射などの治療によって癌が小さくなった場合には，腫瘍マーカーの値が低下するので，治療がうまくいっているかどうかの判定に使用される．

ⓒ 再発の監視　治療によって基準値となった腫瘍マーカーが再発に伴い再び上昇するのを監視することで，再発を早期に発見して，早期に治療を開始できるようになる（**図10-15**）．再発した場合に，画像診断でみつけるよりも数ヵ月早く腫瘍マーカーが上昇することがあり，非常に早期に再発をみつけることが可能な場合がある．

❸ 代表的腫瘍マーカー

ⓐ CEA（癌胎児性抗原）　本来は胎児の消化管などでつくられるタンパクで，消化器系の粘膜細胞が癌化すると先祖返りをして産生するようになる．大腸，胃，膵臓などの消化器系の腫瘍マーカーとして用いられる．臓器特異性はなく，糖尿病や肝硬変，肺疾患，ヘビースモーカーでも上昇することがある．

ⓑ AFP（αフェトプロテイン）　胎児期の肝臓でつくられるタンパクで，正常な肝細胞が癌化すると先祖返りをして産生するようになる．肝細胞癌のスクリーニングや効果判定に用いられる．癌でなくとも妊娠後期や肝硬変，肝炎などで上昇する．

CEA
carcinoembryonic antigen の略．

先祖返り
本来は遠く離れた先祖の形質が現れる隔世遺伝のことを指しているが，ここでは，成人の細胞が癌化に伴って胎児期の細胞と同じ性質を持つようになることを指している．

AFP
alpha-fetoproteinの略．

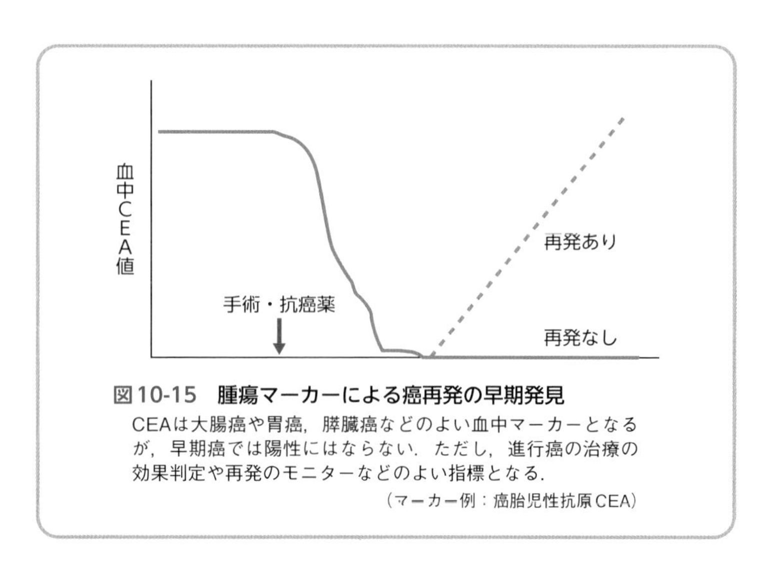

図10-15　腫瘍マーカーによる癌再発の早期発見
CEAは大腸癌や胃癌，膵臓癌などのよい血中マーカーとなるが，早期癌では陽性にはならない．ただし，進行癌の治療の効果判定や再発のモニターなどのよい指標となる．
（マーカー例：癌胎児性抗原CEA）

ⓒ **PSA**（前立腺特異抗原）　ヒトの前立腺から発見されたタンパクで，前立腺癌に特異的なマーカーであるが，前立腺炎や前立腺肥大でも上昇する．

ⓓ **CA19-9**　タンパクを修飾している糖のつながった糖鎖の一種で，細胞表面のタンパクに結合している．膵癌や大腸癌，胆道癌，胃癌などの消化器系の腫瘍マーカーとして用いられる．とくに膵癌での陽性率が高く，膵癌の治療効果判定や経過の観察に用いられる．

PSA
prostate specific antigen の略．

CA19-9
carbohydrate antigen 19-9 の略．

2. 病理診断（確定診断）

癌という診断は，細胞診や組織診などで病理学的に癌細胞の存在を確認することが必要で，X線写真や腫瘍マーカーだけで診断することはできない．病理診断が唯一の確定診断となる．

❶ 細胞診

肺癌に対する喀痰（かくたん）細胞診や子宮頸癌に対する細胞診などで使われている．痰を出したり，子宮頸部を擦るだけでできるため，患者への侵襲が少ない検査であるが，組織の細胞が十分に採取できないために癌細胞がみつからない場合も多い．癌細胞が採取でき

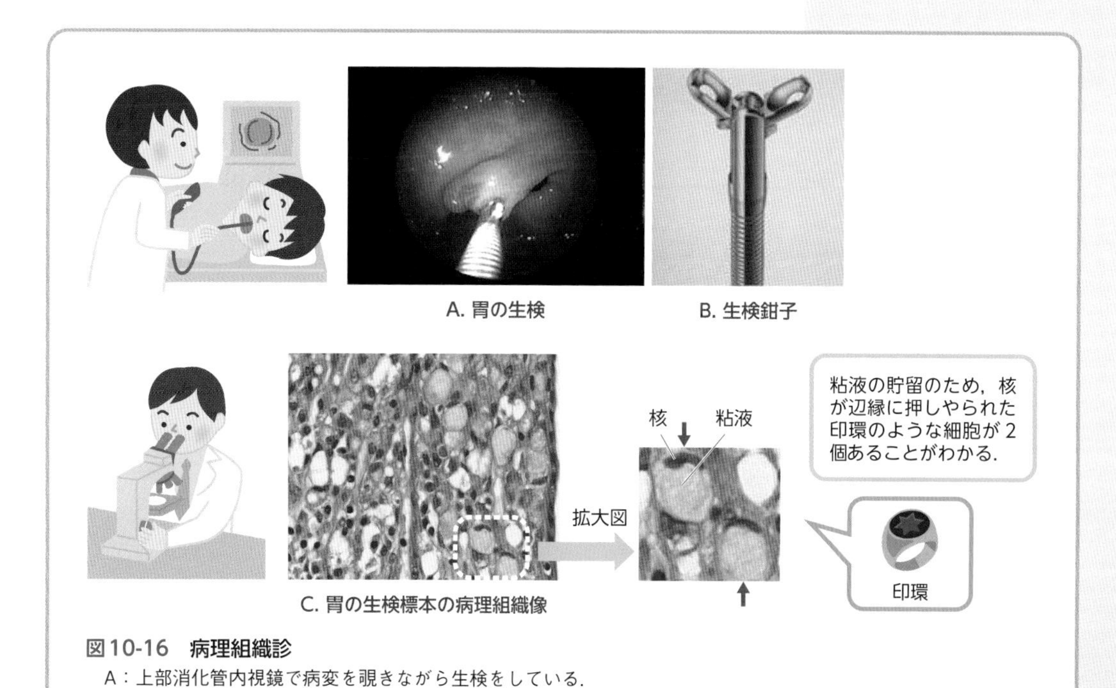

図10-16　病理組織診
A：上部消化管内視鏡で病変を覗きながら生検をしている．
B：生検に使う生検鉗子．
C：胃癌病理組織像に粘液を貯留した印環細胞癌が認められる（写真提供：田中伸哉）．

ない場合には，組織の一部を取って病理組織診を行う必要がある．

❷ 病理組織診

内視鏡や気管支鏡で，癌を疑う組織を直接見ながら，生検鉗子で掴みとり，染色をして顕微鏡で細胞の形態を観察することを病理組織診と呼ぶ．細胞の形態に異形成を認め，組織構造が破壊されていることなどを根拠に，正常組織であるか，癌組織であるかを病理診断する．**図10-16**に，胃の組織を内視鏡で覗きながら生検鉗子で掴みとり，その組織を観察したところ，印環細胞癌であることが確認された例を示した．

生検鉗子
生体組織を切り取るために使われる，物をつかんだり牽引したりするのに使用する医療器具．

印環細胞癌
細胞質内の粘液を貯留した巨大な小胞が，細胞核を辺縁に圧排している特徴を持つ癌細胞である．印環とは，シグネットリングとも呼ばれる昔の貴族がはめていた上部に紋章が彫られた指輪のことで，形が似ていることに由来する．

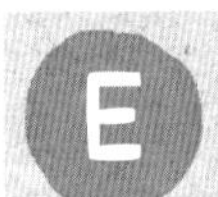

癌の治療

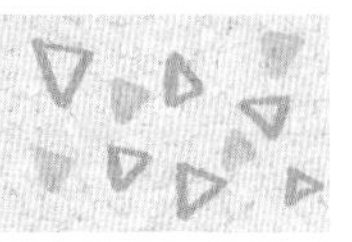

癌の治療は主に，① 手術療法，② 放射線療法，③ 化学療法の3つの方法で行われている．以下に個々の治療法について解説する．

1．癌の手術療法

❶ 手術療法の効果

癌の手術療法は，癌組織を外科的に切り取る治療法で，癌の特徴である転移を考えなければ，非常にシンプルな方法である．その意味では，癌を「局所の病気」として扱った治療法である．転

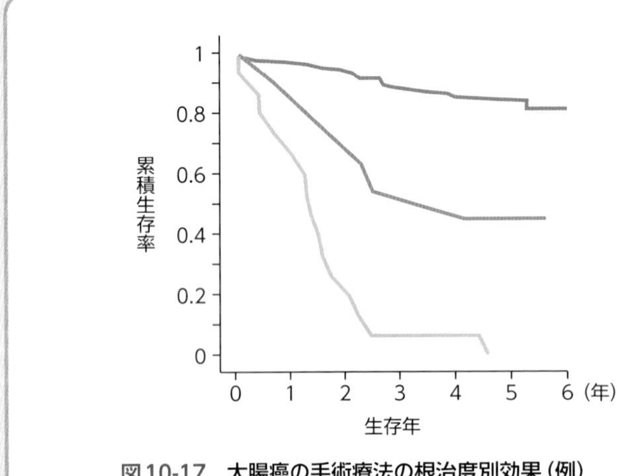

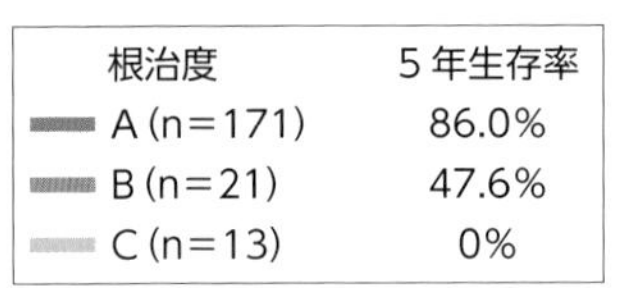

根治度A：比較的早期の癌について完全切除．
根治度B：肉眼的に癌の遺残はないが，再発の危険性が高い．
根治度C：肉眼的に明らかな遺残がある．

図10-17 大腸癌の手術療法の根治度別効果（例）
比較的早期の癌について完全切除ができた根治度Aの症例では，5年生存率が86％と予後はほかと比べて圧倒的によい．しかし，100％ではないことに注意する必要があり，肉眼的には発見できない転移巣などで亡くなる例がある．

移する可能性の低い，非常に早期の癌の治療法としては優れた方法といえる．ある病院での大腸癌の根治度別の手術の効果例を**図10-17**に示した．これをみてみると，比較的早期の癌の根治切除の場合（根治度A）には，切除の効果は顕著によいが，それでも腫瘍細胞が遺残している可能性がある限り，常に再発の危険性があることもわかる．進行癌の根治切除の場合（根治度B）には，その約半数の患者が再発や転移などによって5年以内に亡くなっていることがわかる．つまり，手術療法は転移がない早期の場合には切除によって治癒が望めるが，進行癌のように転移が疑わしい場合には，単独での治癒を期待することはあまりできない．

根治度
癌を完全に取り除く目的で行う手術を根治手術と呼び，根治度は根治手術においてどの程度の癌を取り除けたかを表す．

❷ 手術療法の合併症

治癒を目指すためには，できるだけ大きく切り取るほうがよいことから，切除範囲を拡大する方向で手術療法は発展してきた．しかし，切除範囲を大きくすれば根治性は高くなるが，手術時間の延長による肺合併症や臓器の機能障害，術後の縫合不全や術後出血などさまざまな合併症の増加や手術の安全性を損なうことになる．さらには，高齢化の進展に伴い，高齢者の癌が増加してきたため，手術の適応年齢も徐々に拡大してきた．その結果，すでに糖尿病や心不全，認知症などの疾患を抱えた高齢癌患者の術後合併症が大きな問題となっている．

例として胃癌手術後の合併症を**表10-11**に示した．もちろん，胃癌手術に特有の合併症もあれば，癌手術に共通した合併症もある．無気肺や術後出血，縫合不全などは，手術に共通した合併症であり，術後早期に認められるため，術後の慎重な観察が必要

無気肺
気管支や肺が，何らかの原因で閉塞したり圧迫され，肺全体あるいは一部の空気が減少ないし消失し，肺容積が縮小した状態．

表10-11　胃癌手術後の合併症

合併症	出現時期	症　状	対　策
無気肺	直後～2日	呼吸困難，頻回呼吸	去痰薬
術後出血	直後～2日	吻合部より出血，貧血の進行	止血薬，開腹で止血
縫合不全	3～10日	腹膜炎症状	開腹手術，輸液，抗菌薬
術後狭窄	7～10日	通過障害	蠕動亢進薬
小胃症候群	1週以降	腹痛，嘔吐	食事療法
ダンピング症候群	1～2週以降	腹痛，嘔吐，頻脈	食事療法
消化吸収障害	1ヵ月以降	下痢，脱水，体重減少，ビタミンB_{12}欠乏，Fe減少	栄養補給

になる．無気肺は高齢者になるほど増加し，開胸手術をすると非常に頻度が高くなる．術後出血や縫合不全に対しては，腹腔内や胸腔内に誘導管を入れるドレナージと呼ばれる処置を行う．これによって誘導管から血液や滲出液（しんしゅつえき）を排出させる．

ドレナージ
体内の余分な水分や血液などを，誘導管を使って体外に排出させる処置．

2．癌の放射線療法

放射線治療においては，正常組織に対する副作用を全く考慮しなければ，放射線量の増大によって癌細胞を100％破壊することができる．しかしながら，正常細胞への影響を考えると，患者の生命を犠牲にして癌の完治を目指すことは考えられない．つまり，癌治療の目的は，癌組織を除去するだけではなく，癌組織を除去することによって普通の健康的な生活を送れるようにすることにある．したがって，放射線治療においても正常組織へのダメージをできるだけ少なくすることが重要である．

現在では，大きく2つの治療法によって正常組織へのダメージ軽減が図られている．

一つは，放射線の分割照射による治療法である．1回の治療で浴びる放射線量が多いと癌細胞だけでなく正常細胞も深く傷つき，細胞自身で修復することができなくなってしまう．しかし，1回の放射線量が少なければ傷は浅く，正常細胞は自身で修復することが可能となる．一方，癌細胞は正常細胞に比して修復する能力が弱く，少ない量の放射線でもそれを続けていくとダメージが蓄積し，最後には死滅する．この修復能力の違いを利用して，

Column

ガンマナイフとサイバーナイフ

ガンマナイフとサイバーナイフは，どちらも定位放射線治療装置であり，ロボット技術を応用して癌局所に放射線を集中照射して癌組織だけを叩こうとする装置である．ガンマナイフは1968年に開発された装置で，頭蓋骨を直接固定して放射線をあてる頭蓋内腫瘍を標的としているのに対して，サイバーナイフは1992年に開発された比較的新しい装置で，放射線発射装置を取りつけた6つの関節を持つロボットアームが角度を自在に変えることで的確に病巣を照射する．その結果，1,200方向からの正確な立体照射によって周辺の正常な細胞にはほとんど悪影響を与えないで治療することができる．サイバーナイフでは頭蓋内腫瘍以外の癌も対象となる．

癌細胞だけにダメージを与える少ない量の放射線を分割照射することによって治療する．

もう一つは，コンピューター制御された**定位放射線照射**による治療法である．これは病巣に対して放射線を多方向から集中照射させることで，癌細胞にあてる線量だけを多くし，正常細胞への線量を極力減らす方法である．

そのほか，先進医療である**重粒子線治療**の開発によって，一定の深さの組織にだけ放射線をあてることが可能になり，放射線照射量を増大させることが可能になってきている．

重粒子線治療
放射線のなかで電子より重いものを粒子線，ヘリウムイオン線より重いものを重粒子線と呼ぶ．重粒子線治療は，重粒子線を光の速度の約70%まで加速させて照射し，体の深部の癌を攻撃する方法である．

3．癌の化学療法

❶ 化学療法の始まりから現在への進歩

癌化学療法の歴史は浅く，始まりは1940年代である．**図10-18**に示したように，1940年代の第二次世界大戦中にマスタードガスを浴びたことでリンパ腫がよくなった例があったことから，マスタードガスの誘導体であるナイトロジェンマスタードの抗腫瘍効果が調べられ，実際にリンパ腫に対する抗腫瘍効果が確認された．これが癌化学療法の原点である．戦後の1950～60年代にナイトロジェンマスタードの誘導体からつくられたシクロホスファミドやフルオロウラシルなどの抗癌薬の開発によって，白血病に

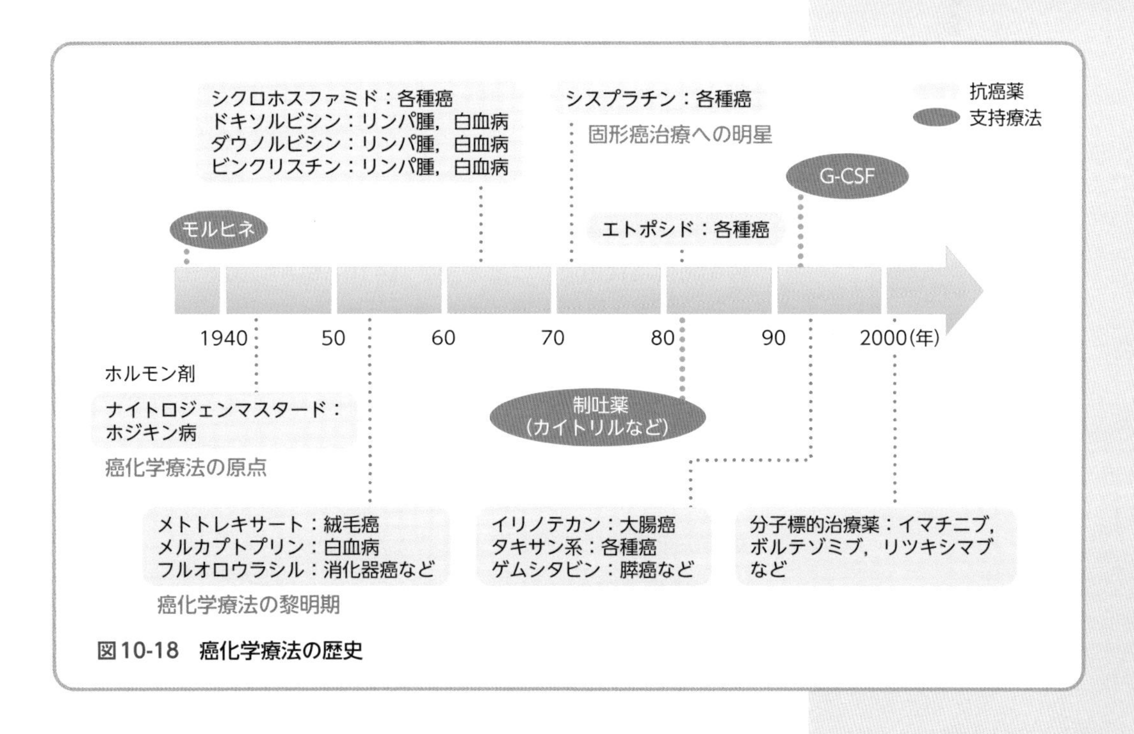

図10-18　癌化学療法の歴史

対する化学療法が確立した．この癌化学療法の黎明期(れいめいき)には，白血病などの限られた癌のみが化学療法の対象になっていたが，70年代のシスプラチンの開発によって，固形癌に対する化学療法に希望の光が射すようになった．

また，癌の**支持療法**の面でも新しい薬剤の開発が進み，80年代には新しい制吐薬の開発によって，抗癌薬投与後に悪心(おしん)・嘔吐(おうと)で苦しむ患者が激減した．また，90年代には顆粒球の増殖を刺激する顆粒球コロニー刺激因子(G-CSF)が開発され，抗癌薬使用後の好中球減少の期間が短縮された．

2000年代に入って，癌に特異的に発現している分子などを狙い撃ちにする**分子標的治療薬**が開発され，慢性骨髄性白血病に対するイマチニブのように，画期的な効果をもたらす薬剤も登場するようになった．

支持療法
癌そのものに伴う症状や癌の治療による副作用を軽減するための予防策や治療のこと．

G-CSF
granulocyte-colony stimulating factorの略．

分子標的治療薬
癌細胞の持つ特異的な性質を分子レベルでとらえ，それを標的として効率よく作用するようにつくられた薬である．主に抗体医薬と小分子化学物質の2つに分けられる．

❷ 抗癌薬の作用と副作用

抗癌薬の作用機序はいくつかあるが，けっして癌細胞に特異的に効くわけではない．細胞が増殖するためには，DNAの複製，RNAの合成，タンパクの合成が必須であるが，抗癌薬の一部は，これらを阻害することによって増殖をストップさせる機序で働く．ほかには，DNAに損傷を与えて，細胞死を誘導する薬剤もある．いずれにしても，これらの機序は癌細胞特異的ではなく，細胞増殖の速い細胞であれば，正常細胞，癌細胞の区別なく効果を示す．そのため，癌細胞の細胞死を誘導する量の抗癌薬を投与すると，正常細胞の細胞死も誘導され，副作用が現れてしまう．

ⓐ 抗癌薬の特性　普通の薬剤は効果が出始める最小量の4～8倍程度まで用量依存的に効果が高くなるが，副作用が出るまでの用量は効果が出始める用量との差が大きく，通常使用量では顕著な副作用は出ないことが多い(**図10-19-A**)．しかし，抗癌薬では効果が最大に出る**最大耐用量**で使用されることが多く，この最大耐用量と副作用が出る最小投与量との差があまりないため，治療に使われる用量幅が狭い．**図10-19-B**をみると，効果が最大になる容量では副作用が症例の半数で認められてしまう．したがって，抗癌薬を使う化学療法では副作用が必ず出ると予想して，対処法を事前に準備しておくことが必要になる．

最大耐用量
患者が生体として耐えられる最大の投与量のこと．

ⓑ 抗癌薬の副作用　ではどのような副作用が認められるのだろうか．抗癌薬は増殖が早い細胞にダメージを与えると前述したが，まさに増殖の早い部位に最も高頻度で副作用が出現する．

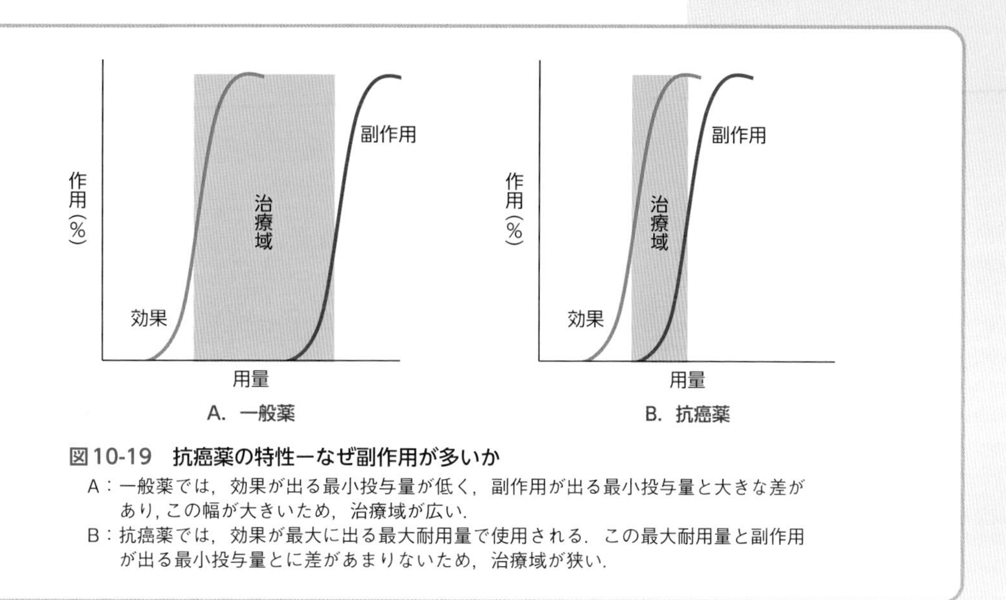

図10-19 抗癌薬の特性ーなぜ副作用が多いか

A：一般薬では，効果が出る最小投与量が低く，副作用が出る最小投与量と大きな差があり，この幅が大きいため，治療域が広い．
B：抗癌薬では，効果が最大に出る最大耐用量で使用される．この最大耐用量と副作用が出る最小投与量とに差があまりないため，治療域が狭い．

表10-12 化学療法の主な副作用

❶ 消化器症状 悪心・嘔吐，口内炎，下痢，消化管穿孔，イレウスなど
❷ 骨髄抑制
❸ 皮膚症状，脱毛，粘膜障害
❹ 神経症状
❺ 浮腫
❻ 間質性肺炎
❼ 心毒性
❽ 肝障害と腎障害

消化器症状，骨髄抑制，脱毛が抗癌薬の3大副作用とされている（**表10-12**）．消化器症状としては悪心・嘔吐がほとんどの症例に認められ，ほかに口内炎や下痢などが多い．最近では，効果的な制吐薬が開発され，極度にひどい状態にはならないで済んでいるが，食欲不振や不快感などは完全には制圧できてはいない．骨髄抑制も頻度の高い副作用で，白血球減少や血小板減少，貧血などが認められる．白血球減少に対しては，顆粒球の増殖を刺激するG-CSFが開発され，顆粒球減少の期間を短くすることが可能となった．また，脱毛も多く認められるが，医療用ウィッグなども充実してきている．

4．免疫チェックポイント阻害薬による免疫治療

生体が持つ免疫応答を利用した癌免疫治療が長い間試みられて

きたが，免疫応答の攻撃力を活性化しようとする従来の治療法は明確な成果を上げることはできなかった．しかし近年，制御性T細胞の存在が明らかにされ，自己を認識するリンパ球の活性化が抑制されることによって自己免疫反応が抑制されていることが明らかになってきた．その過程で使用されているブレーキ役の細胞表面タンパクが癌細胞にも発現されており，免疫の働きにブレーキをかけていることが明らかにされた．現在では免疫チェックポイントと呼ばれるブレーキ役のタンパクの働きを阻害する抗体（**免疫チェックポイント阻害薬**）が実際の治療に応用され，一部の患者ではあるものの劇的な効果が得られることが明らかになってきた．このブレーキ役の細胞表面タンパクは一つではないため，現在も数多くの抗体製剤が臨床応用に向けて開発されている．

各論

学習内容

呼吸器疾患

学習目標

1 ▶ 筋肉を持たない肺を使って，呼吸運動がどのように行われているのかを理解する
2 ▶ 肺炎がどのような原因で発症するのかを理解する
3 ▶ 結核がどのような疾患なのかを理解する
4 ▶ 慢性閉塞性肺疾患がどのような機序で発症するのかを理解する
5 ▶ 気管支喘息で喘鳴が聴かれるメカニズムを理解する
6 ▶ 拘束性換気障害がどのような疾患なのかを理解する
7 ▶ 肺血栓塞栓症がどのような機序で発症するのかを理解する
8 ▶ 自然気胸がどのような疾患なのかを理解する
9 ▶ 過換気症候群がどのような機序で発症するのかを理解する
10 ▶ 咽頭癌，喉頭癌がどのような疾患なのかを理解する
11 ▶ 肺癌がどのような疾患なのかを理解する

A　呼吸器の働き

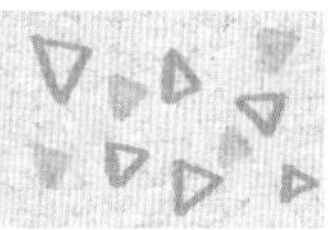

1．呼吸器の進化と構造

生命の起源は海のなかであったと考えられている（実際は未解明）．魚類は水に溶けている酸素を鰓で濾して吸収しているが，数億年前に海から陸上に初めて進出してきた動物は，消化管を用いて空気中の酸素を吸収する術を獲得していた．これが肺の始まりである．現在でもドジョウなどは，鰓呼吸のほかに腸から空気中の酸素を吸収することができる（腸呼吸）．

しかし，このように肺が消化管から発生してきたことで不都合が生じた．それは，空気の通り道（気道）と食物の通り道（食道）を咽頭部で共用せざるを得なくなり，高齢者などが誤嚥を引き起こしてしまうことである．

誤嚥
食物や唾液は口腔から咽頭と食道を経て胃へ送り込まれるが，誤って喉頭と気管に入ってしまうこと．

呼吸を行うための器官を呼吸器と呼び，主に咽頭，喉頭，気管，気管支，肺胞からなる（**図11-1**）．呼吸器は大気中の酸素を血液中に取り込み，二酸化炭素を排出するガス交換の場である．呼吸により鼻や口から空気を取り入れて肺胞まで送る空気の通り道を気道と呼び，口・鼻から咽頭・喉頭までを上気道，そこから下の気管・気管支・肺胞までを下気道と呼ぶ．胸腔内容積を増大することにより肺を拡張し，空気を肺内に流入させる．

2．呼吸の仕組み

肺は肺胞と気管支からできており，胸郭のなかで風船のような状態で存在している．肺自体は直接膨らんだり，縮んだりすることはできないため，呼吸筋（横隔膜と外肋間筋）の収縮によって胸郭を広げて胸腔内圧を下げることで肺を膨張させ，空気を肺に取り入れる（吸気）．また，呼吸筋が弛緩すると肺は自然に収縮する（呼気）．このように肺は，他動的に膨張と収縮を繰り返している．肺胞だけでなく気管支も一緒に膨張と収縮を繰り返しているため，呼気時には吸気時に比べて気道が狭くなる．したがって，気管支に炎症が起きるなどして分泌物が増えると気道が狭くなり，呼気時に気管支が閉塞しやすくなる（**図11-2**）．

胸郭
胸部を取り巻く骨格で，そのなかで心肺などの重要臓器が守られている．円錐台形のかご状の構造で，弾力性に富む．

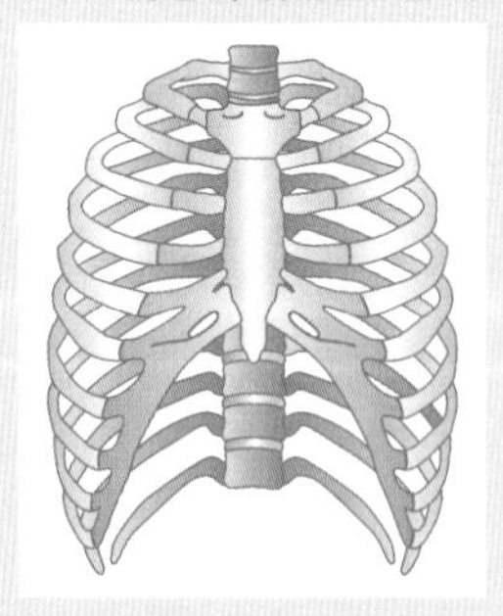

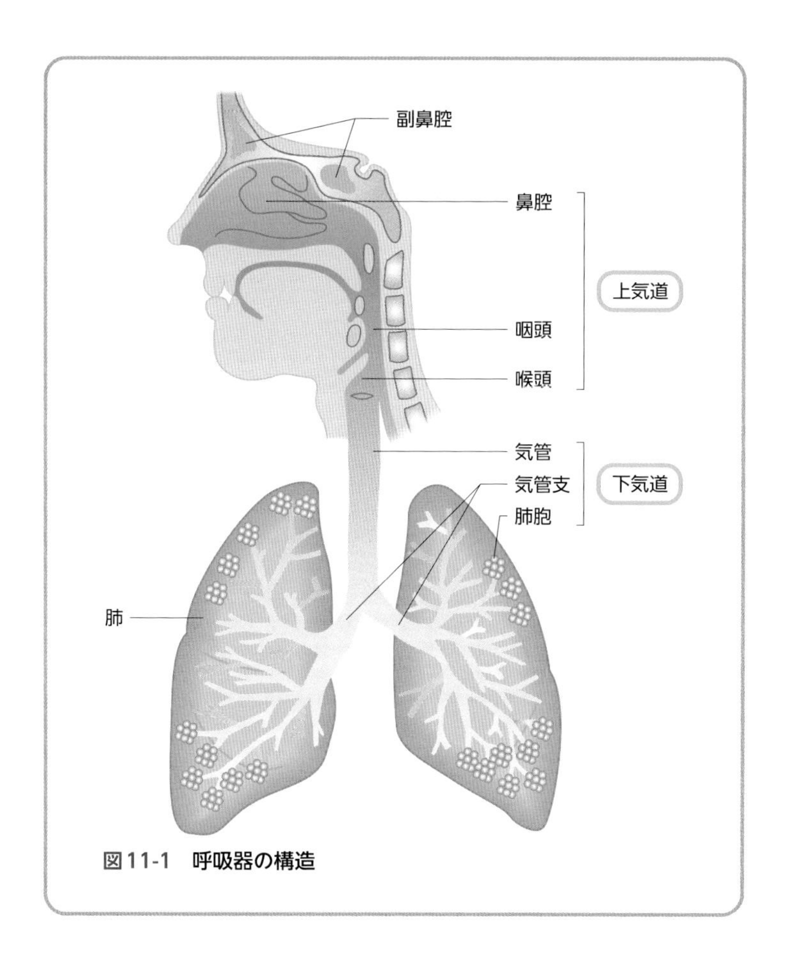

図11-1　呼吸器の構造

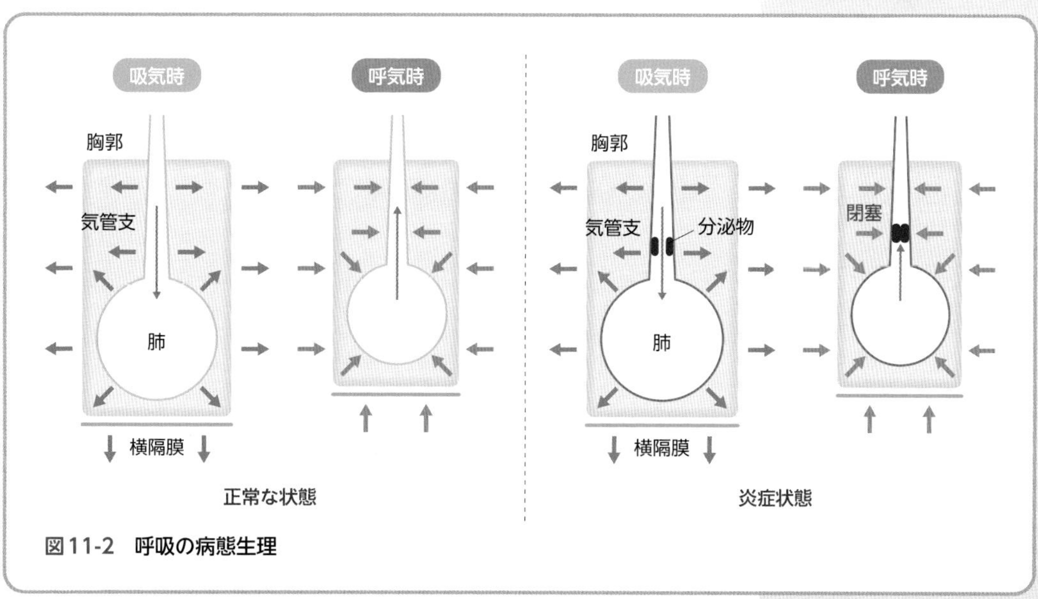

図11-2　呼吸の病態生理

B 呼吸器疾患でみられる主な症状

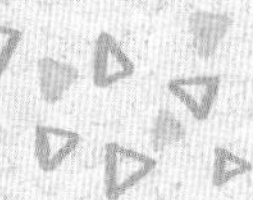

1. 呼吸困難

通常，呼吸は無意識のうちに行われており，それで十分な酸素濃度が全身に保たれているが，肺や気管支の異常や心機能の低下によって，全身に十分な酸素を送れなくなると酸素不足となる．そこで，酸素を多く取り入れようと，通常の呼吸（安静時呼吸）では使われない呼吸筋を使って呼吸（**努力呼吸**）するようになる．この努力呼吸で酸素不足を解消しようとする状態が呼吸困難であり，「息切れ」，「息苦しさ」などと表現される（p.226参照）．

努力呼吸
安静時呼吸では使用されない呼吸筋を使った呼吸を努力呼吸と呼ぶ．安静時呼吸は横隔膜と外肋間筋の収縮と弛緩によって行われるが，努力呼吸では，吸気時には胸鎖乳突筋などの補助呼吸筋を動かし，呼気時には内肋間筋や腹筋を動かしている．

2. 咳嗽（がいそう），喀痰（かくたん）

咳嗽（咳（せき））は，咽頭・喉頭，気管支粘膜，肺，鼻腔など，気道内のセンサー（咳受容体）に異物などの刺激が加わると，迷走神経を介して延髄の咳中枢が活性化され，横隔神経や肋間神経などの遠心性線維によって呼吸筋群の収縮を引き起こして誘発される．

喀痰（痰）は，炎症を起こした肺や気道粘膜から分泌される粘液の量が増加し，咳によって排出されるものを指す．

3. 喘（ぜん）　鳴（めい）

喘鳴とは，呼吸をするときに，「ゼーゼー」，「ヒューヒュー」などと発する雑音のことである．この音は気道が狭くなった際に通過する空気が起こす音で，聴診器を介さなくても聴取できる．気管支喘息や慢性閉塞性肺疾患（**COPD**）の特徴的所見である．

COPD
chronic obstructive pulmonary diseaseの略．

C 呼吸器感染症

呼吸器は空気を吸って酸素を体内に取り入れる働きをしており，空気中に浮遊している微生物が気管支や肺胞内に侵入してくる危険性が常にある．そのため，気道には線毛による排除機構としての物理的バリア，気道粘膜を覆う**ムチン**などの化学的バリア，マクロファージなどの**非特異的防御機構（自然免疫）**，リンパ球による**特異的防御機構（獲得免疫）**などが防御機構として働いており，微生物が排除されている．時にこれらの排除する能力が低下する

ムチン
粘膜から分泌される粘液の主成分で，密度の濃い粘り気をもち，粘膜を潤し，細菌の侵入を防ぐ働きをする．

と，感染症を発症することになる.

1. 肺 炎

肺炎とは，肺胞を中心とした急性炎症である．肺炎の原因にはアレルギーや薬剤性によるものもあるが，主な原因は細菌やウイルスなどの病原微生物の感染である．肺炎は従来，病院外で一般生活をしている人に生じる**市中肺炎**と，病院に入院している最中に生じる**院内肺炎**の2つに分けられてきたが，最近，高齢者の生活の場であることが多い介護施設や長期療養型病床などの医療関連施設で生じる**医療・介護関連肺炎**という概念で，前2者の肺炎と分けてとらえる考え方が出てきた.

市中肺炎の原因微生物は，**肺炎球菌**が最も多く，ついでインフルエンザ菌，肺炎マイコプラズマ，肺炎クラミドフィラなどがあげられる．院内肺炎は，免疫能が低下している入院患者に多く，抗菌薬が頻繁に使用されている環境下で発症するため，**メチシリン耐性黄色ブドウ球菌（MRSA）**や**緑膿菌**などが原因となることが多い．医療・介護関連肺炎は，市中肺炎と院内肺炎の中間の特徴を持っており，高齢者による**誤嚥性肺炎**が多い.

MRSA
methicillin-resistant *Staphylococcus aureus* の略.

誤嚥性肺炎
唾液や食物が気管に入ると，本来はむせたり咳をしたりすることで気管から排出されるが，この反射機能が低下し排出できなくなると，気管に入った唾液や食物中の病原体によって肺炎を引き起こす.

肺炎は日本人の死因の第5位（2019年）であり，超高齢化社会に伴い増加傾向にある．肺炎による死亡の95％以上は65歳以上の高齢者で占められている．さらに，70歳以上の高齢者の肺炎のうち70％以上が誤嚥性肺炎であり，誤嚥性肺炎の増加が肺炎による死亡数の増加をもたらしていると考えられる.

肺炎は感染に伴う炎症反応のため，血管透過性の亢進による肺胞への滲出液の貯留や白血球の浸潤などを引き起こす．そのため，X線の透過が悪くなり，胸部X線像やCT像で炎症部は白く見える（**図11-3**)．肺炎は炎症の広がりによって**肺胞性肺炎**，**気管支肺炎**，**間質性肺炎**に分けられる．また，前2者は**実質性肺炎**と呼ばれる．この分類法は，1つの肺葉の肺胞にびまん性に広がる肺胞性肺炎（大葉性肺炎），巣状に広がる気管支肺炎（気管支周囲の小葉性肺炎），および肺の間質の炎症である間質性肺炎というように炎症の場の病理学的違いを反映している（**図11-4**, p.152の**図9-1**参照).

2. 結 核

結核菌による感染症で，**空気感染（飛沫核感染）**する．結核菌は肺を侵すことが多いが（**肺結核**，**図11-5**)，ほかの臓器にも及

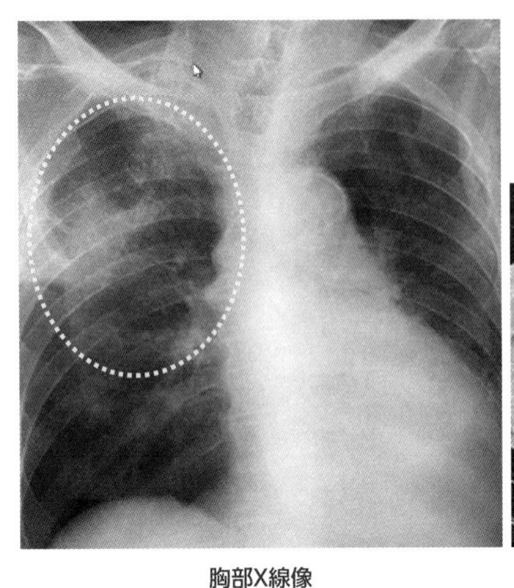

胸部X線像

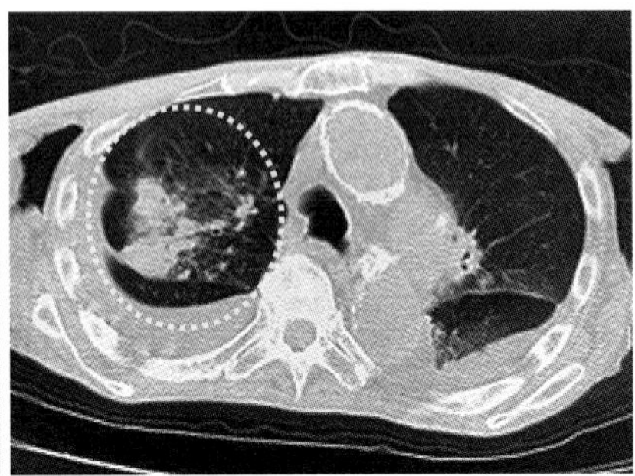

胸部CT像

図11-3　肺炎のX線像とCT像
右肺の上肺野に境界不鮮明な斑状の浸潤影を認める．

実質性肺炎

肺胞性肺炎
(大葉性肺炎)

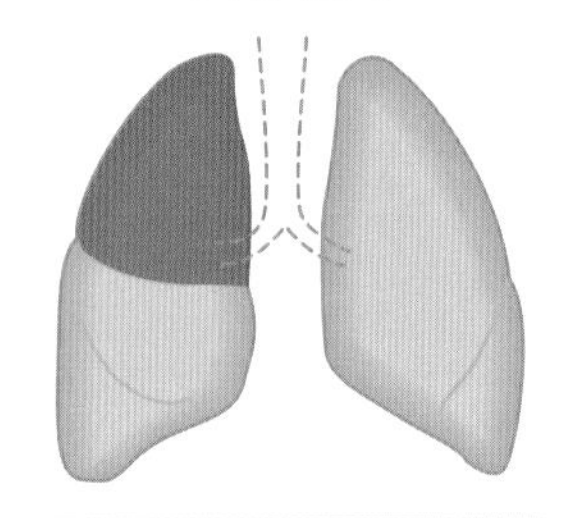

肺の一葉全体(ここでは右上葉)が炎症を起こしているために，X 線写真上でも一葉全体の浸潤影となる

気管支肺炎
(小葉性肺炎)

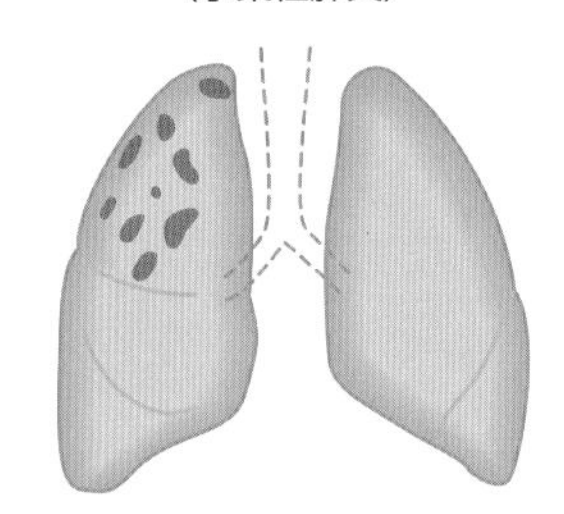

大葉性肺炎に対し，炎症の範囲は細気管支と肺胞を含む小葉に限局・散在している

間質性肺炎

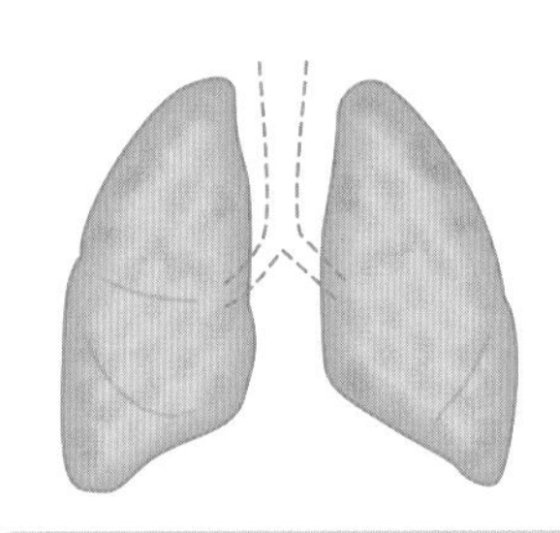

肺胞(肺実質)ではなく，肺胞壁などの支持組織(間質)の炎症で，肺全体がびまん性に炎症し，X 線写真上ではすりガラス様の影となる

図11-4　肺炎の広がりからみた分類
実際のX線像は図9-1 (p.152) を参照されたい．

ぶことがある．結核菌に感染してもすぐ発症するとは限らない．感染後，感染者の免疫力が低下している状態下で発症しやすく，感染者の10～15％が感染後2年以内に結核を発症する．残りの感染者は免疫の働きで抑えられている，いわゆる「冬眠状態」にある．しかし，この状態から何らかの原因で免疫力が落ちると，結核菌が再増殖して発症(**二次結核**)することもある(冬眠状態に

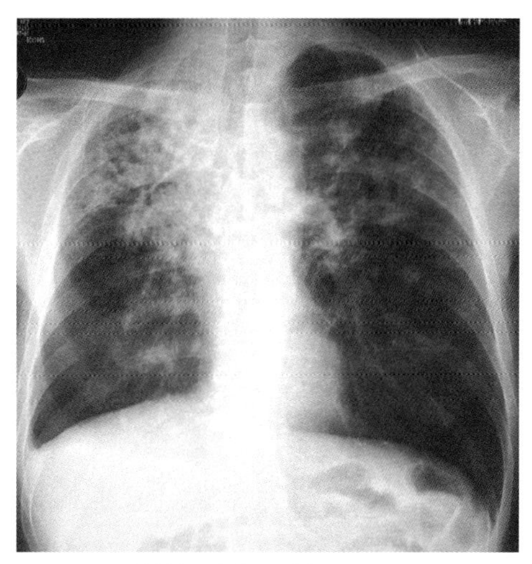

図11-5　肺結核の胸部X線像

右肺の上肺野優位に空洞を伴う不整形の陰影と気管支に沿った小粒状影を認める．典型的な肺結核のX線像である．　　（写真提供：市岡正彦）

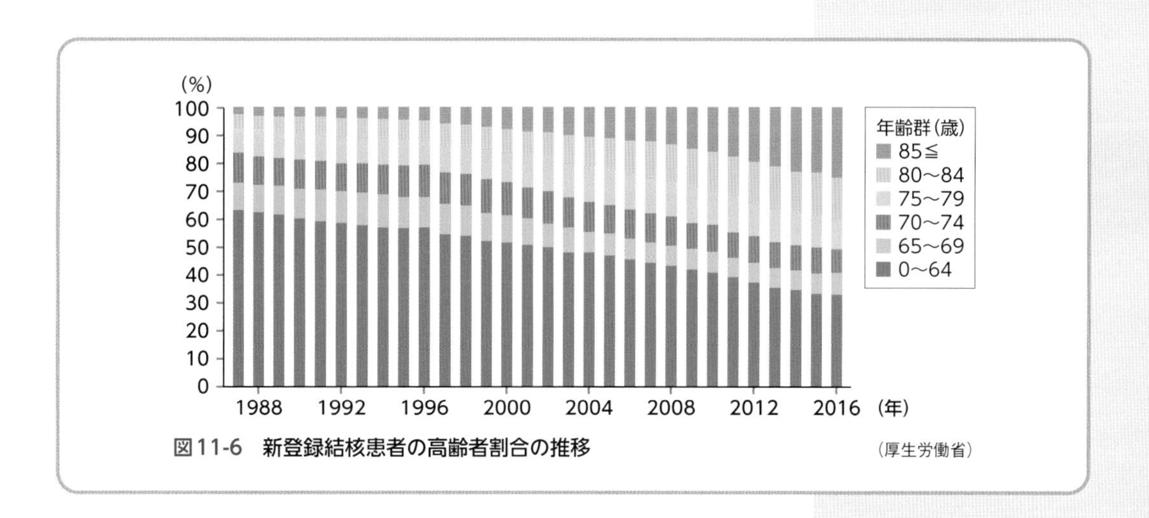

図11-6　新登録結核患者の高齢者割合の推移　（厚生労働省）

なったケースの10～15％程度）．

日本における2020年の新登録結核患者数は12,739人だったが，年々減少傾向にある．日本の結核の特徴は，高齢者や社会的弱者に多くみられることである．結核が高齢者に多い理由は，日本が世界的にみても著しい高齢社会となっていること，欧米先進国に遅れて1950年まで結核の高蔓延状態にあったことがあげられる．現在70歳以上の高齢者は1950年以前に出生しており，結核既感染者である確率が高く，高齢化に伴って免疫力が低下し，発症する数が増えている（**図11-6**）．

結核の感染経路はほとんどが**経気道性**である．肺胞に達すると肺胞マクロファージ内で増殖を始め，死滅するマクロファージが別のマクロファージに貪食されて，さらに結核菌が増殖し，**初感染巣**（初期変化）を形成する（感染の成立）．その後，キラーT細胞が活性化して特異的免疫応答が成立し，さまざまなサイトカインによって活性化したマクロファージが集積して類上皮細胞に変化し，**類上皮細胞肉芽腫**が形成される．大部分は**乾酪壊死巣**（p.5参照）となって沈静化する．しかし，初感染時に菌の毒力が強いか，または個体の抵抗性が弱いと結核菌が初感染巣からリンパ行性に肺門リンパ節に至り**肺門リンパ節結核**を発症し，結核菌が血行性に散布されると**結核性胸膜炎**を発症する．また，リンパ血行性に結核菌が全身に散布されると多臓器に結核病変が形成され，重症の結核である**粟粒結核**（ぞくりゅう）となる．結核菌感染に引き続き初期に発症する結核は，**一次結核**と呼ばれる．

結核予防ワクチンである**BCG**は，結核感染後の結核発症を52～74％程度下げる効果があり，現在の日本では生後1歳までに1回接種することになっている．また，結核に対する特異的免疫応答の判定に使われてきた**ツベルクリン反応**（p.141参照）は，結核菌感染の有無にかかわらずBCG接種を受けると陽性になるため，結核感染の診断には**インターフェロンγ遊離試験**を行う必要がある．

類上皮細胞肉芽腫
肉芽腫とはマクロファージ系細胞をはじめとした，炎症細胞が集積して形成される境界が明らかな炎症病巣を指す．そのなかでマクロファージが変化した類上皮細胞を主体とした肉芽腫を類上皮細胞肉芽腫と呼ぶ．

粟粒結核
多量の結核菌が繰り返し血流に入り，全身に散布性病巣を形成する．胸部X線写真上では全肺野に粟粒大の陰影が見えることから名付けられた．結核のなかでも重篤な病態である．

BCG
ウシ型結核菌から作製された，結核に対する生ワクチンである．BCGはbacille Calmette-Guérinの略．製作者のカルメット（フランスの細菌学者）とゲラン（フランスの外科医）の名が付いている．

インターフェロンγ遊離試験
血液を採取して結核菌の特異抗原で刺激したリンパ球から遊離されるインターフェロン産生量を測定する診断方法で，BCG接種の影響を受けない．

D 慢性閉塞性肺疾患（COPD）

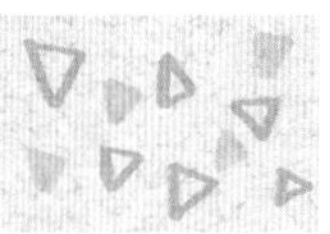

COPDとは，従来，慢性気管支炎や肺気腫と呼ばれてきた疾患の総称で，タバコを主とする有害物質を長期に吸入することで生じる肺の慢性炎症性疾患であり，喫煙習慣を背景に中高年に発症する生活習慣病である．患者の90％以上が喫煙者で，男女比は3：1である．現在わが国には，700万人以上の患者がいると推定されているが，受診患者は25万人と少なく，今後，受診する患者数のさらなる増加が見込まれる．

COPDに至る最大原因は**喫煙**であり，喫煙者の15～20％がCOPDを発症する．タバコの煙に含まれるさまざまな有害物質によって気管支に炎症が起き，気管支壁が肥厚し，気管支に粘液が過剰に分泌されるなどして気管支内腔が狭くなる（**図11-7**）．気

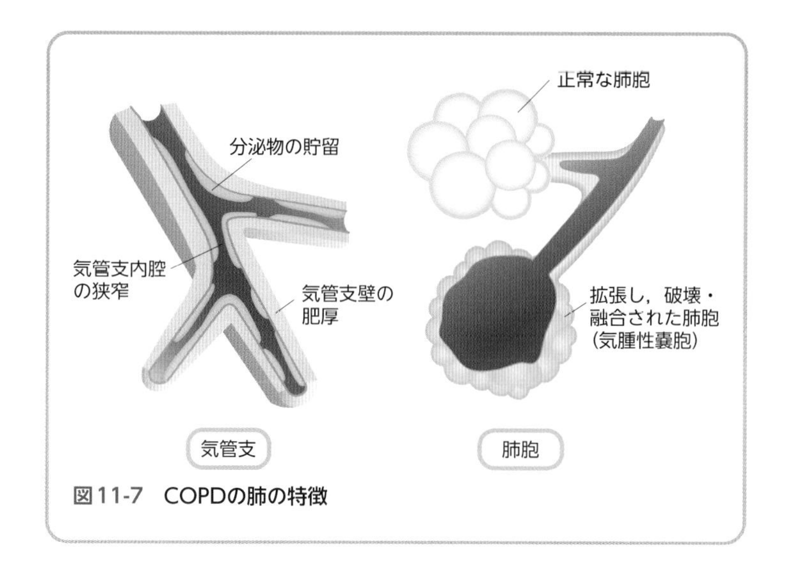

図11-7　COPDの肺の特徴

管支の一部は呼気時に閉塞するため，肺胞に空気が過剰に溜まって肺胞が拡張・破壊されて，融合していく結果，**図11-7**で示したように巨大な嚢胞（気腫性嚢胞）が形成される．小さな肺胞の集団に比べて大きな嚢胞では，ガス交換に関与する肺胞上皮の面積が小さくなるため，ガス交換能が低下して**血中酸素飽和度**が低下する．

症状は，痰がからんだ咳が40～50代くらいで多くなる．咳や痰は起床直後に悪化することが多いが，COPDが進行すると一日中続くことになる．血中酸素飽和度の低下によって運動や労作時に息切れを感じるようになる．気管支炎などの感染症になって初めて息切れに気づくこともある．60代になると運動や労作時の息切れがさらにひどくなり，肺炎などの感染症に頻繁にかかりやすくなる．COPDが進行するにつれ，「ゼーゼー」，「ヒューヒュー」といった喘鳴が聞かれ，**口すぼめ呼吸**といった特殊な呼吸パターンがみられるようになり，やがて肺が膨張して胸がビールの樽（たる）状に大きくなると（**樽状胸郭**），さらに胸郭を動かして肺を広げることが困難となり，酸素を取り込みにくくなる．

COPDの検査所見としては，胸部X線検査（**図11-8**）での肺の過膨張（**横隔膜の平低化，滴状心**など），**スパイロメトリー**での1秒量の低下，1秒率（1秒量を努力肺活量で除したもの）の低下，残気量の増加が認められる（**図11-9**）．**パルスオキシメータ**では動脈血酸素飽和度の低下が認められる．日本呼吸器学会のガイドラインによる診断基準では，気管支拡張薬を吸入後の1秒率が

口すぼめ呼吸

鼻から息を吸ったのち，口をすぼめて長く息をはく呼吸法で，COPDなどでは呼気時に気管内圧がかかるため，気管支の閉塞が少なくなり，呼吸が楽になる．

スパイロメトリー

呼吸器の機能を測定することで，換気機能の状態を調べる検査である．呼吸時の吸気量と呼気量を測り，肺の容積や気道狭窄など呼吸能力から肺機能障害について調べる．

パルスオキシメータ

皮膚の表面から動脈血液の酸素飽和度（SpO_2）を測定するためのモニター機器として日本で開発された．酸素と結合した酸化ヘモグロビン（HbO_2）は赤外光（波長940nm）をよく吸収し，酸素を失った還元ヘモグロビン（Hb）は赤色光（波長660nm）をよく吸収するという特性の違いを利用して，2つのヘモグロビンの比率を求めて酸素飽和度を測定している．

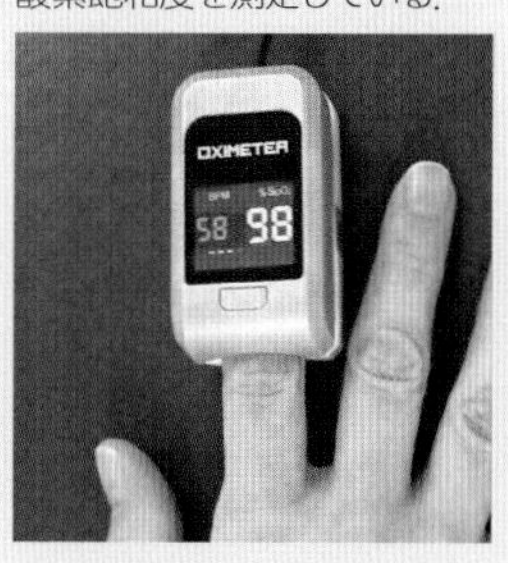

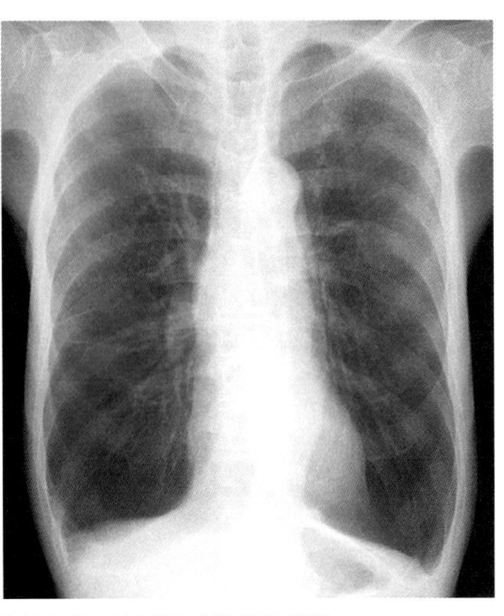

図11-8　COPDの胸部X線像

肺の過膨張，横隔膜の平低化が認められ，心臓は肺に押されて細長く変形していることがわかる（滴状心）．

（写真提供：市岡正彦）

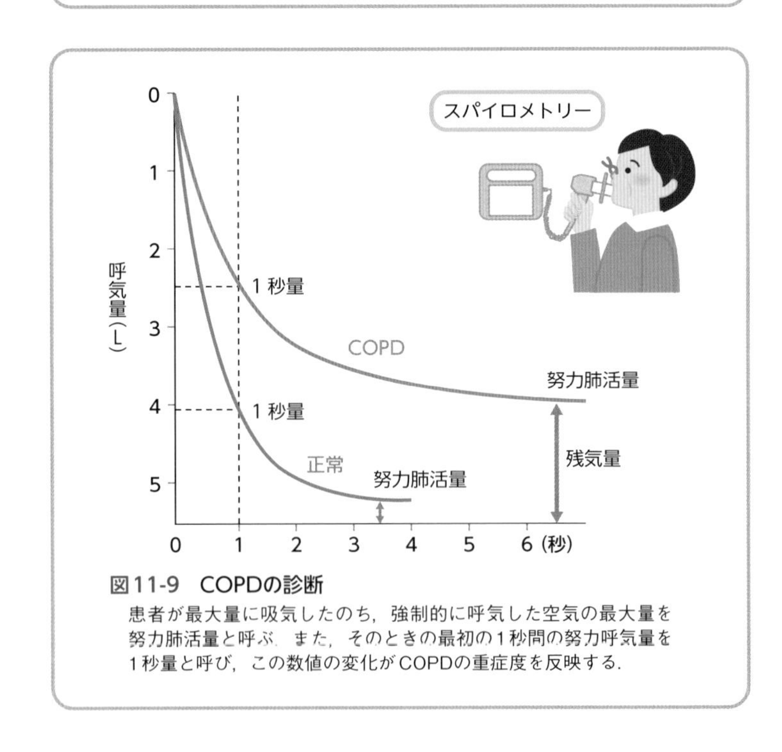

図11-9　COPDの診断

患者が最大量に吸気したのち，強制的に呼気した空気の最大量を努力肺活量と呼ぶ．また，そのときの最初の1秒間の努力呼気量を1秒量と呼び，この数値の変化がCOPDの重症度を反映する．

肺高血圧症

心臓から肺に血液を送る血管である肺動脈の血圧が高くなる病態で，原因不明の特発性，左心疾患によるもの，COPDなどの肺疾患による低酸素血症によるものなどがあげられる．安静時の平均肺動脈圧が25 mmHg以上で診断される．

肺性心

肺疾患が原因による肺高血圧症に続き，心臓の異常（右室拡大，右室不全）をきたす病態を指す．

70％未満であり，閉塞性障害をきたすその他の疾患を除外できればCOPDと定義している．

COPDによる慢性低酸素血症が続くと肺血管の緊張を高め，**肺高血圧症**や**肺性心**などの合併症を引き起こす．呼吸器感染症が併発すると，COPDの急性増悪が認められる．また，呼吸筋への負担や，呼吸困難に伴って運動を制限することで生じる筋力や食欲の低下，消化管機能低下などさまざまな要因が関与し，体重減少や栄養障害に陥りやすい．

COPDは不可逆的に進行する疾患であり，気道閉塞が軽いうちに禁煙するのが最も重要な治療となる．また，インフルエンザの感染などがCOPDの増悪を招くことが多いため，インフルエンザワクチンや肺炎球菌ワクチンの接種による予防が重要となる．対症療法としての吸入気管支拡張薬や酸素療法もいずれ必要となる．酸素療法は，低酸素血症による過剰な赤血球数（多血症）の減少をもたらし，肺性心の進行緩和に役立つ．また，運動を中心とした呼吸リハビリテーションによって，自立した日常生活が送れるように訓練することも重要な治療法の一つである．

E 気管支喘息

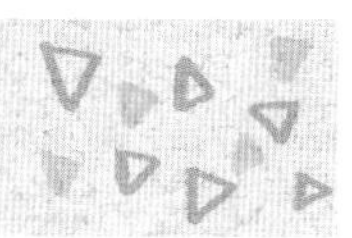

気管支喘息は，発作性に起きる気道の狭窄によって，喘鳴（ぜんめい），呼気延長，呼吸困難を繰り返す疾患で，発作時には「ゼーゼー」，「ヒューヒュー」という喘鳴が，呼気時を中心に聴取されるのが特徴である．わが国の有病率は，小児が9～14％，成人（15歳以上）が6～10％である（平成15年保健福祉動向調査）．

気管支喘息は大きく2つに分けられる．15歳までに発症する小児喘息と，成人してから症状が出現する成人喘息である．さらに成人喘息は，小児喘息が治りきらずに成人してから再発するタイプと中年期以降に新たに喘息を発症するタイプに分けられる．小児喘息は，ダニや花粉などのアレルギーの原因物質（アレルゲン）への曝露によって発症するアトピー型喘息が多いが，成人喘息ではアレルゲンを特定できない非アトピー型喘息も全体の半数程度存在する．

気管支喘息は，気管支に慢性の炎症があり，目立つ症状がないにもかかわらず，発作時以外でも気道が狭くなっている状態にある．さらに，気管支粘膜が刺激に対して過敏になっているため，ダニ，カビ，花粉，ハウスダストなどの原因因子のほかに，冷気やストレス，運動など，健常者にとっては何でもないような刺激にも過敏に反応し，平滑筋の収縮，気管支粘膜の腫脹，粘稠（ねんちゅう）性の

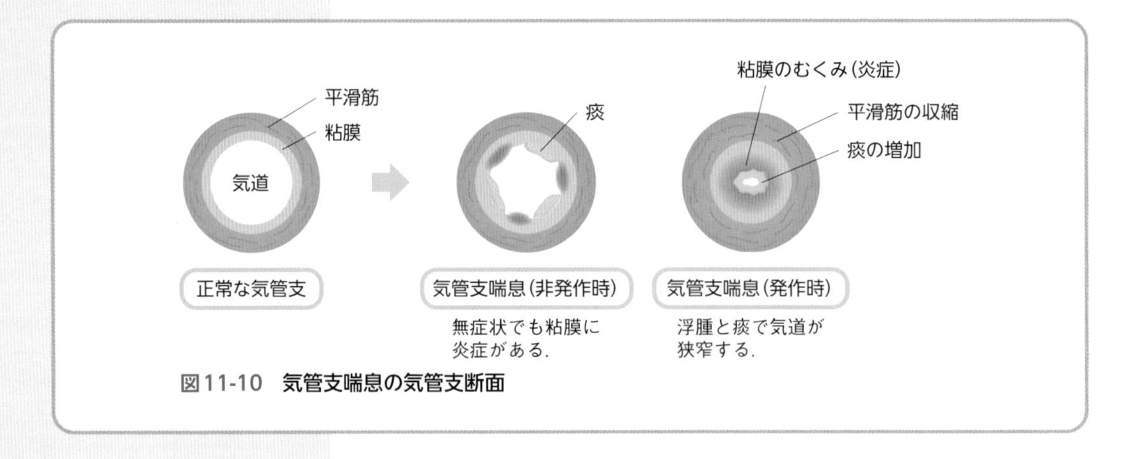

図11-10　気管支喘息の気管支断面

痰をもたらして，気道の狭窄を誘導し，喘息発作を引き起こしてしまう(**図11-10**).

喘息発作の強度は，呼吸困難の程度とそのときの動作状態によって判定される．呼吸困難の障害程度は，喘鳴の程度，陥没呼吸の程度，起坐呼吸やチアノーゼの有無，呼吸数などから判定される．動作状態の障害程度は，動作，会話，歩行，意識などから判定される．症状から発作強度をすばやく評価し対応する．軽度では「苦しいが横になれる」，中等度では「苦しくて横になれない」，高度では「苦しくて動けない」が目安となる．

パルスオキシメータによる酸素飽和度(SpO_2)やピークフローメータによる最大呼気流量は，発作程度の判定指標として参考になる．

喘息の重症度は，主に発作の程度と頻度をもとにし，**表11-1**に示したように判定される．治療開始前の重症度は，軽症間欠型，軽症持続型，中等症持続型，重症持続型に分類される．

喘息治療で重要なことは，発作を予防するために，吸入ステロイド薬や気管支拡張薬などで慢性炎症をコントロールすることである．

陥没呼吸
気道閉塞が強くなると，吸気時に肺が膨張しないため胸腔内陰圧が強くなり，息を吸うと，胸の一部(胸骨の上や鎖骨の上)が陥没する状態になる．

起坐呼吸
呼吸困難が臥位(寝た状態)で増強し，起坐位または半坐位で軽減するという臨床的徴候である．喘息や左心不全でみられる．起坐位：上半身を90度に起こして，オーバーテーブルなどに枕やクッションをのせて，そこに倒れこむようにして前傾を保つ姿勢．半坐位：背もたれなどで45度程度起こした姿勢．

ピークフローメータ
十分に息を吸い込んで，息を思いっきり早く出したときの最大呼気流量をピークフロー(PEF)と呼び，これを測定する機器を指す．喘息の自己管理に使われる．

F　間質性肺炎

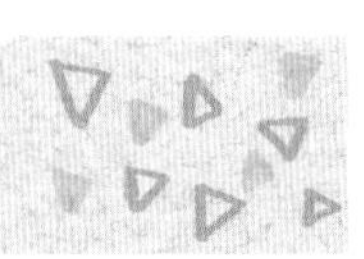

肺が膨らみにくい状態にあり，肺の容積減少に伴う肺活量の減少を主徴候とする肺疾患群を拘束性換気障害と呼び(**表11-2**)，その代表疾患が間質性肺炎である．肺胞壁が肥厚することで肺の

表11-1　未治療の喘息の臨床所見による重症度分類（成人）

重症度*1		軽症間欠型	軽症持続型	中等症持続型	重症持続型
喘息症状の特徴	頻　度	週1回未満	週1回以上だが毎日ではない	毎日	毎日
	強　度	症状は軽度で短い	月1回以上日常生活や睡眠が妨げられる	週1回以上日常生活や睡眠が妨げられる	日常生活に制限
				しばしば増悪	しばしば増悪
	夜間症状	月に2回未満	月に2回以上	週1回以上	しばしば
PEF FEV$_1$ *2	%FEV$_1$ %PEF	80%以上	80%以上	60%以上80%未満	60%未満
	変　動	20%未満	20〜30%	30%を超える	30%を超える

PEF：ピークフロー値，FEV$_1$：1秒量
＊1：いずれか1つが認められればその重症度と判断する．
＊2：症状からの判断は重症例や長期罹患例で重症度を過小評価する場合がある．呼吸機能は気道閉塞の程度を客観的に示し，その変動は気道過敏性と関連する．%FEV$_1$＝(FEV$_1$測定値/FEV$_1$予測値)×100，%PEF＝(PEF測定値/PEF予測値または自己最良値)×100

（日本アレルギー学会：喘息予防・管理ガイドライン2018．協和企画，2018）

表11-2　拘束性換気障害

肺の原因
❶ 間質性肺炎（肺線維症）：特発性間質性肺炎，膠原病肺，塵肺症，過敏性肺炎，薬剤性肺炎，放射線肺炎，サルコイドーシスなど
❷ 肺結核後遺症，外科的肺切除，胸水，無気肺など

肺以外の原因
❸ 神経・筋疾患：重症筋無力症，筋ジストロフィー，筋萎縮性側索硬化症など
❹ 胸膜炎，胸膜肥厚・癒着，胸郭変形，高度肥満，妊娠，腹水など

拡張能が低下し，ガスの拡散障害による低酸素血症をもたらす．間質性肺炎には，原因不明の**特発性間質性肺炎**，膠原病（こうげんびょう）に認められる**膠原病肺**，**塵肺症**（じんぱい），放射線照射後の**放射線肺炎**，抗癌薬などによる**薬剤性肺炎**など多様な疾患が含まれている．

肺の間質とは，肺胞腔内ではなく，**肺胞の支持組織**（肺胞壁）を指す．間質性肺炎は，その間質に白血球などの炎症細胞が浸潤し，滲出液で満たされることで肺胞壁が厚くなり，肺全体が硬くなってしまう疾患である．その結果，吸気時に肺の膨らみが悪くなり，息苦しさや咳などの症状が現れる．さらに進行すると線維化が進んで肺が硬く縮み（**肺線維症**），嚢胞が多数できることで，CT所見では蜂（はち）の巣状に肺が変化する（蜂巣肺（ほうそう）または蜂窩肺（ほうか），**図11-11**）．このような状態になると，血液中の酸素濃度が不足して呼吸不全（p.218参照）に陥る．

特発性間質性肺炎
間質性肺炎のなかで原因不明のものを指す．また，そのなかの80〜90%は特発性肺線維症であり，日本での有病率は1万人に1人とされ，50歳以上の男性に多く，指定難病である．発症には遺伝的要因と喫煙に代表される環境要因の2つが関与していると考えられている．

塵肺症
代表的な職業性肺疾患で，鉱物性の粉塵を長期吸入することにより，不可逆的な炎症と線維化を主体とした拘束性換気障害を生じたものを指す．粉塵の種類によりアスベスト肺（石綿肺），珪肺，ベリリウム肺，炭肺などがある．予防や診断などについては「じん肺法」により規定されている．

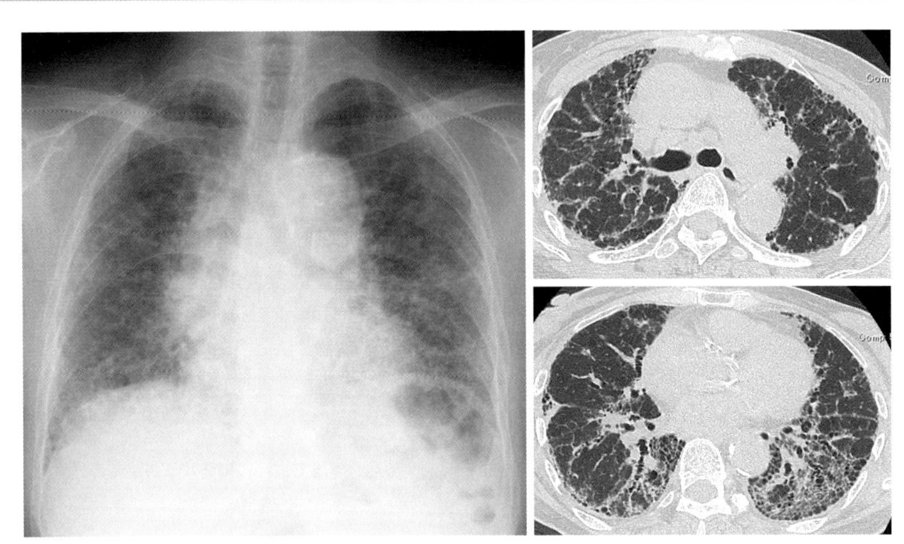

図11-11　特発性間質性肺炎（肺線維症）の胸部X線およびCT像
A：肺野の容積減少と中下肺野主体に線状・網状影を認める．
B：輪状・網状影を認め（蜂巣肺），牽引性気管支拡張もみられる．　（写真提供：市岡正彦）

G 肺血栓塞栓症

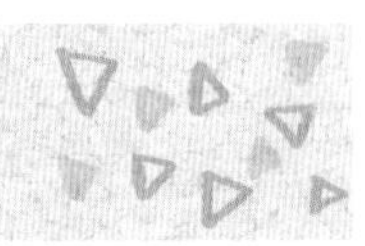

肺血栓塞栓症は，静脈血中にできた血栓が剥がれて血流に乗り，心臓を経て肺の動脈で詰まることで循環障害をきたす疾患である．血栓の多くは下肢深部静脈で形成される（**図11-12**）．近年，社会的にも問題となっているエコノミークラス症候群も本疾患に含まれる．

遊離した血栓が肺動脈で詰まることでガス交換ができず，酸素不足が生じて突然の呼吸困難に陥る．同時に胸痛や頻脈，血圧低下による失神やショック状態に陥ることもある．また，肺動脈内の閉塞に伴い，末梢の肺組織が壊死する病態を肺梗塞と呼ぶ．

患者の約半数は入院中に発症しており，大腿骨骨折など整形外科の手術後や長期臥床後から離床した際（数日以内）に発症しやすい．ほかに，長時間のフライトやドライブなども発症の危険因子となる．先天性凝固異常があるとさらに発症しやすいが，発症して初めて凝固異常だとわかる場合が多い．60歳頃を境に急に患者数は増加しており，高齢者に多い疾患の一つといえる．

エコノミークラス症候群
ロングフライト血栓症とも呼ばれている．海外旅行などの移動で，長時間狭い座席に足を動かさない姿勢をとっていることで，下肢深部静脈などの静脈血がうっ滞し，血栓が形成されることがある，そして，目的地へ到着後，歩き出した際に血栓が血管壁から剥がれ，肺に遊離して詰まってしまう急性の肺血栓塞栓症である．最近では，同じような状況下にある災害時の避難所や車中泊の際にも起きることが注目されている．

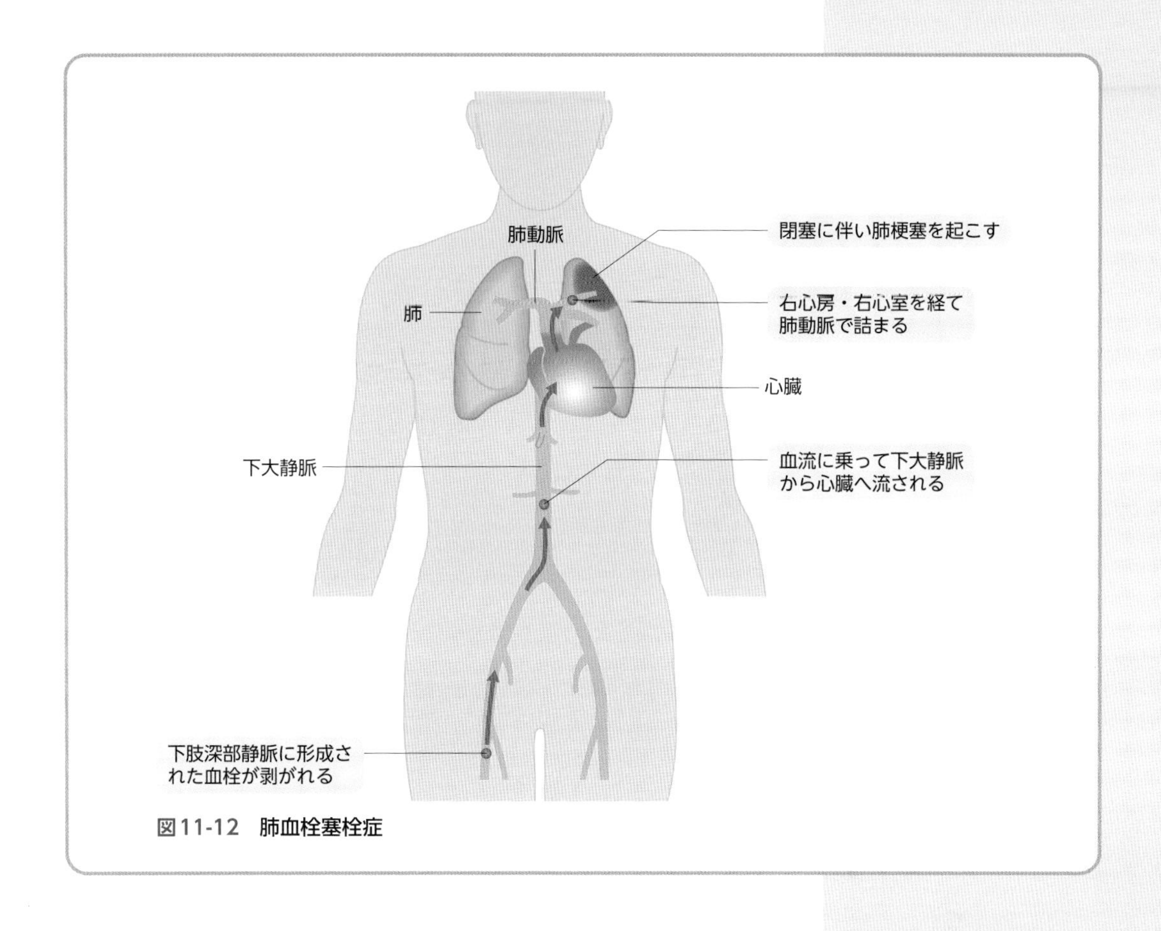

図11-12 肺血栓塞栓症

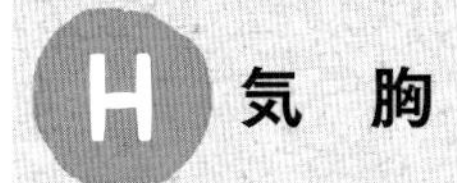
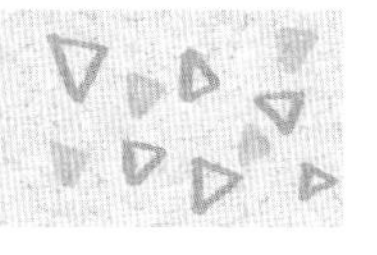

H 気 胸

気胸とは肺の表面に穴があき（**胸膜の破綻**），肺の空気が胸腔内に漏れ，胸腔内圧が高まって肺が縮む病態である（**図11-13**）．気胸は，内因性による**自然気胸**，外傷により胸膜が破綻する**外傷性気胸**，医療行為により偶発的に生じる**医原性気胸**に分けられる．そのなかでも自然気胸が原因の多くを占め，10～30代のやせ型長身の男性や，高齢の喫煙男性に好発する．

正常な状態では胸腔内は陰圧で，息を吸うと肺は膨らむ．しかし，気胸になると胸腔内圧が高くなり，息を吸っても肺が膨らまないため，突然の呼吸困難に陥る．最も多い症状は，**呼吸困難**や**胸痛**，乾いた咳である．肺表面にあいた穴が小さい場合は安静のみで改善するが，穴が大きく胸腔内に漏れ出た空気が多い場合はカテーテルを挿入して空気を抜く必要がある（**胸腔ドレナージ**）．

気胸のうち，胸腔への空気の流入孔が一方向に弁状となってい

胸腔ドレナージ
正常な胸腔内には空気は存在せず，ごく少量の胸水が存在するだけである．しかし，何らかの疾患などによって胸腔内に空気や液体がたまった際に行う治療が胸腔ドレナージである．胸膜を切開し，胸腔にドレーン（カテーテル）を入れて，空気や液体を排出させる．

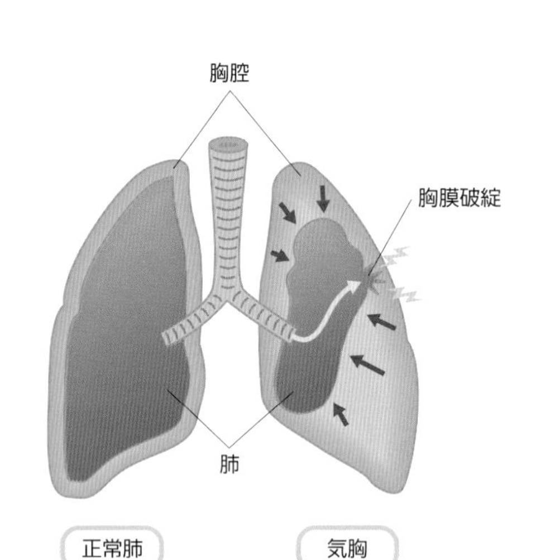

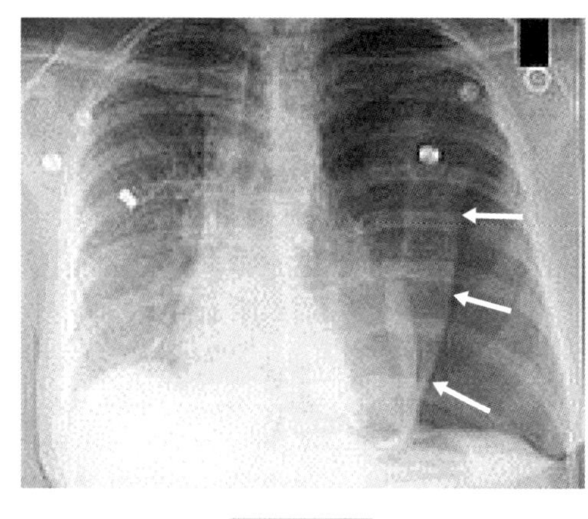

気胸のX線像

図11-13　気胸の病態図とX線像

胸膜の破綻により空気が胸腔内に漏れて肺が縮む病態である．X線像においても明らかな線状影（矢印）が認められ，その外側は血管陰影が消失している．

（写真提供：市岡正彦）

る場合は，呼気時に空気を体外へ排出できないために胸腔内圧の陽圧が進み，重い呼吸循環不全に陥る．この状態を**緊張性気胸**と呼び，救急の対応が必要となる．

気胸は再発率が高く，コントロール不能例や再発例では胸腔鏡手術の適応となる．

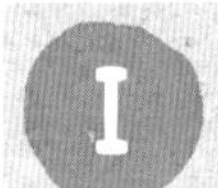

I 胸膜炎

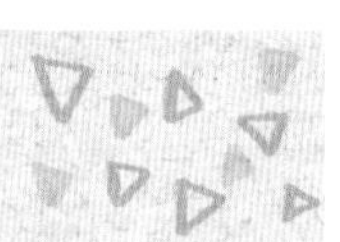

胸郭内部に収まっている肺は，**胸膜**と呼ばれる**2重膜**で覆われており，外側を**壁側胸膜**，内側を**臓側胸膜**と呼ぶ．また，この2重膜の間の空間を**胸膜腔**と呼ぶ．2枚の胸膜は重なってはいるが，胸膜腔にはごく少量の**胸膜液**で満たされており，肺の伸縮時に2枚の胸膜がこすれないように潤滑油の役割を果たしている．

胸膜炎は胸膜における炎症の総称で，炎症が起こると血管より滲出液が漏れ出て，胸膜腔に貯留してくる．この状態を**胸水**と呼び，胸水の量が増えると肺の膨張が妨げられることによって**呼吸困難**を呈し，胸膜の炎症によって**胸痛**などを呈する．

胸部X線検査では，胸水の貯まっている部分に陰影が認められ

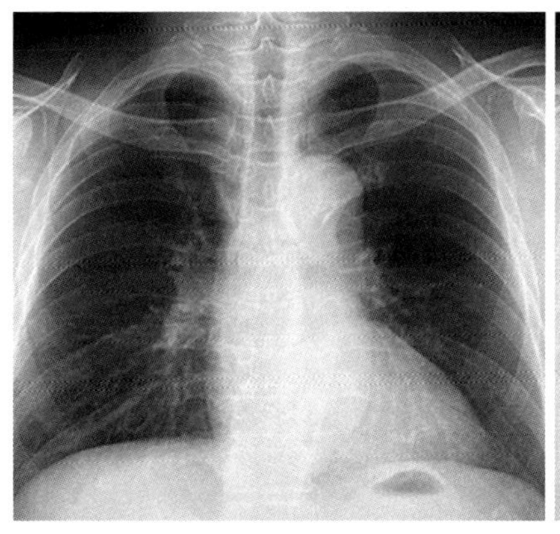
正常な肺（胸水なし）

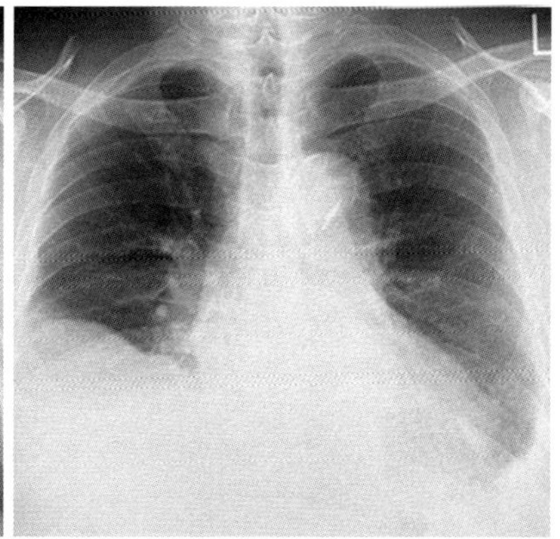
胸膜炎（胸水あり）

図11-14　胸水の胸部X線像

る（図11-14）．通常，胸水は胸膜腔の下のほうから貯留するのでX線写真では肺の下部に陰影が認められ，胸水が増加すると上へと陰影が広がっていく．

胸膜炎の原因としては感染症（細菌性胸膜炎，肺炎随伴性胸膜炎，結核性胸膜炎など）と悪性腫瘍（肺癌，転移性腫瘍，悪性リンパ腫など）が多い．そのほかの原因には，膠原病や肺血栓塞栓症，薬剤性などがある．

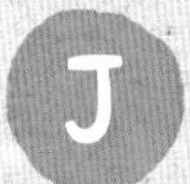

J　過換気症候群

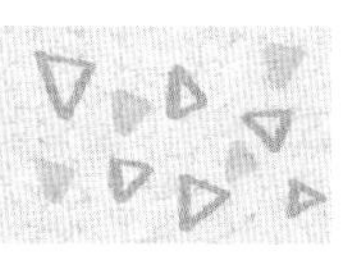

呼吸器などに器質的な障害は認められないが，種々の原因（主に精神的不安やストレス）により呼吸数が増加して過換気状態を生じ，二酸化炭素（CO_2）の過剰排泄の結果として呼吸性アルカローシス（動脈血のCO_2濃度が減り，血液がアルカリ性に傾く）となり，呼吸困難，手足や唇のしびれ，動悸，めまいなどの症状がみられる病態である．アルカローシスの結果，血中カルシウム濃度が減少することでテタニーが生じ，トルソー徴候などの特有の所見が認められる．重症になると，不穏・興奮状態，意識混濁などを生じる．

テタニー
血中のカルシウム濃度が低下することで，末梢神経の興奮性が高まり，筋肉が持続的に収縮・硬直する症候である．

トルソー徴候
手の持続的筋収縮により，手首が屈曲し，親指を内側に手指が伸展位で硬直性に痙攣を起こす．テタニーの際にみられる重要な徴候の一つ．助産師手位とも呼ばれる．

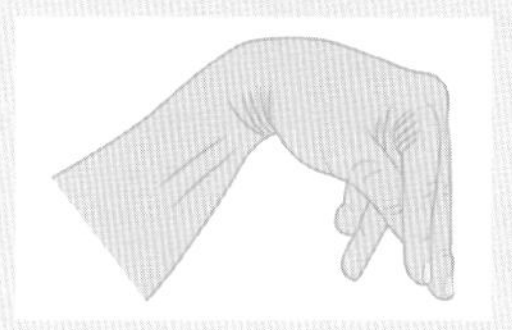

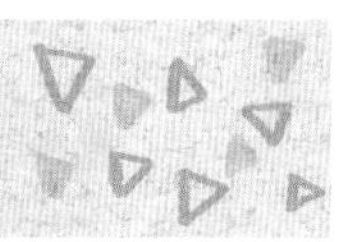

K 呼吸不全

大気中の酸素を肺から血液中に取り込み，体内で産生された二酸化炭素を血液中から呼気中に排出するガス交換（呼吸）の働きを果たせなくなった状態を**呼吸不全**と呼ぶ．通常，体の全臓器に酸素を送っている動脈血には，**酸素分圧**（PaO_2）として80〜100mmHg（Torr）の酸素が存在している．何らかの原因で動脈血酸素分圧が60mmHg以下になる病態を呼吸不全と定義している．

呼吸不全は，短期間で急速に起こる**急性呼吸不全**と，酸素分圧低下の状態が1ヵ月以上続く**慢性呼吸不全**に分けられる．急性呼吸不全の原因疾患には，重症肺炎，急性呼吸促迫症候群（ARDS），急性肺血栓塞栓症，自然気胸などがあげられる．また，慢性閉塞性肺疾患（COPD）に感染症が合併することでも発症する．慢性呼吸不全の原因疾患には，COPD，肺結核後遺症，間質性肺炎，肺癌などがあげられる．また，筋萎縮性側索硬化症（ALS）（p.341参照）や筋ジストロフィー（p.49参照）など神経や筋肉の疾患でも起こることがある．

呼吸不全をもたらすメカニズムには，**肺胞低換気**（肺胞への空気流入量減少），**換気血流比不均等**（肺胞での換気量と血流量のバランス不適合），**拡散障害**（肺胞から血管内への酸素の拡散障害），**右左シャント**（肺に送られる静脈血が酸素化されずに動脈系に流入）がある．呼吸不全の症状は，**低酸素血症**によるものと**高二酸化炭素血症**によるものがある．低酸素血症に伴う症状は，息切れなどの呼吸困難感が主なもので，軽度な場合には，坂道や階段を登るときだけ症状が現れる．重症になると，日常の動作でも呼吸困難を感じるようになり，日常生活が困難となる．高二酸化炭素血症に伴う症状は，頭痛，血圧上昇，意識レベルの低下，羽ばたき振戦などである．

PaO_2
partial pressure of arterial oxygenの略．

急性呼吸促迫症候群（ARDS）
重症肺炎や敗血症，外傷などのさまざまな疾患が原因となり，重度の呼吸不全となる症候群である．基本的な病態は，両肺の広範囲にわたる炎症性変化であり，その主体は全身性炎症反応によって活性化された好中球による肺組織傷害と考えられている．発症後の死亡率は30〜58%と報告されており，きわめて予後が悪い．急性呼吸窮迫症候群とも呼ばれる．ARDSは，acute respiratory distress syndromeの略．

羽ばたき振戦
手掌を下に向けて両腕を前に伸ばしてもらい，手首を背屈させた状態で保持してもらうと，正常であればその状態を保持できるが，筋緊張の消失と手関節の緊張によって手首の掌屈と背屈を繰り返す不随意運動である．両手をパタパタと鳥が羽ばたいているようにみえることから羽ばたき振戦と名付けられた．肝性脳症（高アンモニア血症）による神経症状で知られている．

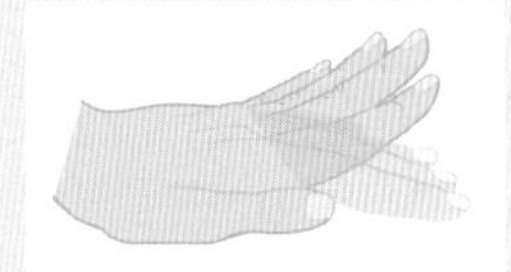

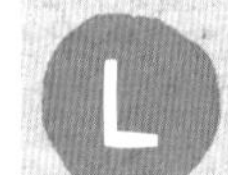

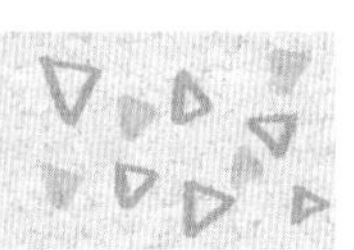

L 咽頭癌，喉頭癌

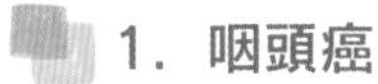

1．咽頭癌

咽頭は，**上咽頭**（鼻の突き当たり付近），**中咽頭**（舌の付け根まで），**下咽頭**（食道の入り口まで）の3つに分けられている（**図11-15**）．咽

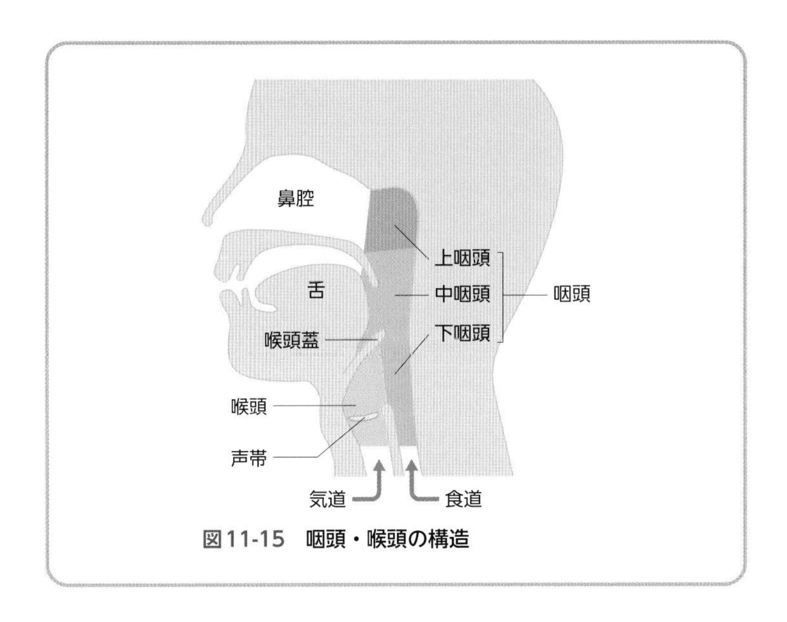

図11-15　咽頭・喉頭の構造

頭に癌ができると，発生部位によって上咽頭癌，中咽頭癌，下咽頭癌と呼ばれる．中咽頭癌と下咽頭癌では喫煙と飲酒が危険因子となる．上咽頭癌ではEBウイルスが危険因子であり，中咽頭癌ではヒトパピローマウイルスとの関連も深い．いずれも女性より男性に多い．

上咽頭癌の発見時に最も多くみられる症状は，頸部リンパ節腫大や一側性の耳閉感や難聴などである．中・下咽頭癌では，嚥下時の違和感や咽頭痛，喉や首のしこりなどが初期症状として認められる．

上咽頭癌の治療は，放射線感受性が高いため放射線治療が基本となり，癌の進行度に応じて化学療法を併用する．中咽頭癌は，嚥下や構音にかかわる部位のため，機能にも配慮した治療（手術，放射線治療，化学療法）をする．下咽頭癌の治療の中心は手術であるが，手術ができない場合には放射線療法と化学療法の併用が選択される．

2．喉頭癌

喉頭癌は，発生部位によって次の3つに分けられる．声帯（図11-15）より上部にできる声門上癌，声帯部にできる声門癌，声帯より下部にできる声門下癌である．60歳以上の男性に多く発症しやすい．喉頭癌のうち半数以上は声門癌である．声門癌は声の異常である嗄声（させい）が早期に出現するため発見しやすい．声門

嗄声
かすれ声，しわがれ声といった声の音質の異常状態を指す．

上癌と声門下癌は症状が出現しにくいため，進行してから発見されることが多い．喉頭癌の危険因子は喫煙と飲酒である．

早期癌では放射線治療やレーザー手術を行い，進行癌では喉頭部分切除や全摘が行われる．治療法として喉頭全摘術が選択されると声帯を使った発声ができなくなる．また，気道と食道を分離するために，呼吸は鼻や口からではなく，首元に呼吸をするための穴を開け（気管孔），そこを通じて行うことになる．それに伴い嗅覚は低下する．

最近では，QOLの観点からも喉頭をできるだけ温存できるように放射線療法と化学療法の併用も行われている．

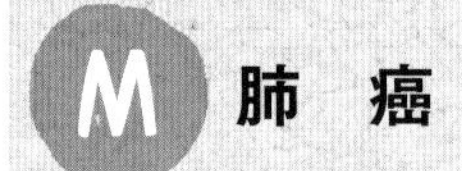

M 肺 癌

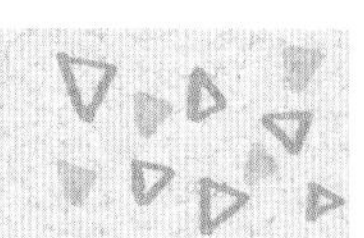

肺癌（原発性肺癌）は，肺の気管支上皮や肺胞上皮の細胞が癌化して出現する．進行すると，癌細胞が周囲の組織を破壊しながら増殖し，リンパ液や血液の流れに乗って近隣のリンパ節や遠隔他臓器に転移する．転移しやすい部位はリンパ節や脳，骨，肝臓などである．

肺癌は，病理組織型から小細胞癌，腺癌，扁平上皮癌，大細胞癌の4つに分類される．このうち小細胞癌は生物学的および臨床的にほかの組織型と性質が大きく異なり，治療方針も異なるため，小細胞癌以外の組織型を非小細胞肺癌として一括している（**表11-3**）．

腺癌は，肺癌のなかで最も頻度が高く（男性約40％，女性約70％），肺野部（気管支の末梢から肺胞部分）に発生することが多い．女性患者においては非喫煙者も多く，受動喫煙も危険因子とされている．

扁平上皮癌は，肺門部（肺の入り口付近の太い気管支部分）に発生することが多く，肺癌のなかでは喫煙との関連がきわめて高い．比較的早期に咳や血痰などの症状が現れやすい．

大細胞癌は，増殖が比較的速く，早期に転移しやすい特徴がある．肺癌のなかでの頻度は低い．

小細胞肺癌は，非小細胞肺癌ほど頻度は高くないが，増殖が速く，全身に転移しやすいという特徴がある（**表11-3**）．

肺癌の原因で最も重要なのは喫煙であり，紙巻きタバコだけではなく，加熱式タバコや葉巻なども同様に危険因子となる．ま

表11-3 肺癌の組織型とその特徴

組織型		主な発生部位	頻 度	特 徴
小細胞肺癌	小細胞癌	肺野部・肺門部	約15%	増殖が速く，悪性度も高い．全身に転移しやすい．喫煙との関連が極めて高い．化学療法や放射線治療への感受性が高い
非小細胞肺癌	腺癌	肺野部	約50%	肺癌のなかで最も多い型で，初期症状に乏しい．喫煙だけでなく，受動喫煙も危険因子となる（女性の肺癌の最多型）
	扁平上皮癌	肺門部	約30%	咳や血痰などの症状が現れやすい．喫煙との関連が極めて高い
	大細胞癌	肺野部	約5%	増殖が比較的速く，早期に転移する．癌細胞がほかの癌細胞と比べて大きい

た，非喫煙者であっても，副流煙の曝露による受動喫煙も危険因子となる．そのほかにも，ラドンガスや大気汚染，アスベスト（石綿）などが危険因子にあげられる．

肺癌の症状は組織型によって異なるが，基本的に初期段階では目立った症状がないため，症状が現れたときにはすでに進行していることも多い．最も多い症状は，肺癌が肺や気管支を刺激することで起こる長期間続く咳で，痰や血痰もみられる．そのほか，肋間神経の刺激による胸背部痛，太い気管支の閉塞や胸水による呼吸困難，反回神経麻痺による嗄声などの症状が現れる．

肺癌が疑われる場合，胸部X線検査，胸部CT検査，喀痰細胞診，経気管支肺生検などで病変の有無の診断を行い，病理学的に肺癌の存在を確認する必要がある．**図11-16**に肺癌の胸部X線像とCT像を示す．病理学的診断がついたら，病気の広がりなどをCT検査やエコー検査などで確かめる．癌の進行程度によって手術や放射線療法，化学療法の選択が行われる．最近では，癌細胞の増殖や浸潤，転移にかかわる分子を標的にした分子標的治療薬（p.196参照）や，癌細胞による免疫抑制シグナルの伝達を阻害する免疫チェックポイント阻害薬（p.197参照）が効果的に使われるようになった．

手術で肺癌を取り除くことができれば良好な長期予後が期待されるが，肺の一部が切除されると呼吸機能の低下が起こり，激しい運動はできなくなる．放射線療法は分裂の盛んな皮膚や粘膜細胞を傷害するため，放射線皮膚炎などが後遺症として認められる．国立がん研究センターのデータによると，肺癌全症例の5年生存率は約45％である．臓器別にみる癌による死亡数では肺癌が1位である．

反回神経
第X脳神経である迷走神経が胸腔内で分岐した神経である．喉頭部の筋肉の動きを支配しているため，癌などで神経が障害されると声がかすれたり（嗄声），嚥下困難となる．

経気管支肺生検
肺や気管支の疾患を診断するための検査である．気管支鏡（太さ6mm程度のファイバースコープ）を用いて，気管支を観察しながら病変部の組織を採取し，病理診断する．

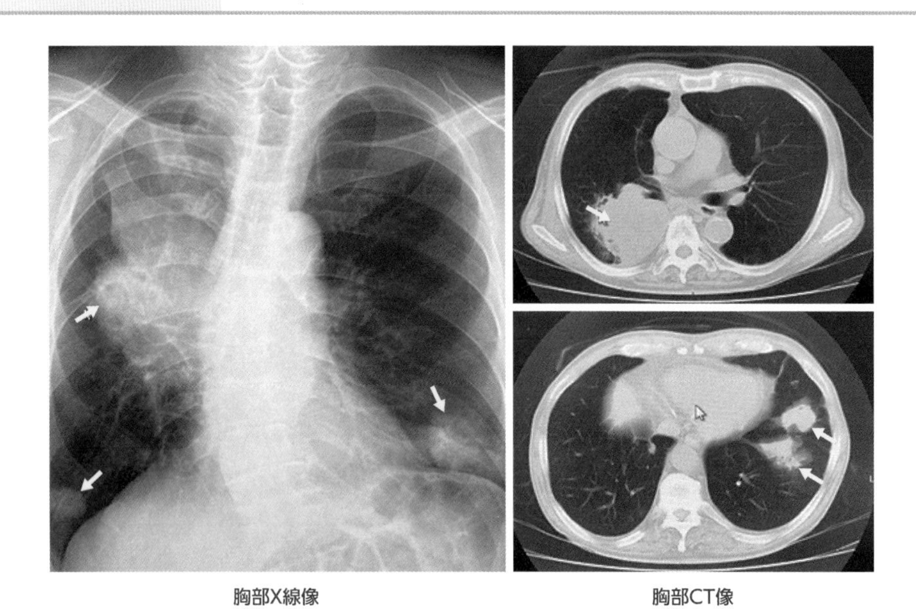

図11-16　肺癌のX線像とCT像
両肺の肺癌が結節性陰影として認められる（黄矢印）.

ここでは，肺および気管支の細胞から発生した原発性肺癌について解説したが，他臓器の癌からの転移も多い（転移性肺癌）．転移した癌は，もともとの癌の発生場所（原発巣）の性質を持っているため，原発性肺癌と転移性肺癌の治療方針は異なる．

循環器疾患

学習目標

1 ▶ 2心房，2心室で構成される心臓の動きを理解する
2 ▶ 循環器疾患でみられる症状がどのように出現するのかを理解する
3 ▶ 心電図に描出される波形の意味を理解する
4 ▶ 各種不整脈の病態とその心電図について理解する
5 ▶ ペースメーカーの適応について理解する
6 ▶ 狭心症と心筋梗塞がどのような疾患なのかを理解する
7 ▶ 僧帽弁膜症と大動脈弁膜症がどのような疾患なのかを理解する
8 ▶ 心筋症がどのような疾患なのかを理解する
9 ▶ 心室中隔欠損症，心房中隔欠損症，ファロー四徴症の病態を理解する
10 ▶ 解離性大動脈瘤がどのような疾患なのかを理解する
11 ▶ 高血圧症の病態と合併症について理解する
12 ▶ 動脈硬化症の病態メカニズムを理解する

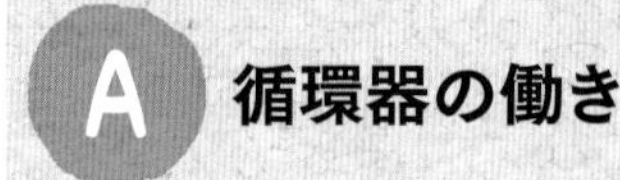
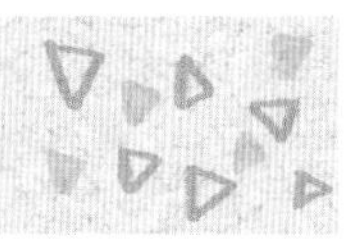

A 循環器の働き

循環器は，さまざまな臓器に血液を送り出すポンプの働きをする**心臓**と，血液の通路である**血管**から構成されている．心臓のポンプ機能は，自律的な電気的興奮（電気信号）を生み出す**洞房結節**と，電気的興奮を伝える**刺激伝導路**によってコントロールされる規則的な**心筋の収縮**によって果たされている．洞房結節は右心房にあり，そこから生み出される電気的興奮は左右の**心房の収縮**をもたらして**房室結節**に伝えられ，**ヒス束**を経て心室中隔を下降し，右心室に向かう**右脚**と左心室に向かう**左脚**に枝分かれする．そして，最後に**プルキンエ線維**から**心筋**へと伝えられ，**心室の収縮**をもたらす（**図12-1**）．この一連の電気的伝導路を**刺激伝導系**と呼ぶ．

洞房結節
洞結節とも呼ばれ，右心房の上大静脈の付け根付近にあり，心臓を規則的に収縮させる電気信号を自律神経の調節下で自動的に生み出すペースメーカーの役割をする．

ヒトの心臓の大きさは，握りこぶし大で重さは約300gあり，横隔膜の上，気管より前側に位置し，両側を肺に囲まれている．心臓は1回に約70mLの血液を拍出する．ヒトの心拍数は約70回/分なので，1分間に約5L/分の血液を拍出していることになる．ヒトの全血液量は体重の約1/13であるため（体重60kgの人は約4.6L），血液は約1分間で全身を巡っていることになる．

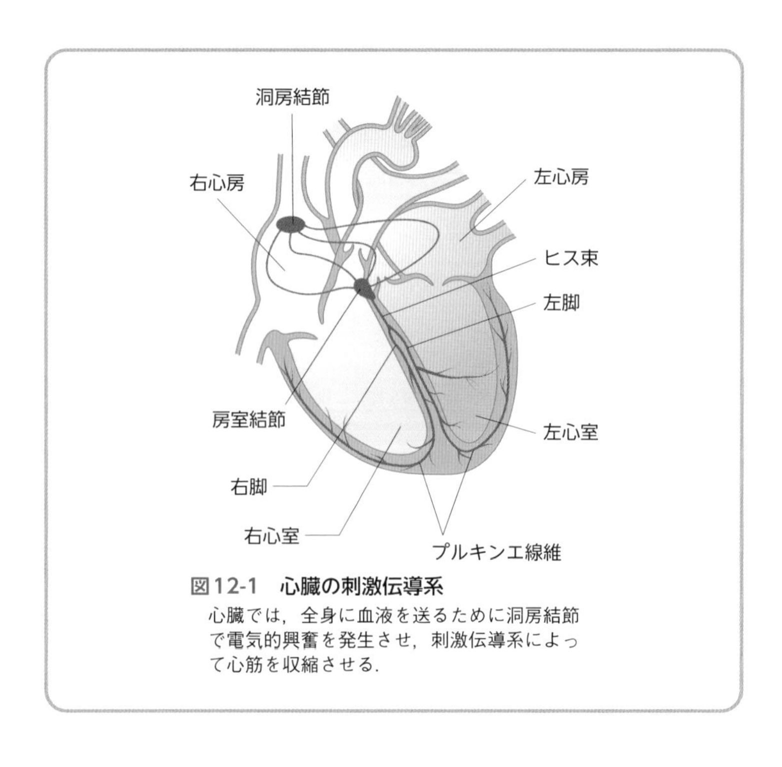

図12-1　心臓の刺激伝導系
心臓では，全身に血液を送るために洞房結節で電気的興奮を発生させ，刺激伝導系によって心筋を収縮させる．

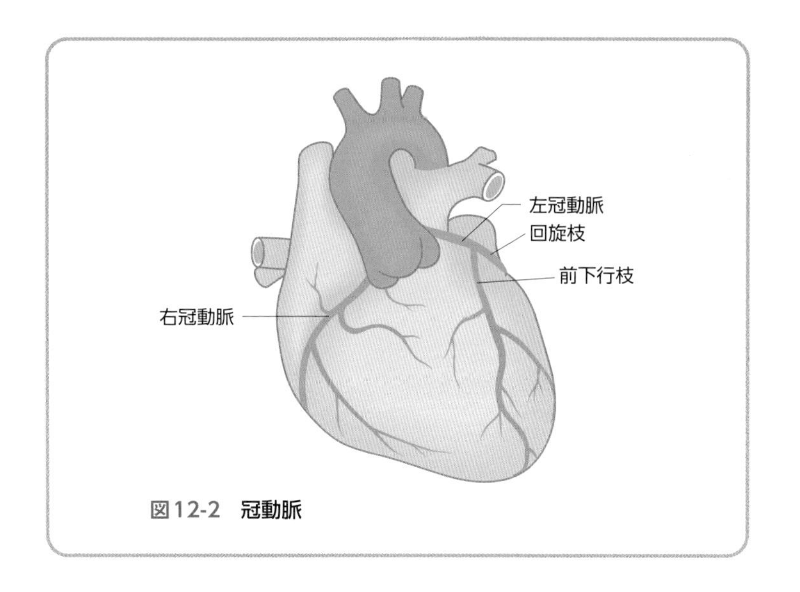

図12-2　冠動脈

心臓に酸素や栄養を供給する冠動脈は，大動脈起始部から左右に1本ずつ出ており（左冠動脈と右冠動脈），左冠動脈は前下行枝と回旋枝に分かれる（**図12-2**）．前下行枝は前壁に，回旋枝は側壁に，右冠動脈は後壁に血液を供給する．

血管は心臓から末梢臓器に向かう動脈と，末梢臓器から心臓に血液を還流する静脈に分けられる．全身に血液を送り出す循環路を体循環（大循環）と呼び，左心室から大動脈を経て全身の臓器に動脈血を送り，全身の臓器から大静脈を経て酸素分圧の下がった静脈血を右心房に回収する経路である．肺に血液を送り出す循環路を肺循環（小循環）と呼び，右心室から肺動脈を経て両肺に静脈血を送り，両肺で酸素を飽和した動脈血を左心房に回収する経路である（p.52の**図4-1**参照）．

冠動脈
心臓の周囲を冠（かんむり）のように取り囲んで動脈血を心筋に送ることから名付けられた．冠状動脈とも呼ばれる．

B 循環器疾患でみられる主な症状

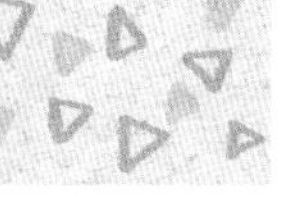

1．胸　痛

胸痛は循環器疾患だけではなく，呼吸器疾患などさまざまな疾患でみられる症状である．時に命にかかわることもあるため慎重に鑑別する必要がある（**図12-3**）．循環器領域内で胸痛を伴う代表的疾患は，急性心筋梗塞や狭心症，急性心膜炎，解離性大動脈瘤などがある．

急性心膜炎
心臓を包んでいる心膜に炎症が起こり，心膜腔に大量の心嚢液などの液体が貯留する病態である．炎症による神経刺激によって生じる胸痛が主訴である．

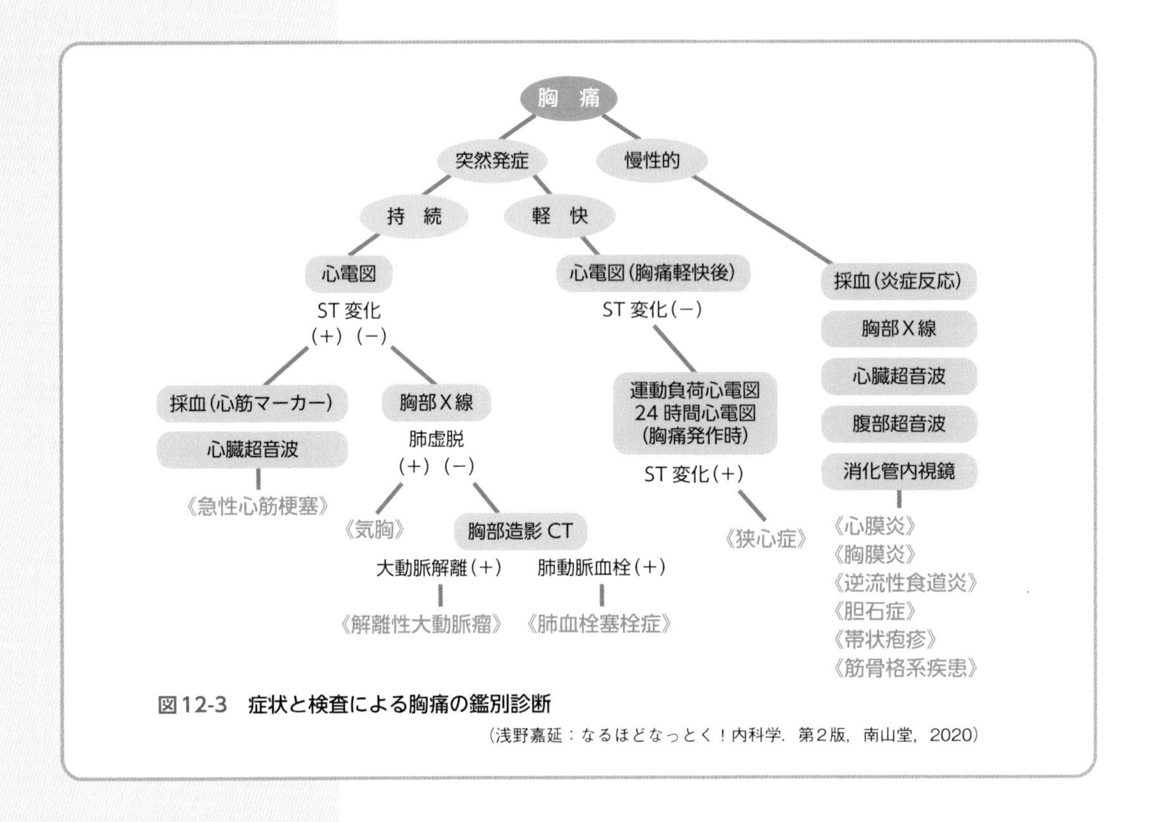

図12-3　症状と検査による胸痛の鑑別診断

（浅野嘉延：なるほどなっとく！内科学．第2版，南山堂，2020）

2．呼吸困難

一定量の酸素(O_2)と二酸化炭素(CO_2)のガス交換を行う際に，予想以上の呼吸筋の活動が必要とされるときに呼吸困難を感じると考えられている．さらに言えば，迷走神経受容器や酸素や二酸化炭素濃度を感知する化学受容器などにより，呼吸を増大させるよう刺激されたにもかかわらず，それを実行できない場合に呼吸困難を感じる(p.204参照)．原因の大部分(75％以上)は呼吸器疾患によるものであるが，10％程度は心不全などで認められる．

迷走神経受容器

肺迷走神経に支配された受容器で，気道や肺に存在する．肺刺激受容器や肺伸展受容器などが代表的な受容器である．肺刺激受容器は咳や気管支収縮を誘発し，肺伸展受容器は肺の伸展時に肺が拡張しすぎないように吸息を抑制する．

3．動　悸

通常では自覚することのない心臓の拍動(鼓動)やその乱れを感じることを動悸と呼ぶ．「胸がドキドキする」などと表現されることが多い．期外収縮や頻脈などの不整脈が原因になることが多いが，心不全や高血圧でも起こることがある．また，甲状腺機能亢進症などの非循環器疾患でも動悸を感じることがある．

4．浮　腫

血管系は完全な閉鎖経路ではなく，毛細血管のレベルでは体液

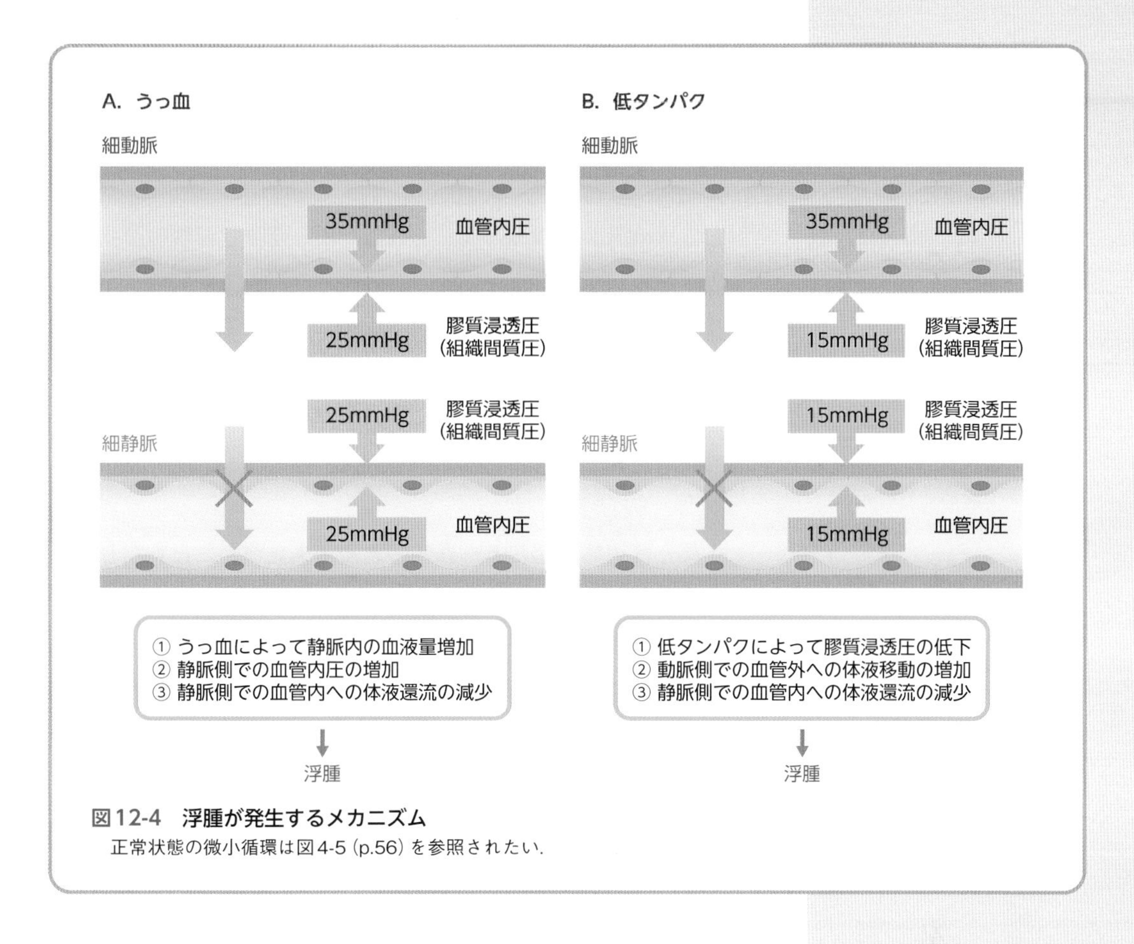

図12-4　浮腫が発生するメカニズム
正常状態の微小循環は図4-5 (p.56) を参照されたい.

が血管内外を移動している．その基本的なメカニズムは微小循環の項(p.56)で解説したとおりで，血管内外でアルブミンを主としたタンパク濃度が異なるため，静脈側では血管内に体液が移動するような圧力(膠質浸透圧(こうしつしんとうあつ))が働いている．一方，動脈側でも膠質浸透圧は働くが，それよりも高い血管内圧により体液が血管外に移動する．つまり，静脈側では血管内圧＜膠質浸透圧となって体液が血管内に移動し，動脈側では血管内圧＞膠質浸透圧となって体液が血管外に移動するのである．

うっ血性心不全のように静脈側の血流量が増加し，静脈圧が高くなると，血管内圧≧膠質浸透圧となって静脈側への体液の流入がなくなり，動脈側から流出した体液は行き場をなくし，血管外に間質液(組織液)として貯留することでむくみが現れる．このような状態を浮腫と呼ぶ(**図12-4-A**).

うっ血による浮腫のほかに，低タンパク血症による浮腫もある(**図12-4-B**)．血管内のタンパク濃度が基準値を下回ると膠質浸透圧の低下をもたらし，その結果，動脈側ではより多くの体液が血管外に漏れ出し，静脈側では血管内への移動が減少する．そして，血管外に大量の間質液が貯留し，浮腫になる．

体腔内の水の貯留である**腹水**は，**図12-4**に示したメカニズムが，腸間膜の血管からの体液の微小循環異常として起こるために生じる．原因が浮腫と共通しているため，**全身性浮腫**の症状として腹水が現れる．

リンパ系の障害によってリンパ液がうっ滞することでも浮腫状態になる．癌細胞がリンパ管へ浸潤する場合や，乳癌手術の際に腋窩リンパ節を切除した場合に**リンパ浮腫**がみられる．

5. 失　神

失神とは**突然に起こる一過性の意識消失発作**のことを指し，姿勢を保持することはできなくなるが，短時間のうちに，自然に，また完全に意識の回復がみられることと定義されている．失神は意識障害のなかの一つの症候群であり，基本的な病態生理は，**脳全体の一過性低灌流**である．言い換えれば，一過性意識消失発作のなかでも脳への血流量の急速な低下によって生じる低酸素血症を原因とするものを指し，局所の脳虚血やてんかん，一過性の低血糖性意識障害とは区別する．

失神の分類と原因を**表12-1**に示した．仰臥位から急に立ち上がったりするような状況下において，高齢者や若い女性などでは血圧調節の反射が十分に反応しきれないことがあり，急な血圧低下により失神することがある（**起立性低血圧による失神**）．強い恐怖や痛み，過労，精神的不快感，咳，排便時のいきみなどは迷

表12-1　失神の分類と原因

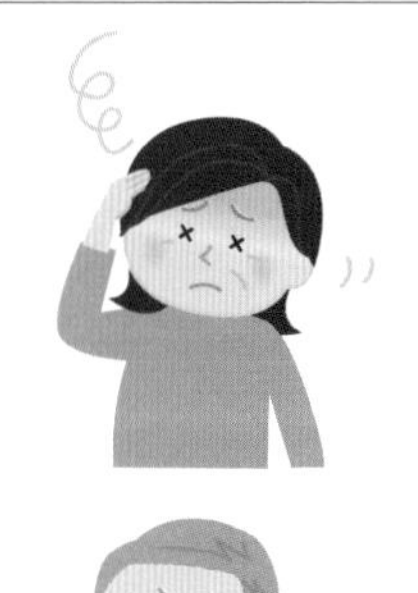

起立性低血圧による失神
- 原発性自律神経障害
- 続発性自律神経障害
- 循環血液量減少

反射性（神経調節性）失神
- 血管迷走神経性失神
- 状況失神
- 頸動脈洞症候群
- 非定型（明瞭な誘因がない／発症が非定型）

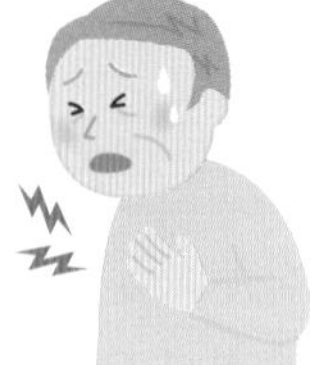

心原性（心血管性）失神
- 不整脈
- 器質的心疾患

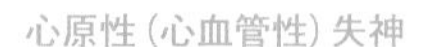

走神経の活性化をもたらし，血管迷走神経反射によって心拍数の低下や血管拡張による血圧低下をきたして失神することがある（**反射性失神**）．不整脈や器質的心疾患（肥大型心筋症，大動脈弁狭窄，心筋梗塞など）により失神することもある（**心原性失神**）．心原性失神は突然死の原因にもなるので，緊急の処置を要する．

6. チアノーゼ

チアノーゼとは血中酸素濃度が低下した際に生じ，口唇や四肢末梢などの皮膚や粘膜が**青紫色へ色調変化**する状態である．赤血球は酸素と結合した状態では鮮紅色となるが，酸素と結合していないと暗赤色〜紫色となる．

普段，肌がピンク色のように見えるのは，鉄が酸化すると赤さびで赤くなるのと同じように，皮膚血管内の赤血球に含まれるヘモグロビン中の鉄が酸素と結合しているからである．チアノーゼでは，酸素と結合しているヘモグロビンが減少し，**還元ヘモグロビン**（酸素と結合していないヘモグロビン）が増えることで，毛細血管が暗赤色〜紫色になり，皮膚も変色して見える（**図12-5**）．

毛細血管中の還元ヘモグロビンの量が**5g/dL以上**に増加するとチアノーゼがみられる．チアノーゼは中心性と末梢性に分類される．**中心性チアノーゼ**は，先天性心疾患やCOPDなどの肺疾患，異常ヘモグロビンが産生される血液疾患などにより動脈血そのものの酸素飽和度が低下している状態であり，全身の皮膚・粘膜にチアノーゼが現れる．所見上は，毛細血管が透けて見えやす

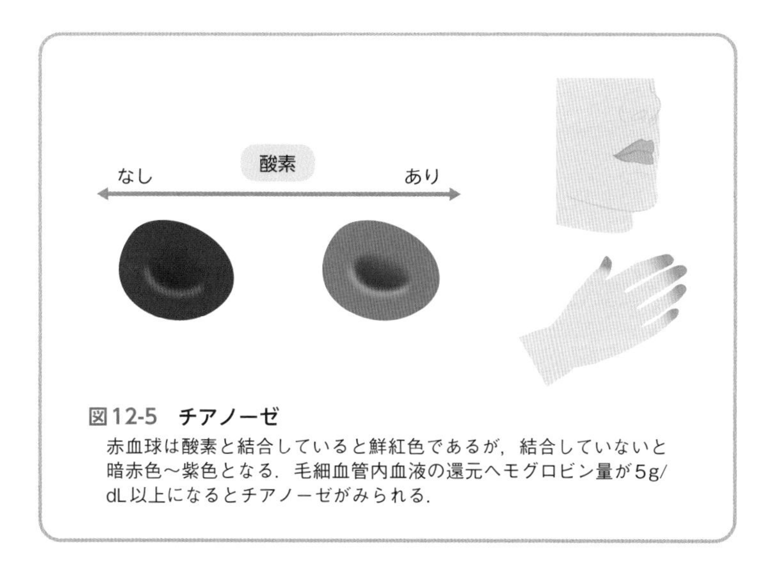

図12-5 チアノーゼ
赤血球は酸素と結合していると鮮紅色であるが，結合していないと暗赤色〜紫色となる．毛細血管内血液の還元ヘモグロビン量が5g/dL以上になるとチアノーゼがみられる．

い眼瞼結膜や口唇，爪などにみられる．末梢性チアノーゼは，寒冷曝露やショック，心不全，末梢の動静脈閉塞などによる局所の末梢循環不全によるもので，四肢末端に現れる．このとき，心臓から拍出される動脈血酸素飽和度は正常である．

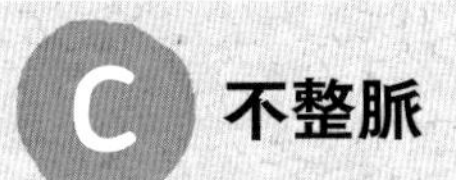
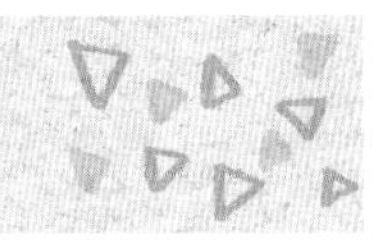

C 不整脈

1．心電図

心電図検査は，心臓内を伝わる電気信号を記録するもので，不整脈はもとより心臓疾患が疑われる際に最も頻繁に行われる．電気信号は洞房結節で自動的に生み出され，刺激伝導系を介して心房から心室へと規則的に伝わるもので，心電図上に電気信号の波形が規則的に繰り返し描出される．正常な心電図は主に4つの波形から構成されている（**図12-6**）．まず，P波という小さな波形で始まり，それに続くQ波，R波，S波で構成される大きくとがった波形のQRS波，そしてなだらかな大きい波形のT波が続き，最後に小さなU波が認められることがある．この4つの波が心臓の1回分の収縮と拡張に相当する電気信号となる．

P波は，洞房結節から発生した電気的興奮（脱分極）が心房内に広がり，心房が脱分極した際に現れる（P波＝心房の収縮）．QRS波は，心室が脱分極した際に現れる（QRS波＝心室の収縮）．そして，一度電気的興奮（脱分極）をすると，再度興奮するために

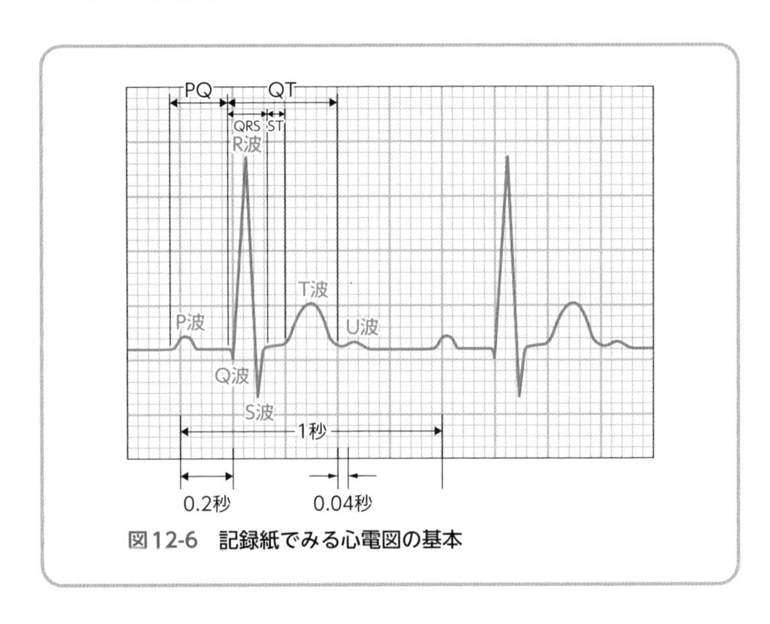

図12-6　記録紙でみる心電図の基本

は電気的回復（再分極）をする必要があり，このときに現れる波形がT波である（T波＝心室の拡張）．心臓の収縮と拡張は，心筋細胞レベルにおいてはそれぞれ脱分極と再分極という膜電位の変化によって生み出されている．

心電図上でT波の後に小さなU波が現れることもあるが，成因は解明されていない．

2．不整脈の分類

不整脈とは，刺激伝導系の異常によって正常洞調律が乱れた心拍の総称であり，大きく分けて3種類ある．脈が速くなる頻脈性不整脈，脈が遅くなる徐脈性不整脈，正常より早期に洞房結節以外で電気的興奮が発生する期外収縮に分けられる．

> **正常洞調律**
> 洞房結節で生み出された電気的興奮が，心房→房室結節→ヒス束→左右両脚→プルキンエ線維→心室へと正しく伝わることで，心電図にP波，QRS波，T波が規則正しく現われ，一定のリズム（60～100回/分）で繰り返されている状態を指す．

❶ 頻脈性不整脈

頻脈性不整脈とは，脈拍数が100回/分以上になる状態である．電気的興奮が数多くつくられるか，その電気信号の異常な旋回（ぐるぐると回る）などが原因となって生じる．頻脈性不整脈は，異常が生じている部位や病態によってさまざまに分類されるが，ここでは心房細動，心室頻拍，心室細動について解説する．

ⓐ 心房細動　心房内で無秩序に電気的興奮が持続的に発生する病態である．この刺激をきっかけに心房内を電気信号が旋回するため，心房が異常興奮し，心房の筋肉が360～600回/分も痙攣するように小刻みに動く．この心房内の電気信号のうち，6回に1回が房室結節を経て心室内に伝わるとすると，心室は60～100回/分ほどしか動かないため動悸といった自覚症状を感じることはないが，もし3回に1回が心室内に伝わるようになると，120～200回/分も心室が動くことになり，動悸を感じるようになる．また，いずれも1回拍出量が減少するため血圧は低下し，ふらついたり，意識を失ったりすることもある．房室結節での電気信号の伝わり方が不規則になるため，心室の動きも不規則になり，脈も不規則となる．心電図上では，心房が痙攣するように動くため，P波は消失して細かい不規則な小さな波（f波）が連続し，QRS波の現れる間隔も不規則となる．**図12-7-A**は典型的な心房細動の心電図である．心房細動の合併症は，心房内に血栓を形成し，脳塞栓症を誘発することである．また，脳内にできる血栓よりも大きいため，太い血管を閉塞させる可能性が高く，重篤な麻痺を引き起こすこともある．時に死亡原因となることもあ

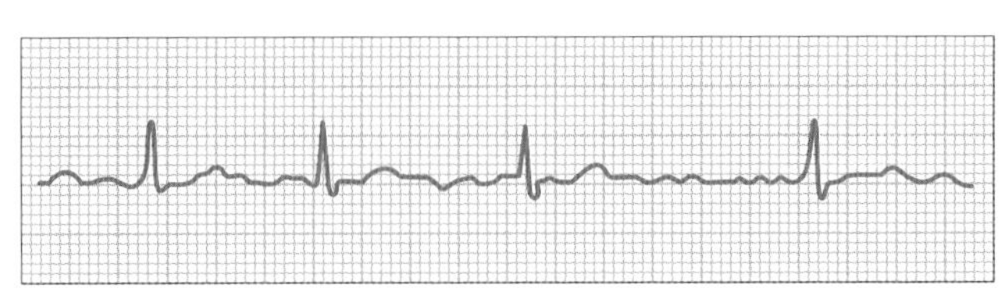

A．心房細動

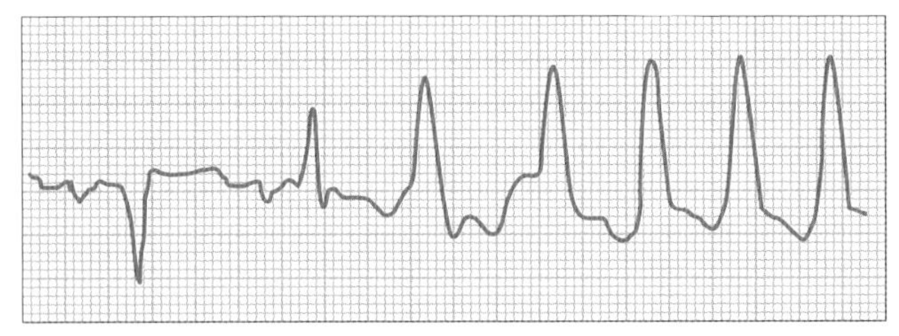

B．心室頻拍

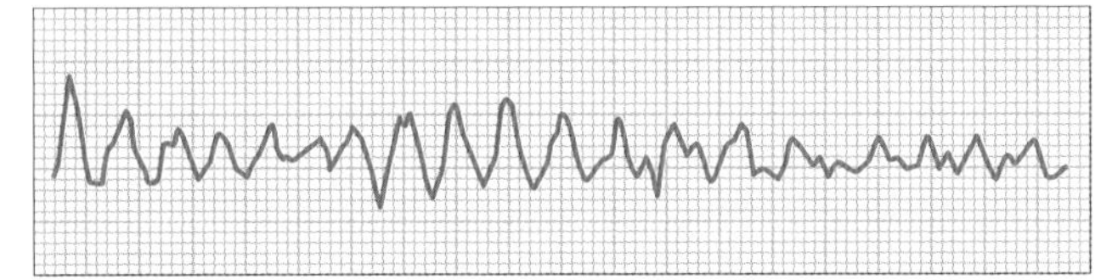

C．心室細動

図12-7　頻脈性不整脈

A：P波は消失し，基線が細かく揺れている（f波）．QRS波の間隔は不規則である．
B：幅広いQRS波が連続して出現する．
C：QRS波やT波は識別できず，不規則に波を打っている．

カテーテルアブレーション
直径2mm程度の治療用カテーテルを足の付け根から血管を通じて心臓まで挿入し，カテーテルの先端から高周波電流を流して不整脈発生部位を焼灼することで不整脈を根治する治療法である．

電気的除細動
心室細動や無脈性心室頻拍などの致死性不整脈に対して経皮的に直接通電し，電気ショックを与えることで正常洞調律に戻そうとする手技である．医療従事者以外でも使用できる自動体外式除細動器（AED）が人の多く集まる場所に設置されるようになった．

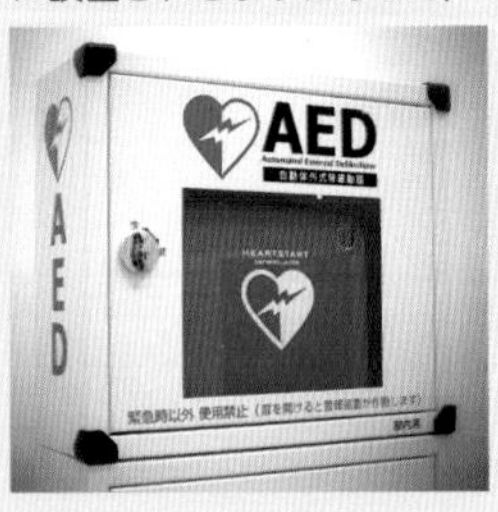

る．治療は抗凝固薬の投与や，異常な電気的興奮を生み出す部位の焼灼（カテーテルアブレーション）などである．

ⓑ心室頻拍　心室内で電気的興奮が繰り返し発生する頻拍発作である．後述する心室期外収縮が一定時間連続した病態と考えるとよい．多くは，心筋梗塞などの重症心疾患に伴って出現する．頻拍発作の間は十分な血液を送り出すことができず，血圧が低下し意識を失うこともあるため緊急処置を必要とする．持続性の心室頻拍は致死的である．心電図上では，幅広いQRS波が連続して出現する（**図12-7-B**）．

ⓒ心室細動　心室内の至るところで無秩序に電気的興奮が発生し，心拍出ができなくなる．心室が痙攣しているような状態で，臨床上最も危険な致死性不整脈である．心電図上では，不規則に波を打っているだけである（**図12-7-C**）．心室頻拍から移行する場合も多く，早急に電気的除細動を行う必要がある．

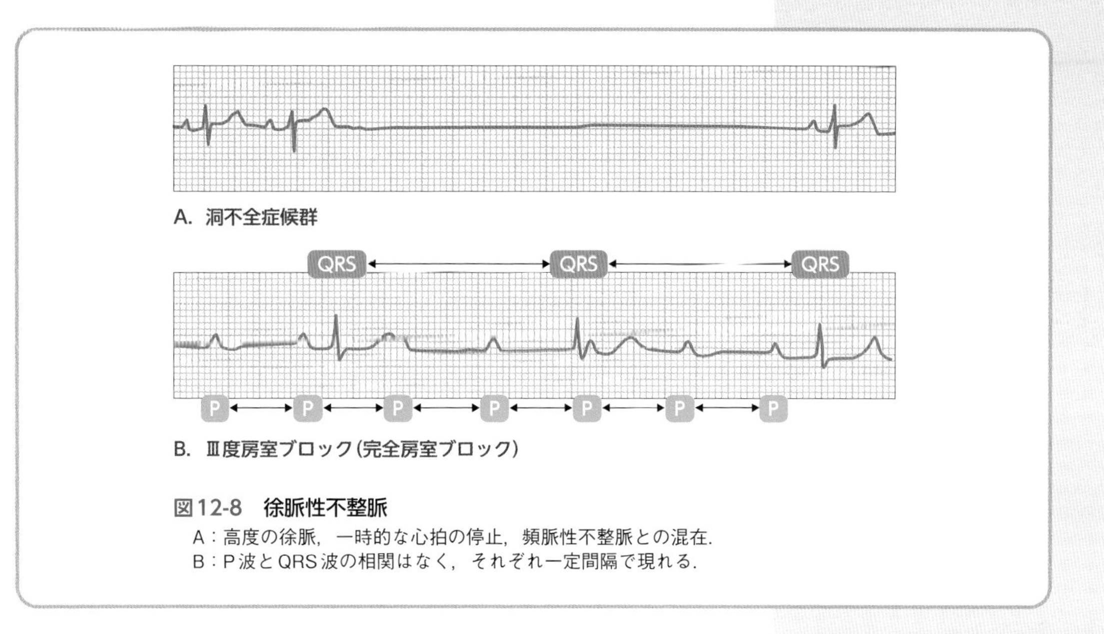

A. 洞不全症候群

B. Ⅲ度房室ブロック(完全房室ブロック)

図12-8 徐脈性不整脈

A：高度の徐脈，一時的な心拍の停止，頻脈性不整脈との混在．
B：P波とQRS波の相関はなく，それぞれ一定間隔で現れる．

❷ 徐脈性不整脈

徐脈性不整脈とは，脈拍数が60回/分未満になる状態である．電気的興奮を生み出す洞房結節や刺激伝導系の異常で，電気信号が遅くなったり，発生しなくなったり，途中で停止するために生じる．異常が生じている部位や病態によってさまざまに分類されるが，ここでは洞不全症候群と房室ブロックについて解説する．

ⓐ 洞不全症候群　刺激伝導系の司令塔である洞房結節の異常により徐脈を呈する疾患である．心電図上では，50回/分未満の高度の徐脈，一時的な心拍の停止，頻脈性不整脈との混在などが認められる(**図12-8-A**)．心拍数が40未満となって，めまいや失神などをきたす場合には，ペースメーカーの適応となる．原因として最も多いのは，加齢に伴った洞房結節や周辺部の線維化による伝導障害である．

ⓑ 房室ブロック　房室結節の異常により，心房から心室への興奮伝導が部分的または完全に途絶する状態である．房室ブロックは，重症度によってⅠ～Ⅲ度に分けられる．アスリートでは迷走神経の緊張亢進により，Ⅰ度またはⅡ度房室ブロック(スポーツ心臓)になることがあるが，自覚症状がなければ必ずしも治療する必要はない．ただし，Ⅱ度で極端な徐脈や，時に心拍が脱落する場合には，ふらつきや失神をきたすことがあるのでペースメーカーの適応となる．また，Ⅲ度房室ブロック(完全房室ブロック)では，心房からの電気的興奮が途絶した状態となること

ペースメーカー
徐脈性不整脈を監視し，心筋に直接電気刺激を与えることで必要な心収縮を発生させる医療機器である．前胸部の皮下に本体を埋め，静脈を介してリードと呼ばれる電線を心臓内に挿入し，リードの先端を心臓の内壁に当てて留置する．

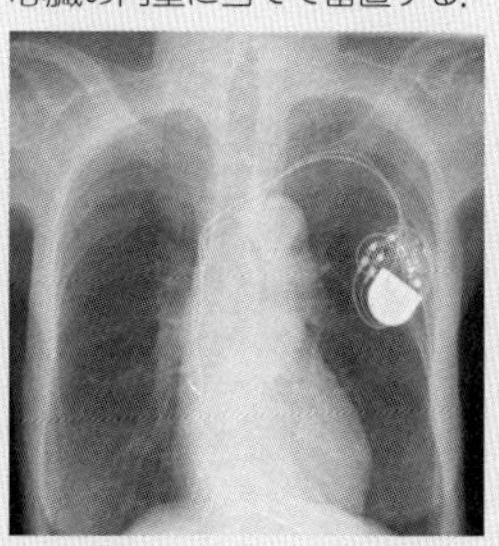

で，心室が自動的に25～30回/分の自律運動を始めるが，脈拍数が少な過ぎて失神を起こすためペースメーカーの絶対的適応となる．Ⅲ度房室ブロックの心電図では，P波とQRS波の相関はなくなり，それぞれ一定間隔で現れる（**図12-8-B**）．

❸ 期外収縮

期外収縮は，本来電気的興奮が発生する洞房結節以外の場所で早期に電気的興奮がつくられることで脈が乱れる病態である．この異常な電気的興奮がつくられる場所が心房の場合は**上室期外収縮**（心房期外収縮），心室の場合は**心室期外収縮**と呼ぶ．いずれも本来のリズムより早期に電気的興奮が発生するため，拡張が不十分なうちに拍動し，1回の拍動で送り出す血液量が通常より少なくなる．その結果，心臓は動いているにもかかわらず脈は触れにくくなり，脈が飛んだように感じる．

心電図上では，等間隔に記録されていたQRS波が通常よりも早期に現れる．上室期外収縮では，異常な電気的興奮の発生場所が心房内であり，洞房結節に近いことからQRS波は正常波形と似通ったものになる（**図12-9-A**）．一方，心室期外収縮では，発生場所が洞房結節から遠い心室内にあり，伝導経路が正常とは異なるため，QRS波は変形して幅広いことが特徴的である（**図12-9-B**）．

上室期外収縮は，心臓が正常の人でも時に認められることがあ

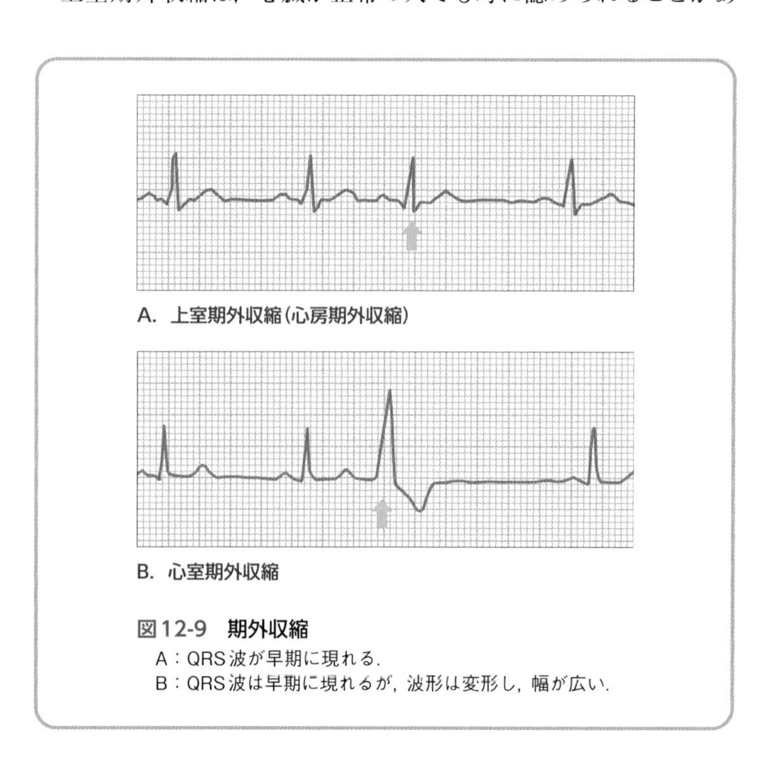

図12-9　期外収縮
A：QRS波が早期に現れる．
B：QRS波は早期に現れるが，波形は変形し，幅が広い．

る．通常，治療は不要である．心室期外収縮は，カフェイン摂取や飲酒，ストレスなどをきっかけに高齢になるほど認められやすくなる．出現頻度が低ければ治療は不要であるが，一部は心不全や心臓弁膜症，冠動脈疾患に伴って起こることがある．

D 心不全

心臓の機能が低下し，全身の臓器の代謝に必要な血液を拍出できなくなった状態を心不全と呼ぶ．心臓のポンプ機能は，動脈系を介して全身に血液を送り出すことと，静脈系を介して全身から血液を心臓に戻すことの2つに分けられる．動脈系を介した拍出は心室の収縮によるものであり，静脈系を介した還流は心室の拡張による陰圧によるものである．心不全になると心筋の収縮力低下によって全身への血液の拍出量が減少し，また心筋の拡張力低下によって静脈系に血液が停滞するようになる（**図12-10**）．静脈系に血液が停滞することをうっ血と呼び，浮腫の項（p.226）で述べたように，静脈圧が上昇して静脈側での体液の回収がうまくいかなくなり，体液が血管外に貯留して浮腫になる．

心不全はあらゆる循環器疾患の終末像であり，増悪と寛解を繰り返しながら徐々に悪化していく予後不良の病態である．

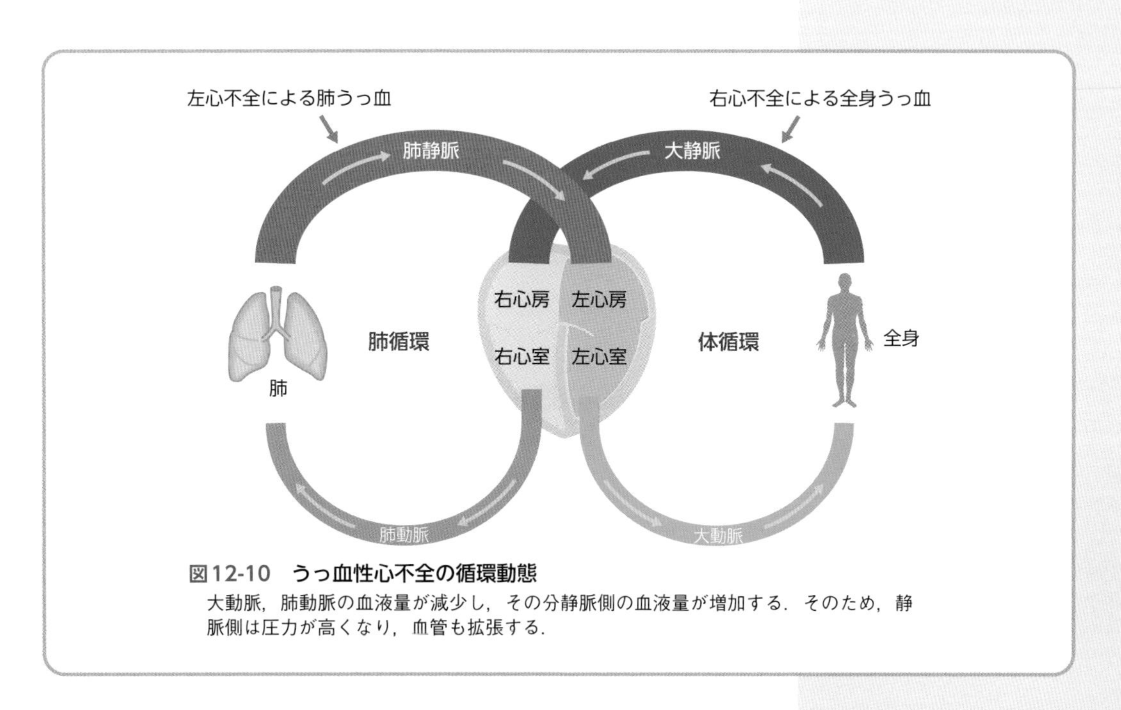

図12-10　うっ血性心不全の循環動態
大動脈，肺動脈の血液量が減少し，その分静脈側の血液量が増加する．そのため，静脈側は圧力が高くなり，血管も拡張する．

1．心不全の分類

❶ 左心不全

高血圧症や心筋梗塞などにより左心室が障害を受けると，左心室から送り出される血液量が低下した状態となり，肺循環にうっ血（肺うっ血）が生じる（**図12-10**）．肺うっ血による**呼吸困難**や**起坐呼吸**，**肺水腫**などが認められる．また，うっ血が高度になると，血液が肺胞内に漏出し，**血性泡沫状喀痰**が認められるようになる．最終的にはガス交換が阻害されて**中心性チアノーゼ**を生じる．

❷ 右心不全

右心室が障害を受けると，右心室から送り出される血液量が低下した状態となり，体循環にうっ血（**全身うっ血**）が生じる（**図12-10**）．左心不全に続いて起こることが多いが（両心不全），時に**肺血栓塞栓症**や右壁の心筋梗塞などでは右心不全が先に現れる．全身うっ血による**四肢末梢の浮腫**や**腹水**，**肝腫大**，**胸水**，**頸静脈怒張**，**体重増加**などが認められる．

心不全は，上記のように左心不全と右心不全に分類するほか，急性心筋梗塞などで急激に心臓の機能が低下する**急性心不全**と，高血圧症や心臓弁膜症などで徐々に心臓の機能が低下する**慢性心不全**に分けることもある．

2．心不全の治療

急性心不全の場合は，すぐに入院安静のうえ，酸素吸入などの緊急的措置が必要となる．原因が急性心筋梗塞であれば，再灌流療法などまずは詰まった血管の治療が必要となる．

慢性心不全の場合は，薬物治療が中心となる．ACE阻害薬やARB，β遮断薬，利尿薬などの薬剤（p.251参照）を病態や重症度によって使い分ける．

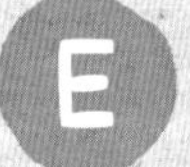

E 虚血性心疾患

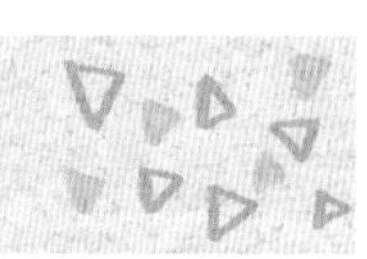

虚血性心疾患は，心臓に酸素や栄養を供給する冠動脈が動脈硬化症（p.252参照）などの原因により狭くなったり閉塞したりすることで心筋に十分な血液を供給できなくなること（**心筋虚血**）で起こる．冠動脈が狭くなると心臓の運動に必要な血液流量が十分に確保できないため胸痛が出現する（**狭心症**）．動脈硬化症が進

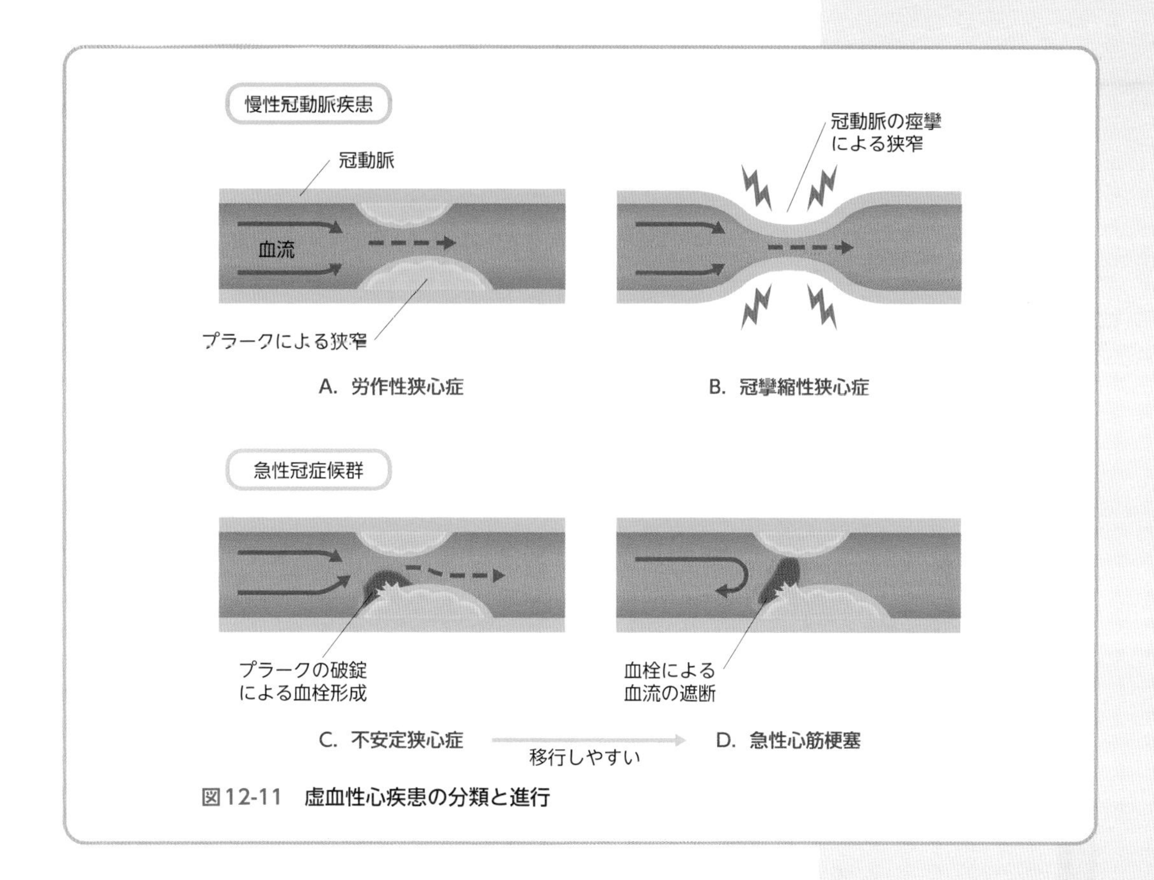

図12-11 虚血性心疾患の分類と進行

展し，何らかの原因で血管内プラークが破綻するとそこに血栓が形成される．その血栓が血管内腔を完全に塞いでしまうとその先の心筋は血液の供給を受けられなくなり心筋細胞は壊死する（心筋梗塞）．心筋梗塞になると血圧が下がることでショック状態となり，時に心室細動などの致死性不整脈が出現する．また，心筋の虚血状態が長く続くと心筋のポンプ機能が低下し，心不全に陥る．

虚血性心疾患は，原因や病態によって慢性冠動脈疾患と急性冠症候群に大きく分けられる．慢性冠動脈疾患には，労作性狭心症と冠攣縮性狭心症が含まれる．急性冠症候群は，不安定狭心症から急性心筋梗塞，虚血性心臓突然死に至る一連の経過をとらえた疾患概念である（図12-11）．

1. 慢性冠動脈疾患

❶ 慢性冠動脈疾患の分類

狭心症の症状が数ヵ月以上安定していて，心筋梗塞へ移行する心配が比較的少ない狭心症を慢性冠動脈疾患と呼び，労作性狭心症と冠攣縮性狭心症に分けられる.

労作性狭心症は動脈硬化症によってプラークが進展し，冠動脈が徐々に狭くなることによって起こる．安静時には心臓の運動量が少ないため自覚症状はないが，運動や階段の上り下りなどの労作時に心臓の運動量が増加し，心筋の酸素需要量が供給量を上回ることで胸痛を生じる（図12-11-A）.

冠攣縮性狭心症（異型狭心症，または安静時狭心症とも呼ばれる）は，冠動脈が痙攣性に収縮（攣縮）することによって一過性に血管が狭窄し，血流が悪くなって心筋が虚血状態となり胸痛を生じる（図12-11-B）．喫煙や飲酒，精神的ストレス，寒冷刺激などが誘因となって冠動脈の攣縮が起こる．発作は安静時に起こることが多い．心電図上ではST上昇が特徴的所見である.

なお，急速に心筋梗塞に移行する可能性が高い狭心症は不安定狭心症と呼ばれ，慢性冠動脈疾患には分類せず，後述する急性冠症候群としてとらえる（図12-11-C）.

❷ 慢性冠動脈疾患の治療

労作性狭心症では，血栓形成を予防するアスピリンなどの抗血小板薬，心臓の過剰な働きを抑えるβ遮断薬，冠動脈を拡張させる硝酸薬などが用いられる．そのほかに，経皮的冠動脈インターベンション（PCI）によるステント治療なども行われる.

冠攣縮性狭心症では，血管の攣縮を抑えるカルシウム拮抗薬や硝酸薬などが用いられる.

2．急性冠症候群（ACS）

動脈硬化の進展に伴ってプラークがしだいに増大し，血管内腔が高度に狭窄してくると労作性狭心症を生じることは前述した．このようなプラークの増大という一連の流れとは一線を画して，自覚症状がない目立たないプラークであっても，いったんプラークが破れるとそこに血栓が形成され，血管の狭窄や閉塞が急速に進行するという別の流れもある．臨床的には，不安定狭心症から急性心筋梗塞，虚血性心臓突然死に至る一連の流れであり，これらの疾患を急性冠症候群と呼び，一括した疾患概念として扱われている（図12-11-C，D）．不安定狭心症は狭心症のなかでも進行性で，急性心筋梗塞に移行する可能性が高い危険な狭心症のため，すぐに入院治療が必要となる.

経皮的冠動脈インターベンション（PCI）
虚血性心疾患に対して行われる治療法で，大腿動脈（足の付け根）や橈骨動脈（手首）などの血管から，バルーン（風船）が付いた直径2mm程度のカテーテルを狭窄した冠動脈まで挿入し，バルーンを膨らませることで血管内腔を拡張させる．PCIは，percutaneous coronary interventionの略.

ステント治療
動脈硬化などで狭窄した血管をバルーンカテーテルで拡張した後に，ステントと呼ばれる金属製の網状の筒を留置し，再狭窄を防ぐ治療法.

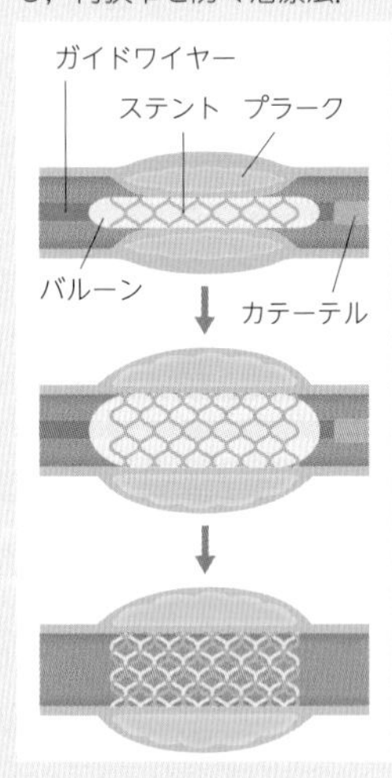

ACS
acute coronary syndromeの略.

3. 急性心筋梗塞

急性心筋梗塞とは，動脈硬化を起因とする狭窄した冠動脈のプラークが破綻し，そこに血栓が形成され，血栓の増大によって血流が完全に遮断されることでその先の心筋に血液を供給することができず，虚血によって心筋が壊死していく病態である．急性心筋梗塞を発症する前の冠動脈の狭窄程度は軽度（50％以下）であることが多く，もともと狭心症の自覚症状がない患者が80％以上を占めている．胸痛は狭心症より強く長く持続し，20分以上続くことが多い．検査においては，心筋が壊死するために心電図検査で異常がみられることと，血液検査で心筋逸脱酵素（破壊された心筋細胞から放出される物質）が異常高値となる．

心電図上では，超急性期にはT波の増高が認められ（**図12-12-A**），急性期（発症2～3時間）にはST上昇のほかに異常Q波が出現する（**図12-12-B**）．発症後数時間～数日経つと，異常Q波とST上昇に加えて冠性T波（陰性T波）が出現し（**図12-12-C**），1週間も経つと，ST上昇はなくなり，冠性T波が完成する．数ヵ月後には冠性T波も浅くなり，異常Q波のみとなることがある．

心筋逸脱酵素は細胞間質からリンパ液を経て血中に現れるため，その値は**図12-13**のようにタイムラグが生じる．急性心筋梗塞発症後は，白血球→CK→AST→LDHの順に上昇するので，血液検査から発症後の経過時間を推定できる．また，心臓型脂肪酸結合タンパクやCK-MB，トロポニンTなどは心筋特異性がとくに高く，早期診断には有用である（**図12-13**）．

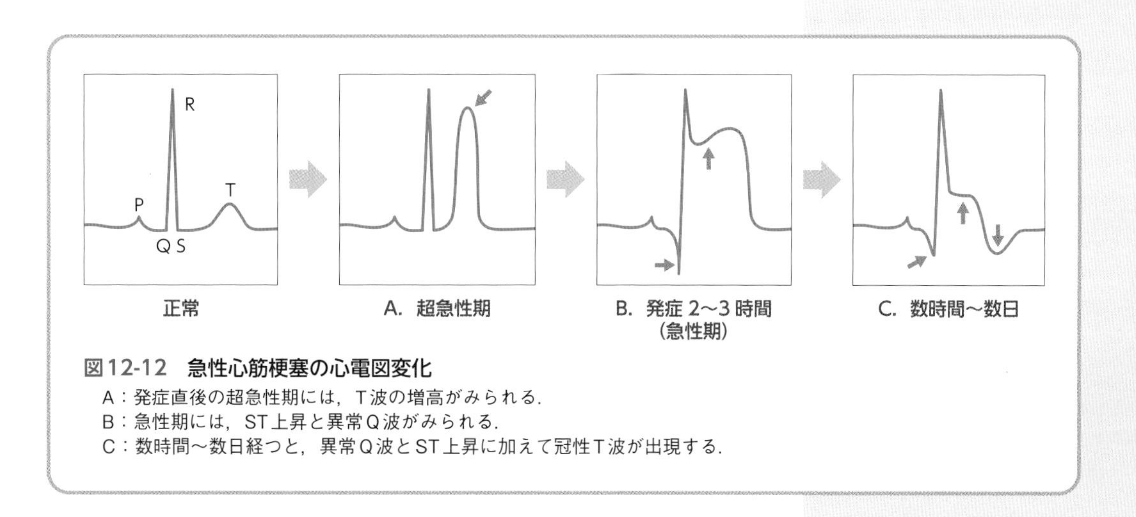

図12-12　急性心筋梗塞の心電図変化

A：発症直後の超急性期には，T波の増高がみられる．
B：急性期には，ST上昇と異常Q波がみられる．
C：数時間～数日経つと，異常Q波とST上昇に加えて冠性T波が出現する．

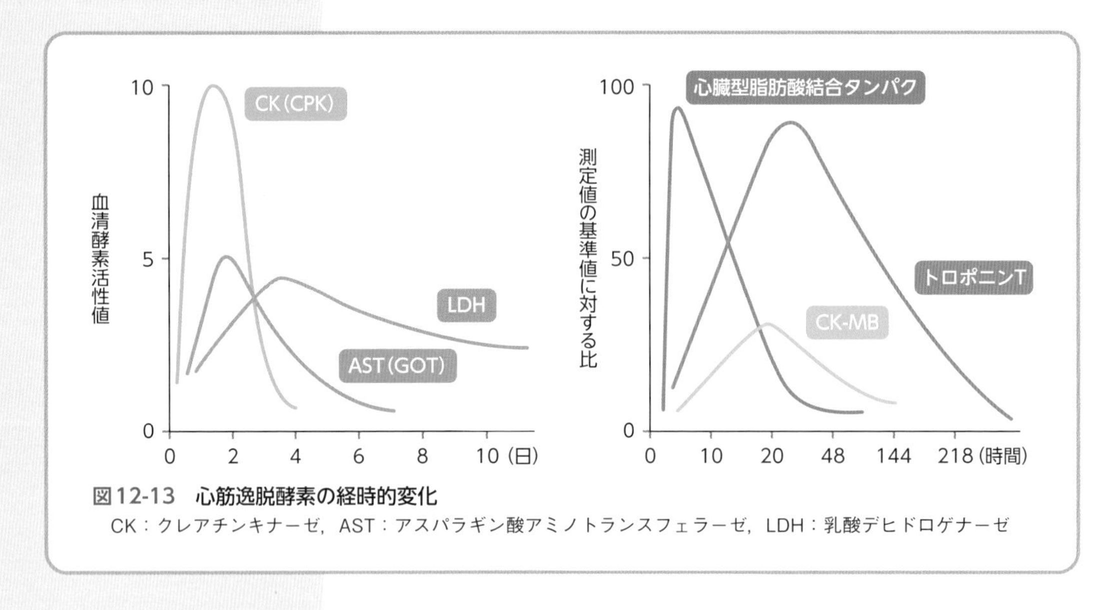

図12-13　心筋逸脱酵素の経時的変化
CK：クレアチンキナーゼ，AST：アスパラギン酸アミノトランスフェラーゼ，LDH：乳酸デヒドロゲナーゼ

❶ 心筋梗塞の致死的な合併症

心筋梗塞では合併症によって死に至ることが少なくない．血流遮断により壊死した心筋組織が多い場合には，心室の収縮力が急速に低下して**急性心不全**に陥る（**心原性ショック**，p.68参照）．梗塞によって心破裂すると心膜腔に血液が多量に貯留し，**心タンポナーデ**と呼ばれる病態に陥る．また，不整脈は心筋梗塞発作直後から数時間の間に最も多くみられる合併症で，**心室細動**に移行すると死亡する確率が高くなる．

心タンポナーデ
心臓を包んでいる2枚の心膜の間の心膜腔に多量の心嚢液や血液が貯留し，心膜腔内圧の上昇により心臓が十分に拡張することができない状態を指す．心拍出量低下によるショック（心外閉塞・拘束性ショック）と冠血流低下による突然の心停止を引き起こす緊急度の高い病態である．心嚢穿刺あるいは剣状突起下心膜開窓術などの処置がとられる．

❷ 心筋梗塞の治療

心筋梗塞に対する治療の基本は，酸素吸入，安静，静脈路の確保，胸痛に対するモルヒネや抗不整脈薬の投与，食事制限などの一般的治療と再灌流療法からなる．再灌流療法には，血栓溶解療法（ウロキナーゼやアルテプラーゼなどの静脈内投与），経皮的冠動脈インターベンション（PCI）によるステント治療，冠動脈バイパス術などがある．

冠動脈バイパス術
狭心症や心筋梗塞で狭窄した血管の部位を迂回（バイパス）するように新しい血管（移植した血管）をつなぎ，血液の流れをつくる手術である．患者自身の内胸動脈や胃大網動脈，橈骨動脈などの動脈が使われる．

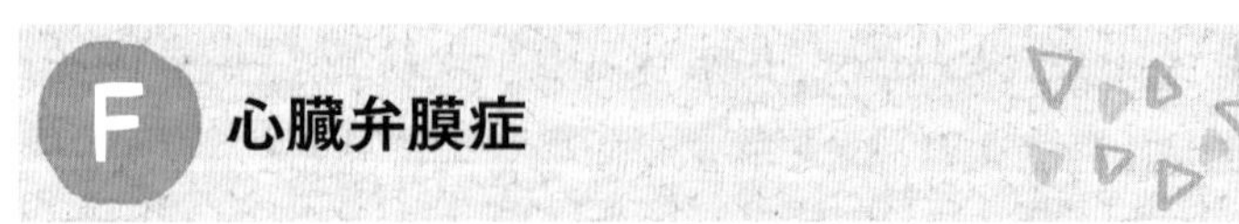

F　心臓弁膜症

心臓は，右心房から右心室を経由して肺動脈へ，左心房から左心室を経由して大動脈へ血液を送り出していて，それぞれの間にはドアのように働く**弁**が存在する．心臓には弁が4つあり，それぞれの開閉によって血液の移動がスムーズに行われている

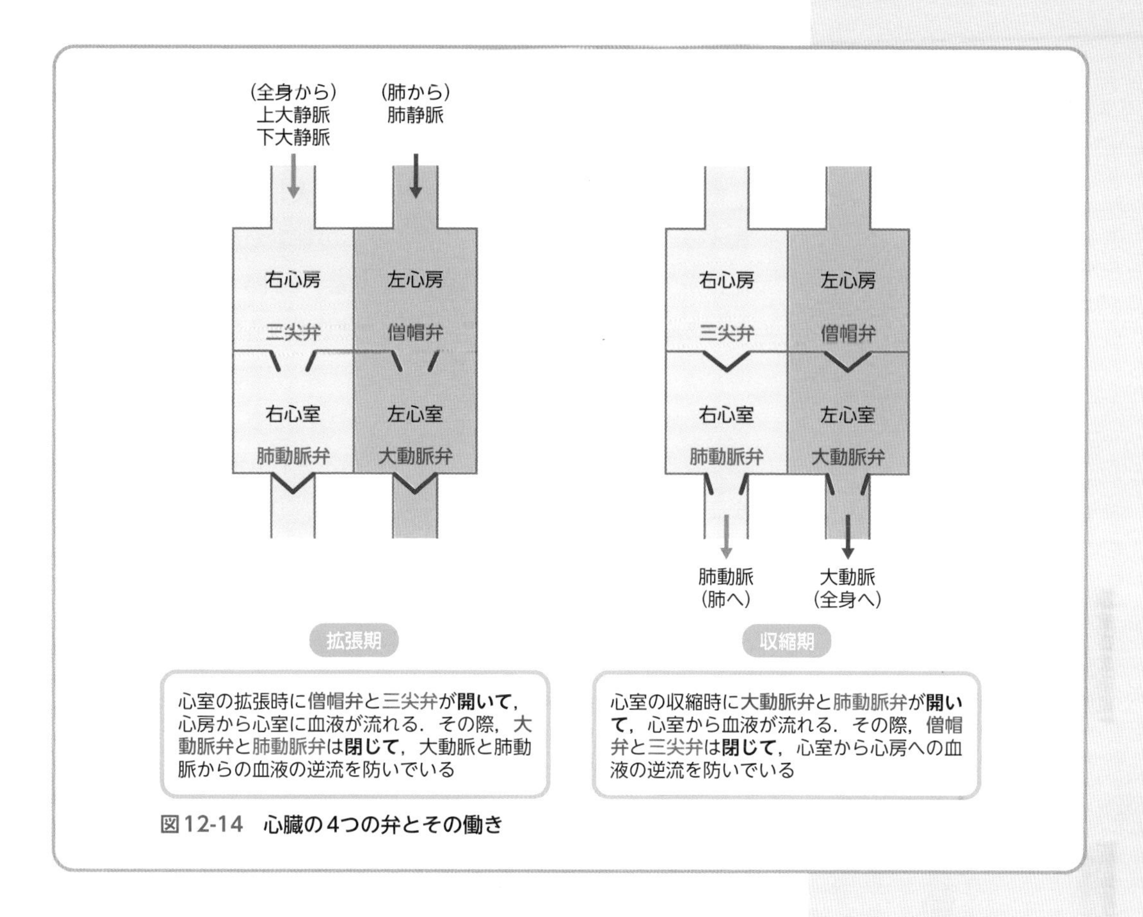

図12-14　心臓の4つの弁とその働き

（**図12-14**）．これらの弁が，加齢や感染症，外傷，先天的奇形などによって正常に機能しなくなると，心臓のポンプ機能に支障をきたすことになる．弁の機能障害には，開放が制限される狭窄と閉鎖が障害される閉鎖不全がある．4つの弁のうち問題となる弁膜症の多くは，大きな圧力のかかる左心室の入り口の弁（僧帽弁）と出口にある弁（大動脈弁）に起こる．

狭窄があると弁の開きが狭くなるため，血液が通過する際に心雑音を発し，閉鎖不全があると弁が完全に閉じなくなるため，血液が逆流する際に心雑音を発することになる．この心雑音は収縮期や拡張期に聴診器で聴取できるため，健康診断などで心臓弁膜症を指摘される例も多い．

心臓弁膜症の原因はこれまでリウマチ熱が多かったが，抗菌薬の普及により減少し，現在では加齢に伴うものが増えている．弁の組織が弱くなることで起こる僧帽弁閉鎖不全症や，動脈硬化症と同じような変化によって弁が固くなる大動脈弁狭窄症の患者が多くなっている．

1. 僧帽弁膜症

僧帽弁膜症は僧帽弁狭窄症と僧帽弁閉鎖不全症の2つに分類される.

僧帽弁狭窄症では，左心房の負荷が増大して左心房が拡大・肥大する．左心房が大きくなることで心房細動が起こり，心房内に血栓ができると脳梗塞（**心原性脳塞栓症**）を引き起こしたりすることがある（**図12-15-A**）．心尖部で強く聴取できる**拡張期雑音**が特徴的である．原因のほとんどは小児期のリウマチ熱で，その後遺症として中年期以降に発症する．左心房から左心室への血液の流れが悪くなるため，肺うっ血から肺水腫へと進行し心不全を引き起こす．最近では抗菌薬の治療成績が向上し，リウマチ熱が減少したため頻度が減少している．

僧帽弁閉鎖不全症では，左心室から左心房への血液の逆流が起き，左心房の拡大・肥大と左心室の負荷増加のために心不全となることがある（**図12-15-B**）．心尖部で強く聴取できる**収縮期雑音**が特徴的である．原因はこれまでリウマチ熱が一般的であったが，減少傾向にある．ほかに心筋梗塞や心筋症などが原因となることもある．左心房への血液の逆流のため，肺うっ血から肺水腫へと進行し，心不全を引き起こすことがある．

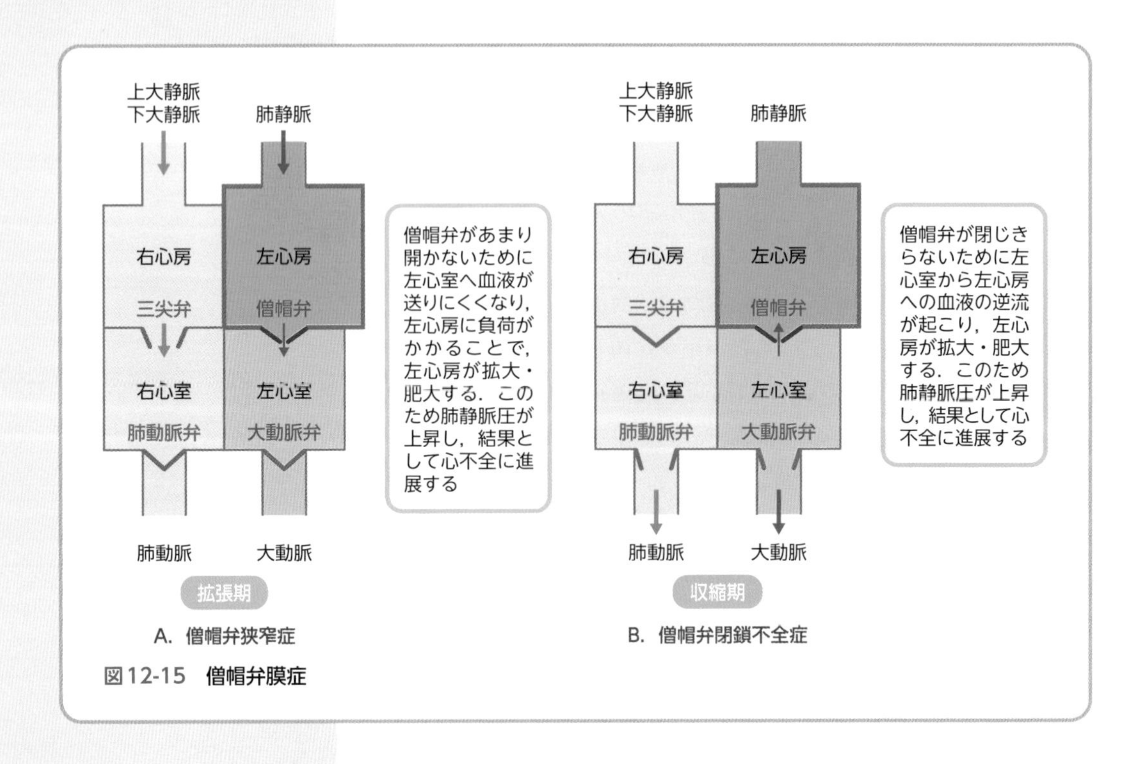

図12-15　僧帽弁膜症

2. 大動脈弁膜症

大動脈弁は，心臓の出口にあるドアのようなもので，心臓から大動脈に血液が押し出されるときに開き，その後，大動脈から血液が逆流しないように閉まるということを繰り返している.

大動脈弁膜症は大動脈弁狭窄症と大動脈弁閉鎖不全症の2つに分類される.

大動脈弁狭窄症の原因は，加齢・動脈硬化症による加齢性大動脈弁狭窄や，弁が2枚しかない先天性二尖弁（通常は三尖弁）などがあり，いずれの場合でも進行すると石灰化から弁同士が癒着し，左心室から大動脈への血液流出が阻害される．左心室に負荷がかかるため，左心室が拡大・肥大し，心不全を起こす（**図12-16-A**）．胸骨右縁および胸骨左縁上部で最もよく聴取される収縮期雑音が特徴的である．重症化すると，大動脈に送られる血液量が減少して狭心症様の胸痛を生じたり，失神したりすることがある.

大動脈弁閉鎖不全症の原因は，加齢・動脈硬化症によるものが多く，ほかに先天性二尖弁，リウマチ熱，感染性心内膜炎などがある．大動脈弁閉鎖不全症でも，左心室の負荷が増大し，拡大・肥大から心不全を起こす場合がある（**図12-16-B**）．第3または第4肋間胸骨左縁で最もよく聴取される拡張期雑音が特徴的である.

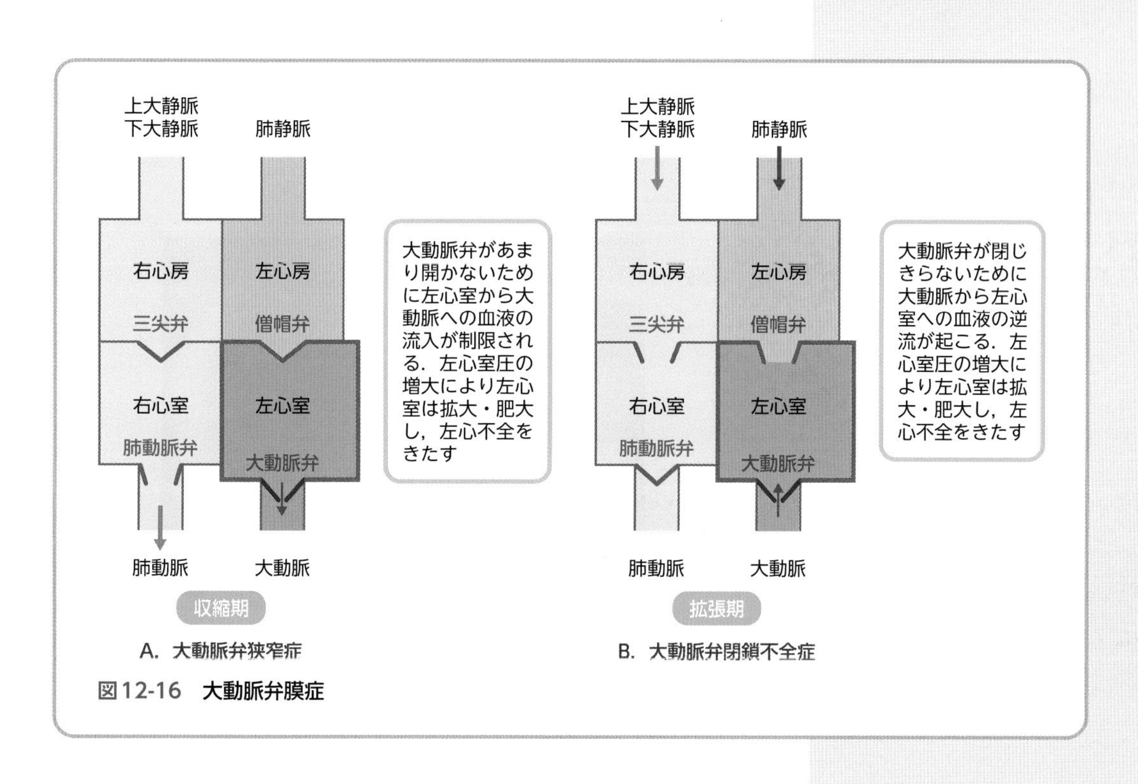

図12-16　大動脈弁膜症

G 心筋症

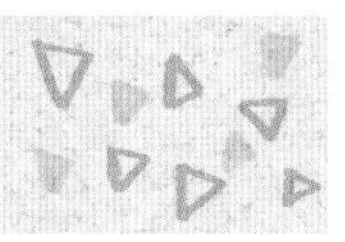

心筋症とは，高血圧や冠動脈疾患など明らかな原因がないにもかかわらず，心筋に病変があり，心筋障害のために心臓のポンプ機能が障害される疾患である．このように原因を特定できない心筋疾患を**特発性心筋症**と総称する．一方で，原因および全身性疾患との関連が明確な場合は**特定心筋症**（たとえば心筋梗塞による虚血性心筋症など）と呼び，特発性心筋症とは区別される．

特発性心筋症のなかでは，**拡張型心筋症**と**肥大型心筋症**の2つが代表的疾患でいずれも指定難病である．拡張型心筋症は，心筋細胞レベルの異常によって心筋の収縮力が低下し，左心不全と肺うっ血症状を伴う．中年男性に多く，予後はきわめて不良である．肥大型心筋症は，左室心筋が肥厚するため拡張機能が阻害される（**図12-17**）．無症状もしくはわずかな症状しか認められないことが多いが，初発症状が突然死のこともある．一部に家族性（遺伝性）を認める．

H 先天性心疾患

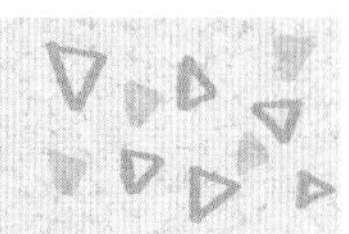

先天性心疾患とは，生下時にすでに存在する心臓の構造異常と機能異常であり，頻度と重症度から心室中隔欠損症，心房中隔欠

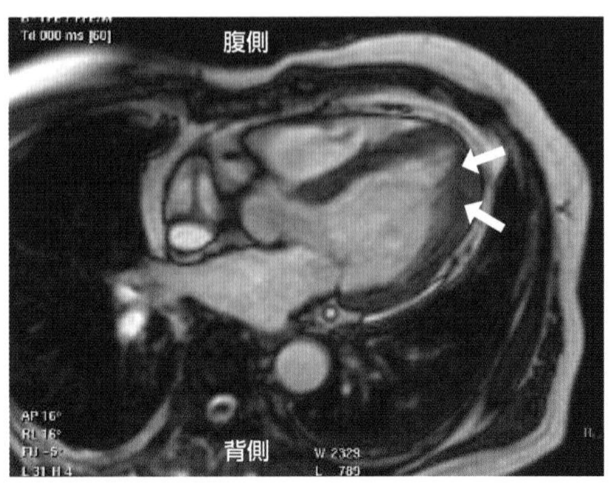

図12-17　肥大型心筋症のMRI像
仰臥位の患者の足裏の方向からみた心臓の断面像．心尖部の左室心筋の肥厚が確認できる．

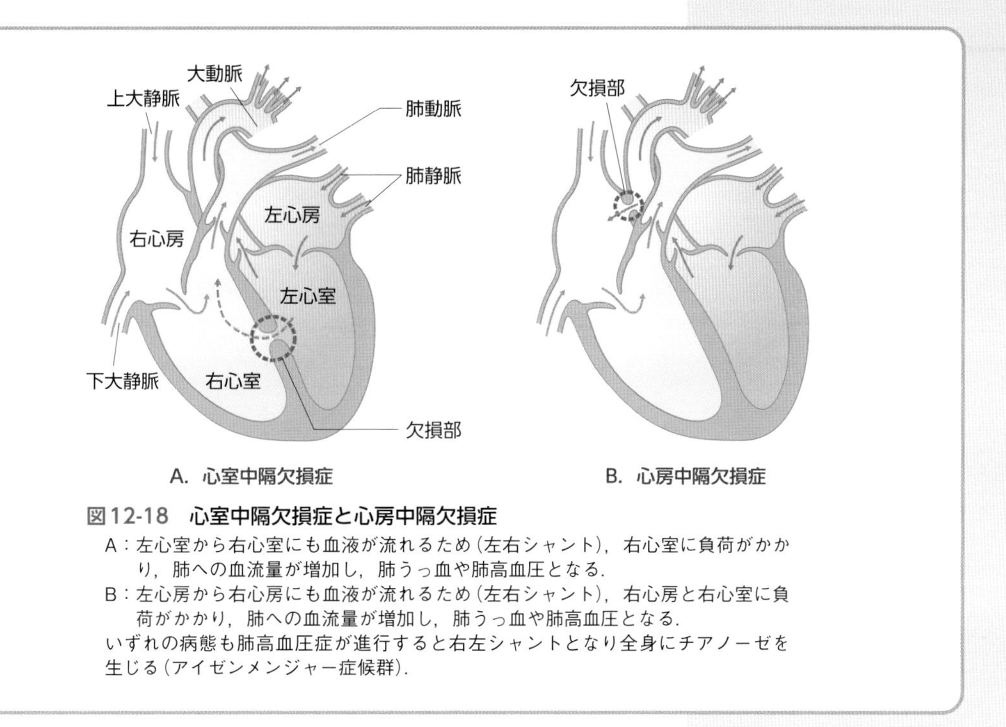

図12-18　心室中隔欠損症と心房中隔欠損症

A：左心室から右心室にも血液が流れるため（左右シャント），右心室に負荷がかかり，肺への血流量が増加し，肺うっ血や肺高血圧となる．
B：左心房から右心房にも血液が流れるため（左右シャント），右心房と右心室に負荷がかかり，肺への血流量が増加し，肺うっ血や肺高血圧となる．
いずれの病態も肺高血圧症が進行すると右左シャントとなり全身にチアノーゼを生じる（アイゼンメンジャー症候群）．

損症，ファロー四徴症が重要である．

1．心室中隔欠損症

心臓の右心室と左心室の間にある心室中隔に欠損孔（穴）がある先天性心疾患である．出生時の先天性心疾患のなかでは最も頻度が高く，約30％を占める．左心室から右心室へと血流が短絡し（左右シャント），肺血流の増加をきたす（**図12-18-A**）．患者の約半数は，生後2年以内に自然閉鎖する．欠損孔が小さい場合には，心雑音は聴取されるも自覚症状がないことが多い．

左右シャントの場合は，酸素化されていない血液が左心室から全身に送られることはないので，チアノーゼは生じない．しかし，肺への血流量が増加し肺高血圧が進行すると左右の圧力差が減り，血流が右心室から左心室へと流れるようになってくる（右左シャント）．右左シャントでは酸素化されていない血液（静脈血）も左心室から全身に送られるようになるため，低酸素血症に陥り，チアノーゼを生じる（アイゼンメンジャー症候群）．このような状態になる前に手術を行う必要がある．

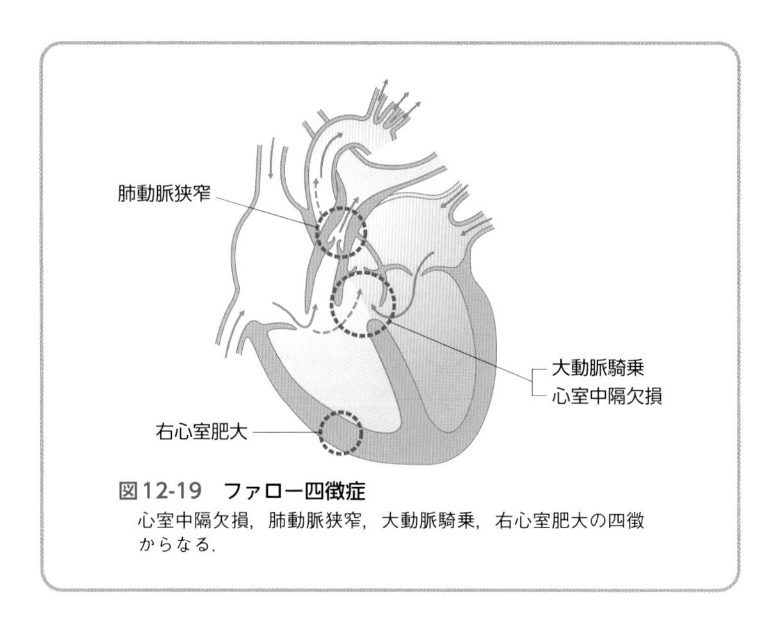

図12-19　ファロー四徴症
心室中隔欠損，肺動脈狭窄，大動脈騎乗，右心室肥大の四徴からなる．

2．心房中隔欠損症

心臓の右心房と左心房の間にある心房中隔に欠損孔（穴）がある先天性心疾患である．左心房から右心房へと血流が短絡し（左右シャント），肺血流量の増加をきたす（図12-18-B）．胎児には，卵円孔と呼ばれる穴が心房中隔に開いており，本来出生後数時間で閉じるはずの穴が閉じずに心房中隔欠損症となる．小児期から心雑音を指摘されているものの，発育や身体機能に異常がない場合も多く，しばしば見落とされることがある．成人期になってみつかる最も多い先天性心疾患である．

心室中隔欠損症と同様に，肺高血圧症が進行するとアイゼンメンジャー症候群を引き起こす．欠損孔が小さい場合は自然閉鎖することも多いが，大きい場合は就学期前後に手術を行う．成人まで無治療で放置すると，不整脈（心房細動）を起こす危険性がある．

3．ファロー四徴症

ファロー四徴症とは，①心室中隔欠損，②肺動脈狭窄，③大動脈騎乗（大動脈が左右の心室にまたがっている状態），④右心室肥大の4つの特徴をもった先天性心疾患である（図12-19）．左右心室間で血液が混ざり合うために低酸素血症を生じる．出生時にもチアノーゼが認められることが多い．自然治癒は望めないので幼児期に手術を行う．本疾患は指定難病である．

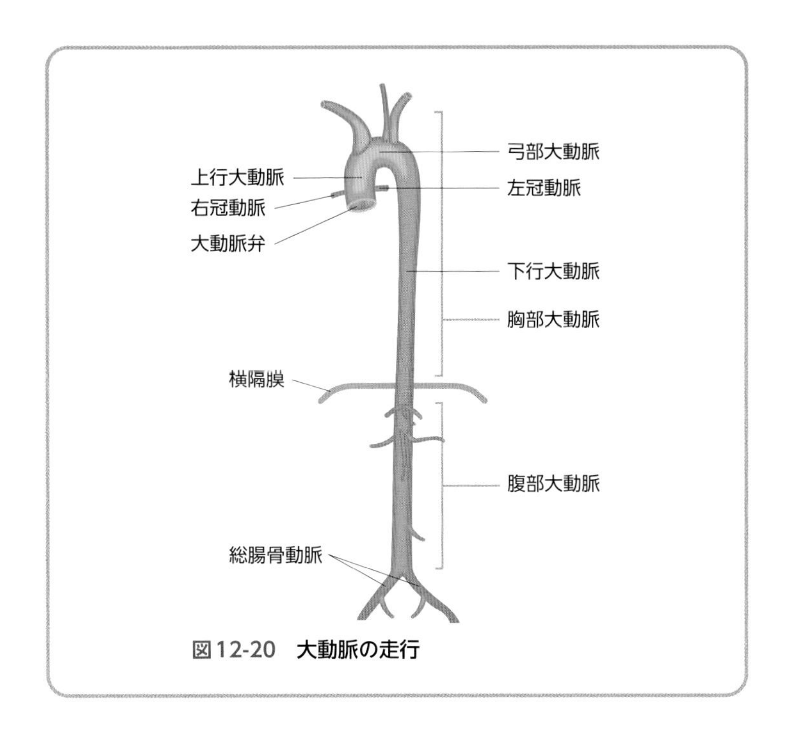

図12-20　大動脈の走行

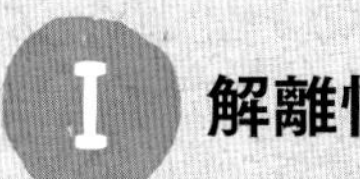

I 解離性大動脈瘤（大動脈解離）

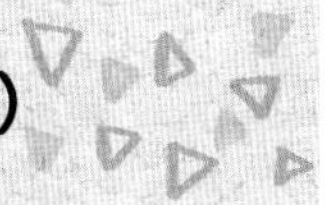

大動脈は心臓から送り出された動脈血を運ぶ，体のなかで最も太い血管である．その走行は，心臓の左心室から出て上行した後にクエスチョンマーク“？”のように弓状に曲がりながら，脳や左右の腕に酸素や栄養を運ぶための3本の血管が分岐し，さらに下へと向かいながら途中でさまざまな臓器に向かって枝分かれし，臍くらいの高さから左右の総腸骨動脈に分かれ，下肢へとつないでいくことで全身に血液を運搬している（**図12-20**）．

大動脈瘤（りゅう）とは，大動脈の一部が瘤（こぶ）のように膨らんだ状態である．この瘤ができた場所によって**胸部大動脈瘤**や**腹部大動脈瘤**などと呼ばれる．自覚症状がなく増大することも多いが，胸部大動脈瘤が大きくなると反回神経を圧迫して嗄声（させい）をもたらすことがある．時に瘤が大きくなって破裂することもあり，大動脈瘤の診断後は定期的な検査が必要となる．

上記のような大動脈瘤とは異なり，大動脈の内膜に亀裂が生じることで，内膜と中膜の間に血液が入り込み，その裂け目（解離）が広がっていく動脈瘤を**解離性大動脈瘤**もしくは**大動脈解離**と呼

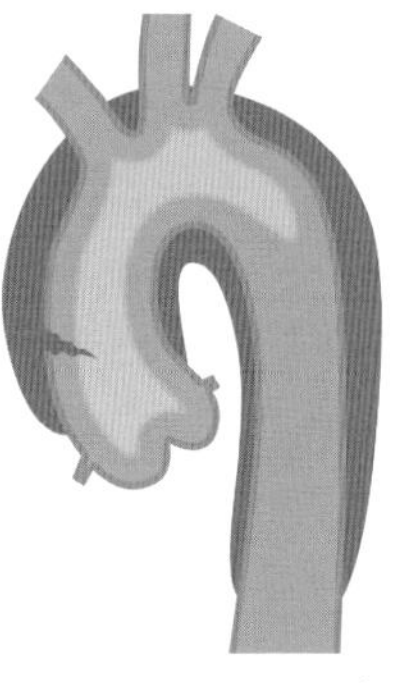

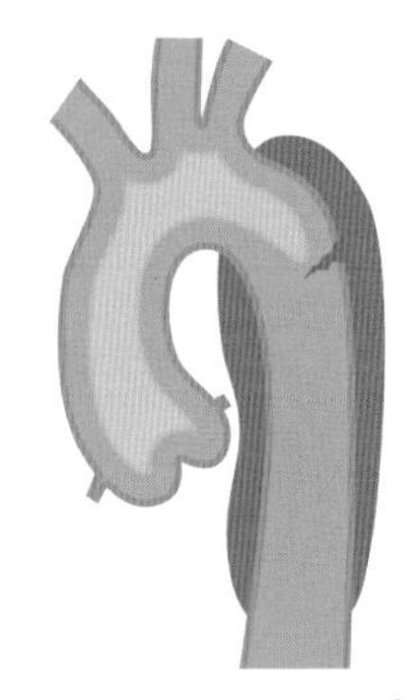

図12-21　解離性大動脈瘤の分類
スタンフォードA型は解離が上行大動脈に認められるもので，B型は解離が上行大動脈に認められないものを指す．

ぶ(**図12-21**)．その原因は，動脈硬化，高血圧，喫煙，ストレス，脂質異常症，糖尿病，睡眠時無呼吸症候群およびマルファン症候群などの遺伝性結合組織疾患など，さまざまな要因が関係すると考えられており，何の前触れもなく突然の呼吸困難を伴う強烈な胸痛で発症することが多い．血管壁の間が裂けているため，大動脈が破裂しやすい状態にある．とくに上行大動脈に解離が及ぶ場合(スタンフォードA型)は，解離の部位が心臓に近いので大動脈弁閉鎖不全症や心タンポナーデを生じやすく，緊急手術が必要となる．

マルファン症候群
フィブリリンというタンパクをコードしている遺伝子の突然変異によって起こる遺伝性結合組織疾患で，常染色体性優性遺伝病である．結合組織が脆弱になることにより，大動脈瘤や大動脈解離，高身長，骨格変異，水晶体亜脱臼，自然気胸などをきたす．

J　高血圧症

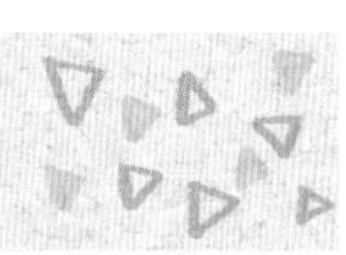

高血圧症は日常臨床で最もよく診られている疾患であり，未治療の人も含めて患者数はわが国に約4,300万人いると推定されている．高血圧症の基準値は，診察室での血圧値が収縮期血圧140mmHg以上かつ／または拡張期血圧90mmHg以上である．しかし，正常値であってもより血圧値が低いほうが動脈硬化症などの合併症の発症率が低くなることがわかっているため，正常血圧，正常高値血圧，高値血圧の3群に分けられ，注意喚起がなされている(**表12-2**)．また，診察室での血圧測定は患者の緊張などにより家庭での測定値と比べて高くなりやすいことから(白衣

表12-2　成人における血圧値の分類

分　類	診察室血圧（mmHg）			家庭血圧（mmHg）		
	収縮期血圧		拡張期血圧	収縮期血圧		拡張期血圧
正常血圧	＜120	かつ	＜80	＜115	かつ	＜75
正常高値血圧	120～129	かつ	＜80	115～124	かつ	＜75
高値血圧	130～139	かつ/または	80～89	125～134	かつ/または	75～84
Ⅰ度高血圧	140～159	かつ/または	90～99	135～144	かつ/または	85～89
Ⅱ度高血圧	160～179	かつ/または	100～109	145～159	かつ/または	90～99
Ⅲ度高血圧	≧180	かつ/または	≧110	≧160	かつ/または	≧100
(孤立性)収縮期高血圧	≧140	かつ	＜90	≧135	かつ	＜85

（日本高血圧学会：高血圧治療ガイドライン2019）

表12-3　異なる測定法における高血圧基準

	収縮期血圧（mmHg）		拡張期血圧（mmHg）
診察室血圧	≧140	かつ/または	≧90
家庭血圧	≧135	かつ/または	≧85
自由行動下血圧			
24時間	≧130	かつ/または	≧80
昼　間	≧135	かつ/または	≧85
夜　間	≧120	かつ/または	≧70

（日本高血圧学会：高血圧治療ガイドライン2019）

高血圧），家庭血圧と24時間自由行動下血圧の基準値が別途設けられている（**表12-3**）．

1．高血圧症の分類

❶ 本態性高血圧

原因が明確に特定できない高血圧症を**本態性高血圧**と呼び，高血圧症の約90％を占める．発症メカニズムに関与すると考えられているものには，遺伝要因と環境要因がある．遺伝要因に関しては，片親あるいは両親が高血圧の場合，子どもが高血圧になる確率は，両親とも正常血圧である場合と比べて約2倍というデータもある．しかし，本態性高血圧は1つの要因のみが関与するのではなく，遺伝要因に加えて，生活習慣などの環境要因や加齢に伴う血管の弾力性の低下など**複合的要因**によって発症する．環境要因に関しては，塩分の過剰摂取や運動不足，肥満，飲酒，喫煙，ストレス，睡眠障害などがあげられる．

家庭血圧
朝と夜に血圧を測定する．朝は起床後1時間以内，排尿後，朝食や服薬する前に坐位で1～2分安静後に測定する．夜は就寝前に1～2分安静後に坐位で測定する．それぞれ2回ずつ測定した平均値を血圧値として記録し，診察時に持参するよう指導する．

24時間自由行動下血圧
間欠的に一定間隔（30分または1時間ごと）で24時間血圧を測定・記録するために，特殊な血圧測定装置を体につける．早朝高血圧や夜間高血圧の診断など，特殊環境下での血圧測定が可能となる．

❷ 二次性高血圧（続発性高血圧）

高血圧症に至る原因疾患が明らかなものを**二次性高血圧**と呼び，高血圧症の約10％を占める．二次性高血圧のなかで頻度が高いのは腎性高血圧症で，**腎実質性高血圧**（慢性糸球体腎炎，糖尿病腎症などが原因）と**腎血管性高血圧**がある．腎血管性高血圧は腎動脈の狭窄により，腎血流量が低下し，レニン分泌が亢進する．レニン分泌亢進によりレニン・アンジオテンシン・アルドステロン系（p.102参照）が賦活化し，血圧が上昇する．次に頻度が高いのが内分泌性高血圧で，そのなかでも**原発性アルドステロン症**（p.302参照）による二次性高血圧が重要である．これは副腎から分泌されるアルドステロンの過剰分泌によるものである．

2. 高血圧症の合併症

高血圧症は，高血圧そのものによる自覚症状が少ないため，健康診断などで指摘されて初めて高血圧と診断される場合が多い．高血圧の状態が持続すると，強い圧力の血流が動脈の内膜にずり応力（p.62参照）を加えると同時に，エンドセリンなどの血管収縮物質が増加することで血管内皮が障害される．そして，修復過程で粥腫（じゅく）（プラーク）が形成され，動脈硬化の原因となる．最終的には狭心症や心筋梗塞などの心血管疾患や脳梗塞などの脳血管障害をもたらして死に至らしめることから，高血圧症は「サイレントキラー」と呼ばれている．高血圧症の合併症を発症するリスクが高くなる要因としては，**表12-4**に示すように，高齢（65歳以上），男性，喫煙，脂質異常症，肥満，家族歴，糖尿病などがあげられている．

表12-4　血圧レベル以外の脳心血管病の危険因子

危険因子	
高齢（65歳以上）	
男性	
喫煙	
脂質異常症	低HDLコレステロール血症（＜40mg/dL） 高LDLコレステロール血症（≧140mg/dL） 高トリグリセリド血症（≧150mg/dL）
肥満（BMI≧25kg/m²）（とくに内臓脂肪型肥満）	
若年（50歳未満）発症の脳心血管病の家族歴	
糖尿病	空腹時血糖≧126mg/dL 負荷後血糖2時間値≧200mg/dL 随時血糖≧200mg/dL HbA1c≧6.5%（NGSP）

（日本高血圧学会：高血圧治療ガイドライン2019より改変）

表12-5　生活習慣の修正項目

❶ 食塩制限6g/日未満
❷ 野菜・果物の積極的摂取* 飽和脂肪酸，コレステロールの摂取を控える 多価不飽和脂肪酸，低脂肪乳製品の積極的摂取
❸ 適正体重の維持：BMI（体重［kg］÷身長［m］^{2}）25未満
❹ 運動療法：軽強度の有酸素運動（動的および静的筋肉負荷運動）を毎日30分，または180分/週以上行う
❺ 節酒：エタノールとして男性20～30mL/日以下，女性10～20mL/日以下に制限する
❻ 禁煙

生活習慣の複合的な修正はより効果的である．
＊：カリウム制限が必要な腎障害患者では，野菜・果物の積極的摂取は推奨しない．肥満や糖尿病患者などエネルギー制限が必要な患者における果物の摂取は80kcal/日程度にとどめる．
（日本高血圧学会：高血圧治療ガイドライン2019より改変）

3．高血圧症の治療

治療の基本は，生活習慣の修正と薬物療法である．生活習慣においては，食塩制限，野菜・果物の積極的摂取，適正体重の維持，運動療法，節酒，禁煙などが勧められる（**表12-5**）．薬物療法は，カルシウム拮抗薬，RAA系阻害薬（ACE阻害薬，ARB），利尿薬が第1選択薬として使われる．

カルシウム拮抗薬
血管平滑筋の収縮にはカルシウムが働いていることから，その働きを阻害し弛緩させることで，血管拡張を図り，血圧を下げる．

RAA系阻害薬
レニン・アンジオテンシン・アルドステロン系のなかのアンジオテンシンⅡは，強力な血管平滑筋収縮作用（昇圧作用）を持つ．ACE阻害薬は，アンジオテンシンⅠをアンジオテンシンⅡに変換する酵素（ACE）を阻害することで降圧作用をもたらす．ARBはアンジオテンシンⅡ受容体拮抗薬と呼ばれ，アンジオテンシンⅡの作用点をブロックすることで，血管拡張，降圧作用を示す．

利尿薬
日本人には食塩感受性高血圧が多く，降圧治療においては減塩が重要であるが，困難な場合に投薬される．利尿薬は尿量を増やし，体のなかの余分な水分や塩分を減らす作用があり，循環血液量を減少させることで降圧効果をもたらす．

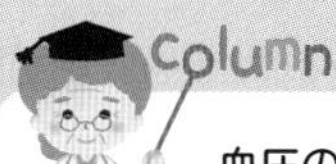

血圧の基準値とは？

2014年に日本人間ドック学会が，健康診断での正常と判断する基準範囲を発表した．そして，そのなかで収縮期血圧の上限を147mmHg，拡張期血圧の上限を94mmHgとしたことから，日本高血圧学会の高血圧の基準値（収縮期血圧140mmHg以上かつ/または拡張期血圧90mmHg以上）と異なることが報道され，大きな議論を巻き起こした．日本人間ドック学会では，150万人の健診受診者のうち，一般的な検査に異常がなく，飲酒は1日1合未満，喫煙はしない厳選された健常者15,000人を選択して，それらの人の血圧値から健康と判断できる数値の範囲を決めたものにすぎないとしている．あくまでも健康とされる人の基準値の範囲を決めているに過ぎないのであって，将来，動脈硬化になる可能性などは考慮されてはいない．

一方，日本高血圧学会の基準値は，この値を超えると心筋梗塞や脳卒中などの血管病発症リスクが高くなる数値をもって決めているため，時間経過という側面を考慮した基準となっている．実は日本人間ドック学会でも，血圧が「異常なし」と判断するのは「収縮期血圧129mmHg以下および拡張期血圧84mmHg以下」であり，日本高血圧学会による“正常高値～高値血圧”の間の範囲を採用しており，高血圧症の基準を変更する意図はないようである．

K 動脈硬化症

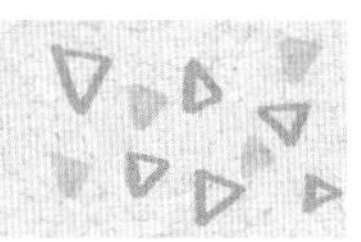

動脈硬化症とは動脈の老化現象であり，加齢に伴って誰にでも起こる不可逆的な変化ではあるが，高血圧や糖尿病，脂質異常症，喫煙などの危険因子があるとより進展しやすくなる．動脈硬化症にはいろいろな型があり，**中膜硬化症**（**メンケベルグ動脈硬化症**），**細動脈硬化症**，**アテローム性動脈硬化症**（**粥状硬化症**）の3つに分けられるが，一般的に動脈硬化症といえばアテローム性動脈硬化症を指すことが多い．

中膜硬化症は，高齢者や糖尿病患者などの大動脈や下肢動脈，頸動脈に認められる動脈硬化で，動脈の中膜にカルシウムが溜まり，平滑筋細胞や弾性組織に広範な変性が起こり，線維化と石灰化を生じる．中膜が硬化し血管壁が破れることもある．

細動脈硬化症は，血管壁の老化により1mmにも満たない細い動脈が硬化して血流が滞る動脈硬化である．ヒアリン（硝子様物質）が内膜，中膜に沈着し，平滑筋細胞や弾性組織に変性が起きて，血管壁の肥厚・硬化をもたらす．長期にわたる高血圧症や糖尿病患者の腎動脈や脳動脈の末梢や，眼動脈などに起こりやすい．

硝子様物質
ヒアリンと呼ばれるタンパクの一種で，均質かつ無構造である．病理組織標本の染色でよく用いられるエオジンで淡赤色に染まり，その状態が不透明な「曇りガラス（硝子）」に似ているのでこのような名称がつけられている．

アテローム性動脈硬化症は，大動脈や冠動脈，腎動脈，頸動脈などの内膜に生じる動脈硬化で，肉眼的には黄色の点状もしくは斑状の平坦な脂質沈着がみられ，しだいに内膜が丘状に隆起した**プラーク**（**粥腫**）を形成する．

プラーク形成の過程は次のとおりである．高血圧症や糖尿病，脂質異常症などの危険因子に長期間さらされることで血管内皮細胞は傷害され，内皮細胞間に隙間が生じることで，単球やT細胞，LDLコレステロールなどがそこから浸潤する．そして，活性酸素などの酸化ストレスによりLDLコレステロールは**酸化LDLコレステロール**に変化し，この酸化LDLを処理するために単球は**マクロファージ**に分化し，酸化LDLを貪食する．また，マクロファージは増殖因子を産生し，平滑筋細胞の増殖・遊走にもかかわっている．酸化LDLを貪食したマクロファージは**泡沫細胞**となって死んでいき，ドロドロとした粥状の塊となって血管内皮細胞下に蓄積されていくことで，しだいに血管内膜は隆起しプラークが形成される（**図12-22，23**）．

泡沫細胞
マクロファージがコレステロールを貪食し，細胞質内に泡状のコレステロールが過剰に蓄積された状態の細胞．

プラークが破綻し，血管内皮細胞下のコラーゲンが露出する

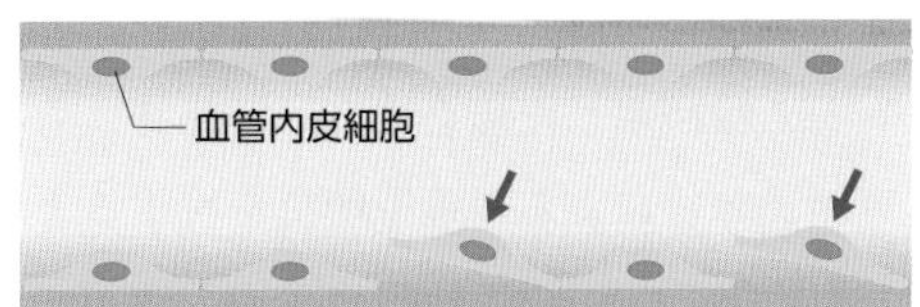

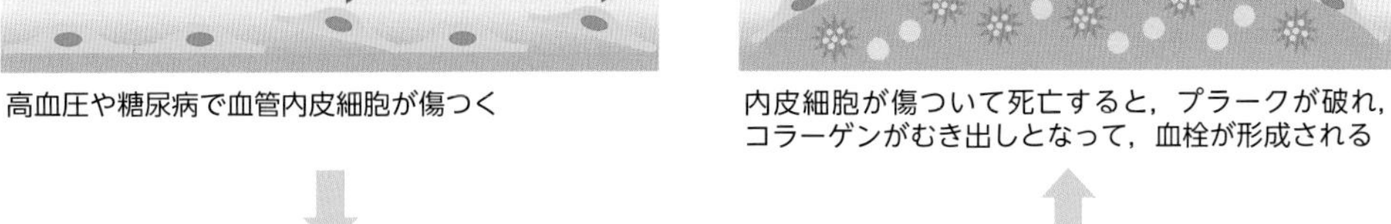

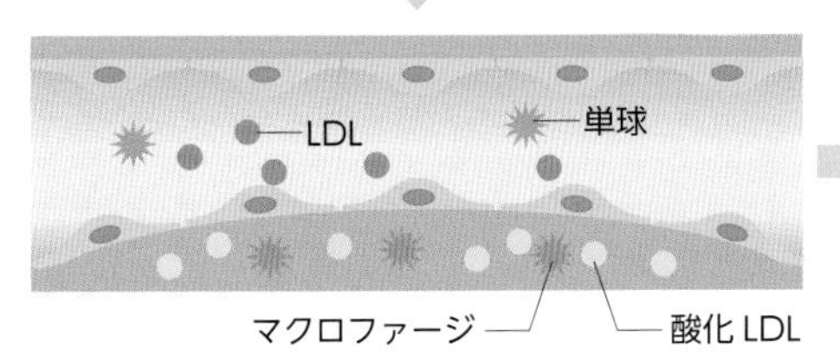

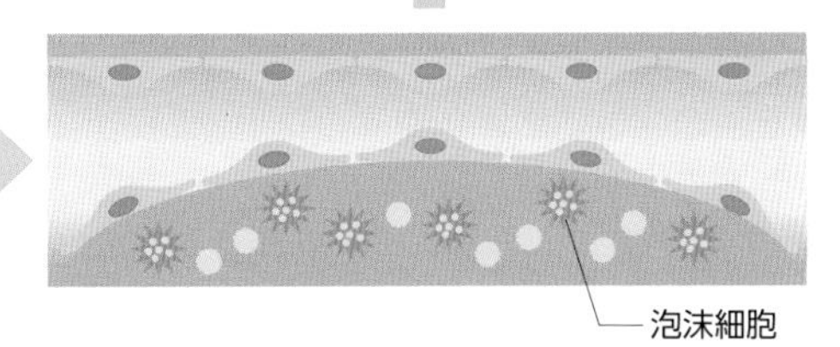

図12-22　動脈硬化症の形成過程

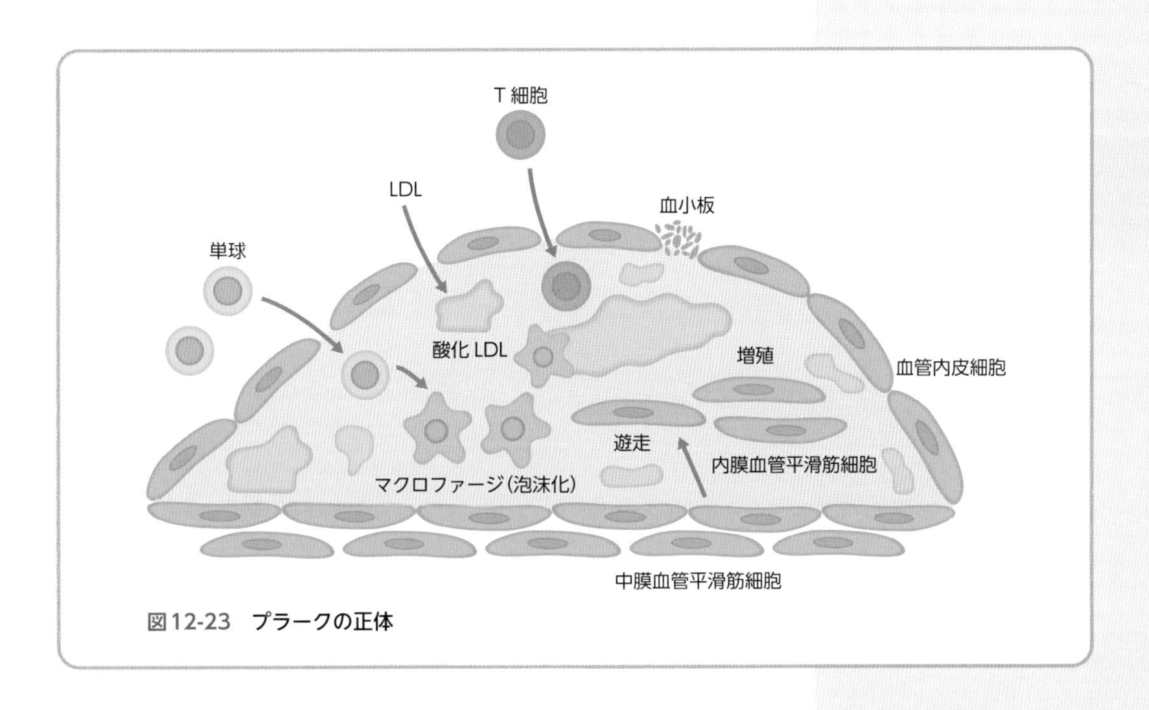

図12-23　プラークの正体

と，血小板が凝集し**血栓**が形成される（p.66の**図4-11**参照）．血栓が冠動脈にできる病態を**不安定狭心症**と呼び，**急性心筋梗塞**へと移行する確率が高くなる．

また，このようなアテローム性動脈硬化症が下肢の動脈に起こり，血管の狭窄や閉塞を生じた病態を**閉塞性動脈硬化症**と呼び，慢性の下肢循環障害による**間欠性破行**と呼ばれる歩行障害が現れる．狭窄が高度，もしくは閉塞した場合には，安静時にも症状が現れ，足先から高度循環障害による潰瘍や壊疽を呈するようになる．

間欠性破行

一定の距離を歩き続けると足の筋肉の痛みやしびれの症状が現れることで歩行が困難となり，少し休息すると治まるものの，また歩き続けると再び同じ症状が現れる状態を指す．原因は血管性と神経性が考えられ，前者は足の血管の動脈硬化（閉塞性動脈硬化症）などによるもので，後者は脊柱管狭窄による神経の圧迫（腰部脊柱管狭窄症）などである．

消化器疾患

学習目標

1 ▸ 消化器疾患でみられる症状がどのように出現するのかを理解する

2 ▸ 食道の疾患である胃食道逆流症，食道静脈瘤，食道癌がどのような疾患なのかを理解する

3 ▸ 胃の疾患である急性胃粘膜病変，慢性胃炎，消化性潰瘍，胃癌がどのような疾患なのかを理解する

4 ▸ 大腸の疾患である炎症性腸疾患，イレウス（腸閉塞），大腸癌がどのような疾患なのかを理解する

5 ▸ 肝臓の疾患であるウイルス性肝炎，肝硬変，アルコール性肝障害，非アルコール性脂肪性肝疾患，肝臓癌がどのような疾患なのかを理解する

6 ▸ 胆嚢の疾患である胆石症，胆管癌，胆嚢癌がどのような疾患なのかを理解する

7 ▸ 膵臓の疾患である膵炎，膵臓癌がどのような疾患なのかを理解する

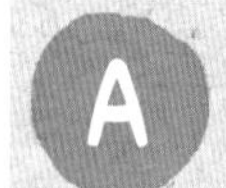

A 消化器の働き

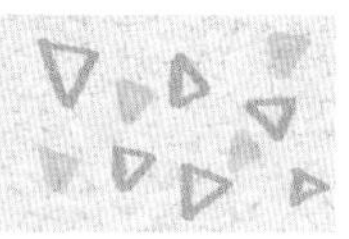

われわれの体を構成している細胞には寿命があり，古くなった細胞が死ぬと，新たな細胞に置き換わる．その細胞が生きていくためには，食物から栄養素を吸収してエネルギーに変換していかなければならない．消化器は，食物を摂取・分解し，栄養素を吸収・保管して必要なときに全身に供給する働きをしている．これらの膨大な作業をこなすために，口腔に始まり，食道，胃，十二指腸，小腸，大腸，肛門へと続く管腔臓器である消化管と，肝臓，胆嚢，胆管，膵臓といった種々の実質臓器が用意されている（図13-1）．

管腔臓器
実質臓器に対する用語で，管状の構造をとる内臓器官のことを指す．消化管や気管，尿路，血管などがある．

1．嚥　下

食べたり飲んだりしたものを口腔から食道まで送り込む過程を嚥下と呼び，口腔相，咽頭相，食道相の3相に大きく分けられる（図13-2）．摂取した食物を口腔内で咀嚼し唾液と混ぜ合わせ，咽頭に送り込むための食物の塊（食塊）をつくると，舌の随意運動で食塊が口腔内から咽頭に送られる（口腔相）．食塊が咽頭に

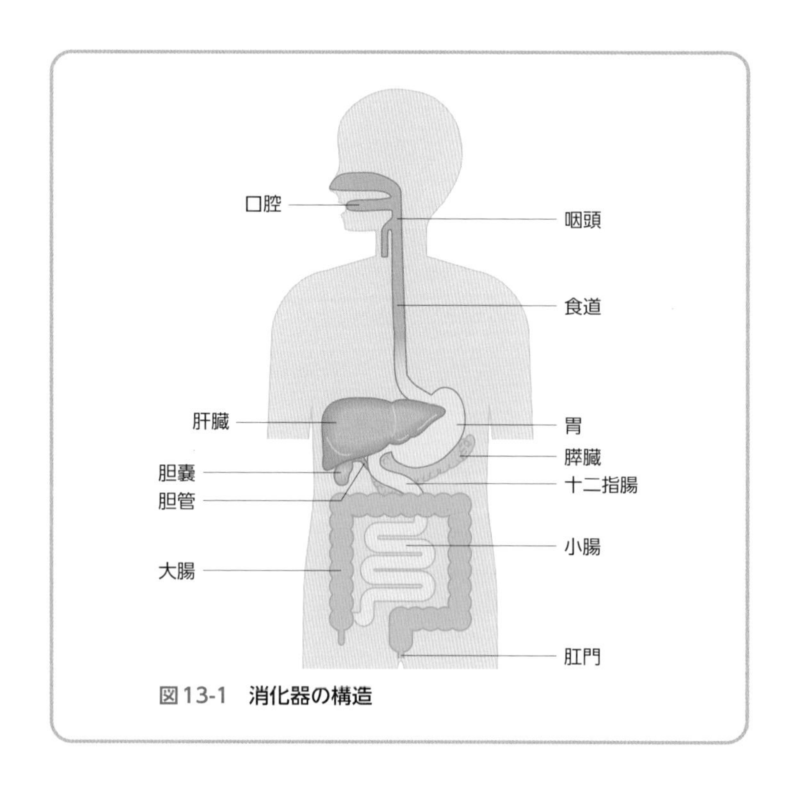

図13-1　消化器の構造

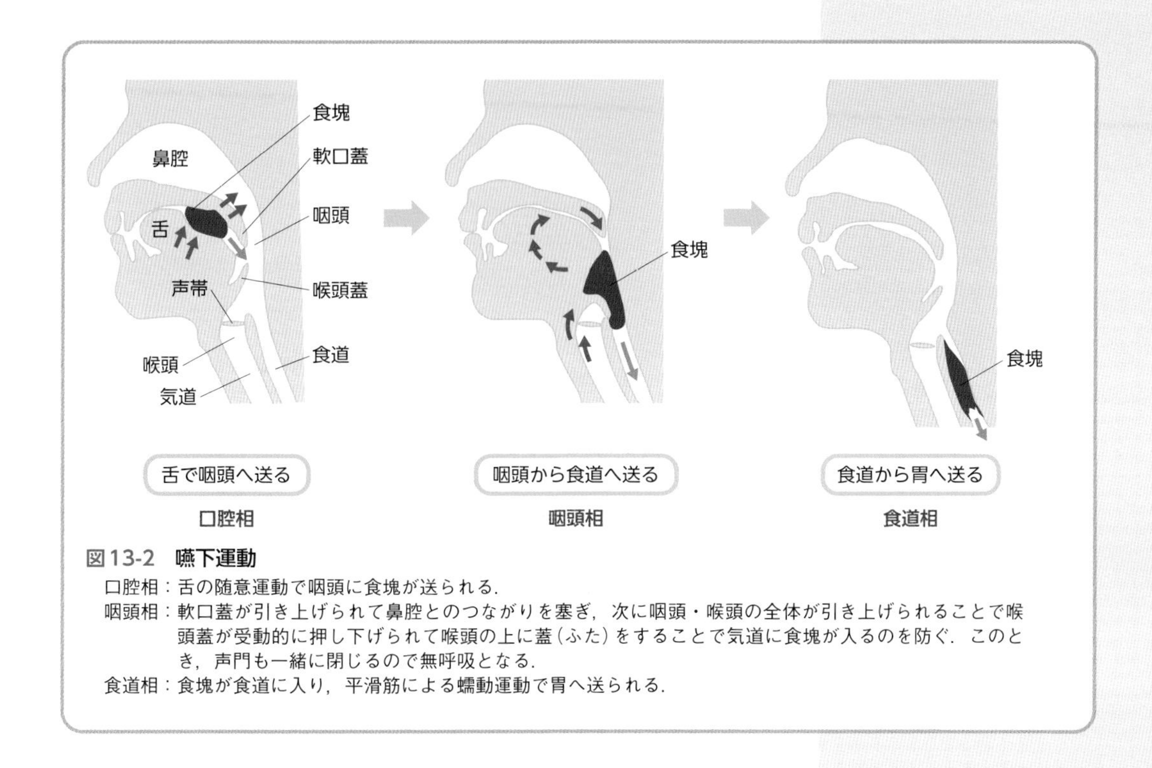

図13-2 嚥下運動

口腔相：舌の随意運動で咽頭に食塊が送られる．
咽頭相：軟口蓋が引き上げられて鼻腔とのつながりを塞ぎ，次に咽頭・喉頭の全体が引き上げられることで喉頭蓋が受動的に押し下げられて喉頭の上に蓋（ふた）をすることで気道に食塊が入るのを防ぐ．このとき，声門も一緒に閉じるので無呼吸となる．
食道相：食塊が食道に入り，平滑筋による蠕動運動で胃へ送られる．

送られると，軟口蓋が上がって鼻腔との境を塞ぎ，喉頭蓋が下がって気道の入り口を封鎖する（咽頭相）．そして，食道の入り口の輪状咽頭筋が弛緩して食塊が食道に入り，平滑筋による蠕動運動で胃へ送られる（食道相）．

食塊が食道に無事に運ばれるためには，軟口蓋による鼻腔の閉鎖と喉頭蓋による気道の閉鎖がとくに重要で，食べ物などが気管に入る誤嚥は，気道の閉鎖がうまくいかないときに起こる．

2. 消　化

摂取した食物は，そのままでは体内に吸収できないため，吸収可能な栄養素の形にまで分解される必要があり，この過程を消化と呼ぶ．消化には，食物を歯で咀嚼し，胃の蠕動運動で攪拌（かくはん）するような機械的な運動と，消化液中の消化酵素による化学的な分解があり（**表13-1**），これらが同時並行的に行われている．口腔では，歯を使った咀嚼が行われ，食物を細かく砕き，唾液に含まれるアミラーゼによって糖質（デンプン）を分解している．食道から胃へ送り込まれた食物は，胃の蠕動運動と胃液の分泌によって分解される．胃液には塩酸（胃酸），ペプシノーゲン，粘液の3つがあり，塩酸によって口腔内で付着した細菌を排除し，塩酸の作用

表13-1　消化液の働き

消化液	消化酵素	働　き
唾　液	アミラーゼ	糖質の分解
胃　液	ペプシン	タンパクの分解
膵　液	アミラーゼ	糖質の分解
	トリプシン	タンパクの分解
	リパーゼ	脂肪の分解
胆　汁	胆汁酸 （消化酵素ではない）	脂肪の乳化

によりペプシノーゲンはペプシンとなってタンパクを分解し，粘液が塩酸から胃壁を守る役割を担っている．続いて，食物は十二指腸に送られ，膵液と胆汁によってさらに分解が進む．膵液には多数の消化酵素が含まれており，糖質，タンパク，脂肪の分解が行われる．胆汁中には胆汁酸が含まれており，脂肪の乳化が行われて分解効率が高まる．そして，分解が進んだ食物は小腸に送られて消化の最終段階を迎える．糖質はグルコースなどの単糖類に，タンパクはアミノ酸に，脂肪はグリセロールや脂肪酸などに分解され，小腸壁から栄養素として吸収される．

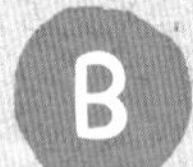
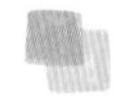

B　消化器疾患でみられる主な症状

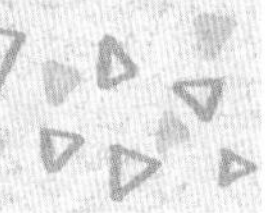

1．胸やけ

胸骨の裏から心窩部（みぞおち）にかけて焼けるような感覚（灼熱感）や痛みを自覚する症状である．主な原因は，胃液中の塩酸（胃酸）の食道内への逆流で，胃食道逆流症（p.262参照）の主症状である．胃から食道への逆流を防止する下部食道括約筋の機能低下が関係している．

2．腹　痛

心窩部から下腹部までの痛みを腹痛と呼び，消化器疾患ではよくみられる自覚症状である．症状は幅広く，激烈な痛みから慢性的な軽い痛みまでさまざまである．腹痛の原因を探るには，痛みの程度や部位（**図13-3**），時間的経過，随伴症状など種々の聴取が必要であり，消化器以外の疾患も念頭に置かなければならない．また，腹痛は内臓痛と体性痛に大きく分けられる．内臓痛は，消化管の

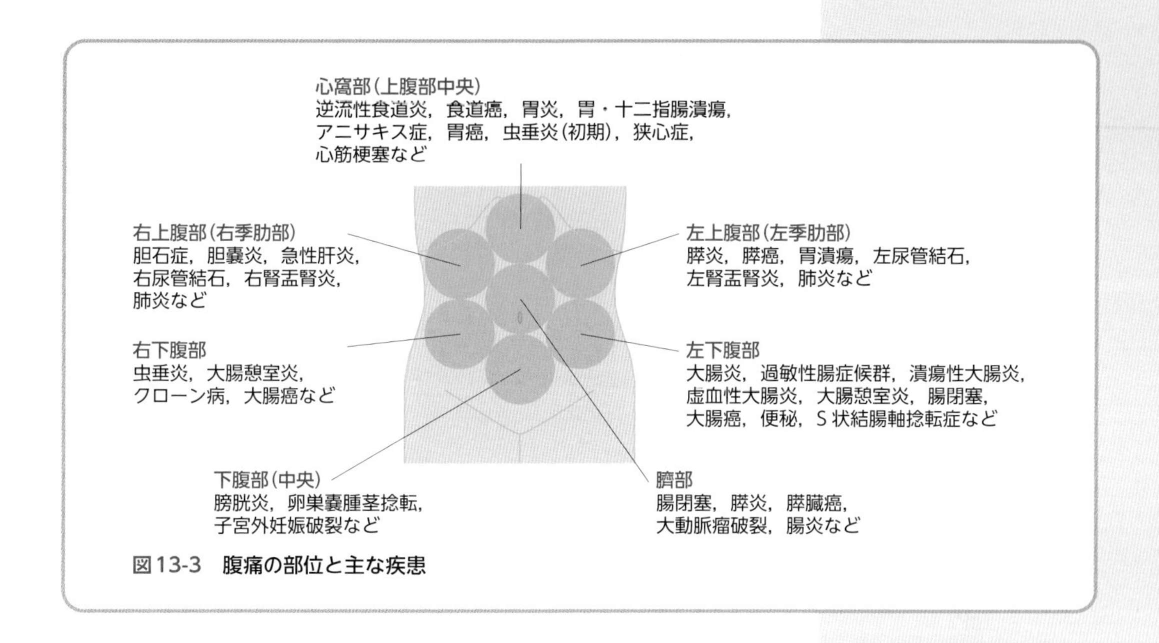

図13-3　腹痛の部位と主な疾患

収縮，伸展，拡張，痙攣などにより生じ，これらの痛みの情報を伝える神経は脊髄の複数の領域にまたがっているため，痛みの部位はやや不明瞭で鈍い痛みとなる．胃潰瘍や腸炎，腸閉塞などがこれに当てはまる．一方，**体性痛**は，皮膚や筋肉，関節などの知覚神経が刺激されて大脳感覚野に伝わる痛みである．腹腔内では腹膜などに分布している知覚神経が直接刺激されることで生じる．痛みの部位がはっきりとしている鋭い痛みとなる．たとえば，虫垂炎は，初期の炎症時は心窩部に漠然とした痛みを自覚するが(内臓痛)，病態が進行し，炎症が周囲の腹膜に及ぶと，虫垂が存在する右下腹部痛として強い痛みを自覚するようになる(体性痛)．

3. 悪心・嘔吐

悪心とは嘔吐に先行する**胃の不快感や吐き気(嘔気)**のことで，嘔吐は**胃内容物を反射的に口から排出**する現象である．また，嘔吐は中枢性嘔吐と末梢性嘔吐に分けられる．**中枢性嘔吐**は，脳出血などによる頭蓋内圧亢進による機械的刺激，ヒステリー・恐怖・異臭などによる大脳皮質からの刺激，および薬物・中毒・代謝異常などによる化学受容器引き金帯からの刺激によって嘔吐中枢が刺激されて起こる嘔吐である．脳血管疾患など中枢神経系の障害による嘔吐では悪心は伴わない．一方，**末梢性嘔吐**は，末梢からの刺激によって誘発される嘔吐で，消化器疾患，循環器疾患，呼吸器疾患，腎・泌尿器疾患，婦人科疾患などによる腹腔・

化学受容器引き金帯
第4脳室底部に存在する受容器である．血中の有害物質や薬物などに反応し，ドパミンを介して嘔吐中枢に刺激を送り，嘔吐を誘発する．

胸腔内臓器からの刺激，口腔・咽頭・喉頭からの刺激，および内耳疾患による迷路刺激などの求心性刺激が迷走神経や前庭神経を介して嘔吐中枢を刺激することで起こる．

求心性刺激
末梢神経から中枢神経へ向かう刺激のことで，感覚神経を伝わって脳に伝わる刺激を指す．逆に，中枢神経から末梢神経へ向かう刺激を遠心性刺激と呼び，運動神経などを伝わって筋肉などを動かす刺激である．

迷走神経
12対ある脳神経の一つで，第X脳神経とも呼ばれる．咽頭・喉頭の筋肉への運動神経線維や味覚を伝える感覚神経線維などが含まれるが，主には胸腹部の内臓の副交感神経から成り立っている．内臓の運動は，迷走神経によって意思に関係なく調整されている．

4. 吐血，下血

消化管から出血した血液が口から吐出されるとことを**吐血**と呼び，肛門から排出されることを**下血**と呼ぶ．吐血は，食道や胃，十二指腸から出血すると起こる．食道からの出血は鮮紅色であるが，胃・十二指腸から出血すると黒褐色となる．下血は，食道や胃，十二指腸ばかりでなく，小腸や大腸からの出血でもみられ，黒色便（タール便）や暗赤色便を呈する．肛門側に近い大腸からの出血は，便に血液が混ざった鮮血便となる．

5. 下痢，便秘

摂取した食物は，胃や小腸で消化吸収され，残りの食物残渣は胃液や膵液，胆汁などの水分と一緒にドロドロの状態で大腸に送られる．大腸では水分や電解質がゆっくりと吸収され，食物残渣が固形状に変化していき直腸へと送られる．最終的に直腸での排便反射を誘導して排便に至る（**図13-4**）．

排便反射
便が直腸に達すると直腸壁が伸展され，その刺激が仙骨神経を介して大脳皮質に伝わることで便意を感じるようになる反射である．

下痢は通常の便よりも水分が多い便や，形のない便が頻回（1日に3回以上）に排出される状態である．通常の便の含水量は70～80%であるが，それ以上になると軟便や水様便となる．しかし，臨床の場において実際の便の水分量を計測することはなく，便の性状と排便回数から判断されることが多い．下痢はその発症機序により，浸透圧性，分泌性，滲出性，腸管運動異常性に分けられる．**浸透圧性下痢**は，腸管で消化されにくい高浸透圧物質が流れ込み，水分が腸管内に引き込まれることで起こる．塩類下剤の薬物投与や，乳糖不耐性の人が牛乳を飲んだりした際の下痢などである．**分泌性下痢**は，腸管粘膜の分泌亢進により腸管内の水分や消化液の量が異常に増えることで起こる．コレラ菌や腸管出血性大腸菌などが産生する細菌性毒素による下痢などである．**滲出性下痢**は，腸の炎症により腸管壁の透過性が亢進し，腸管内に多量の滲出液が流入することで起こる．潰瘍性大腸炎やクローン病，ウイルス性腸炎，細菌性腸炎などによる下痢である．**腸管運動異常性下痢**には2つのタイプがあり，一つは腸管運動（蠕動運動）の亢進によるもので，腸の内容物が短時間で腸管を通過することに

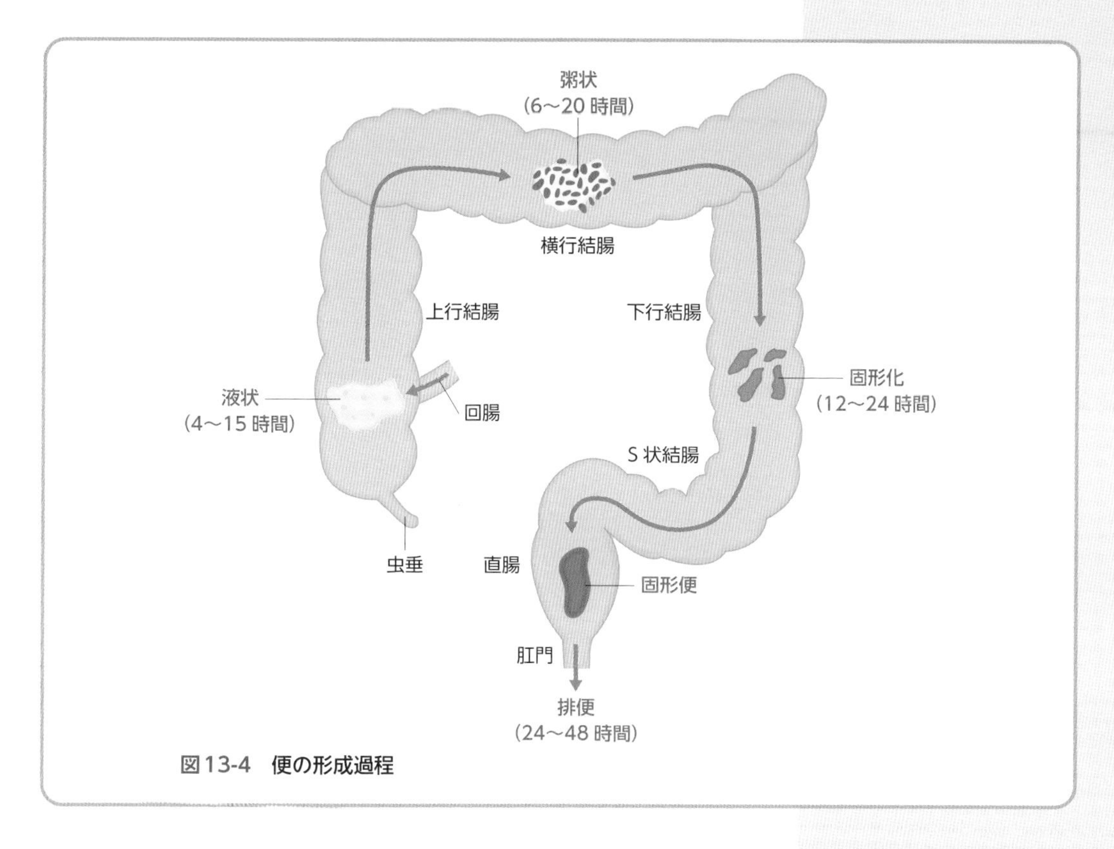

図13-4 便の形成過程

よる吸収障害である．過敏性腸症候群やバセドウ病などによる下痢である．もう一つは腸管運動の低下によるもので，最初は便が滞るが，腸内細菌が異常増殖することによって下痢が引き起こされる．糖尿病や強皮症患者などでみられる．

一方，**便秘**は排出すべき便を十分量かつ快適に排出できない状態である．通常4日以上排便がない場合には便秘と判断する．また，硬便による排便困難や腹痛，排便減少による腹部膨満感など種々の愁訴をきたす場合も便秘と診断する．便秘は，腸の病変や形態的変化によって起こる器質性と，それ以外による機能性に大きく分けられる．**器質性便秘**には，大腸癌やクローン病などによる腸の狭窄で便の通過が物理的に障害されることで生じる**狭窄性便秘**と，狭窄はないが，巨大結腸や直腸瘤などによる大腸の形態的変化によって生じる**非狭窄性便秘**がある．**機能性便秘**には，排便回数や量が減少して，結腸に便が過剰に貯留することで腹部膨満感や腹痛などの症状が現れる**排便回数減少型**と，排便時に直腸内の便を十分量かつ快適に排出できず，排便困難や残便感を生じる**排便困難型**に分けられる．排便回数減少型の主な原因は，食事摂取量・食物繊維の不足，向精神薬や抗コリン薬などの薬剤性，代謝・内分泌疾患や神経疾患，膠原病などによる症候性，および原因不明の特発性である．排便困難型の主な原因は，過敏性腸症候群（便秘型），直腸収縮力低下，蠕動運動の低下，腹圧低下，骨盤底筋協調運動障害などがあげられる．

6．黄　疸

血清ビリルビン値の増加によって皮膚や粘膜などが黄色く見えるようになることを黄疸と呼ぶ．眼球結膜（白眼の部分）の観察が黄疸の診断には有用である．

黄疸をきたすメカニズムは次のとおりである．古くなって変形能が低下した赤血球は脾臓で破壊（溶血）される（赤血球の寿命は約120日）．このとき，赤血球中のヘモグロビンは**非抱合型ビリルビン**に分解され，さらに肝臓で水溶性の**抱合型ビリルビン**となり胆汁中に排泄される．黄疸をきたすのは，肝障害時に肝細胞による抱合型ビリルビンの産生と胆汁への排出がともに低下し，**高ビリルビン血症**を呈するためである．ほかにも，**溶血性貧血**では赤血球の破壊亢進により非抱合型ビリルビンが過剰に産生されるために黄疸となる．

非抱合型ビリルビン／抱合型ビリルビン
不用になった赤血球中のヘモグロビンは，脾臓と肝臓で分解され，胆汁中に排出される．まず，脾臓でグルクロン酸と結合していない非抱合型ビリルビンと呼ばれる物質に変換される．その後，肝臓に運ばれ，グルクロン酸と結合して抱合型ビリルビンと呼ばれる水溶性の物質に変化し，胆汁中に排出される．非抱合型ビリルビンは非水溶性のため直接測定することができないことから間接ビリルビンとも呼ばれる．一方，水溶性の抱合型ビリルビンは直接ビリルビンとも呼ばれる．尿中に出現するのは直接ビリルビンである．

7．腹水，浮腫

腹腔内に500 mL以上の水分が貯留すると，触診や打診などで腹水貯留を判断できるようになる．浮腫は組織間隙に体液が異常に貯留した状態であり（p.226参照），下肢，とくに足背（足の甲）と前脛骨部（足のすね）に認めやすい．肝硬変の患者では，低タンパク血症と門脈圧亢進による，腹水と全身の浮腫を認めるようになる．

C　食道の疾患

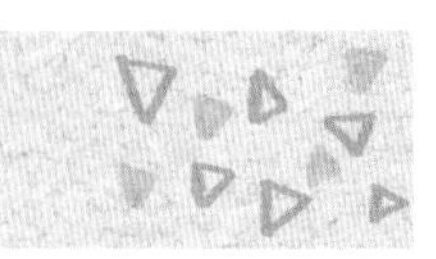

1．胃食道逆流症

胃食道逆流症（GERD（ガード））は，**下部食道括約筋**の機能低下などによって，胃液や胃内容物が食道に逆流する病態である．また，GERDは内視鏡検査で下部食道に発赤やびらん，潰瘍を認める**逆流性食道炎**（**図13-5**）と，食道に病変を認めない**非びらん性胃食道逆流症**（NERD（ナード））に分けられる．

GERD
gastroesophageal reflux diseaseの略．

下部食道括約筋
食道と胃の接合部にある筋肉で，食道が働いていないときは，胃から食物や胃酸が逆流しないように括約筋は閉じている．飲食の際は括約筋が開き，胃まで通過できるようになる．括約筋は尿道や肛門にもある輪状の筋肉で，ある種の弁のような役割を果たしている．

NERD
non-erosive reflux diseaseの略．

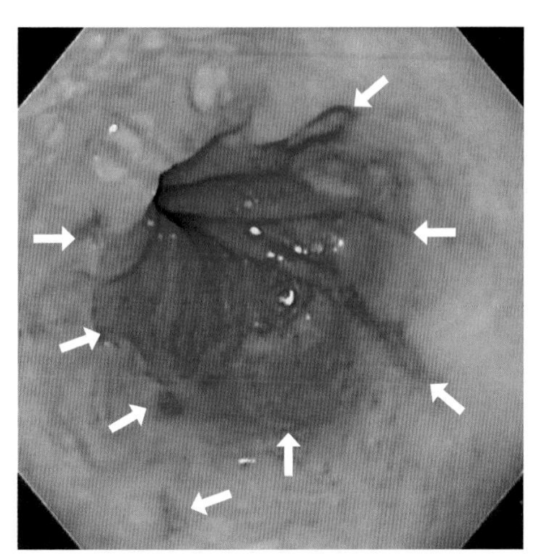

図13-5　逆流性食道炎
下部食道に縦走する発赤やびらんが認められる.
（写真提供：加藤卓次）

食道裂孔ヘルニア
食道裂孔とは食道が通る横隔膜の穴で，その位置は食道と胃の接合部にある．また，下部食道括約筋の高さとも一致しているため，胃から食道への逆流を防いでいる．しかし，胃が食道裂孔より食道側に飛び出すと食道裂孔ヘルニアと呼ばれる状態となり，食道と胃の接合部が緩み，胃の内容物が食道に逆流しやすくなる．

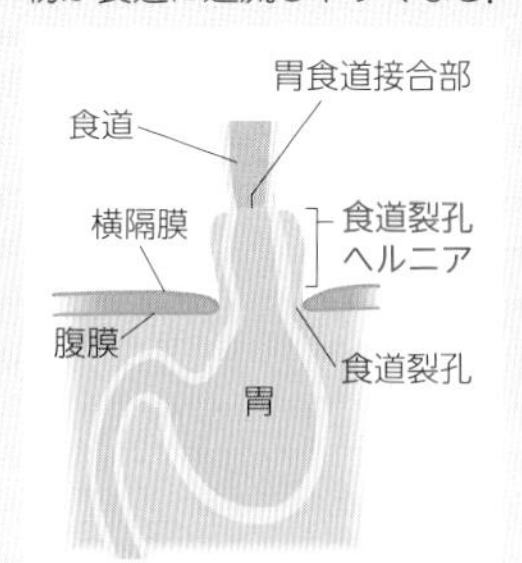

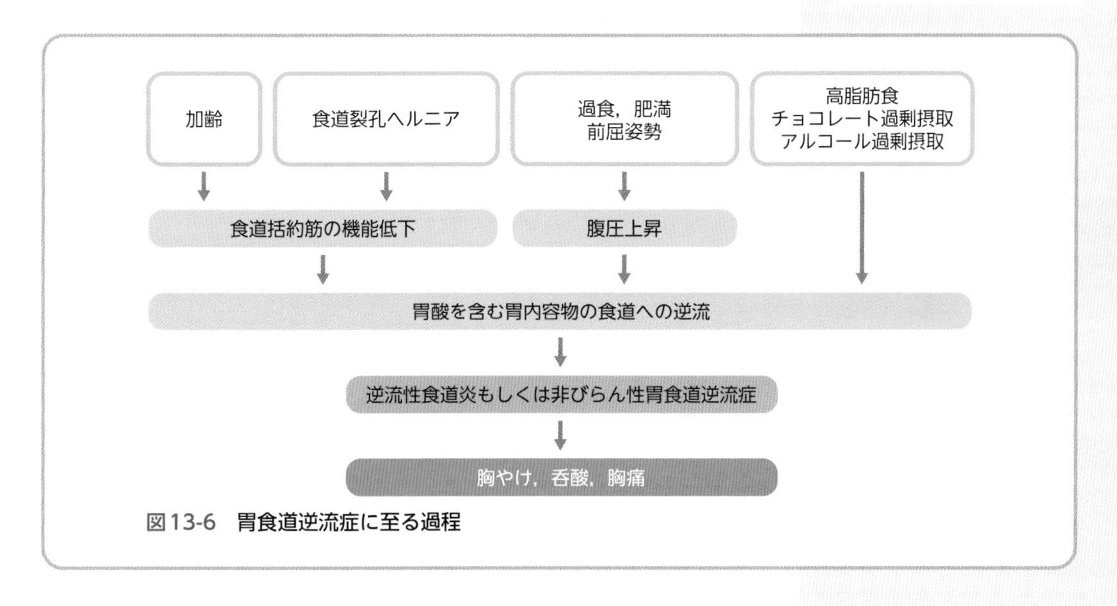

図13-6　胃食道逆流症に至る過程

主な原因は，加齢や食道裂孔ヘルニアのほか，肥満による腹部内圧の上昇，食習慣の乱れなども関与する．健常者でも食後には胃内容物が食道に逆流することがあるが，食道の蠕動運動によってすぐに胃に戻される．しかし，GERDでは蠕動運動の減弱化も加わり，胃液や胃内容物が食道に滞留する時間が長くなることで食道粘膜が傷つくことになる．症状は，胃酸などが食道粘膜を破壊するため，胸やけ（p.258参照）や呑酸（どんさん）（酸っぱいものが込み上げてくる症状），胸痛を自覚症状として訴えることが多い（**図13-6**）．

2．食道静脈瘤

胃や小腸，大腸，膵臓，胆嚢，脾臓など，主に消化器系臓器に送られた動脈血は，酸素と栄養素を各臓器に供給した後，静脈を介して心臓に直接戻るのではなく，各種臓器で吸収された栄養素や産生されたホルモン，分解物などを肝臓に届けるために門脈を経て肝臓に入り，肝細胞によって代謝や解毒などの作用を受け，肝静脈から下大静脈を経由して心臓に戻っていく（門脈循環，p.57参照）．しかし，肝硬変（p.279参照）になると門脈と肝静脈をつなぐ肝臓内の毛細血管網が機能しなくなり，門脈血が停滞するようになる．その結果，門脈内の圧力が高くなり（門脈圧亢進症），停滞した血液を心臓に戻すための側副血行路（迂回路）が発達する．側副血行路の一つとして，停滞した血液が左胃静脈を逆流し，食道粘膜下の静脈叢へ大量に流れ込むことによって静脈叢が怒張し，下部食道に静脈瘤が形成される（図13-7，8）．また，短胃静脈から胃の静脈叢に流れ込むと胃静脈瘤が形成される．食道静脈瘤ができると，時に胸のつかえ感を訴えることがあるものの，大部分は無症状である．しかし，食物や胃液による刺激などで破裂しやすい状態にあり，破裂すると新鮮血の吐血を生じ，大量出血すると出血性ショックに陥る．

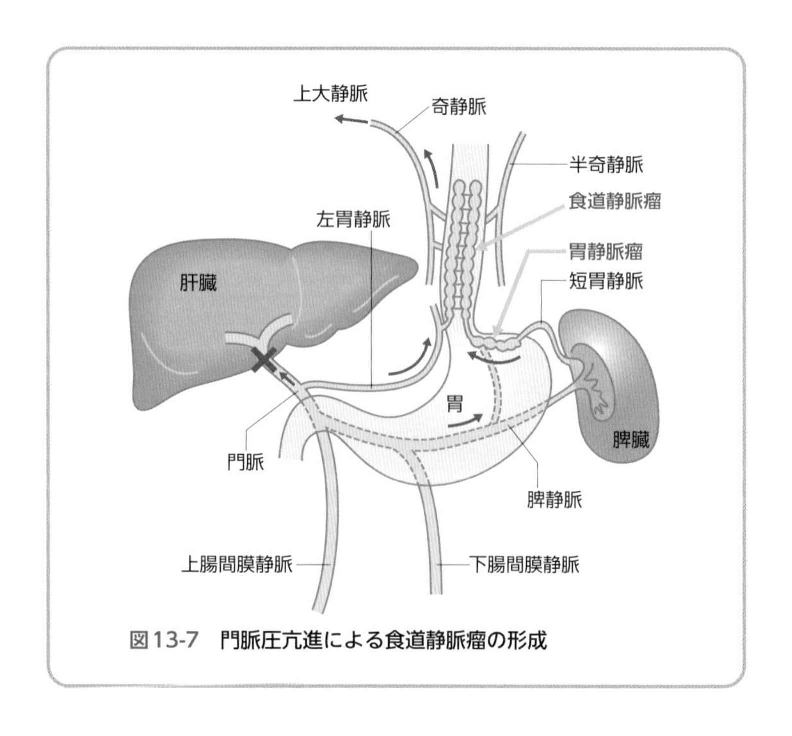

図13-7　門脈圧亢進による食道静脈瘤の形成

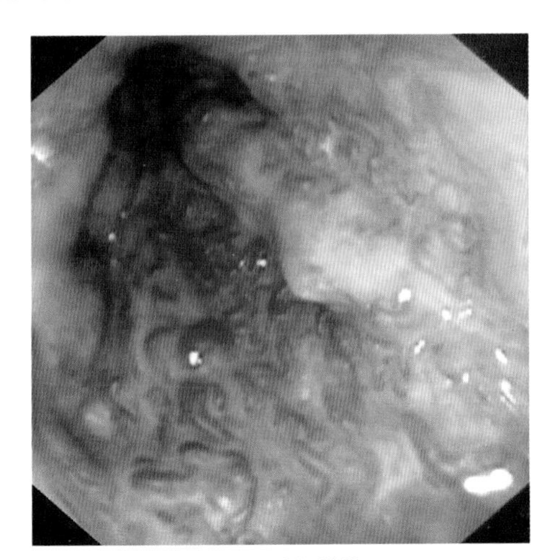

図13-8　食道静脈瘤の内視鏡像

3. 食道癌

食道癌は，下咽頭から胃食道接合部にかけて約28cmある食道の粘膜上皮細胞に発生する癌で，粘膜上皮，粘膜固有層，粘膜筋板，粘膜下層，固有筋層，外膜の順に拡大・浸潤していく．食道粘膜上皮は主に扁平上皮細胞で構成されているため，食道癌の組織型はほとんどが**扁平上皮癌**である．また，食道は消化管のなかで唯一**漿膜を有しない**臓器のため，癌が浸潤・転移しやすく，胃癌や大腸癌と比べて予後は悪い．癌が粘膜層内にとどまるものを**早期食道癌**，粘膜下層に及ぶものを**表在食道癌**，固有筋層以下に及ぶものを**進行食道癌**と呼ぶ（**図13-9，10**）．癌の浸潤がリンパ管の豊富な粘膜下層に及ぶと，食道壁内を**飛び石状に転移**しやすい特徴を持つ．わが国では60歳以上の男性に多く，危険因子として明確なものは**アルコール摂取**と**喫煙**である．好発部位は食道の中部，下部，上部の順である．食道癌の初期症状はほとんど認められないが，進行すると飲食時に胸のつかえや違和感，嚥下困難などの症状がみられる．癌が大きくなると，食道の通過障害によって食事摂取量が減り，体重減少がみられる．癌の浸潤が食道壁外の反回神経に及ぶと**嗄声**や咳がみられるようになる．

癌の治療方針は病理診断と病期分類（TNM分類）により決定される．TNM分類は，癌の大きさ・広がり（T），リンパ節転移の有無（N），遠隔転移の有無（M）で決まる．

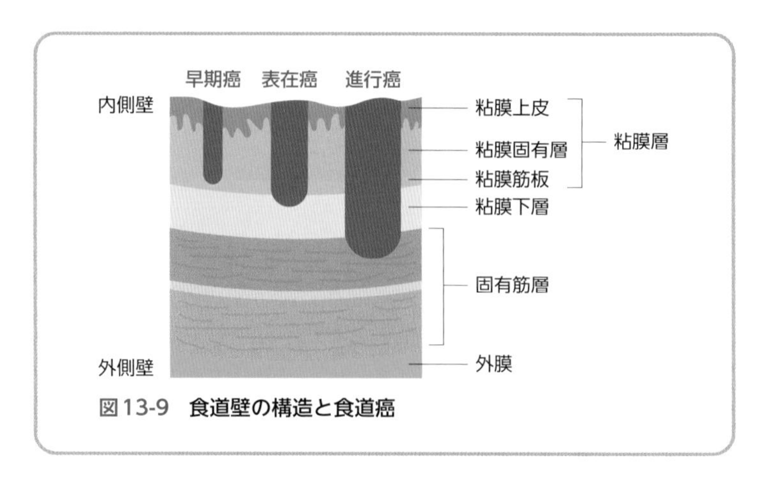

図13-9　食道壁の構造と食道癌

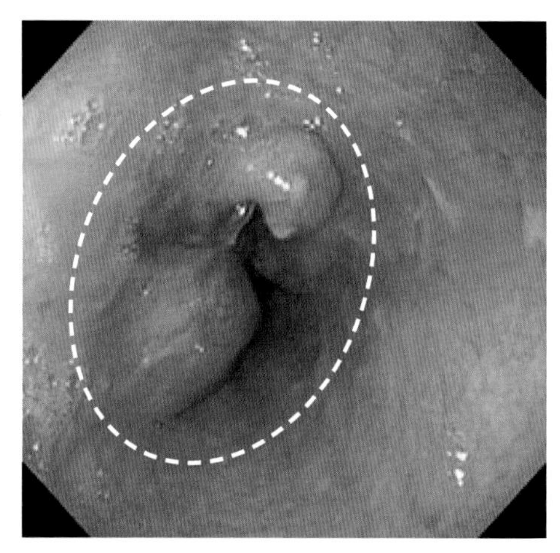
図13-10　進行食道癌の内視鏡像
（写真提供：夏井坂光輝）

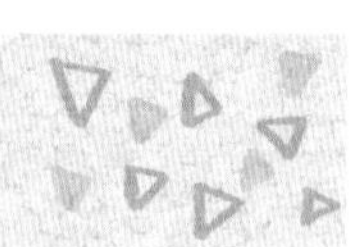

D 胃の疾患

1．急性胃粘膜病変

胃粘膜の炎症性変化である発赤，びらん，浮腫などが認められる状態を胃炎と呼び，主に急性胃粘膜病変（AGML）と慢性胃炎に分けられる．AGMLは突然の心窩部痛，悪心・嘔吐，吐血，下血などとともに発症する急性胃炎や急性胃潰瘍の総称である（図13-11）．

AGMLを発症する原因は，①身体的および精神的ストレス，②非ステロイド系抗炎症薬（NSAIDs）やステロイド薬などの薬

AGML
acute gastric mucosal lesionの略.

NSAIDs
non-steroidal antiinflammatory drugsの略.

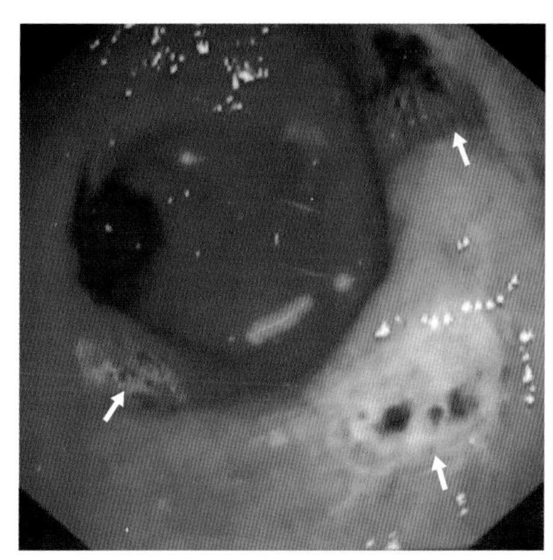

図13-11 急性胃粘膜病変の内視鏡像
胃前庭部に腫脹，発赤，びらん，浅い潰瘍，黒色の凝血が認められる．
（写真提供：坂本明正）

剤，③刺激のある飲食物（アルコール，香辛料，コーヒーなど），④医原病（放射線，胃内視鏡など）などさまざまである．発症機序は胃粘膜の血流障害，胃粘液産生の低下，胃酸分泌の亢進などが組み合わさることで起きる．

2．慢性胃炎

慢性胃炎とは，胃粘膜の慢性的な炎症性変化をきたす疾患である．原因の90%以上はヘリコバクター・ピロリ菌感染によるもので，ほかには薬剤性（NSAIDsなど）や自己抗体によるものなどがあげられる．慢性胃炎のほとんどは無症状であるが，時に心窩部痛や胃もたれ感などを慢性的に訴えることがある．

ピロリ菌感染胃炎は，ピロリ菌の産生する毒素とアンモニアによって胃粘膜が慢性的に傷害され，表層性胃炎を経て萎縮性胃炎に進行する（図13-12）．萎縮性胃炎は，胃液を分泌する粘膜上皮細胞が減少し，胃粘膜が萎縮（薄くなる）した状態にあり，さらに進行していくと胃粘膜上皮が腸粘膜上皮のように変化していくことがある（腸上皮化生）．また，萎縮性胃炎や腸上皮化生は胃癌の発生母地となることから，胃癌の原因はピロリ菌感染によるものといってもよい．胃癌予防のためにも保菌者は除菌療法を行う必要がある．

表層性胃炎
慢性胃炎の初期にみられ，胃酸の分泌過多や胃表面の防御機能の低下により，胃表層の粘膜が炎症している状態である．びらんのような組織欠損はなく，胃表層に線状の発赤を認める．ピロリ菌未感染胃であれば，治療は生活習慣の是正が重要である．

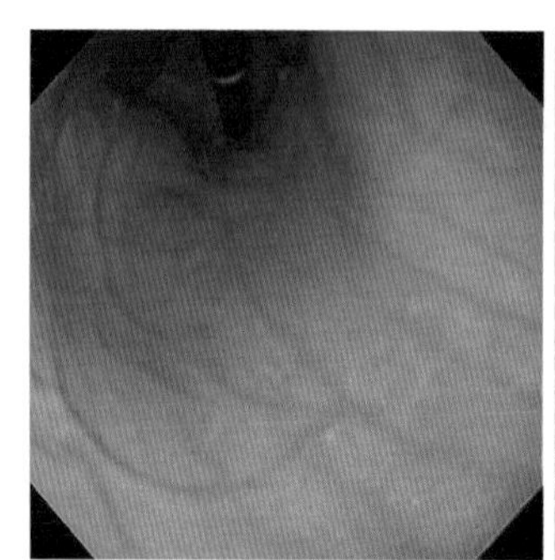

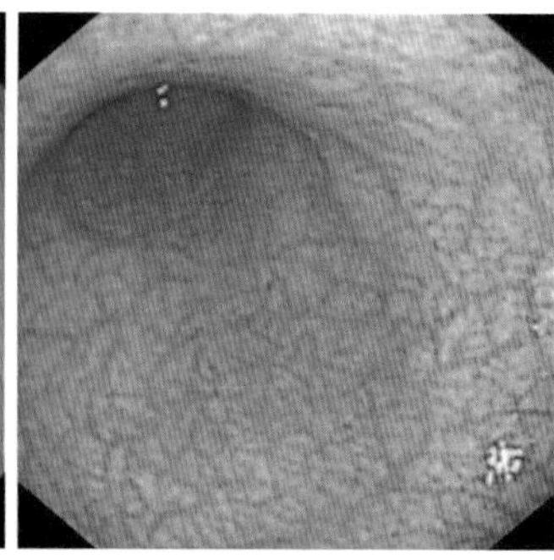

A．表層性胃炎　　B．萎縮性胃炎

図13-12　表層性胃炎と萎縮性胃炎

A：胃粘膜表面に炎症が起きており，何本もの線状発赤を認める．
B：胃粘膜の萎縮（薄くなること）により血管が網の目状に透けて見える（血管透見像）．
（写真提供：加藤卓次）

3．消化性潰瘍

消化性潰瘍とは胃液中の塩酸やペプシンにより，胃壁や十二指腸壁の局所が破壊され，組織欠損を生じる病態である．発症部位により胃潰瘍（**図13-13**）または十二指腸潰瘍と呼ばれる．主な原因は，ヘリコバクター・ピロリ菌感染および非ステロイド系抗炎症薬（NSAIDs）の服用である．とくにピロリ菌感染は消化性潰瘍の70～90%に関与している．

潰瘍の大きさは数mmから数cmに及び，組織欠損は粘膜下層以下に及ぶ．粘膜下層に及ばない組織欠損はびらんと呼ばれ，潰瘍とは区別される（胃壁の構造については**図13-15**を参照されたい）．潰瘍の促進因子には次のようなものがあげられる．①喫煙は粘膜の血流を減少させ，潰瘍の治癒を妨げ，再発率も上昇させる．②アルコールやコーヒーなどは胃酸分泌を増強させる．③精神的・身体的ストレスは胃酸と胃粘液の分泌バランスを崩す．

症状は潰瘍の部位や年齢によって異なるが，若年者ほど症状を認めることが多く，症状の程度も強いといわれる．高齢者ではほとんど症状がないか無症状のことも多い．典型的な症状は心窩部痛で「焼けつくような痛み」，「差し込むような痛み」などと表現される．飲食することで胃液が薄まり，痛みが軽減することも多い．しかし，幽門から前庭部にかけての胃潰瘍では食物による胃壁の伸展刺激により痛みを訴えることがある．そのほかの症状には，腹部膨満感や胸やけ，吐血，下血，悪心・嘔吐などがある（**図13-14**）．

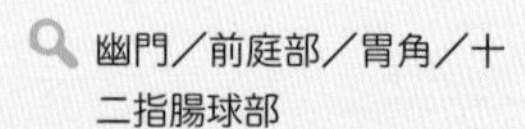

幽門／前庭部／胃角／十二指腸球部

胃の各部の名称は以下のとおりである．

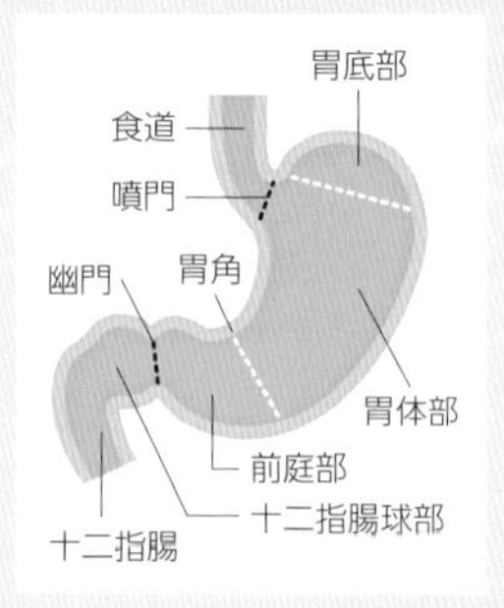

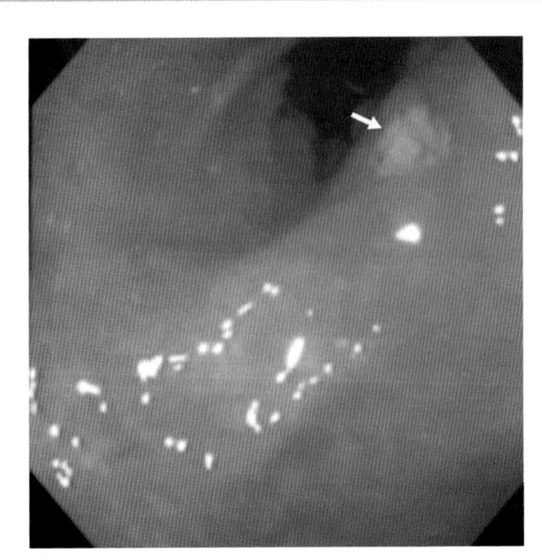

図13-13　胃潰瘍の内視鏡像
胃角部にある潰瘍である．潰瘍の底は壊死した組織や浸潤した炎症細胞などの白苔に覆われている．
（写真提供：坂本明正）

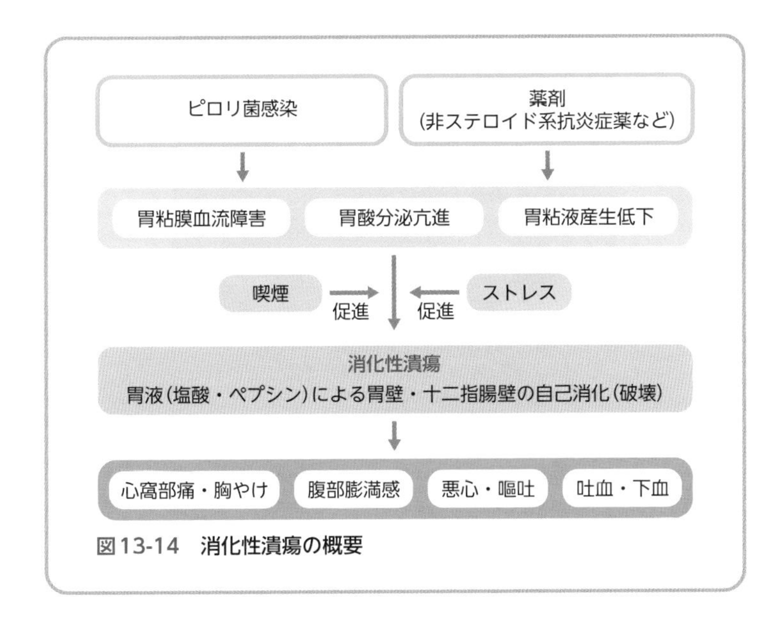

図13-14　消化性潰瘍の概要

胃潰瘍の好発年齢は中高年で，好発部位は胃角である．十二指腸潰瘍の好発年齢は20～40代で，好発部位は十二指腸球部である．

4. 胃　癌

胃癌は胃壁の内側にある粘膜上皮細胞が癌化してできる悪性腫瘍で，わが国の癌の部位別死亡数では，肺癌，大腸癌についで多い．

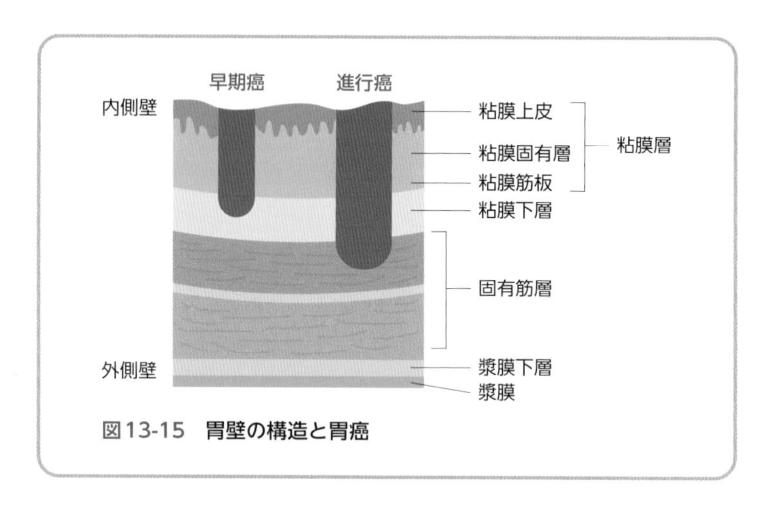

図13-15　胃壁の構造と胃癌

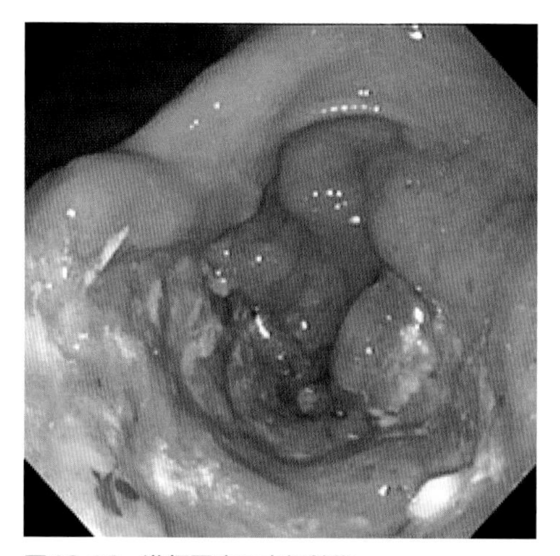

図13-16　進行胃癌の内視鏡像
前庭部の進行胃癌である．腫瘤状に盛り上がった内側に浅い潰瘍が散在している．
（写真提供：夏井坂光輝）

男女比は2：1で男性に多く，発症のピークは男女ともに60代である．胃癌の進行に伴って，粘膜層，粘膜下層，固有筋層，漿膜下層，漿膜へと拡大・浸潤していく．早期に発見し治療を行えば，予後は比較的良好である．癌が粘膜下層内にとどまっているものを早期胃癌，固有筋層以下に及ぶものを進行胃癌と呼ぶ（**図13-15，16**）．早期胃癌でもリンパ節転移や遠隔転移している場合もあるが，転移する確率は浸潤が深くなるほど上がっていき，癌の深達度が漿膜を越えると50％以上で遠隔転移が認められ，5年生存率は約9％と著しく低下する．胃癌の転移は，胃の周りにあるリンパ節や腹膜，および肝臓に多い．

胃癌の原因のほとんどはヘリコバクター・ピロリ菌感染であり，萎縮性胃炎が胃癌の発生母地となる．胃癌はかなり進行するまで無症状であるため，検診時に初めて胃癌の疑いを指摘されることが多い．癌が進行していくと心窩部痛や腹部膨満感，悪心・嘔吐，食欲不振などの症状が現れてくる．さらに進行し腫瘍から出血がみられるようになると，吐血や黒色便（タール便），貧血などが認められる．

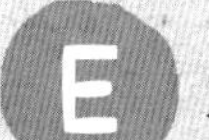

E 大腸の疾患

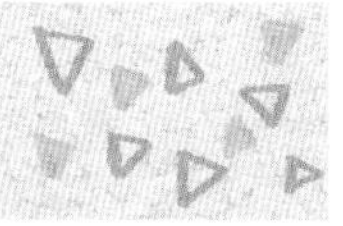

1．炎症性腸疾患

大腸を中心とした消化管に炎症を起こす疾患のうち，潰瘍性大腸炎とクローン病の2疾患を炎症性腸疾患と呼んでいる．いずれも免疫機構の異常によるもので，消化管が自己免疫によって攻撃される疾患と考えられているが，原因の詳細は明らかになっておらず，指定難病である．

❶ 潰瘍性大腸炎

潰瘍性大腸炎は，大腸粘膜に慢性の炎症が起こり，粘膜の欠損（びらんや潰瘍）が生じることを特徴としている．病変は粘膜層から粘膜下層までの表層に限られている．潰瘍性大腸炎は，基本的には直腸に始まり，連続性に口側に拡大していく．特徴的な症状は，びらんや潰瘍を生じるために下痢と血便を認める．時に腹痛を伴うことがあり，重症になると発熱，体重減少，貧血を呈する．長期間経過すると大腸癌のリスクが高くなる．潰瘍性大腸炎の診断技術や認知度の向上による診断率の増加や，食生活の欧米化に伴い，患者数は増加傾向にある．好発年齢は20代に多く，性差はなく，小児から高齢者まで幅広い発症を認める．**表13-2**に潰瘍性大腸炎の特徴を示す．

❷ クローン病

クローン病は，粘膜層から筋層，漿膜層までさまざまな深さに炎症を生じるため，縦走潰瘍（縦方向に走る長い潰瘍）や，敷石像（縦走潰瘍とその周囲を横行する小潰瘍に囲まれた残存粘膜が隆起することで丸い石を敷き詰めたようにみえる形態），アフタ様潰瘍（口内炎のような浅い潰瘍），不整形な潰瘍やびらんなどさまざまな病像を呈する．また，炎症が深いところにまで及ぶため，

表13-2　潰瘍性大腸炎とクローン病の特徴

	潰瘍性大腸炎	クローン病
内視鏡像		
炎症の範囲	直腸粘膜(直腸から口側に広がっていく連続性病変)	回盲部(小腸から大腸への移行部)に多いが，口腔から肛門までの全消化管(非連続性の飛び石状の病変)
好発年齢	20代の若年成人 小児〜高齢者でも発症 性差なし	10代後半〜20代前半 男女比 2：1
主な症状	腹痛，下痢，粘血便など	腹痛，下痢，発熱，体重減少など
病態像	びらんと浅い潰瘍	縦走潰瘍，敷石像，アフタ様潰瘍，腸管狭窄，穿孔，瘻孔，肛門周囲膿瘍
治　療	5-ASA製剤，副腎皮質ステロイド薬，抗TNF-α抗体，血球成分除去療法，栄養療法(とくにクローン病)，外科的治療など	
経　過	炎症が強い活動期と炎症が落ち着いた寛解期を繰り返す．長期経過では潰瘍性大腸炎のほうが癌化しやすい	

潰瘍治癒後は瘢痕化して腸管の**狭窄**，**穿孔**(腸管に穴があく)，**瘻孔**(腸管に穴があき，ほかの臓器や組織に連絡する)などを認めることがある．そのほか，肛門病変(**肛門周囲膿瘍**や痔瘻)の合併も多くみられることもクローン病の特徴である．腸管外合併症には，関節痛，結節性紅斑などの皮膚病変を認めることがある．

好発部位は回腸から大腸にかけての**回盲部**であるが，口から肛門に至るあらゆるところにできる可能性がある．炎症は**非連続性**で，飛び飛びに点在していることが特徴である(**飛び石状病変**)．クローン病の症状は患者によってさまざまで，炎症の部位や深さによって変わってくる．初期症状は下痢と腹痛が最も多く，患者によっては血便，体重減少，発熱，肛門の異常などが認められる．患者数は，潰瘍性大腸炎と同様に増加傾向にある．好発年齢は，男性では20代前半，女性では10代後半にピークがあり，若年者に多い傾向がある．男女比は2：1で男性に多い．**表13-2**にクローン病の特徴を示したので，潰瘍性大腸炎との違いを整理されたい．

2. イレウス（腸閉塞）

イレウスは，腸管内腔に通過障害をきたした状態で，腸管の閉塞による**機械的イレウス**と，閉塞を伴わない腸管運動障害による**機能的イレウス**に分類される．腸管の通過障害によって，障害部位から口側に腸内容物が滞留するため腸管が拡張・伸展し，腹痛や腹部膨満感，排便・排ガスの停止，嘔吐などの症状が現れる．X線検査では，貯留したガスと水分の境界線が**鏡面像（ニボー）**として確認できる（**図13-17**）．

機械的イレウスは，血流障害を伴わない**単純性イレウス**と血流障害を伴う**複雑性（絞扼性）イレウス**に分けられる．単純性イレウスは基本的には保存療法で様子をみることが可能だが，複雑性イレウスは，放置すると血流障害により腸管の壊死を招くため緊急手術を要する．

機能的イレウスは，腹部の手術後にみられるような**麻痺性イレウス**と**痙攣性イレウス**に分けられるが，大部分は麻痺性イレウスである．それぞれの原因については**表13-3**に示す．

頻度が高いのは，癒着による単純性イレウスが60%，腫瘍性に

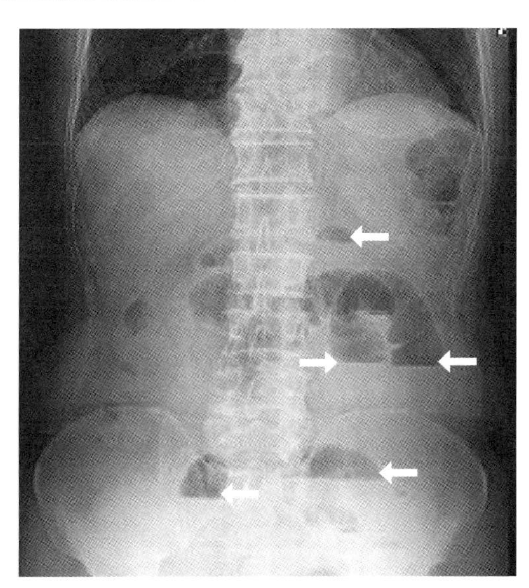

図13-17　イレウスの単純X線像

腸管内腔の通過障害により貯留したガスと水分の境界を鏡面像（ニボー）として認める（矢印）．水平面を境にガスは上に，水分は下に溜まる．貯留したこれらの内容物により腸管内圧が上昇することで腹部膨満感の症状が現れ，蠕動運動が亢進して腹痛が起こる．

（写真提供：加藤卓次）

表13-3　イレウスの分類

分類		原因	血流障害	蠕動運動
機械的	単純性	癒着，腫瘍，腸管内異物，炎症，外からの圧迫など	なし	—
	複雑性（絞扼性）	ヘルニア嵌頓，腸重積，腸軸捻転症，索状物による絞扼など	あり	—
機能的	麻痺性	術後の腸管麻痺，腹膜炎，薬剤，子宮外妊娠など	—	低下
	痙攣性	中毒，ヒステリー，打撲，外傷など	—	亢進

よる単純性イレウスが15%，複雑性イレウスが10%，麻痺性イレウスが5%となっている．

3．大腸癌

大腸壁の内側にある粘膜上皮細胞が癌化してできる悪性腫瘍で，**直腸癌**と**結腸癌**を合わせて大腸癌と呼ぶ．好発部位は**直腸**と**S状結腸**で，組織型は腺癌が多い．部位別癌死亡順位は肺癌について第2位である．好発年齢は40代から増え始め，年齢が上がるとともに発症率は高くなる．大腸癌はその進行に伴い，粘膜層，粘膜下層，固有筋層，漿膜下層，漿膜へと拡大・浸潤していく．

大腸癌の危険因子は，飲酒，喫煙，運動不足，野菜や果物の摂取不足，肥満，赤肉や加工肉の過剰摂取，長期間の潰瘍性大腸炎の罹患，家族歴などがあげられる．食生活の欧米化に伴って，大腸癌の罹患率は増加傾向にあり，癌全体の部位別罹患数では第1位である．とくに結腸癌の増加は著しい．血便が診断契機になることもあるが，多くが無症状であるため検診でみつかることが多い．

早期癌と進行癌の定義は胃癌と同様であり，癌が粘膜下層内にとどまっているものを**早期大腸癌**，固有筋層以下に及ぶものを**進行大腸癌**と呼ぶ．進行大腸癌の大部分は**潰瘍限局型**（潰瘍が中心部にあり，周辺が堤防のように癌が盛り上がっているタイプ）で，多くは高分化型腺癌である（**図13-18，19**）．リンパ節への転移は癌が進行するまでは少なく，手術後の予後も比較的良好であることが多い．早期大腸癌の5年生存率は約95%と高い値ではあるが，癌の部位別死亡数は第2位であることから，進行大腸癌でみつかる例が多いことがわかる．発見の遅れが致命的となるため，早期発見・早期治療が重要となる．

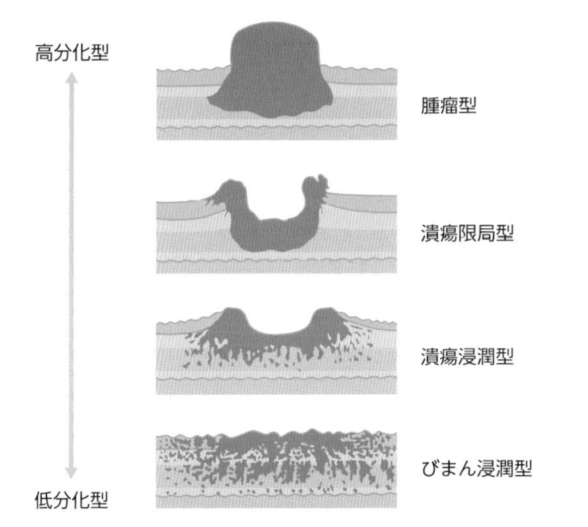

図13-18　進行大腸癌と進行胃癌の肉眼的分類
一般に，高分化（分化度が高い）ほど細胞の成熟度が高く，比較的悪性度が低いといえる．

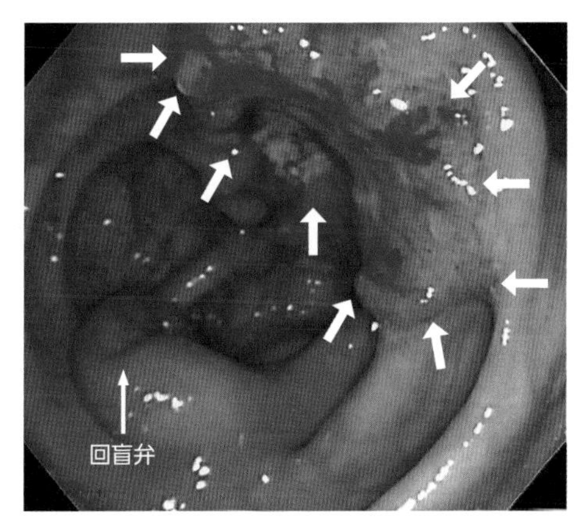

図13-19　進行大腸癌の内視鏡像
回盲弁の反対側にある，潰瘍限局型の進行大腸癌である．潰瘍周囲の堤防状の構造は凹凸不整で，出血を伴う．
（写真提供：加藤卓次）

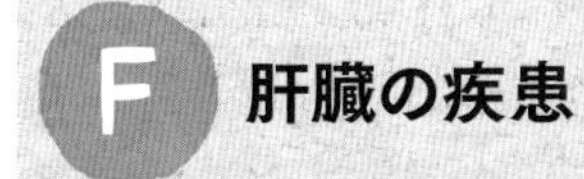
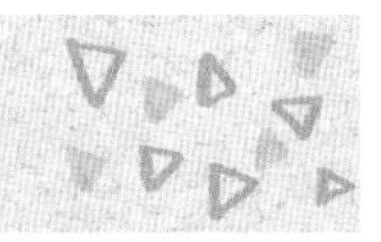

F　肝臓の疾患

1.　急性ウイルス性肝炎

ウイルス性肝炎は，ウイルスの感染を契機に肝臓に炎症が起こる病態である．その大部分は肝炎ウイルスの感染によるもので，

表13-4 主な肝炎ウイルスの特徴

ウイルス	核 酸	感染経路	潜伏期間	持続感染	肝発癌	ワクチン
A型肝炎ウイルス	RNA	経口(汚染された水や食品，カキなどの二枚貝からの感染が多い)	約4週	なし	なし	あり
B型肝炎ウイルス	DNA	血液・体液(針刺し，性交渉，垂直感染など)	1～6ヵ月	あり	あり	あり
C型肝炎ウイルス	RNA	血液(針刺しなど，母子感染はまれである)	1～3ヵ月	あり	あり	なし
E型肝炎ウイルス	RNA	経口(汚染され，加熱調理が不十分なイノシシ肉，ブタ肉，シカ肉など)	2～6週	なし	なし	なし

D 型肝炎ウイルスは，B 型肝炎ウイルスと共存することによってのみ増殖できるため，B 型肝炎ウイルスとの同時感染か，B 型肝炎ウイルスキャリアへの重複感染で感染が成立する．日本での発症はきわめて少ない．

肝炎ウイルスにはA，B，C，D，E型肝炎ウイルスの5種類がある．主な肝炎ウイルスの特徴を**表13-4**に示した．

急性ウイルス性肝炎とは，ウイルス感染が原因となって強い炎症が急激に発症し，急性の肝機能障害を生じる病態である．主な症状は，発熱や全身倦怠感，黄疸，褐色尿，悪心・嘔吐などである．重症の場合は肝性脳症により意識障害をきたす．

A型肝炎は，A型肝炎ウイルスに汚染された水や食品(貝など)の摂取による経口感染が多い．わが国での集団感染は減少したが，散発性の急性肝炎の大部分がA型肝炎である．上下水道の完備されていない開発途上国などで感染し，日本に持ち帰る例が時に認められる．A型肝炎では，前述の症状のほか，急性腎不全を呈することがある．A型急性肝炎の多くは患者自身の免疫力で自然治癒するため，慢性化はしない．

B型肝炎は，B型肝炎ウイルス陽性者の血液や体液を介して感染する．その原因は，母親から子への垂直感染，性交渉，針刺し事故，注射針の使い回しなどがあげられる．垂直感染または乳児期に感染した場合は，まだ免疫が十分に働かないために無症候性キャリアとなり，そのうち約10%が将来的に慢性肝炎を発症する．一方で，思春期以降に感染した急性肝炎の多くは，特別な治療を必要とすることなく一過性感染で治癒し，慢性化することはほとんどない．しかし，最近では，欧米型(ゲノタイプA)のB型肝炎ウイルスが増えつつあり，約10%が慢性化するとの報告があるため，不特定の性交渉には注意する必要がある．また，B型急性肝炎の約2%は劇症化して死亡する例もあるので注意が必要である．

C型肝炎は血液を介して感染するが，輸血の検査体制の整備に

肝性脳症
肝臓の機能低下による合併症で，肝臓で代謝されるはずの有害物質(アンモニアなど)が解毒されずに脳の中枢神経に到達することで，意識障害や異常行動，羽ばたき振戦などのさまざまな神経症状を呈するようになる．

無症候性キャリア
ウイルスなどの病原体に感染している状態ではあるが，その症状が出現していない宿主を指す．病原体による病気を発症はしていないが，ほかの宿主にその感染症を伝染させる可能性がある．

劇症化
劇症化とは，病気の進行が急激で予後不良の状態である．劇症肝炎は，肝炎が急激に悪化し，肝細胞が大量に破壊され肝臓が機能しなくなる急性肝不全の状態を指す．肝機能の急激な低下により，肝性脳症や出血傾向を生じる．

伴い，新たな発症数は激減している．C型急性肝炎はほかの肝炎ウイルスに比べて慢性肝炎に移行しやすいが，インターフェロン治療や抗ウイルス療法の進歩によりウイルス排除も可能である．

E型肝炎は経口感染する．開発途上国で流行しやすく，日本での症例の多くが海外渡航者である．最近では，イノシシやシカの肉を生食することで感染する例が報告されるようになった．E型急性肝炎が慢性化することはない．

わが国の急性肝炎の起因ウイルス別発症頻度(2010～2017年)は，A型(約10%)，B型(約40%)，C型(約10%)，非A非B非C型(約40%)である．これまで述べたように急性肝炎は，その原因ウイルスにより経過が異なる．A型肝炎とE型肝炎は一過性感染し慢性化はしない．B型肝炎は垂直感染においては高率に慢性化し無症候性キャリアとなるが，成人の感染では慢性化はまれである．C型肝炎は高率(約70%)に慢性化する．

2. 慢性ウイルス性肝炎

慢性ウイルス性肝炎とは，6ヵ月以上の期間にわたって肝臓の炎症が続く病態であるが，脂肪肝や自己免疫性肝炎，肝硬変などは除外され，BもしくはC型肝炎ウイルスの存在が証明されることで診断に至る．

自己免疫性肝炎
中年以降の女性に好発する(男女比は1：4)原因不明の肝疾患で指定難病である．慢性に経過する肝炎で，自己免疫機序が関与していると考えられている．抗核抗体または抗平滑筋抗体が陽性になる．

わが国の慢性肝炎の約70%がC型肝炎で，約20%がB型肝炎である．残りはアルコール性肝炎，非アルコール性脂肪肝炎，自己免疫性肝炎，薬剤性肝障害などである．

B型慢性肝炎は，出産時の垂直感染や，免疫機構の未熟な乳幼児期の水平感染により持続感染者となる場合に認められる．母親から子への垂直感染では，ウイルスが異物として認識されずに，20歳頃まで炎症を起こさずに経過する場合が多い(無症候性キャリア)．成人期になり，免疫機構にB型肝炎ウイルスを排除する働きが出てくると，ウイルスに感染した肝細胞がリンパ球によって破壊され始め，キャリアから慢性肝炎に移行する．急性肝炎の項でも述べたが，最近では，ゲノタイプAのB型肝炎ウイルスが増加しており，成人期の感染でも慢性肝炎に移行する症例が増えている．B型慢性肝炎を治療しないでいると，そのうちの20～30%が急速に，または数十年かけて肝硬変に進行し，一部が肝細胞癌を発症する(**図13-20**)．

C型肝炎ウイルスは血液を介して感染するが，現在のC型慢性

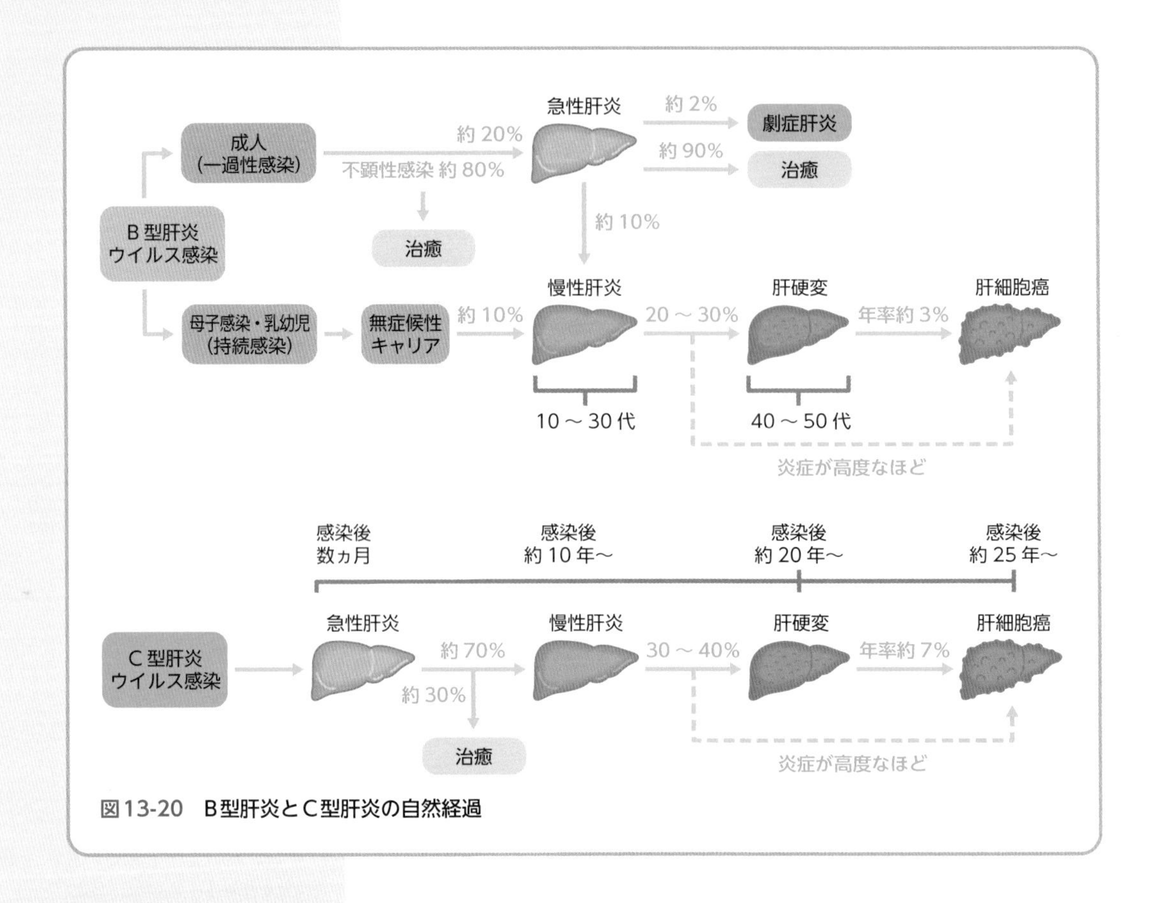

図13-20　B型肝炎とC型肝炎の自然経過

肝炎の患者の大部分は，C型肝炎ウイルスが発見される以前に輸血や血液製剤の輸注を介して感染したと考えられている．現在，輸注による感染はなくなったものの，新たにC型肝炎を発症する例もみられる．その感染経路は明確ではないが，覚醒剤などで使用する注射の回し打ち，入れ墨(タトゥー)やピアスの穴あけに利用する針の使い回し，カミソリや歯ブラシの共用などが考えられている．C型肝炎ウイルスに感染すると，自然経過では約70%が慢性化し，10年ほどかけて30～40%が肝硬変に進行し，一部が肝細胞癌を発症するようになる(図13-20)．

慢性肝炎の多くは，長い年月をかけて徐々に進行し，肝硬変になるまで顕著な症状を自覚することは少ない．認められる症状として，肝臓が果たすべき老廃物や毒素を排出する能力の低下や代謝機能の低下に伴う，漠然とした倦怠感，食欲不振，易疲労感などを訴えることがある．

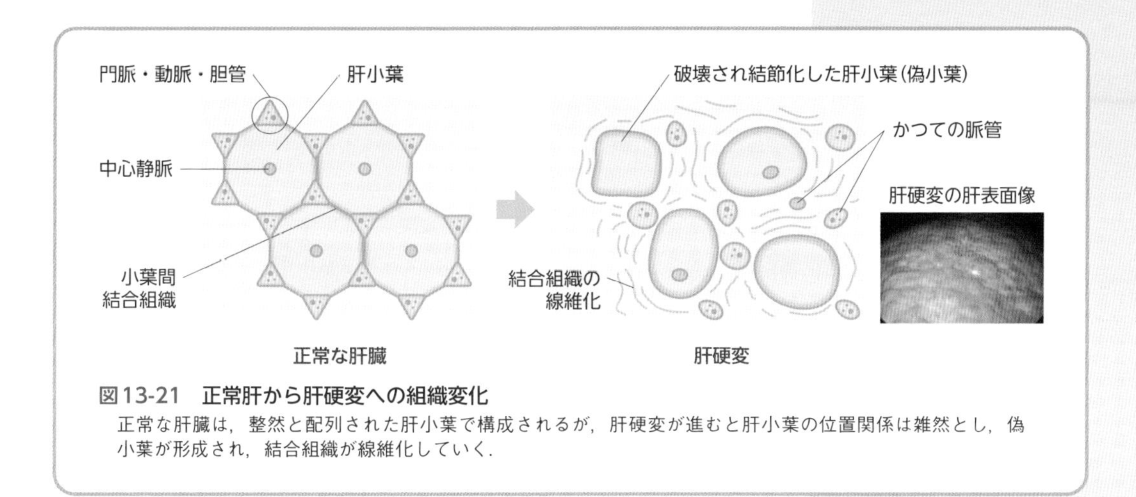

図13-21　正常肝から肝硬変への組織変化
正常な肝臓は，整然と配列された肝小葉で構成されるが，肝硬変が進むと肝小葉の位置関係は雑然とし，偽小葉が形成され，結合組織が線維化していく．

3．肝硬変

ウイルスなどによる肝臓の慢性炎症によって肝組織が破壊されると，それを修復するために肝細胞の再生（増殖）が進む．しかし，十分量の肝細胞が再生できずに一部がコラーゲンの線維組織に置き換わってしまうことで，肝臓が**線維化**し，**硬く**なってくる．この病態が肝硬変であり，**慢性肝疾患の終末像**である．10年以上にわたって慢性炎症が続き，肝組織の破壊と再生が繰り返されることで肝小葉の構造も変化していき（**偽小葉**），小葉周囲の小葉間結合組織が線維組織に置き換わっていくことで肝臓全体が硬く小さくなり，ゴツゴツといびつな表面に変化していく（**図13-21**）．

肝硬変の原因疾患には，**C型慢性肝炎**（約48%），**B型慢性肝炎**（約11%），**アルコール性肝障害**（約20%）があり，そのほかにも非アルコール性脂肪肝炎，自己免疫性肝炎，薬剤性肝障害などがある．

初期の肝硬変では，倦怠感や食欲不振などを訴えることはあるが，肝臓は予備能が非常に高く，肝細胞が障害を受けても残存する肝細胞がその機能を代償する能力をもっているため自覚症状は少ない．このように予備能により肝機能が保たれている肝硬変を**代償性肝硬変**と呼ぶ．しかし，肝硬変が進行し，予備能低下に伴うさまざまな症状や合併症が現れてくると，**非代償性肝硬変**と呼ばれるようになる．非代償性肝硬変の症状や合併症は，肝細胞の機能障害に伴うものと，**門脈圧亢進**（p.59参照）に伴うものに分けられる（**図13-22**）．

肝細胞の機能障害に伴うものには，アルブミン合成障害による**浮腫**や**腹水**，アンモニアの処理障害による**肝性脳症**（**肝性昏睡**（こんすい）），

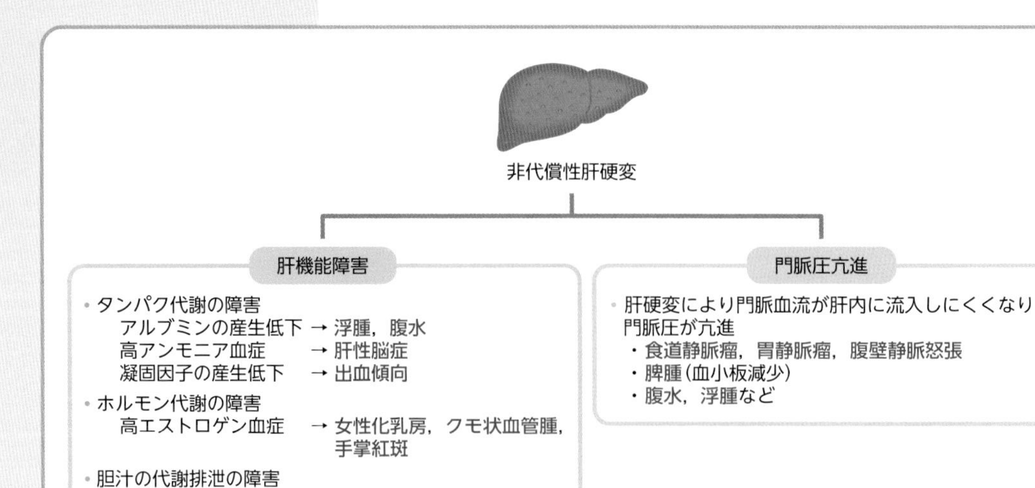

図13-22　非代償性肝硬変の主な症状と合併症

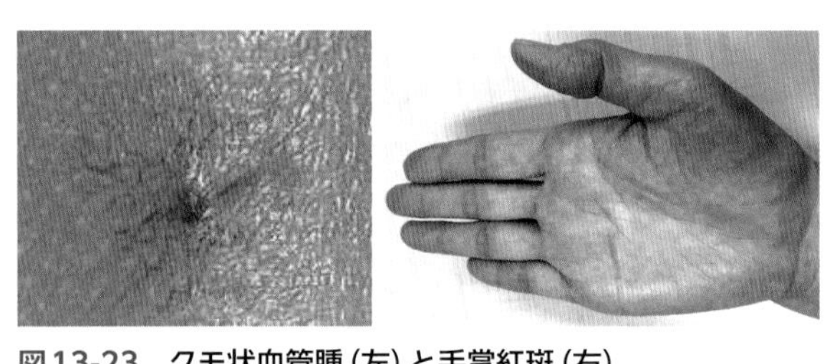

図13-23　クモ状血管腫（左）と手掌紅斑（右）

左：胸部にできた直径5mm程度の血管腫．細く蛇行した毛細血管が遠心性に広がっている．
右：母指球と指先の柔らかい部分に紅斑を認める．

（写真提供：井廻道夫）

凝固因子の合成障害による出血傾向，女性ホルモンの不活性化障害による女性化乳房，女性ホルモンの末梢血管拡張作用によるクモ状血管腫や手掌紅斑（図13-23），胆汁産生障害による黄疸，そして長期に及ぶ炎症による肝細胞癌などがあげられる．また，門脈圧亢進に伴うものには，腹水や浮腫，脾腫，胃・食道静脈瘤，腹壁静脈怒張などがあげられる．

触診においては，心窩部に硬い肝臓が触れ，左肋骨下に腫れた脾臓を触知できる．検査所見では，黄疸の原因である総ビリルビン値の上昇，肝性脳症の原因である血中アンモニア値の上昇，肝臓で合成されるアルブミンやコレステロール値の低下，脾腫に伴う血小板の減少などが認められる．

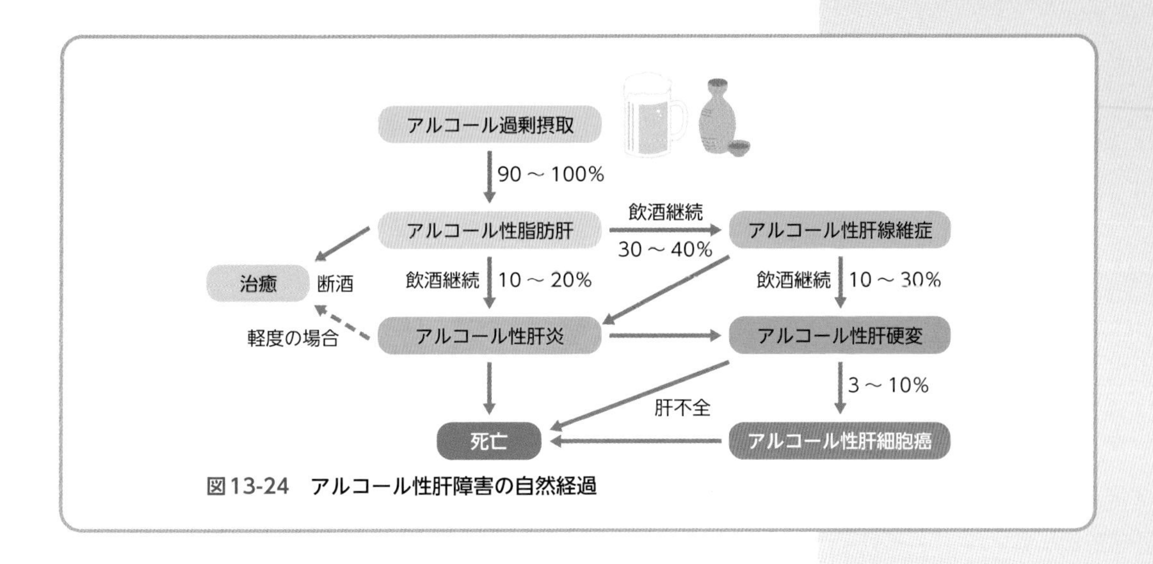

図13-24　アルコール性肝障害の自然経過

4．アルコール性肝障害

アルコール性肝障害とは，通常5年以上の長期間にわたる過剰なアルコール摂取（1日平均純エタノール60g以上の飲酒，日本酒換算で約3合）が原因になった肝障害の総称で，肝炎ウイルスマーカー（ウイルス性肝炎）や抗ミトコンドリア抗体（原発性胆汁性肝硬変），抗核抗体（自己免疫性肝炎）が陰性であることが条件となる．**図13-24**に示したようにアルコール性肝障害は，まずはアルコール性脂肪肝として発症する．アルコール過剰摂取を継続していると，アルコール性脂肪肝から30～40%がアルコール性肝線維症に進展し，10～20%が急性の肝細胞壊死によるアルコール性肝炎を発症する．アルコール性肝線維症やアルコール性肝炎の一部はアルコール性肝硬変に進展し，アルコール性肝硬変の3～10%に肝臓癌（肝細胞癌）が発症する．アルコール性脂肪肝や軽度のアルコール性肝炎は，断酒によって可逆的に元に戻るが，アルコール性肝線維症やアルコール性肝硬変になってからでは，断酒をしても回復は難しくなる．

5．非アルコール性脂肪性肝疾患

肝炎ウイルスやアルコール摂取と関係なく，脂肪肝から肝障害をきたす患者が最近注目を集めるようになった．非アルコール性脂肪性肝疾患（NAFLD（ナッフルディー））とは，主にメタボリックシンドロームに関連する諸因子とともに，画像診断などで脂肪肝を認めた病態で，アルコール性肝障害，ウイルス性肝疾患，薬物性肝障害を除

NAFLD
nonalcoholic fatty liver diseaseの略．

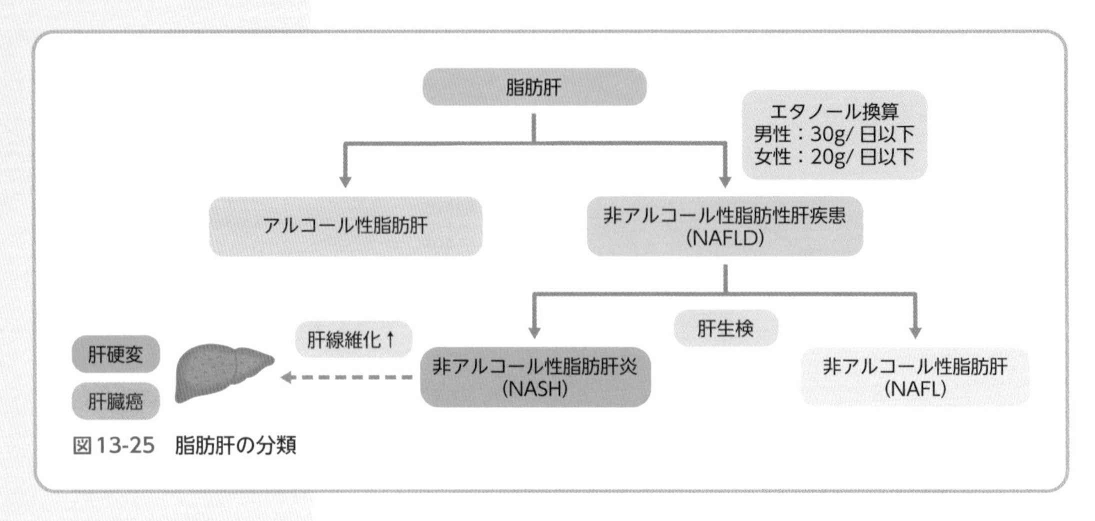

図13-25　脂肪肝の分類

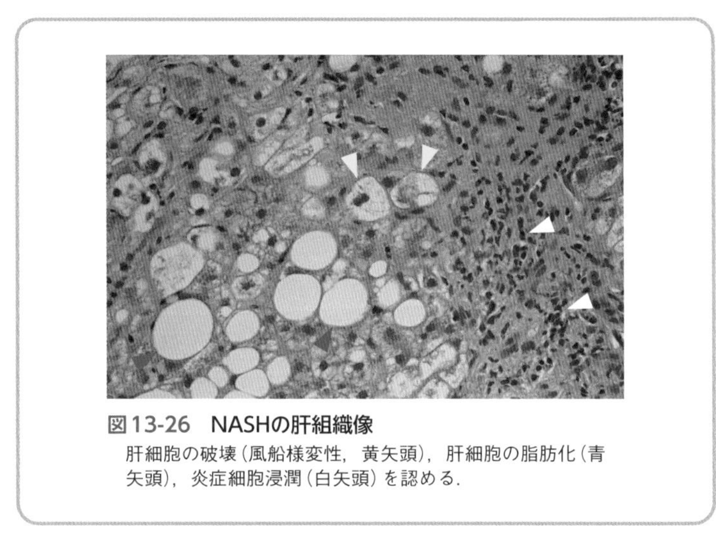
図13-26　NASHの肝組織像
肝細胞の破壊（風船様変性，黄矢頭），肝細胞の脂肪化（青矢頭），炎症細胞浸潤（白矢頭）を認める．

外したものと定義される．また，NAFLDは病態がほとんど進行しない予後良好な**非アルコール性脂肪肝**（NAFL（ナッフル））と，進行性で肝硬変や肝臓癌の発症母地にもなる**非アルコール性脂肪肝炎**（NASH（ナッシュ））に分けられる．NASHの診断には**病理診断**による肝内の炎症や線維化の有無の確認が必要となる（**図13-25**）．

わが国のNAFLD患者は約2,000万人いると考えられている．NAFLDの危険因子である**肥満**や**メタボリックシンドローム**の増加に伴って患者数は増加傾向にあり，NAFLD患者の約15%がNASHと推定されている．**悪性の脂肪肝**であるNASHを生じるメカニズムの一つは，脂肪細胞から供給される遊離脂肪酸や種々のアディポカイン，脂肪組織に浸潤したマクロファージから分泌されるTNF-αなどの炎症性サイトカインなどによって肝臓に炎症

NAFL
nonalcoholic fatty liverの略．

NASH
nonalcoholic steatohepatitisの略．

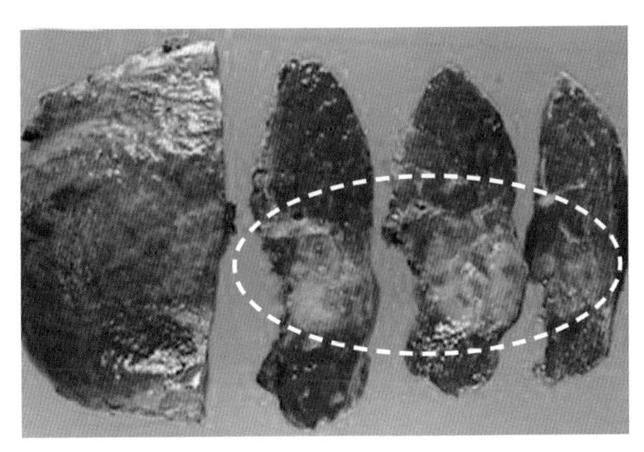

図13-27　肝細胞癌の肉眼像

（写真提供：若林 剛）

をもたらすことと考えられている（**図13-26**）．最近では，遺伝的素因や腸内細菌が関与しているという報告もある．また，NASHの生命予後に最も関連する病理所見は肝臓の線維化であり，その程度に応じて治療がなされる．

6．肝臓癌

肝臓に発見される癌の90%以上が転移性肝癌であり，残りが肝細胞や胆管細胞から発生した**原発性肝癌**である．原発性肝癌には，**肝細胞癌**と**胆管細胞癌**（肝内の胆管に限る）があり，その大部分を肝細胞癌が占めている（**図13-27**）．肝細胞癌は近年増加傾向で，発症は70代後半にピークがあり，男女比は2：1と男性に多く，年間4万人ほどが罹患する．

肝細胞癌の多くは**肝硬変**を背景に発生する．以前は原因の約90%が肝炎ウイルスによるものであったが，現在では約60%が**C型肝炎ウイルス**，約10%が**B型肝炎ウイルス**で，残りの約30%がウイルス感染以外によるもので，**非アルコール性脂肪肝炎**（NASH）由来の肝細胞癌が増加している．肝細胞癌では肝硬変に伴う症状などを除き，癌そのものによる特有の症状や身体所見は認めにくい．早期発見のためには，ウイルス性慢性肝炎や肝硬変患者など高リスク群の定期的な画像検査（**図13-28**）や，AFP（p.190参照）とPIVKA-Ⅱの腫瘍マーカー検査が重要である．

肝細胞癌の治療は，肝部分切除，ラジオ波焼灼療法，肝動脈化学塞栓療法が中心となるが，多くの肝細胞癌はウイルス感染が発癌のベースにあるため，治療後の再発も多い．

PIVKA-Ⅱ
肝臓で合成される凝固活性を持たない異常プロトロンビンである．通常の血液中には存在せず，ビタミンK欠乏時や肝細胞癌などで出現する．肝細胞癌では50～60％の陽性率を示す．

ラジオ波焼灼療法
経皮的に肝臓内の癌組織に針を刺し，針先から電流（ラジオ波）を流し，その熱で癌細胞を熱凝固させる治療法である．

肝動脈化学塞栓療法
大腿動脈からカテーテルを挿入し，腫瘍に栄養を供給している肝動脈まで進め，塞栓物質と抗癌薬を混ぜたものを注入することで，腫瘍を壊死させる治療法である．

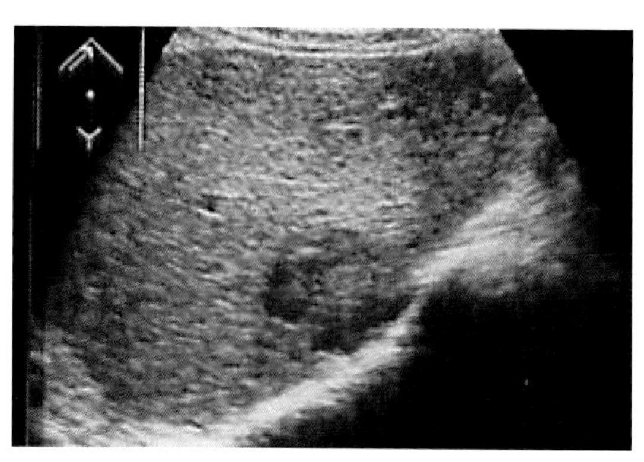

図13-28　肝細胞癌の超音波像

（写真提供：井廻道夫）

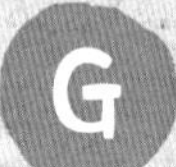

胆嚢，膵臓の疾患

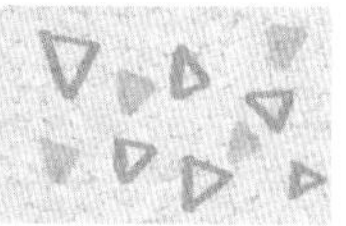

1．胆石症

胆石症とは，胆汁成分から形成された結石が胆嚢や胆管に停留した病態である．肝臓でつくられた胆汁は，一度胆嚢に貯蔵され，胃に食べ物が入ると胆嚢が収縮して十二指腸内に放出される．胆汁の主な成分はコレステロール，ビリルビン，胆汁酸であり，成分の偏りや細菌感染症があると結晶化して胆石となる．主にコレステロールを主体とした白～黄色いコレステロール結石と，ビリルビンを主体とした褐色～黒いビリルビン結石に分けられる．

検診などで無症状の胆石症がみつかることも多いが，結石が胆嚢管や総胆管（図13-29）に詰まると，脂肪食などを契機に上腹部から右季肋部に疝痛発作が出現する．また，時に痛みが背部や右肩に放散する．総胆管が閉塞すると，黄疸や悪心・嘔吐，肝障害が現れることがある．

疝痛発作
周期的に反復する発作的な腹部痙攣痛を指す．「鋭く差し込むような痛み」などと表現される強い痛みである．平滑筋の異常な収縮が痛みの原因となる．

2．胆嚢癌，胆管癌

日本の癌統計では，胆嚢癌と胆管癌は胆道癌として一括して扱われている．胆道癌の罹患数は60代から増え始め，年齢が上がるほど発症率・死亡率は高くなる．胆嚢癌は胆石症を有する女性に，胆管癌は男性にやや多い傾向がある．

胆道癌は無症状で経過することがほとんどであるが，胆管癌では胆管の閉塞による黄疸などによって発見されることも多い．胆

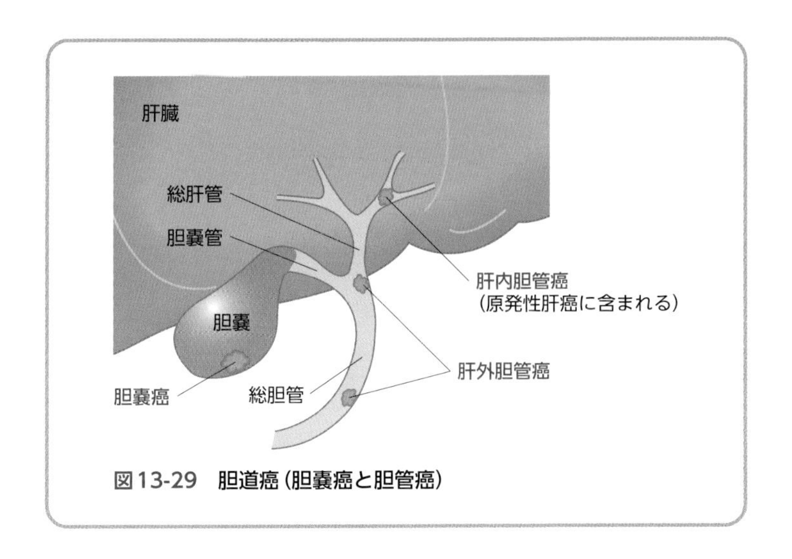

図13-29　胆道癌（胆嚢癌と胆管癌）

嚢癌は自覚症状に乏しく，発見されたときには肝臓などの重要臓器に浸潤した進行癌であることが多い．胆管癌は胆管の上皮細胞から発生し，肝外胆管癌と肝内胆管癌に分けられ，肝内胆管癌は原発性肝癌として扱われる（図13-29）．また，胆管癌は胆管内を浸潤性に増殖することが多い．胆嚢癌の危険因子は胆石症であり，胆嚢癌の半数以上に合併している．

3．急性膵炎，慢性膵炎

急性膵炎とは，膵臓から産生・分泌されるタンパク分解酵素や脂肪分解酵素などの消化酵素が過剰に活性化され，膵臓組織を自己消化し始めることで出血や膵壊死が起きる病態である．進行すると，消化酵素や二次的に産生されたサイトカインなどが血中に入ることで全身に炎症が波及し，多臓器不全や播種性血管内凝固症候群（p.359参照）を引き起こし，致死的である．急性膵炎の原因はアルコールの過剰摂取が最も多く，ついで胆石症である（図13-30）．女性に限っては原因不明の特発性が多い．病状は数日間の絶食で回復する軽症例から，膵壊死に至る重症例まである．重症例での死亡率は約30%と高いため，早期の重症度判定が重要である．ほとんどの症例で上腹部痛が現れる．重症例では，黄疸，呼吸困難，ショック，イレウス，出血傾向などを認める．

慢性膵炎は，膵臓の細胞が少しずつ破壊され，線維組織に置き換わっていく慢性に進行する疾患で，男性では長期間のアルコールの過剰摂取が主な原因となり，女性では原因不明の特発性が多い．膵臓から分泌される消化酵素により膵臓自体が徐々に破壊さ

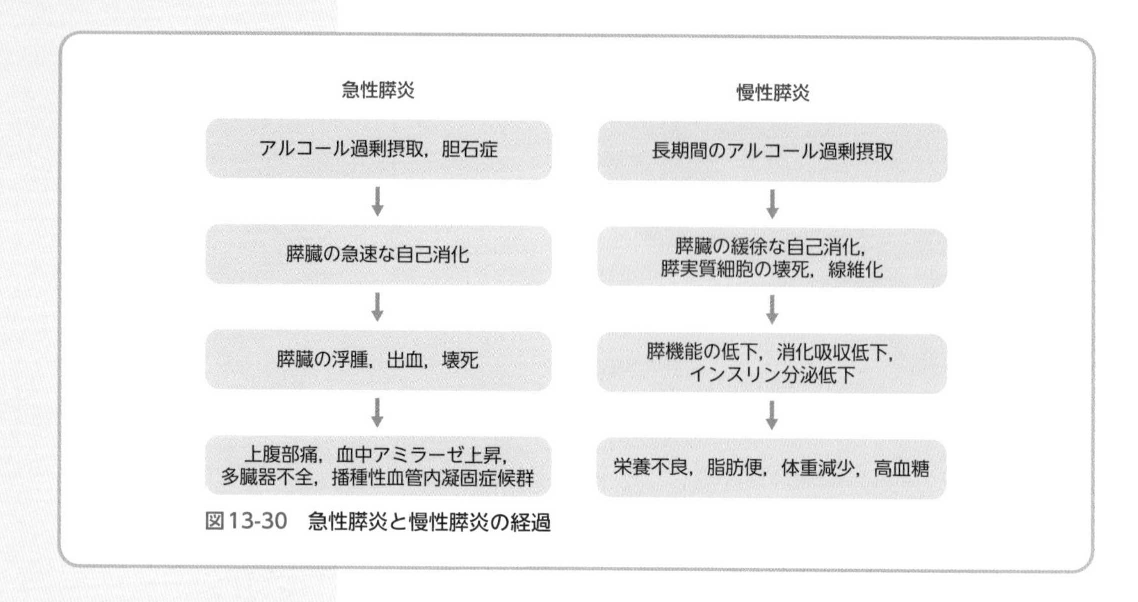

図13-30　急性膵炎と慢性膵炎の経過

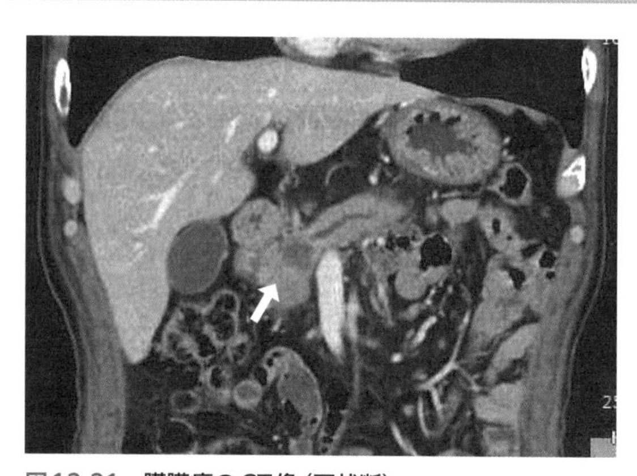

図13-31　膵臓癌のCT像（冠状断）

（写真提供：若林 剛）

れ，線維化によって硬くなったり，膵臓のなかに結石ができたりする（膵石症）．初期症状は，飲食後に出現する上腹部痛や背部痛で，進行に伴って腹痛は弱くなり，消化不良や下痢，体重減少，糖尿病などが出現する（**図13-30**）．

 4．膵臓癌

膵臓癌とは，膵臓に発生した原発性の悪性腫瘍であり，90％以上は膵管上皮細胞由来の膵管癌である（**図13-31**）．癌の部位別罹患数は第6位で増加傾向にあり，癌の部位別死亡数においては第4位である．膵臓癌の5年生存率は約8％と，ほかの臓器と比較す

ると最も予後が不良である．患者は60代から多くなり，男女比は男性がやや多い．危険因子は，喫煙，家族歴，糖尿病，慢性膵炎などがあげられる．初期にはほとんど自覚症状がなく，早期発見が難しい癌である．腹痛や食欲不振，体重減少，黄疸などの症状が現れてから発見されることが多いが，その時点ではすでに進行していることが多い．

内分泌疾患

学習目標

1 ▶ 内分泌器官から分泌されるホルモンの特徴と分泌調節機構を理解する
2 ▶ 下垂体腫瘍がどのような疾患なのかを理解する
3 ▶ 尿崩症の特徴について理解する
4 ▶ 甲状腺機能亢進症がどのような疾患なのかを理解する
5 ▶ 慢性甲状腺炎がどのような疾患なのかを理解する
6 ▶ 甲状腺癌の特徴について理解する
7 ▶ 副腎の働きを理解する
8 ▶ クッシング症候群がどのような疾患なのかを理解する
9 ▶ 原発性アルドステロン症がどのような疾患なのかを理解する
10 ▶ アジソン病がどのような疾患なのかを理解する
11 ▶ 褐色細胞腫がどのような疾患なのかを理解する

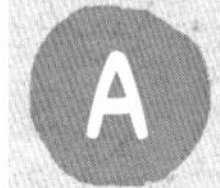

内分泌系の働き

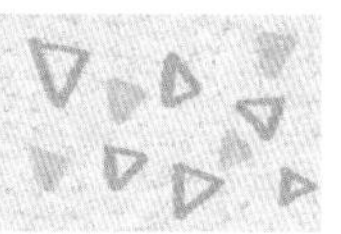

内分泌腺
視床下部や下垂体，甲状腺，副甲状腺，副腎，膵臓，性腺などホルモンを産生・分泌する器官（腺）のことで，全身に分布している．内分泌とは血液中に直接放出されることを指し，ホルモンは血流に乗って全身を循環する．一方，外分泌とは，導管を通り，体外や消化管内に放出されることを指す．外分泌腺には汗腺や涙腺，消化腺（胃液や胆汁など）などがある．

内分泌系の働きは，内分泌器官（内分泌腺）で生成されたホルモンという化学物質（生体内情報物質）を血液中に分泌することである．ホルモンは血流を介して，特定の器官や組織の働きに作用し，生体の恒常性の維持に重要な役割を果たしている．それぞれの内分泌器官（**図14-1**）により分泌されるホルモンの性質は異なる．

ホルモンには，アミノ酸が数個～100個以上つながったペプチドホルモン（成長ホルモン，インスリンなど）や，コレステロールからつくられるステロイドホルモン（副腎皮質ホルモン，アンドロゲン，エストロゲンなど），アミノ酸の一種であるチロシンの誘導体であるアミン型ホルモン（アドレナリン，ノルアドレナリンなどのカテコールアミン），もしくはアミノ酸型ホルモン（甲状腺ホルモン）などがある．

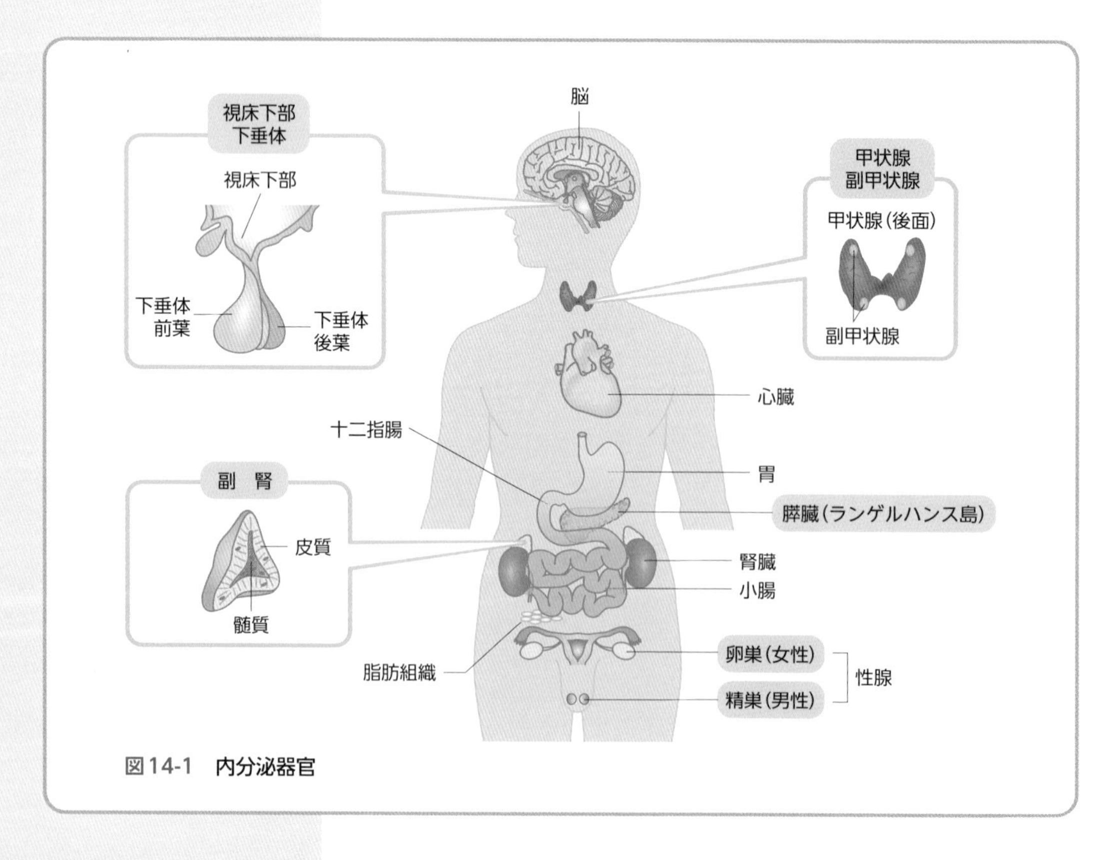

図14-1　内分泌器官

ホルモンは，標的器官に到達すると細胞の**受容体と結合**して，その器官に特定の働きをするように情報を伝達する．ホルモンは全身の器官の機能を制御し，成長や発達，生殖，性徴などのさまざまな過程に影響を与え，エネルギー消費や血液量，血液中の電解質や糖分濃度のコントロールなども行っている（**表14-1**）．各種ホルモンは血流に乗って全身を循環しながら，特定の器官や組織だけに働くものもあれば，全身に働くものもある．たとえば，甲状腺刺激ホルモンは下垂体から分泌されて甲状腺だけに働き，甲状腺ホルモンの分泌を刺激する．そして，分泌された甲状腺ホルモンは全身の細胞に働いて基礎代謝の維持や細胞の成長促進に働いている．

ホルモンは微量でも生体機能に働くため，内分泌器官が分泌するホルモン量の過不足は全身に影響が及ぶ．そのため，内分泌系にはホルモン分泌量を調節する仕組みが備わっており，これを**フィードバック機構**と呼ぶ．フィードバック機構には，**ネガティブフィードバック機構**と**ポジティブフィードバック機構**の2種類がある．ネガティブフィードバック機構は，ホルモンの血中濃度の上昇によって，下垂体から標的器官に分泌される刺激ホルモンと，視床下部から下垂体に分泌される放出ホルモンを抑制する働きをしている．ポジティブフィードバック機構はその逆で，分泌促進に働く．内分泌系の調節では，ネガティブフィードバック機構が一般的である．

ネガティブフィードバック機構の例をあげると，甲状腺ホルモンの血中濃度が高くなると，調節中枢である下垂体前葉に作用して甲状腺刺激ホルモンの分泌を抑制する．また，さらに上位の調節中枢である視床下部にも作用して甲状腺刺激ホルモン放出ホルモンの分泌も抑制する（**図14-2**）．このような調節機構によって甲状腺ホルモンの血中濃度は一定に保たれている．ポジティブフィードバック機構の例は，分娩時の子宮収縮の促進などがあげられる．

表14-1　主なホルモンとその生理作用

内分泌器官	ホルモン	標的器官	主な生理作用
視床下部	成長ホルモン放出ホルモン（GHRH）	下垂体前葉	GHの分泌促進
	甲状腺刺激ホルモン放出ホルモン（TRH）	下垂体前葉	TSHの分泌促進
	副腎皮質刺激ホルモン放出ホルモン（CRH）	下垂体前葉	ACTH分泌促進
	性腺刺激ホルモン放出ホルモン（GnRH）	下垂体前葉	FSHとLHの分泌促進
	成長ホルモン放出抑制ホルモン（GHRIH）	下垂体前葉	GH，TSH，PRLの分泌抑制
	プロラクチン抑制ホルモン（PIH）	下垂体前葉	PRLの分泌抑制
下垂体前葉	成長ホルモン（GH）	全身	細胞の増殖や肥大による成長促進
	プロラクチン（PRL）	乳腺	乳汁生成の促進，妊娠期の排卵を抑制
	甲状腺刺激ホルモン（TSH）	甲状腺	甲状腺ホルモンの産生・分泌を促進
	副腎皮質刺激ホルモン（ACTH）	副腎皮質	グルココルチコイドの分泌促進
	卵胞刺激ホルモン（FSH）	精巣，卵巣	男性：精子の分化，成熟促進 女性：卵胞の発育促進
	黄体形成ホルモン（LH）	精巣，卵巣	男性：アンドロゲンの分泌促進 女性：プロゲステロンの分泌促進
下垂体後葉	オキシトシン	乳腺，子宮	乳汁の分泌，子宮平滑筋の収縮
	バソプレシン（抗利尿ホルモン；ADH）	腎の集合管	尿量減少
甲状腺	トリヨードサイロニン（T_3） サイロキシン（T_4）	全身	基礎代謝の維持，成長促進
	カルシトニン	骨	血中のカルシウムイオン濃度低下（骨形成促進）
副甲状腺	副甲状腺ホルモン（PTH）	骨，腸，腎	血中のカルシウムイオン濃度上昇（骨吸収促進），腸のカルシウムイオン吸収促進，腎尿細管でのカルシウムイオン再吸収促進
副腎皮質	ミネラルコルチコイド（アルドステロンなど）	腎の尿細管	ナトリウムイオンの再吸収とカリウムイオンの排泄を促進
	グルココルチコイド（コルチゾールなど）	全身	糖新生促進，タンパク異化，脂肪分解促進
副腎髄質	カテコールアミン（ノルアドレナリン，アドレナリンなど）	心臓，血管，内臓平滑筋	アドレナリン：強心作用，血管拡張 ノルアドレナリン：血管収縮（血圧上昇）
膵　島	グルカゴン	肝臓	肝臓でのグリコーゲン分解促進，血糖値の上昇
	インスリン	全身	グルコースの細胞内取り込み促進，血糖値の低下
	ソマトスタチン	胃，小腸	ガストリン，セクレチンの分泌抑制
精　巣	アンドロゲン（テストステロンなど）	全身	男性生殖器の発育促進，男性二次性徴の発現促進
卵　巣	エストロゲン（E_2など）	全身，子宮	妊娠準備と維持（二次性徴，卵胞の発育促進，子宮内膜の増殖など）
	プロゲステロン	子宮	子宮腺の分泌促進，子宮筋の緊張低下，LHRH分泌抑制，黄体期の基礎体温上昇
胃	ガストリン	胃腺の壁細胞	胃の蠕動運動促進，胃酸分泌促進，食道筋収縮
小　腸	セクレチン	膵臓	胃の蠕動運動抑制，胃酸分泌抑制，食道筋弛緩
	コレシストキニン・パンクレオザイミン（CCK-PZ）	膵臓，胆嚢	胆汁排出促進，消化酵素に富む膵液分泌促進
腎　臓	レニン	全身	体液量増加，血圧上昇を促進
	エリスロポエチン	骨髄	赤血球生成促進
	活性型ビタミンD_3	小腸	カルシウムイオンの吸収促進

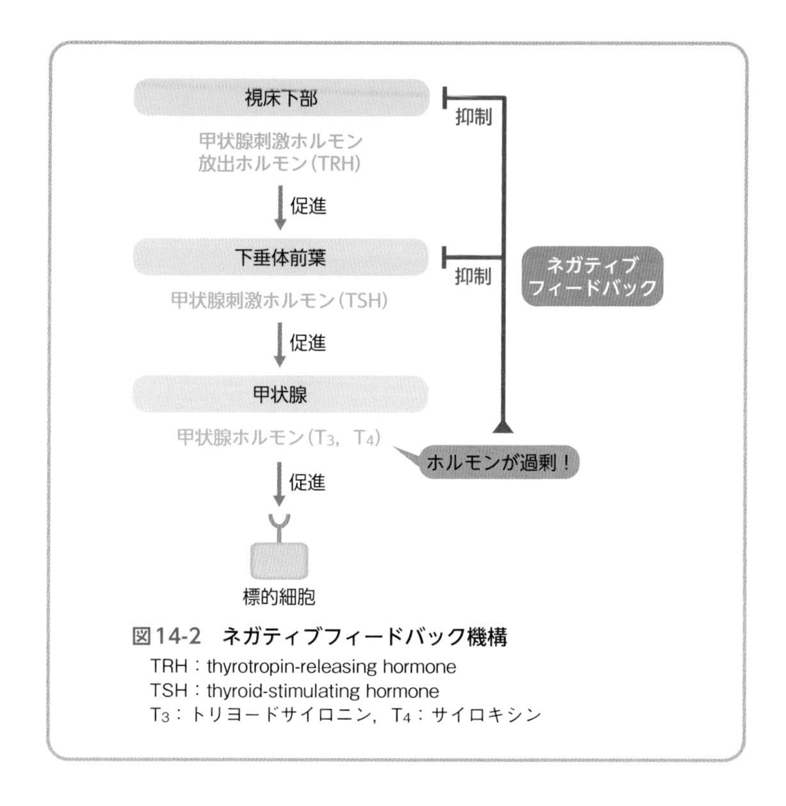

図 14-2　ネガティブフィードバック機構

TRH：thyrotropin-releasing hormone
TSH：thyroid-stimulating hormone
T_3：トリヨードサイロニン，T_4：サイロキシン

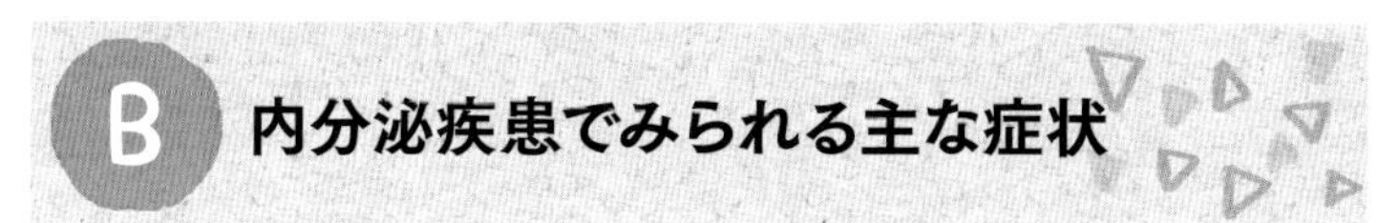

B 内分泌疾患でみられる主な症状

甲状腺ホルモンや副腎皮質ホルモンなどのように全身の細胞に働くホルモンの分泌異常は，疲労感，全身倦怠感，体重減少，体温異常など全身症状を呈することがあるが，これらが内分泌疾患全般の症状というわけではない．ホルモンの種類によってそれぞれ特異的な症状を呈することが多い．ヒトの成長などに関与するホルモンも多いため，体型や骨の発育に異常をきたす身体的特徴を呈する場合もある．

C 下垂体腫瘍

下垂体は脳底部の中心に位置し，視床下部の下につり下がるように存在する小指の先くらいの大きさの内分泌器官で，トルコ鞍と呼ばれる頭蓋底の骨の穴にはまっている（**図 14-3**）．下垂体は前葉と後葉からなり，前葉はホルモンを分泌する腺組織で，後葉

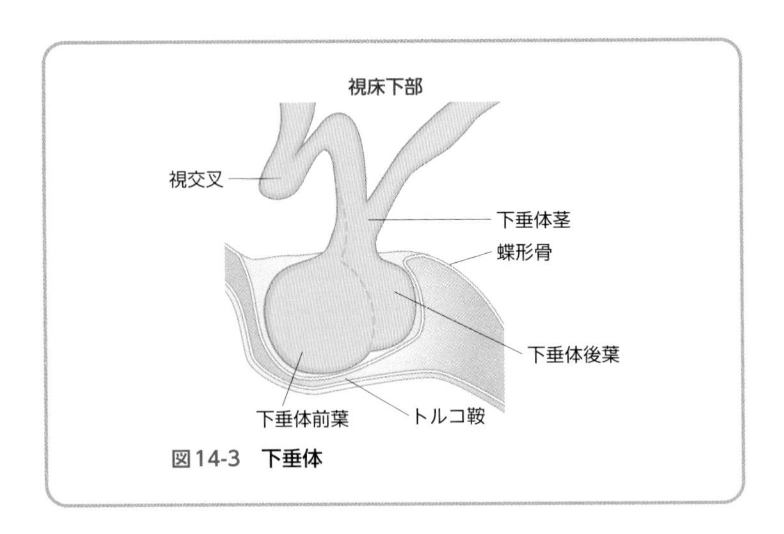

図14-3　**下垂体**

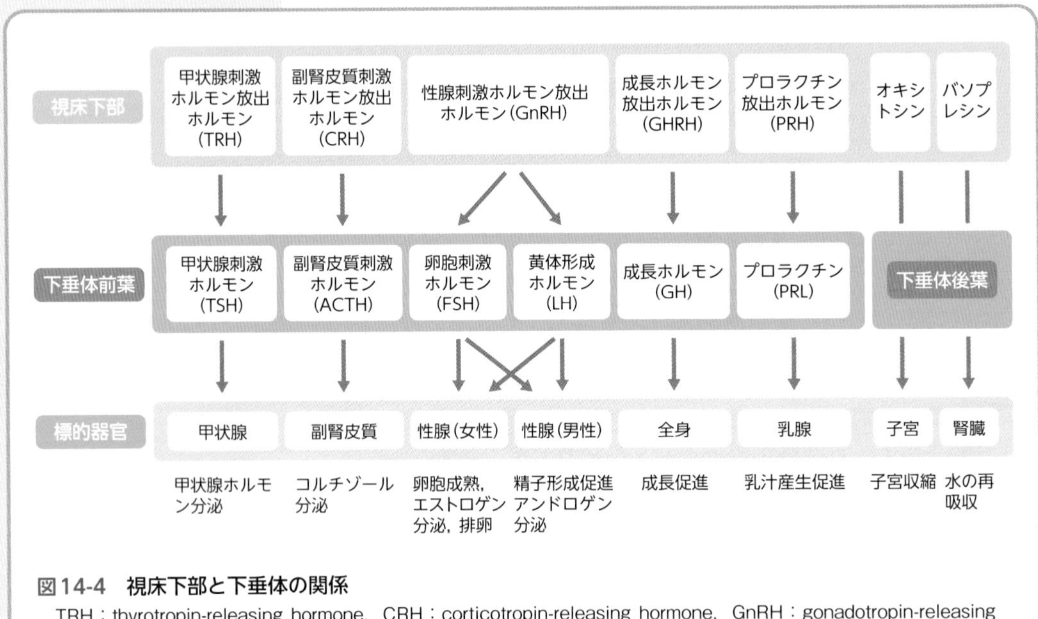

図14-4　**視床下部と下垂体の関係**

TRH：thyrotropin-releasing hormone, CRH：corticotropin-releasing hormone, GnRH：gonadotropin-releasing hormone, GHRH：growth hormone-releasing hormone, PRH：prolactin-releasing hormone, TSH：thyroid stimulating hormone, ACTH：adrenocorticotropic hormone, FSH：follicle stimulating hormone, LH：luteinizing hormone, GH：growth hormone, PRL：prolactin

は神経性下垂体と呼ばれる神経組織でもある．**下垂体前葉**は6種類のホルモンを分泌し，**下垂体後葉**は視床下部でつくられた2種類のホルモンを分泌する(**図14-4**)．

下垂体腫瘍のほとんどが**下垂体腺腫**であり，脳腫瘍のなかで髄膜腫，神経膠腫について多く，そのほとんどは良性腫瘍である．また，下垂体腺腫はホルモンを過剰分泌する**機能性下垂体腺腫**と，過剰分泌しない(もしくは分泌能が低下する)**非機能性下垂**

体腺腫に分けられる．機能性下垂体腺腫は過剰分泌されるホルモンの種類によって現れる症状が異なる．過剰分泌するホルモンには，プロラクチン，成長ホルモン，副腎皮質刺激ホルモンなどがあげられる．指定難病である**プロラクチン産生下垂体腺腫**では，月経不順・無月経，乳汁分泌がみられ，不妊症の原因となることがある．**成長ホルモン産生下垂体腺腫**では，小児期では**巨人症**，思春期以降では**先端巨大症**（アクロメガリー）と呼ばれる指定難病である．**副腎皮質刺激ホルモン産生下垂体腺腫**は**クッシング病**とも呼ばれる指定難病で，**コルチゾール血症**によるさまざま症状が現れる（p.301参照）．

下垂体腺腫の他症状としては，下垂体のホルモン分泌能低下による症状と下垂体腺腫が大きくなることによる視力や視野の異常がある．下垂体のホルモン分泌能低下は非機能性下垂体腺腫だけではなく，機能性下垂体腺腫でも，過剰分泌するホルモンとは別のホルモンの分泌能が低下することがある．その結果，性腺刺激ホルモンの低下では，女性の月経不順・無月経や，男性の性欲低ド・インポテンツなどがみられ，副腎皮質刺激ホルモンや甲状腺刺激ホルモンの低下では，スタミナ不足や易疲労感などがみられるようになる．また，下垂体腺腫が大きくなると，近くにある視神経の視交叉（**図14-3**）を圧迫するため，両眼とも外側の視野が欠けてしまう**両耳側半盲**（りょうじそくはんもう）という状態となる（p.326参照）．

巨人症／先端巨大症
成長ホルモンが過剰分泌されることによって極端な発育を呈する．骨端線が閉鎖する前の小児期では巨人症と呼び，骨端線が閉じた思春期以降では先端巨大症と呼ぶ．巨人症では身長が異常に伸び，先端巨大症では骨の延長はなく，骨の変形や手足の容積増大，下図のような先端巨大症様顔貌などが特徴的である．

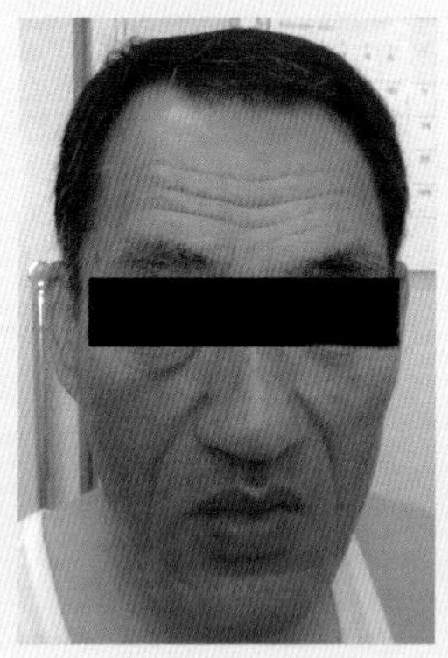
（写真提供：加治秀介）

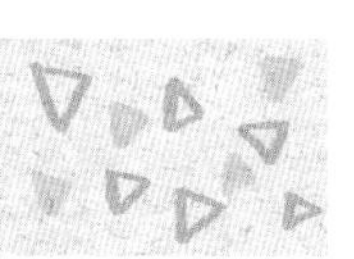

D 尿崩症

尿量を減らす作用を有する**抗利尿ホルモン**（ADH）は**バソプレシン**と呼ばれ，視床下部で合成，下垂体から分泌され，腎臓の集合管で作用する．バソプレシンの分泌不足や，腎臓でバソプレシンが作用しなくなると**尿崩症**を生じる．バソプレシン分泌不足による尿崩症は**中枢性尿崩症**と呼ばれ，その原因は脳腫瘍や脳外傷などによる器質的疾患がほとんどであるが，原因不明の特発性も少なくない．一方，腎臓でバソプレシンに対する反応性が低下して起こる尿崩症は**腎性尿崩症**と呼ばれ，先天性によるものと，腎炎などによる後天性のものがある．中枢性尿崩症と先天性腎性尿崩症は指定難病である．

ADH
antidiuretic hormoneの略．

尿崩症の症状は，腎集合管で水の再吸収が障害されるため尿濃縮ができず，薄い尿が大量につくられることで多尿となる．また，その結果として脱水に陥り，高度の口渇や多飲などを呈するようになる．

E　甲状腺の疾患

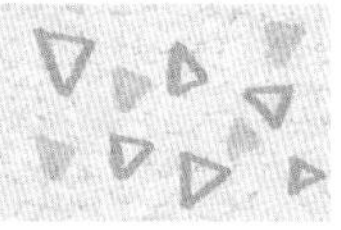

甲状腺の機能は，食物中のヨード（主に海藻）を材料にして，甲状腺ホルモンを産生・分泌することである．甲状腺ホルモン産生量の調節は前述したネガティブフィードバック機構によって行われている．甲状腺ホルモンは，体の発育を促進し，新陳代謝を盛んにする働きをしており，新陳代謝によってつくられたエネルギーで体温を調節し，心臓や消化管，脳神経系の働きを活性化している．

甲状腺ホルモン
甲状腺ホルモンには，トリヨードサイロニン（T_3）とサイロキシン（T_4）の2種類がある．T_3とT_4違いは，1分子中のヨード（ヨウ素）の数である．血液中に放出されるT_3・T_4のほとんどはタンパク質と結合し，不活型となっているが，タンパク質の影響を受けていないごくわずかなT_3・T_4を遊離型T_3（FT_3）・T_4（FT_4）と呼び，これらがホルモン活性を発揮している．そのため，甲状腺機能検査では，FT_3とFT_4の血中濃度が臨床的に重要である．

1．甲状腺機能亢進症

甲状腺機能亢進症は，甲状腺機能が亢進して甲状腺ホルモンが過剰に産生されることで，甲状腺中毒症状（頻脈，動悸，体重減少，手の震え，発汗増加，易疲労感，下痢，食欲亢進，睡眠障害など）を呈する病態である．

甲状腺機能亢進症の大部分は，バセドウ病（英語圏ではグレーブス病）で，甲状腺刺激ホルモン（TSH）受容体に対する自己抗体がつくられる自己免疫性甲状腺疾患である．男女比は圧倒的に女性が多い．そのほかまれではあるが機能性甲状腺腺腫（プランマー病）や指定難病であるTSH産生下垂体腺腫などが甲状腺機能亢進症の原因となる．

バセドウ病は，甲状腺ホルモンの過剰分泌によりネガティブフィードバック機構が働き，下垂体からのTSHの産生は抑制されるが，TSH受容体に対する自己抗体がTSH受容体と結合し活性化するため，甲状腺機能が持続的に亢進し，甲状腺ホルモンが過剰に産生される病態である（**図14-5**）．バセドウ病の症状は，甲状腺中毒症状のほか，びまん性甲状腺腫，眼球突出（**図14-6**）や複視などの眼症状を示す．とくにバセドウ病を発見するきっかけともなる甲状腺腫，眼球突出，頻脈の3症状をメルゼブルクの3徴と呼ぶ．

甲状腺機能亢進症のコントロールが不良な状態においては，感

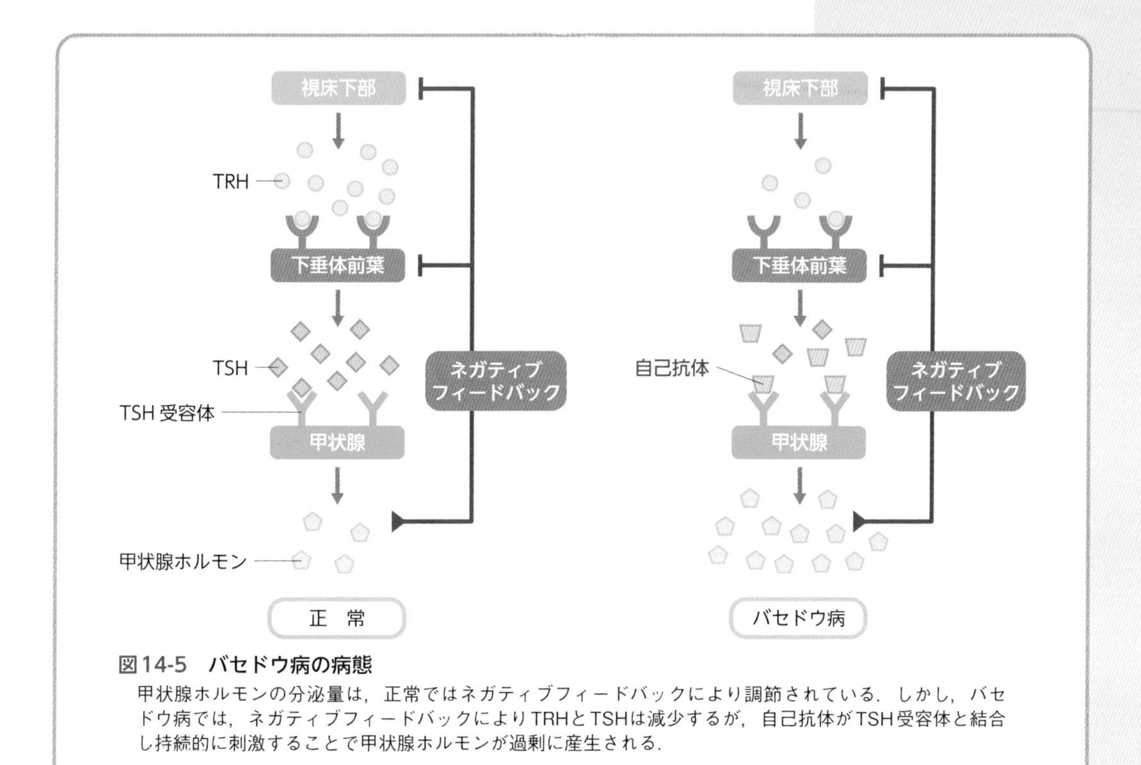

図14-5　バセドウ病の病態
甲状腺ホルモンの分泌量は，正常ではネガティブフィードバックにより調節されている．しかし，バセドウ病では，ネガティブフィードバックによりTRHとTSHは減少するが，自己抗体がTSH受容体と結合し持続的に刺激することで甲状腺ホルモンが過剰に産生される．

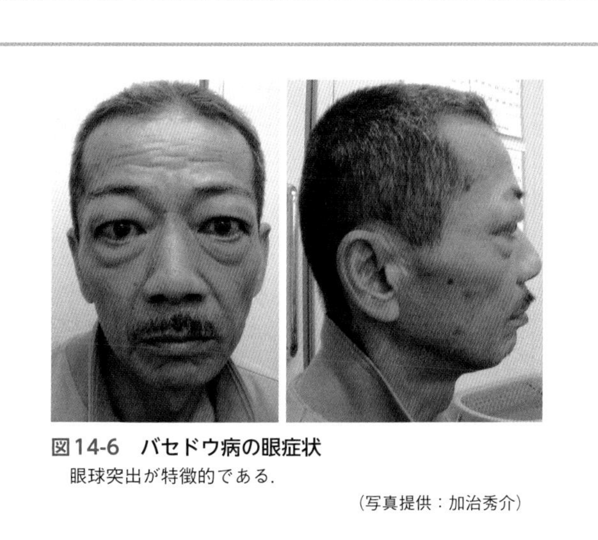

図14-6　バセドウ病の眼症状
眼球突出が特徴的である．
（写真提供：加治秀介）

染症，外傷，手術，妊娠や出産，その他のストレスなどを契機に，甲状腺機能が極端に亢進し，それに対する生体の代償機構も破綻することで，種々の臓器の機能不全，不整脈などをきたしてショックに至り，生命の危機を伴うことがある．これを**甲状腺クリーゼ**と呼ぶ．

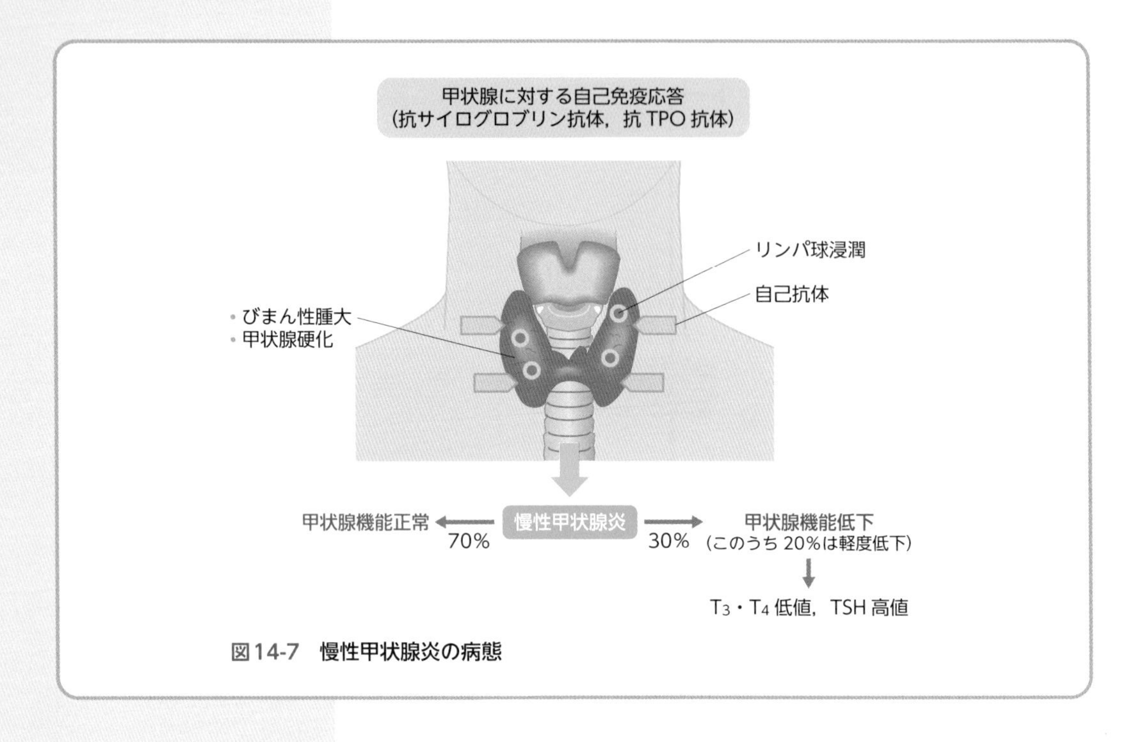

図14-7　慢性甲状腺炎の病態

2. 慢性甲状腺炎

慢性甲状腺炎は，甲状腺に存在する特異タンパクであるサイログロブリンや甲状腺ペルオキシダーゼ(TPO)に対して自己抗体が産生される自己免疫性甲状腺疾患であり，橋本病とも呼ばれる．自己抗体による慢性の炎症により，甲状腺は硬くなり，びまん性に腫大する．甲状腺機能低下症の原因として最も頻度の高い疾患で，男女比は1：10～20と圧倒的に女性に多く，中高年女性の約10%に甲状腺に対する自己抗体が存在するとされている．しかし，自己抗体があっても大部分は無症状で，症状の明らかな甲状腺機能の低下はその10%程度にしかみられない．

TPO
thyroid peroxidaseの略．

橋本
橋本策(はしもとはかる)(1881-1934)，京都帝国大学福岡医科大学(現九州大学)の病理学者．1912年，新しい甲状腺疾患をドイツの医学誌に発表し，後に橋本病と命名．

甲状腺機能が低下すると，無気力，体重増加，脈拍や体温の低下，易疲労感，眠気，便秘などの症状が認められるようになる．検査所見では，抗サイログロブリン抗体もしくは抗甲状腺ペルオキシダーゼ抗体(抗TPO抗体)が陽性となり，甲状腺機能が低下すると，T_3・T_4低値，TSH高値となる(**図14-7**)．

3. 甲状腺癌

甲状腺の一部に腫瘍ができるもの(結節性甲状腺腫)のうち，悪性の腫瘍を甲状腺癌と呼ぶ．甲状腺癌には病理組織型から，乳頭癌，濾胞(ろほう)癌，髄様癌，未分化癌，悪性リンパ腫などに分類さ

乳頭癌
胸にある乳腺や乳癌とは全く関係がなく，癌細胞を顕微鏡で観察すると乳頭のような形をしていることから名付けられた．特徴的な細胞の形をしているため，穿刺吸引細胞診により比較的容易に診断できる．

れる.

甲状腺乳頭癌は，甲状腺癌の約90%を占め，きわめてゆっくりと増殖する．頸部リンパ節への転移はあるものの，遠隔臓器への転移は少なく，5年生存率は90%以上と予後のよい癌である．男女比は1：5～8と女性に多い.

甲状腺濾胞癌は，甲状腺癌の約5%を占める．乳頭癌に比べて遠隔転移(肺や骨)が多いとされており，転移すると予後は悪い．転移がなければ予後は良好で甲状腺切除術で治癒できる．診断においては，良性の甲状腺腫瘍である濾胞腺腫との区別が難しく，細胞診だけでは診断が困難なこともあり，腫瘍全体を摘出した後に病理組織検査で診断されることが多い．男女比はおおよそ1：3と女性に多い.

甲状腺髄様癌は，カルシトニンという物質を分泌する傍濾胞細胞から発生する(乳頭癌，濾胞癌は甲状腺ホルモンをつくる濾胞細胞から発生する)．甲状腺癌のなかで1～2%程度である．乳頭癌や濾胞癌よりリンパ節への転移が多く，転移すると予後はよくない．治療成績は，乳頭癌，濾胞癌より悪い.

甲状腺未分化癌は，甲状腺癌のなかで1%程度とまれな癌ではあるが，遠隔転移しやすい性質がある．きわめて予後の悪い癌で，急速に進行する．その多くは乳頭癌や濾胞癌が長い経過のなかで未分化転化して発生すると考えられている.

甲状腺悪性リンパ腫は，甲状腺癌のなかで1～2%程度とまれな癌であり，高齢女性に多い．甲状腺内のリンパ球由来の悪性腫瘍で,その多くは慢性甲状腺炎(橋本病)から発生することが多い．急速に増殖するが，化学療法や放射線治療が著効する例も多い.

甲状腺癌の年齢別にみた罹患率は，30歳頃から高くなり始め，70代でピークとなる．若年女性にも比較的多い癌で，20～30代の女性が罹患しやすい癌種の一つである.

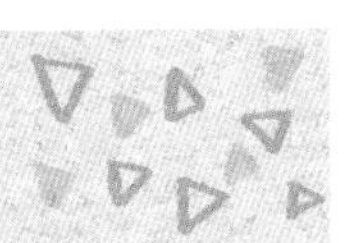

F 副甲状腺の疾患

1. 副甲状腺機能亢進症

副甲状腺ホルモン(PTH)が過剰に分泌され，高カルシウム血症，骨粗鬆症，腎結石などの異常をもたらす疾患である．副甲状腺機能亢進症は，副甲状腺(**図14-8**)の腺腫，過形成，癌が原因

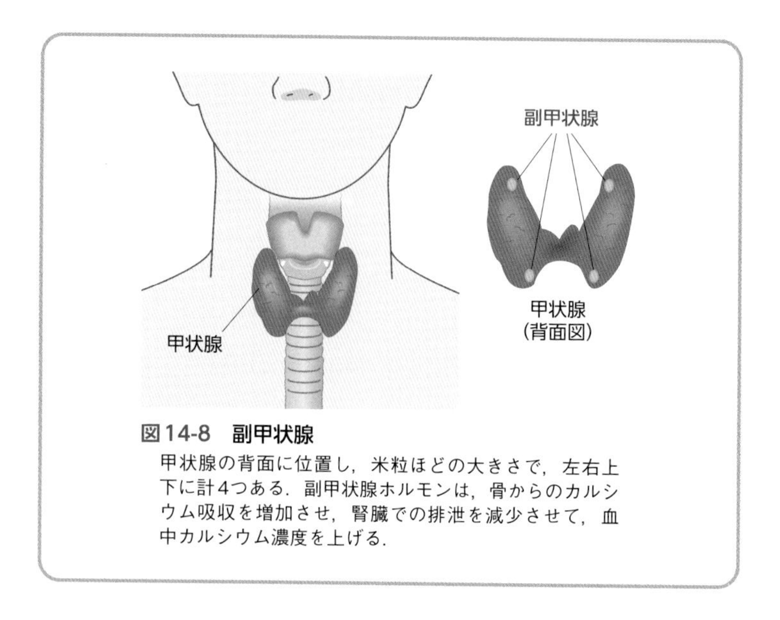

図14-8　副甲状腺
甲状腺の背面に位置し，米粒ほどの大きさで，左右上下に計4つある．副甲状腺ホルモンは，骨からのカルシウム吸収を増加させ，腎臓での排泄を減少させて，血中カルシウム濃度を上げる．

でPTHが過剰に分泌される**原発性副甲状腺機能亢進症**と，血清カルシウム値の低下が原因でPTHが二次的に過剰分泌される**続発性副甲状腺機能亢進症**に大きく分けられる．

原発性副甲状腺機能亢進症は，中高年女性に多く，数千人に1人の割合で発見される比較的まれな疾患である．典型的な症状はカルシウム代謝異常による，①高カルシウム血症に伴う易疲労感，食欲低下，吐き気（悪心），便秘，不眠，イライラ感，筋力低下など，②骨病変（骨吸収の増加）による骨関節痛や病的骨折，③腎結石に伴う背部から腰部への疝痛や血尿などがみられる．検査では，高カルシウム血症，低リン血症，副甲状腺ホルモン高値を認める．

続発性副甲状腺機能亢進症は，**人工透析患者**に認められることが多く，**慢性腎不全**による高リン血症とビタミンD活性化障害による低カルシウム血症に続く，二次性のPTH過剰症である．骨からのカルシウム吸収が増加し，線維性骨炎，骨軟化症，骨粗鬆症などの骨病変をもたらすため，**腎性骨（こつ）異栄養症**とも呼ばれている．病的骨折や骨関節痛のため歩行困難となることが多く，進行すると血管の石灰化による動脈硬化症や心筋梗塞を引き起こすこともある．

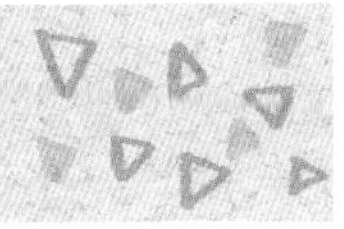

G 副腎の疾患

副腎は左右の腎臓の上部に帽子のようにかぶさっている小さな内分泌器官で，その内部構造は外側の皮質と内側の髄質からなり，体の恒常性を保つために重要なホルモンを分泌する（図14-9）．

副腎皮質からはステロイドホルモンが分泌され，グルココルチコイドとミネラルコルチコイドの2種類の系統のものがある．主要なグルココルチコイドにはコルチゾールがあり，ミネラルコルチコイドにはアルドステロンがある．コルチゾールは，ストレスから体を守り，肝臓での糖新生，タンパク代謝，抗炎症作用，免疫抑制，中枢神経の働きを活発にするなど生命活動に必要不可欠なホルモンである．アルドステロンは腎臓の尿細管に作用して，ナトリウム，カリウム，水分のバランスを保つのに重要な役割を果たしている．

副腎髄質からはカテコールアミン（アドレナリン，ノルアドレナリン）が分泌され，心臓や血管をはじめ全身の機能が正常に働くために重要な役割を果たしている．なかでも非常時に血圧を上昇させたり，心臓から血液を送り出す力を強めたり，エネルギー源としてブドウ糖を血液中に増加させたりするなどの重要な働きをしている．

1．クッシング症候群

副腎皮質からのコルチゾールの慢性的な過剰分泌により特徴的な身体所見や種々の症状を呈する病態をクッシング症候群と呼ぶ．

コルチゾールは，糖，脂質，タンパク，カルシウム代謝を制御

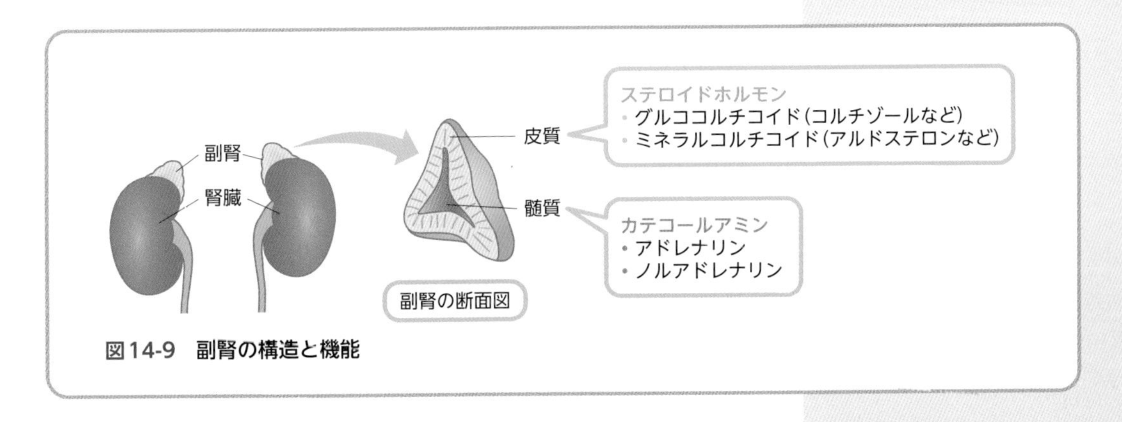

図14-9　副腎の構造と機能

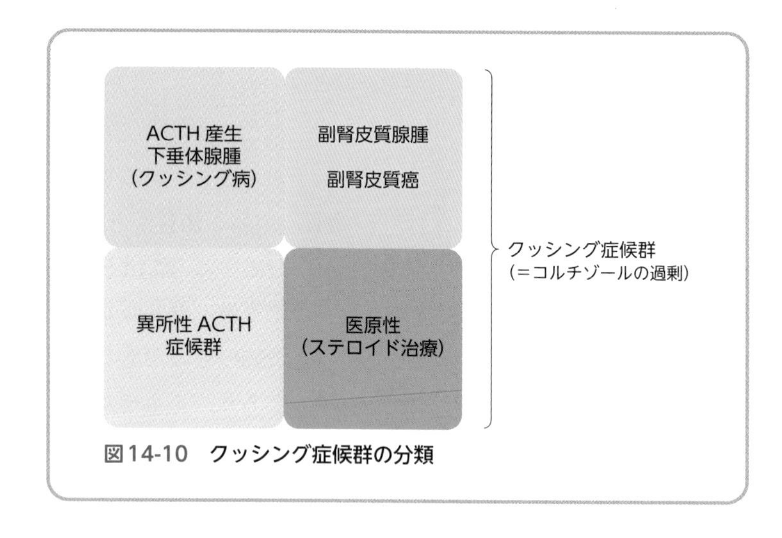

図14-10　クッシング症候群の分類

する生体維持に必須のホルモンで，肉体的・精神的ストレスによって産生が誘導される．また，コルチゾールの産生は脳下垂体から分泌される副腎皮質刺激ホルモン（ACTH）によって調節を受けており，朝に分泌量が増加し，夜になると分泌量が低下する（日内変動）．コルチゾールが過剰に産生されると，中心性肥満，満月様顔貌（ムーンフェイス），脂肪沈着（水牛様肩），多毛，筋萎縮，皮膚線条，にきび，赤ら顔などの身体所見に加え，糖代謝異常，高血圧症，骨粗鬆症，消化性潰瘍，月経不順，易感染性などを合併する．男女比は1：4と女性に多い．

クッシング症候群の主な原因は，副腎原発性の副腎皮質腺腫や副腎皮質癌，下垂体におけるACTH産生下垂体腺腫（クッシング病），肺癌細胞などがACTHを異所性に分泌する異所性ACTH症候群，ステロイド治療による医原性などがあげられる（**図14-10**）．

検査では，血中コルチゾール値の上昇を認める（日内変動の消失）．治療は副腎皮質や下垂体前葉の腫瘍摘出を行う．

日内変動

日内変動とは，生体内の機能が1日24時間を1周期とするなかで変動を繰り返すことを指す．体温，心拍数，血圧，各種ホルモン分泌などが日内変動を示す．ヒトは朝起きて夜就寝するという昼夜のリズムのなかで生活しており，睡眠中は循環器系をはじめとしたさまざまな機能活動が低下し，起床とともに活動は活発になる．サーカディアンリズムまたは日内リズムとも呼ばれる．

中心性肥満

顔や体は太っているが，手足が細い状態の肥満を指す．クッシング症候群の身体的特徴（下図）の一つである．

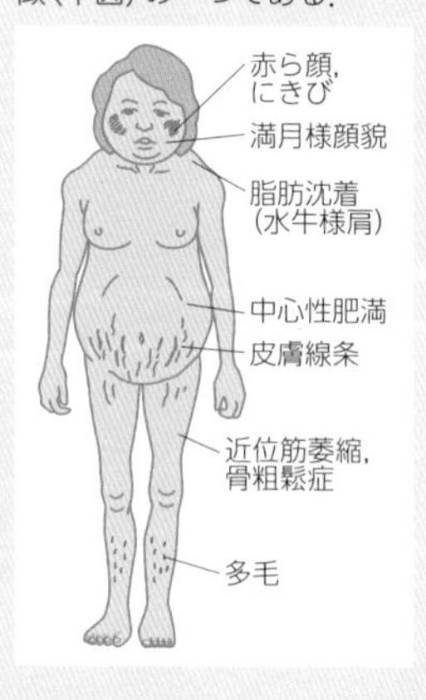

2．原発性アルドステロン症

副腎皮質から分泌されるアルドステロンは，腎臓の遠位尿細管に作用して，体内にナトリウムと水分を再吸収させ，体液量を増加させる働きがある．原発性アルドステロン症は，アルドステロンが自律的に過剰分泌される病態で，血中アルドステロン値が上昇し，ナトリウムと水分の貯留による高血圧症を生じる．また，患者の約50%に低カリウム血症を伴う．高血圧の原因の約5%を占める頻度の高い二次性高血圧症でもある．

原因の多くは副腎皮質腺腫によるもので，ついで副腎の過形成がある

3. アジソン病

アジソン病とは，慢性の副腎皮質機能低下症のうち副腎皮質自体の病変によって機能退化し，副腎皮質ホルモン（コルチゾールやアルドステロンなどのステロイド）の分泌低下とそれに伴う副腎皮質刺激ホルモン（ACTH）の上昇を呈する病態である．原発性慢性副腎皮質機能低下症とも呼ばれる指定難病である．

副腎皮質の機能低下の原因には，特発性（自己免疫性副腎皮質炎）と結核などがある．症状は，コルチゾール減少による倦怠感，低血圧，消化不良，体重減少，低血糖，アルドステロン減少による低血圧，高カリウム血症，ACTH上昇による皮膚の色素沈着などの症状が認められる．治療は，副腎皮質ホルモン（ステロイド）の補充療法を行う．

アジソン病のコントロールが不良な状態で，感染症や外傷，ストレス，手術などを契機にコルチゾールをはじめとするグルココルチコイドが急激に減少する病態を副腎クリーゼ（急性副腎不全）と呼ぶ．循環不全をきたす重篤な病態で，十分量のステロイド薬を投与しないと死に至る危険性がある．

4. 褐色細胞腫

褐色細胞腫は，アドレナリンやノルアドレナリンなどのカテコラミンの産生能を有する腫瘍で，副腎髄質やその周囲の神経節にできる．20～40代に多く，男女比に差はない．大部分は良性腫瘍であるが約10%に悪性が認められる．約30～40％は家族性腫瘍とされており，10種類以上の褐色細胞腫と関連する遺伝子の変化が明らかになっている．

アドレナリンやノルアドレナリンが過剰に分泌されると，高血圧，高血糖，代謝亢進，頭痛，発汗過多の代表的な症状が認められる．そのほかに頻脈，不整脈，起立性低血圧，過呼吸，胸部絞扼感などさまざまな症状が認められることがある．検査では，血液中のカテコールアミン濃度の上昇や，尿中のカテコールアミンあるいは代謝産物の増加を認める．

腎・泌尿器疾患

学習目標

1 ▶ 腎・泌尿器がどのように働くのかを理解する

2 ▶ 腎・泌尿器疾患でみられる症状がどのように出現するのかを理解する

3 ▶ 尿路感染症の特徴について理解する

4 ▶ 尿路結石症の特徴について理解する

5 ▶ 前立腺肥大症がどのような疾患なのかを理解する

6 ▶ 前立腺癌の特徴について理解する

7 ▶ 急性糸球体腎炎の発生機序について理解する

8 ▶ 慢性糸球体腎炎がどのような疾患なのかを理解する

9 ▶ 糖尿病腎症がどのような疾患なのかを理解する

10 ▶ 腎不全がどのような疾患なのかを理解する

11 ▶ 慢性腎臓病（CKD）がどのような疾患なのかを理解する

12 ▶ 腎細胞癌の特徴について理解する

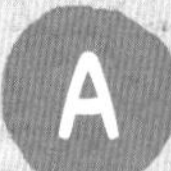

腎・泌尿器の働き

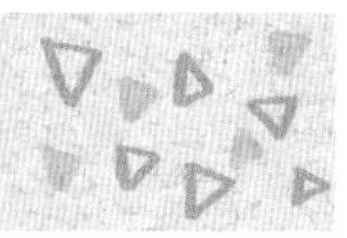

泌尿器とは，尿の生成と排泄をつかさどる器官で，腎臓，尿管，膀胱，前立腺(男性)，尿道から構成されている．泌尿器の中心的な臓器は**腎臓**で，左右の後腹部辺りに長さ12cm程度，重さ約150gほどのソラマメ様の形で存在する(**図15-1**)．腎臓の重要な働きの第一は，血液中に含まれるタンパクの分解産物など不要な老廃物を濾過して水分とともに排出することである．

腎臓には**腎動脈**から大量の血液(約1L/分)が流れ込む．腎動脈は腎臓のなかでいくつも枝分かれし，**輸入細動脈**となり，最終的には**腎皮質**で無数の毛細血管の塊(**糸球体**)となって**血液を濾過**する．糸球体は**ボウマン嚢**と呼ばれる袋のなかに存在し，糸球体とボウマン嚢を合わせたものを**腎小体**と呼ぶ(**図15-2**)．糸球体で濾過され，ボウマン嚢にしみ出した血液成分(**原尿**)は，**近位尿細管**，**ヘンレ係蹄**(けいてい)，**遠位尿細管**へと流れていき，その過程でさまざまな成分の**再吸収**や**分泌**が行われる．このように，尿を生

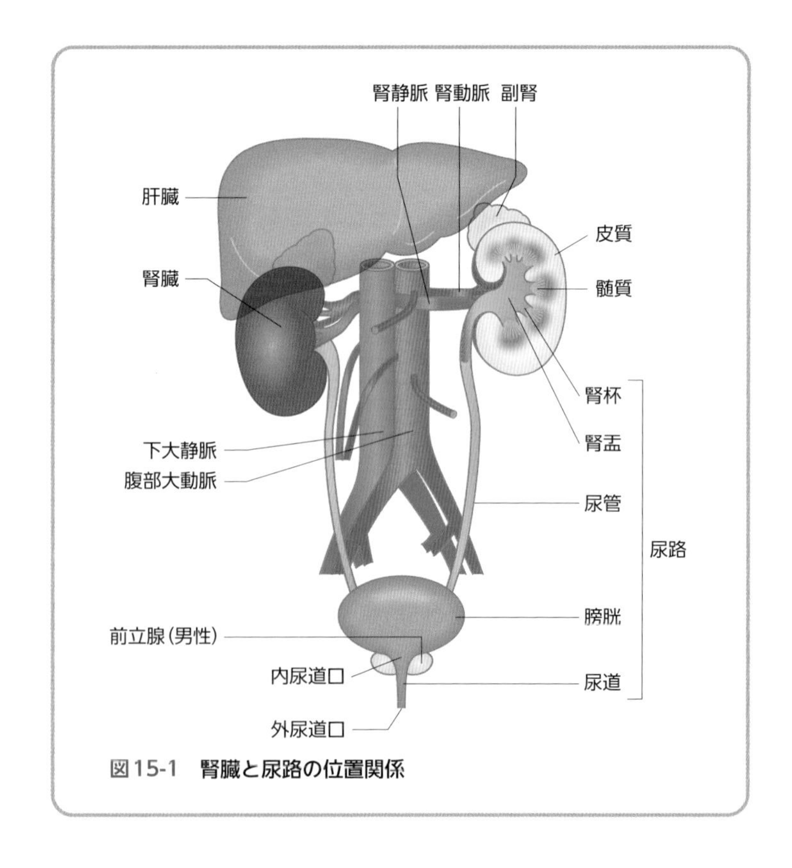

図15-1　腎臓と尿路の位置関係

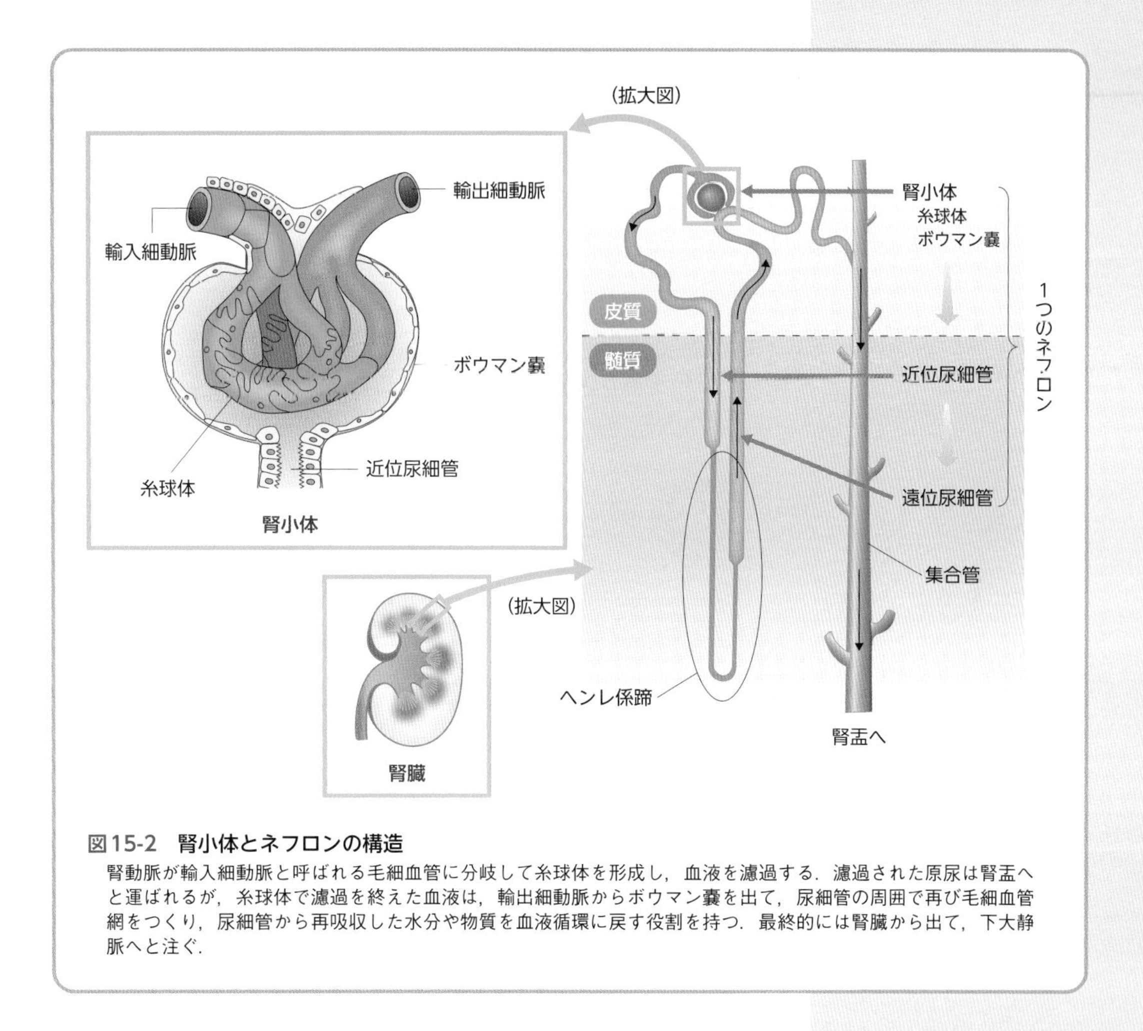

図15-2　腎小体とネフロンの構造
腎動脈が輸入細動脈と呼ばれる毛細血管に分岐して糸球体を形成し，血液を濾過する．濾過された原尿は腎盂へと運ばれるが，糸球体で濾過を終えた血液は，輸出細動脈からボウマン嚢を出て，尿細管の周囲で再び毛細血管網をつくり，尿細管から再吸収した水分や物質を血液循環に戻す役割を持つ．最終的には腎臓から出て，下大静脈へと注ぐ．

成するのは腎小体と尿細管であり，これら1セットをネフロン（腎単位）と呼び，1つの腎臓には約100万個のネフロンが存在する．腎臓内の各ネフロンで生成された尿は集合管を経て，腎盂(じんう)に送られる（**図15-2**）．そして，腎盂から尿管を経て膀胱にいったん貯められ，尿道を経て体外に排出される．腎杯から尿道までの尿の通り道を尿路と呼ぶ（**図15-1**）．

腎臓の働きは，単に尿を生成するだけではなく，尿量やその成分を変化させることで，体液量や電解質濃度，酸塩基平衡を調節し，生体の恒常性を維持している．さらには，赤血球産生を促すエリスロポエチンの分泌，昇圧物質であるレニンの分泌，ビタミンDの活性化にも関与している（**表15-1**）．

表15-1　腎臓の機能

老廃物の排泄	老廃物を尿中に排出
バソプレシンによる作用	尿量に作用し，体液量を一定に保つ
電解質の調節	電解質（Na，K，Cl，Caなど）の濃度と量を調節
酸塩基平衡の調節	血液を弱アルカリ性に保つ
ビタミンDの活性化	不活化ビタミンDを活性化
エリスロポエチン分泌	赤血球の産生を促すエリスロポエチンを分泌
レニン分泌	血圧を調整するレニンを分泌

B 腎・泌尿器疾患でみられる主な症状

1．浮　腫

腎臓の機能が低下し，体からの水分排出量が低下すると，体内に余分な水分が貯留することになる．つまり，血管外の組織間隙に水分が溜まった状態となる（p.226参照）．腎臓疾患では，尿から多量のタンパクが漏れ出るネフローゼ症候群や腎不全などで浮腫を生じる．

2．尿量の変化

健常成人の1日尿量はおよそ1～2 L/日であるが，何らかの原因で1日尿量が400 mL以下になると**乏尿**と呼び，100 mL以下になると**無尿**と呼ぶ．一方，1日尿量が3L以上になると**多尿**と呼ぶ．

心不全などによる腎血流量の低下や，腫瘍や結石による尿管や膀胱の閉塞によっても尿量は減少する．腎機能が低下してくると，最初は尿濃縮力が低下することで尿量が増加し，多尿や夜間尿になる．さらに腎機能が低下していくと，濾過量自体が減るため尿量が減少し，最終的には無尿となる．

また，排尿の回数が増えることを**頻尿**と呼ぶ．排尿回数には個人差があるものの，一般的には1日に8回以上が頻尿とされる．その原因は，過活動膀胱や多尿などがあげられる．

3．尿失禁

尿失禁とは，自分の意思とは無関係に尿が漏れ出てしまうことで，その病態により腹圧性尿失禁，切迫性尿失禁，溢（いつ）流性尿失禁，機能性尿失禁，反射性尿失禁の5つに分類される（**表15-2**）．

尿濃縮力

糸球体では1日あたり約150～180Lの血液が濾過され原尿となるが，尿細管と集合管で99％の原尿が再吸収され，約1.5～1.8Lにまで濃縮されたものが尿として排出される．大量発汗時や水様性下痢などで水分不足になると，集合管で再吸収する水分量をさらに増やして，尿量を少なくする（濃くする）ように調整される．このような働きを尿濃縮力と呼ぶ．

夜間尿

通常，夜間になると抗利尿ホルモンの分泌量が増え，尿が濃縮されることで排尿回数を減らしているが，腎機能が低下し，尿濃縮力が低下すると，夜間の排尿回数が増加することを指す．

過活動膀胱

膀胱の不随意の収縮による尿意切迫感を示す排尿障害で，わが国では800万人以上が罹患している頻度の高い疾患である．脳神経疾患や加齢などが原因となる．

表15-2　尿失禁の分類

分類名	病　態	基礎疾患
腹圧性尿失禁	尿道過可動	加齢，分娩，骨盤内手術など
	尿道括約筋不全	放射線治療，婦人科手術，エストロゲン低下など
切迫性尿失禁	排尿筋過活動	加齢，尿路感染，脳血管障害，パーキンソン病，多発性硬化症など
溢流性尿失禁	下部尿路閉塞	前立腺肥大症，前立腺癌，尿道狭窄など
	排尿筋低活動	糖尿病性神経障害，骨盤内手術，腰部椎間板ヘルニアなど
機能性尿失禁	移動障害	認知症，寝たきり，ADL障害など
反射性尿失禁	排尿筋過活動	脊髄損傷，中枢神経系障害など

腹圧性尿失禁は，重い荷物を持ち上げたとき，ジャンプをしたとき，咳やくしゃみをしたときなど，腹圧がかかったときに起こる尿失禁である．尿道を支えている筋肉（骨盤底筋）の緩みが原因となる．女性に多くみられる．

切迫性尿失禁は，尿意が切迫して起こる，過活動膀胱による尿失禁である．尿道括約筋などを動かす中枢神経の障害が原因となる．感覚神経は障害されず尿意を感じるが，運動神経は障害されて膀胱などに不随意な収縮をもたらす．

溢流性尿失禁は，前立腺肥大症でみられるような尿が出にくくなることが原因で，残尿が膀胱から溢れてしまう尿失禁である．尿道の閉塞や排尿筋の低活動などで起こる．

機能性尿失禁は，排尿機能には問題はなく，歩行障害など身体運動機能の低下や認知症など精神機能の低下によって起こる尿失禁である．

反射性尿失禁は，膀胱からの感覚が脊髄反射を介して膀胱を刺激して起こる尿失禁である．感覚神経障害によって尿意が大脳まで伝わらない．

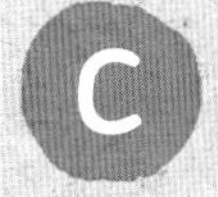

尿路感染症

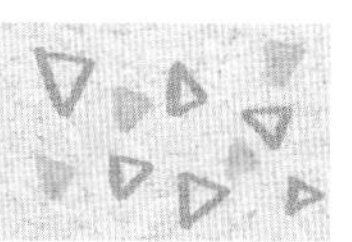

細菌などの微生物が尿の出口である外尿道口から尿道をさかのぼって侵入し，膀胱や腎盂などで細菌が増殖し，炎症を起こした状態を**尿路感染症**と呼ぶ．微生物は尿の流れに逆行して侵入するため，尿道の長さが短い女性に多い疾患である．原因となるのは80％以上が**大腸菌**で，肛門周囲の皮膚に常在菌として存在してい

る．感染が膀胱内にとどまっている場合を膀胱炎と呼び，膀胱から尿管をさかのぼり，腎盂まで達すると腎盂腎炎と呼ぶ．20代以上の性的活動期の女性に多く，性行為や排尿の我慢や疲労，妊娠，出産などによる免疫力の低下が主な原因となる．膀胱に炎症があるため，排尿時の痛み，頻尿，残尿感が主な症状で，時に血尿や膿尿となることもある．高熱や倦怠感などの全身症状を伴う場合には腎盂腎炎を併発していることが多く，重症化するリスクもある．

膿尿
外尿道口から膿が混じった尿が出る状態である．炎症を起こした部位が化膿して生じる黄白色や黄緑色の不透明な粘液で，主に白血球からなる．そのほかに壊れた組織や死んだ細菌などが含まれる．

基礎疾患（前立腺肥大症，神経因性膀胱，尿路結石，尿路悪性腫瘍，尿路カテーテル留置，糖尿病，ステロイド薬の使用などによる易感染状態など）を有する尿路感染症を複雑性尿路感染症と呼び，基礎疾患の治療を行わないと再発や再燃を繰り返しやすい．一方，基礎疾患がなく，尿路の異常も伴わない尿路感染症を単純性尿路感染症と呼び，急性の膀胱炎や腎盂腎炎を指すことが多い．

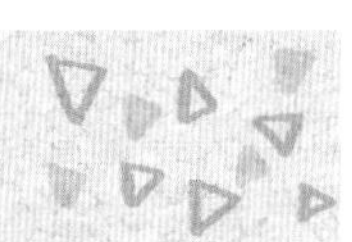

D 尿路結石症

腎臓（腎杯）から尿道までの尿路に結石が生じる疾患を尿路結石症と呼び，結石の存在場所によって，腎結石，尿管結石，膀胱結石，尿道結石に分けられる（図15-3）．そのうち，腎結石と

尿管結石
下の写真は尿管に詰まったカルシウム結石の実物大である．

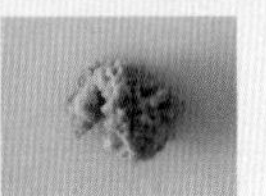

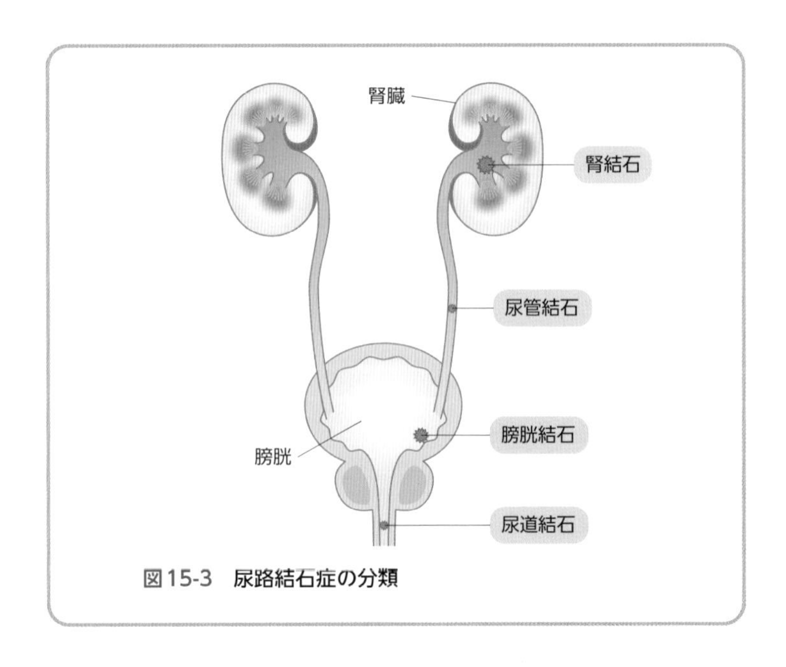

図15-3　尿路結石症の分類

尿管結石が尿路結石症全体の90%以上を占めている．結石の成分は，カルシウム（シュウ酸カルシウムやリン酸カルシウム）が大部分を占めている．

腎結石は無症状に経過することが多いが，尿の流れに沿って結石が尿管内に落下してそこで詰まる（尿管結石）と，結石による尿流閉塞，腎盂内圧の上昇，尿管の神経刺激によって，腰背部から側腹部にかけて激しく差し込むような痛み（疝痛）や下腹部への放散痛が生じる．痛み以外には，血尿や嘔吐を伴ったりする．膀胱結石や尿道結石では血尿や尿流の途絶を生じることがあるが，自然排石することが多い．排石時は排尿痛や違和感を伴うことがある．

尿路結石症の罹患率は男女ともに増加傾向にある．年間罹患率は人口10万人あたり約130人，男女比は約2：1で男性に多い．増加の背景には生活習慣との関連が次のように指摘されている．①シュウ酸を多く含む食品（ホウレン草，緑茶，コーヒーなど）の過剰摂取，②カルシウム摂取不足によるシュウ酸の腸管での吸収増加と尿中排泄増加，③塩分や糖分の過剰摂取によるカルシウムの尿中排泄増加，④プリン体の多い肉類やビールの過剰摂取による尿の酸性化，⑤就寝前の食事摂取によるカルシウムやシュウ酸の就寝中過剰排泄などが原因とされている．

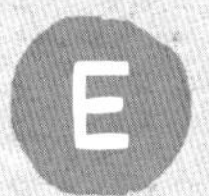

E 前立腺肥大症

前立腺は精液の一部となる前立腺液をつくっており，男性にのみ存在する臓器である．大きさはクルミ大程度で，直腸と恥骨の間に存在し，内尿道口辺りを取り囲むように存在している．尿道と精液の通り道である射精管は，前立腺のなかで合流している（図15-4）．

前立腺肥大症とは，前立腺が加齢とともに肥大し，膀胱や尿道が圧迫されることで排尿障害などの症状が現れる疾患である．前立腺が肥大化するメカニズムははっきりしていないが，男性ホルモンが関与しており，加齢に伴う性ホルモンバランスの変化が原因と考えられている．主な症状は，膀胱の圧迫による排尿回数の増加（頻尿）と尿道の圧迫による排尿困難である（図15-5）．

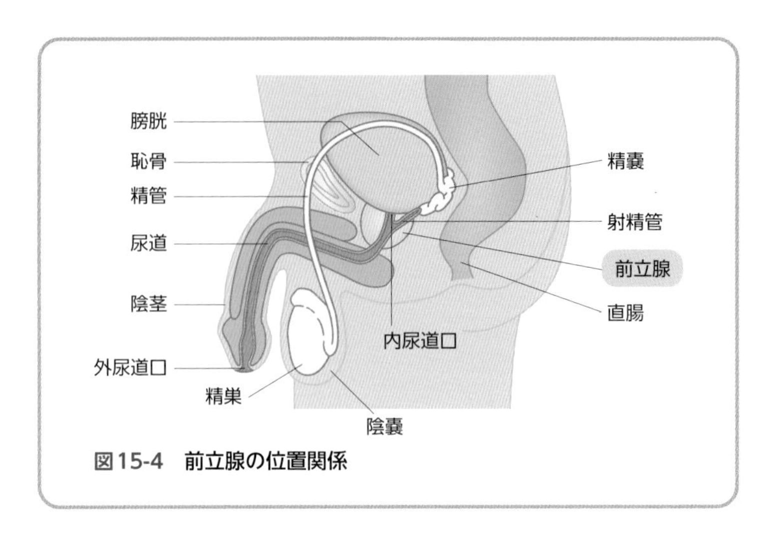

図15-4　前立腺の位置関係

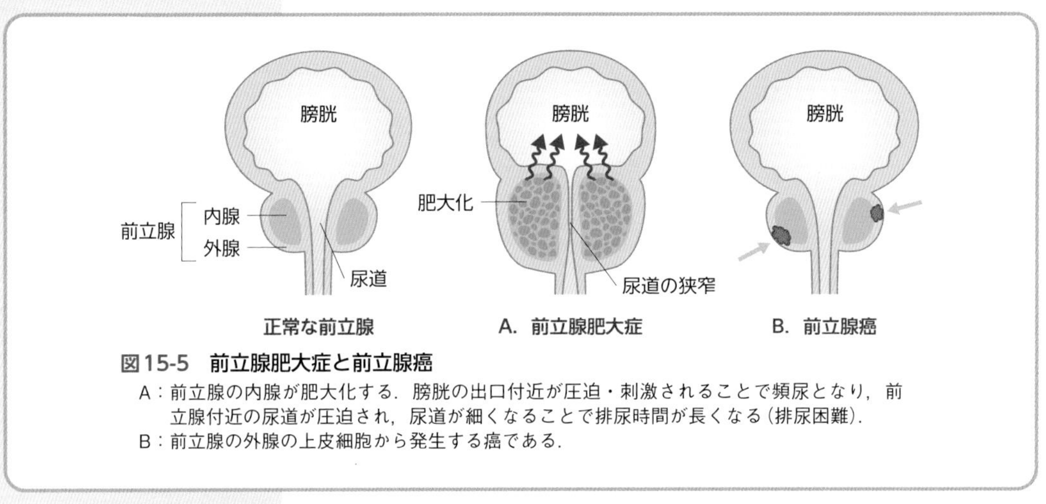

図15-5　前立腺肥大症と前立腺癌

A：前立腺の内腺が肥大化する．膀胱の出口付近が圧迫・刺激されることで頻尿となり，前立腺付近の尿道が圧迫され，尿道が細くなることで排尿時間が長くなる（排尿困難）．

B：前立腺の外腺の上皮細胞から発生する癌である．

F 前立腺癌

前立腺癌は，前立腺の外腺の上皮細胞が癌化することによって発症する（**図15-5**）．組織型はほとんどが腺癌である．好発年齢は60歳頃から高齢になるにつれて顕著に高くなる．男性では胃癌，大腸癌，肺癌についで罹患率が高い．前立腺の外腺から増殖するため，初期症状はほとんどないが，しだいに尿道の圧迫に伴って排尿障害（尿が出にくい，頻尿など）が認められるようになる．発症のリスク要因としては，前立腺癌の家族歴と高齢化が明らかにされている．

前立腺癌の大部分は比較的ゆっくりと進行するため，別の原因で亡くなった後に，解剖で前立腺癌が発見されるような例もある．癌が進行すると，近くのリンパ節や骨に転移することが多く，時に肝臓や肺に転移することもある．前立腺癌では，前立腺液に含まれるPSA（前立腺特異抗原）の血中濃度が上昇するため，PSA検査が診断スクリーニングに使われている．

PSA
prostate-specific antigenの略．

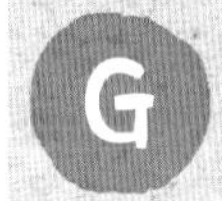

G 糸球体腎炎

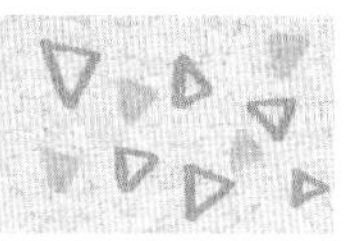

血液中の老廃物は，腎臓の糸球体を通して血管外へ濾過され，尿中へ排出される．糸球体腎炎は，この糸球体に炎症などが生じる病態で，原因が腎臓そのものによる原発性と，ほかの疾患が原因となる続発性に分けられる．原発性糸球体腎炎は，急性糸球体腎炎，急速進行性糸球体腎炎，慢性糸球体腎炎に大きく分けられる．続発性糸球体腎炎には，糖尿病による糖尿病腎症や，全身性エリテマトーデスによるループス腎炎などがあげられる．

糸球体に病変があると，血液中のタンパクが尿に漏れ出てくるタンパク尿や，血液成分がそのまま漏れ出てくる血尿などを認める．とくにタンパク尿が大量に認められると低タンパク血症を生じ，膠質浸透圧が下がるために全身に浮腫が生じる（ネフローゼ症候群，表15-3）．

1．急性糸球体腎炎

主に溶血性レンサ球菌が上気道や皮膚に感染し（症状は咽頭炎や皮膚の化膿など），1～2週間経過した後に糸球体に起こる腎炎である．この菌に対するアレルギー反応が糸球体腎炎の引き金に

表15-3　ネフローゼ症候群の診断基準

❶ タンパク尿：3.5g/日以上が持続する （随時尿において尿タンパク/尿クレアチニン比が3.5g/gCr以上の場合もこれに準ずる）
❷ 低アルブミン血症：血清アルブミン値3.0g/dL以下 （血清総タンパク量6.0g/dL以下も参考になる）
❸ 浮腫
❹ 脂質異常症（高LDLコレステロール血症）

注：1）上記の尿タンパク量，低アルブミン血症（低タンパク血症）の両所見を認めることが本症候群の診断の必須条件である．
2）浮腫は本症候群の必須条件ではないが，重要な所見である．
3）脂質異常症は本症候群の必須要件ではない．
4）卵円形脂肪体（尿細管上皮由来の脂肪顆粒細胞）は本症候群の診断の参考となる．

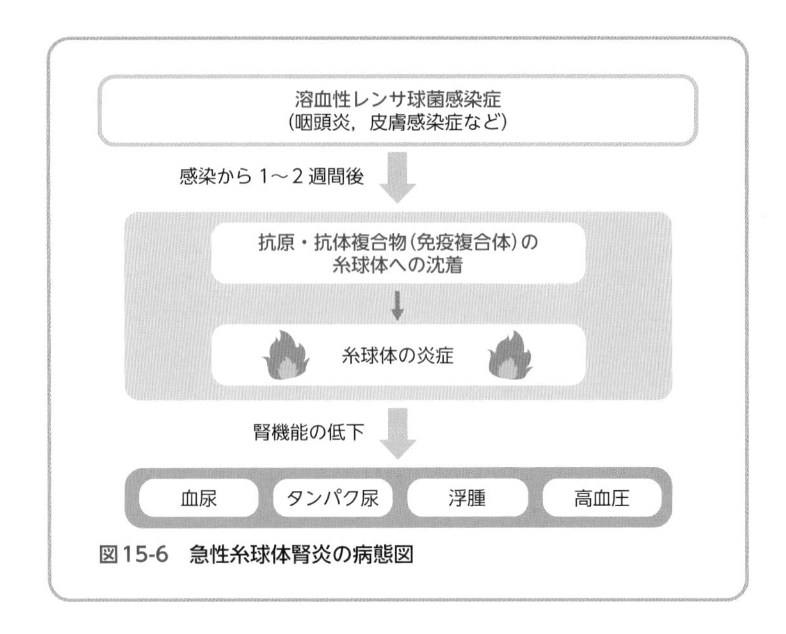

図15-6　急性糸球体腎炎の病態図

なっていると考えられている（Ⅲ型アレルギー）．血液中に免疫複合体ができ，糸球体の血管内皮に沈着することで，糸球体に炎症が起こり腎臓の働きが低下する．血尿，タンパク尿，浮腫，高血圧などの症状が現れる（**図15-6**）．重症になると乏尿となり，肺水腫，呼吸困難などを生じることもある．

小児期（3～10歳）に多い疾患で，一般に急性期を乗り越えると回復することが特徴的で，1～3ヵ月後には血尿やタンパク尿は消えてしまうことが多い．時に成人や高齢者でもみられるが，小児と比べると慢性化しやすい．

2．急速進行性糸球体腎炎

腎臓の細動静脈や毛細血管の**壊死性血管炎**を生じる病態で，糸球体に激しい炎症を引き起こす．**自己抗体**や**免疫複合体**が原因となる．症状は，血尿やタンパク尿，貧血を急激に発症し，**急速な腎機能低下**を示す．数週～数ヵ月の経過で末期腎不全に陥ることもある最も予後の悪い糸球体腎炎である．指定難病に選定されており，好発年齢は50～70代である．

自分自身の白血球に対する抗体である**抗好中球細胞質抗体**（ANCA）による**ANCA関連血管炎**が代表的な疾患である．

ANCA
anti-neutrophil cytoplasmic antibodyの略．

3．慢性糸球体腎炎

血尿やタンパク尿が少なくとも1年以上続く病態をとり，徐々

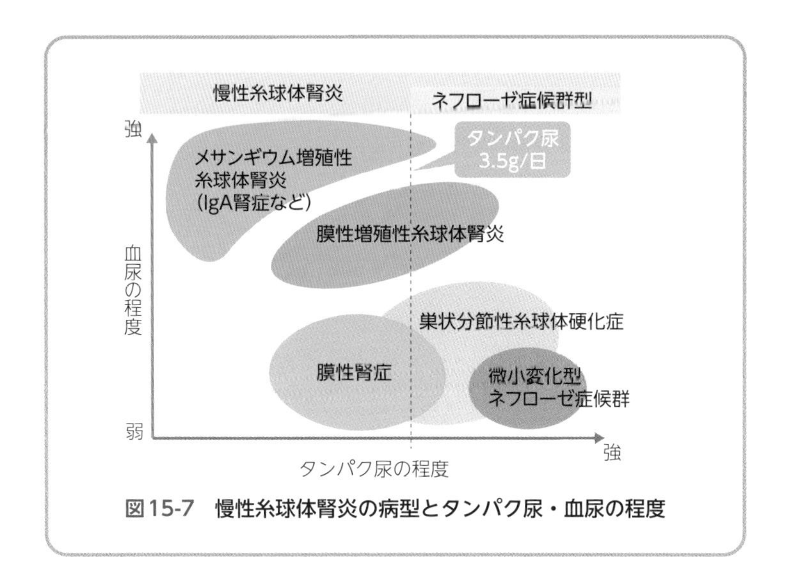

図15-7　慢性糸球体腎炎の病型とタンパク尿・血尿の程度

に進行していく原発性の糸球体腎炎である．慢性糸球体腎炎は単一の疾患ではなく，さまざまな疾患の総称である．原因は，免疫反応の異常によるものが多いと考えられており，タンパク尿，血尿，高血圧，めまい，肩こり，浮腫，頭痛，倦怠感など症状は多彩である．腎生検による病理組織像から，①メサンギウム増殖性糸球体腎炎（IgA腎症，もしくは非IgA腎症），②膜性増殖性糸球体腎炎，③巣状分節性糸球体硬化症，④膜性腎症，⑤微小変化型ネフローゼ症候群に分けられ，それぞれに症状や予後などは異なる（**図15-7**）．いずれも指定難病である．

慢性糸球体腎炎のなかで最も頻度が高いのはIgA腎症で，約50%を占めている．IgA（免疫グロブリンA）は，体外から異物が侵入すると最も素早く異物排除に働く抗体で，唾液や鼻汁，消化液などの粘膜に分泌される．

IgA腎症は，咽頭などに細菌やウイルスが感染した後につくられたIgAが何らかの原因で抗原・抗体複合物（免疫複合体）として糸球体に付着して炎症を引き起こすと考えられている．未治療の場合は，約20年かけて進行し，約40%が末期腎不全となり，人工透析に至る．

ほかのタイプの慢性糸球体腎炎も，IgA腎症と同様に免疫複合体の糸球体への沈着というメカニズムで発症すると考えられている．腎不全や人工透析に至らないようにコントロールすることが治療の重要目標となる．

メサンギウム
糸球体の毛細血管の周囲に存在する特殊な細胞で，糸球体を支える結合組織となる．慢性糸球体腎炎のうち，メサンギウムの増殖性変化とメサンギウム領域へのIgAの沈着を認めるものをIgA腎症と呼ぶ．

H 糖尿病腎症

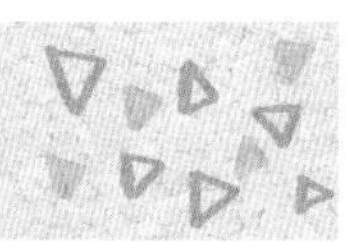

糖尿病腎症は，糖尿病のコントロールが不良で，高血糖状態が10～15年継続すると，細胞外タンパクの糖化や糸球体の細動脈硬化による糸球体の硬化や線維化が起こり，腎機能障害が徐々に進行する病態である．糖尿病神経障害，糖尿病網膜症と並んで糖尿病の3大合併症と呼ばれる（p.78参照）．また，わが国における透析導入の原因疾患第1位で，透析全体の40%を超える現状である．

糖尿病腎症の経過は，**図15-8**に示すように病期分類されており，長期間にわたって徐々に進行していく．最初は糸球体濾過量（GFR）の上昇に始まり，病態の進行とともに徐々にGFRは低下していく．初期には微量アルブミン尿（尿中へのアルブミン排泄，30～299mg/gCr/日）が認められ，しだいにアルブミン排泄量が増加し，顕性アルブミン尿（尿中へのアルブミン排泄，≧300mg/gCr/日）となる．糖尿病になってから15年以上も経過してくると，GFRの低下が加速していき，いずれ透析療法や腎移植が必要になってくる．自覚症状は顕性腎症になるまではほとんどないが，微量アルブミン尿を認めた段階で糖尿病を厳格にコントロールすることが腎不全予防のために重要である．

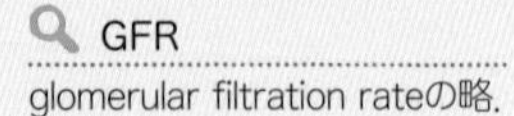
GFR
glomerular filtration rateの略．

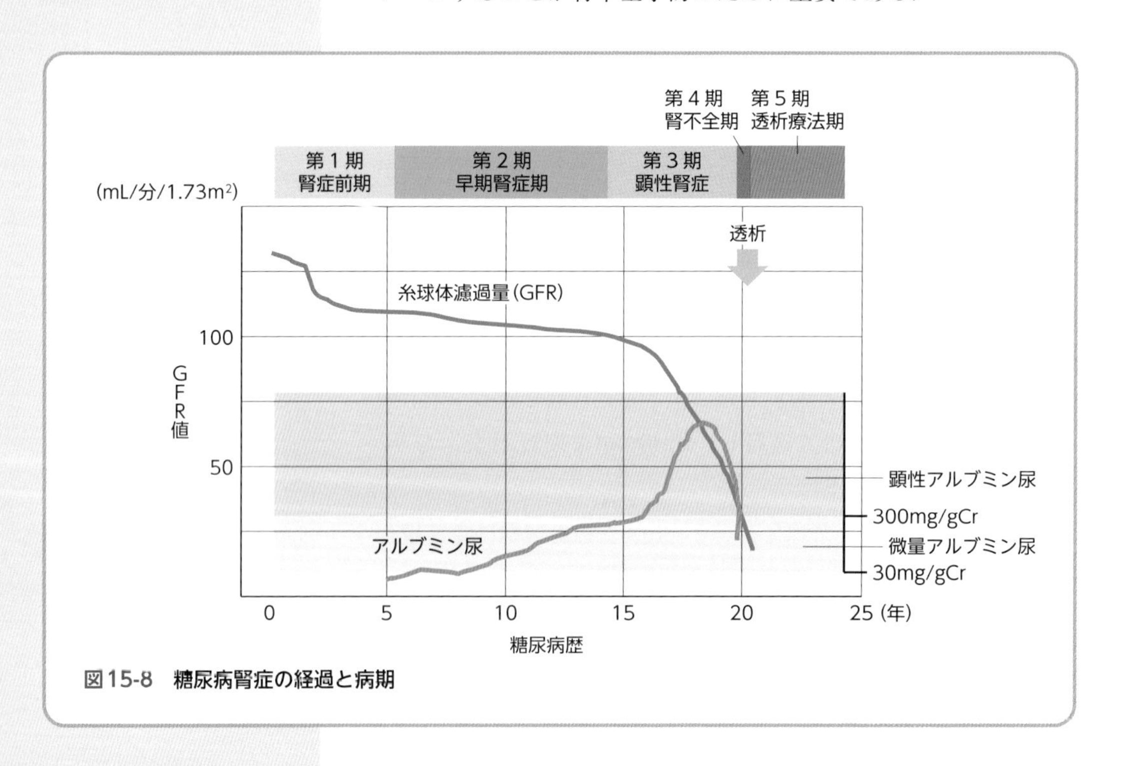

図15-8　糖尿病腎症の経過と病期

I 腎不全

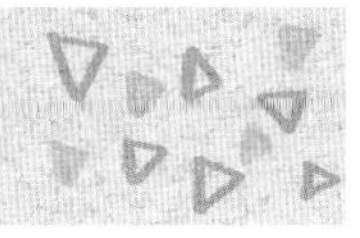

腎不全とは，腎臓の機能が30%以下になり，体液や血液の成分バランスが保てなくなった状態を指し，数日～数週間で腎不全に陥る**急性腎不全（急性腎障害）**と，数年間かけてゆっくりと腎不全へと進行する**慢性腎不全**に分けられる．さらに急性腎不全は，原因となる障害部位により**腎前性**，**腎性**，**腎後性**に分けられる．腎前性は，腎臓に流れる血液量が減少する**循環異常**によるもので，具体的には，外傷による大量出血や消化管出血，脱水などによる水分量の減少，心不全や心筋梗塞などによる腎臓への血液量の低下などがあげられる．腎性は，**腎臓自体の異常**によるもので，急性糸球体腎炎や腎動脈の閉塞，尿細管の異常などがあげられる．腎後性は，**尿路の異常**によるもので，尿管結石や前立腺肥大症などがあげられる．

急性腎不全は可逆性の腎機能障害のことが多く，その原因を取り除く治療により改善する可能性がある．一方，慢性腎不全は病態が不可逆性で治療による改善は難しい．慢性腎不全の原因は，慢性糸球体腎炎，糖尿病腎症，血管を障害する高血圧などさまざまで，現在では**糖尿病腎症**によるものが最も多い．

腎不全になると，排泄機能の低下，体液調節機能の低下，内分泌機能の低下が起こる．具体的には，尿毒症物質の蓄積，細胞

尿毒症物質
腎機能の第一は老廃物を尿中に排出することで，この老廃物の主成分はタンパクの代謝産物である尿素窒素やクレアチニンなどである．腎機能低下に伴い老廃物の排出機能が低下し，尿素窒素やクレアチニンなどの血中濃度が上昇していく．さらに高度な腎機能障害（腎不全）に陥ると，排出機能が働かず，毒性の強い老廃物が体内に蓄積され，循環器や消化器，呼吸器，脳神経などに障害が起こり，全身にさまざまな症状が現れるようになる（尿毒症）．このように腎機能障害の進行に伴って血中濃度の増加と尿毒症症状の関連を認める物質を尿毒症物質と呼ぶ．90種類以上が同定されており，フェニル酢酸，インドキシル硫酸などがあげられる．これらの物質は尿素窒素やクレアチニンとほぼ平行して増加するため，尿素窒素とクレアチニンの値が尿毒症物質全体の蓄積度を推定する目安となる．

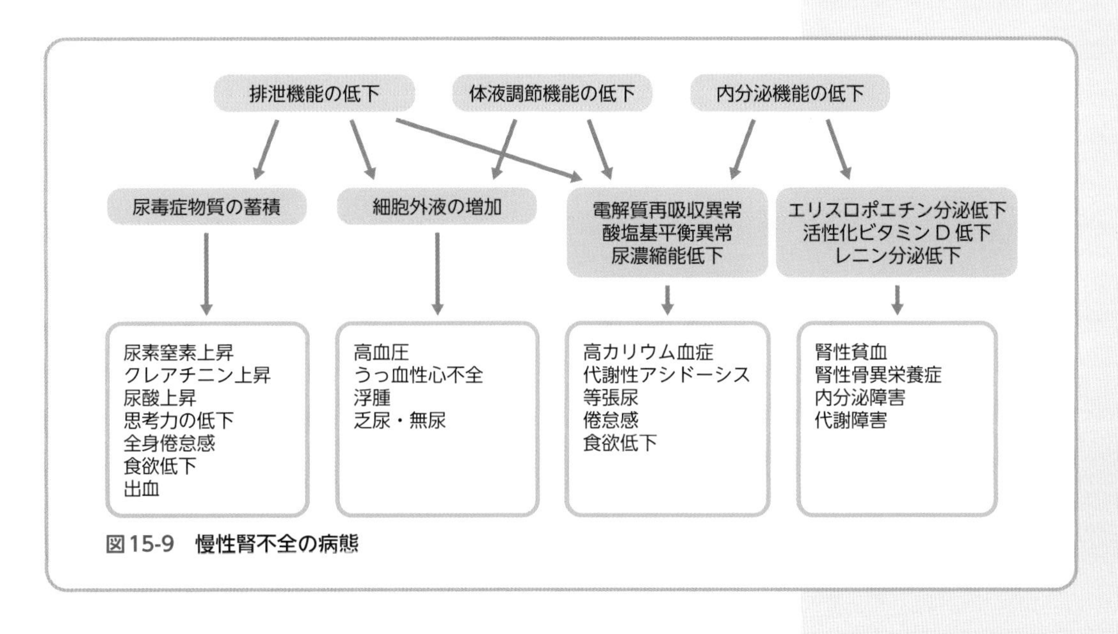

図15-9　慢性腎不全の病態

外液の増加，電解質再吸収異常，酸塩基平衡異常，尿濃縮能の低下，エリスロポエチン分泌の低下，活性化ビタミンDの低下，レニン分泌低下などによりさまざまな所見や症状が現れる（**図15-9**）．

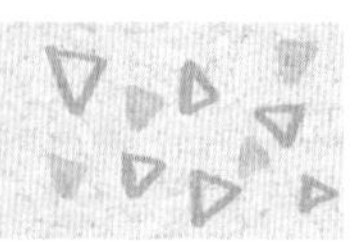

J　慢性腎臓病（CKD）

慢性的に腎臓の機能が低下していく種々の腎臓病を一括して**慢性腎臓病**（**CKD**）と呼ぶ．CKDは慢性腎不全の予備軍のような状態から腎不全までを包含する幅広い**疾患概念**である．現在，わが国のCKD患者数は約1,300万人と推計され，透析を必要とするCKD患者は32万人を超えている．CKDやその重症化をいかに抑えるかは，医療経済の観点からも重要な課題である．

CKD：chronic kidney diseaseの略．

CKDの定義は，以下の①，②のうちいずれか，または両方が3ヵ月以上持続した状態を指す．

①尿検査，画像診断，血液検査，病理などで腎障害の存在が明らかで，とくに0.15 g/gCr以上のタンパク尿（30mg/gCr以上のアルブミン尿）がある．

②糸球体濾過量（GFR）が60 mL/分/1.73 m^2未満に低下している．

また，腎不全の重症度が主にGFRの低下を基準に決められているのに対して，CKDの重症度は原因疾患とGFRに加えて，独立した重症度基準であるタンパク尿（アルブミン尿）によって決められている（**表15-4**）．CKDの原因疾患はさまざまであり，定義を満たせば移植腎も含める．タンパク尿区分は，糖尿病では24時間尿アルブミン排泄量（mg/日），または随時尿のアルブミン/クレアチニン比（mg/gCr）で分類し，糖尿病以外では尿タンパク量で分類する．

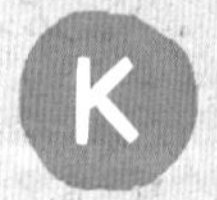
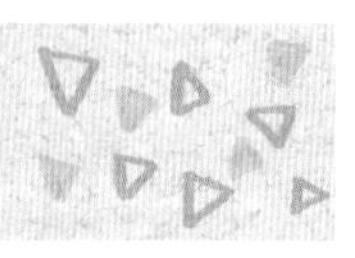

K　腎細胞癌

腎細胞癌は腎実質にできる癌で，尿細管上皮細胞が癌化したものである．腎臓にできた癌のうち，腎盂にある細胞が癌化したものは**腎盂癌**と呼ばれ，癌の性質や治療法が異なるので腎細胞癌とは区別される．発生頻度は9：1と腎細胞癌のほうが多い．腎細胞癌は癌全体の約1%を占めており，好発年齢は50～70代で，男

表15-4　CKDの重症度分類

原疾患		タンパク尿区分		A1	A2	A3
糖尿病		尿アルブミン定量（mg/日） 尿アルブミン/Cr比（mg/gCr）		正常アルブミン尿	微量アルブミン尿	顕性アルブミン尿
				30未満	30～299	300以上
高血圧 腎　炎 多発性嚢胞腎 移植腎 不　明 その他		尿タンパク定量（g/日） 尿タンパク/Cr比（g/gCr）		正　常	軽度タンパク尿	高度タンパク尿
				0.15未満	0.15～0.49	0.50以上
GFR区分 （mL/分/ 1.73m²）	G1	正常または高値	90以上			
	G2	正常または軽度低下	60～89			
	G3a	軽度～中等度低下	45～59			
	G3b	中等度～高度低下	30～44			
	G4	高度低下	15～29			
	G5	末期腎不全（ESKD）	15未満			

重症度は原疾患・GFR区分・タンパク尿区分を合わせたステージにより評価する．CKDの重症度は死亡，末期腎不全，心血管死亡発症のリスクを緑□のステージを基準に，黄□，オレンジ□，赤□の順にステージが上昇するほどリスクは上昇する．（KDIGO CKD guideline 2012を日本人用に改変）（日本腎臓学会編：CKD診療ガイド2012より一部改変）

性に多い傾向がある．確立されたリスク因子は喫煙と肥満とされている．

腫瘍径が5cm以下のものは特徴的な症状はなく，健診などで偶然発見されることがほとんどである．腫瘍径5cm以下の腎臓に限局した腎細胞癌では5年生存率は70～90%と予後は比較的良好である．腫瘍径がそれ以上に大きくなると，腎細胞癌の3大症状である**血尿**，**疼痛**，**腹部腫瘤**がみられるようになる．さらに進行すると，全身倦怠感，体重減少，発熱といった症状が現れる．症状によって腎細胞癌が発見された場合は，進行癌であることが多い．

脳・神経疾患

学習目標

1 ▶ 脳・神経系がどのように働くのかを理解する
2 ▶ 脳・神経疾患でみられる症状がどのように出現するのかを理解する
3 ▶ 脳梗塞がどのような疾患なのかを理解する
4 ▶ 脳出血の特徴について理解する
5 ▶ クモ膜下出血がどのような疾患なのかを理解する
6 ▶ 髄膜炎がどのような疾患なのかを理解する
7 ▶ 認知症がどのような疾患なのかを理解する
8 ▶ パーキンソン病がどのような疾患なのかを理解する
9 ▶ 筋萎縮性側索硬化症がどのような疾患なのかを理解する
10 ▶ プリオン病がどのような疾患なのかを理解する

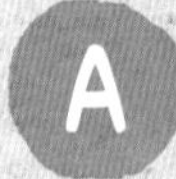
脳・神経系の働き
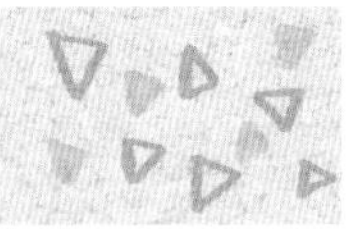

1．神経機能の局在

神経系とは，臓器や筋肉，皮膚など全身に張り巡らされた組織で，体内での情報伝達の役割を担う．その機能は，体内外の環境の変化やストレスなどからもたらされる情報を素早く分析・処理し，その情報に応じた指令を信号として体の各部位に送ることである．その結果，各組織の協調や調節がなされ，生体の恒常性が維持されている．神経系は，多数の神経細胞と神経線維から構成されており，指令役を担う脳（大脳，小脳，間脳，脳幹）と脊髄からなる中枢神経系と，中枢神経から枝のように伸びて，全身の臓器や組織との仲介役（神経刺激の伝導路）を担う末梢神経系に分けられる（**図16-1**）．

末梢神経系は，形態学的あるいは機能的に分類することができる．形態学的分類では，脳から出ていく脳神経と脊髄から出てい

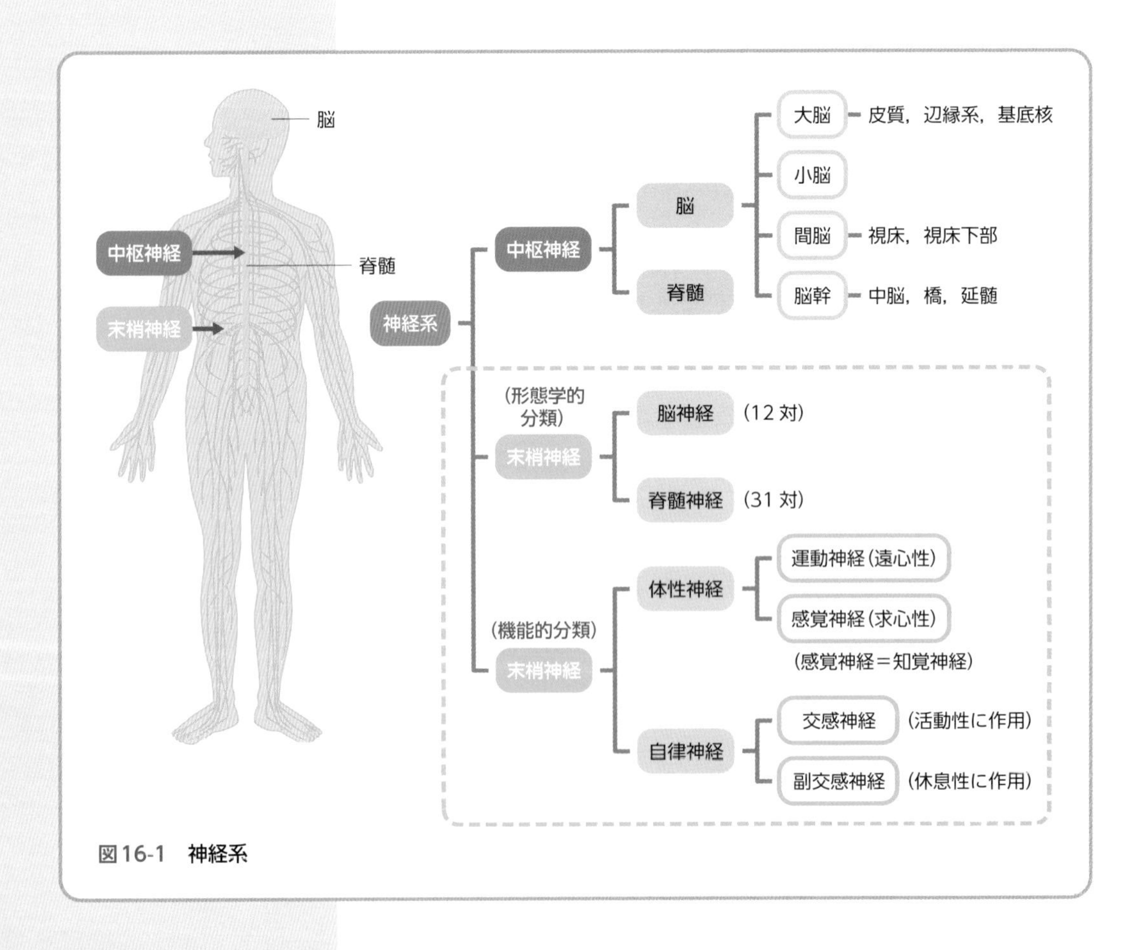

図16-1　神経系

く脊髄神経に分けられる．機能的分類では，骨格筋による運動や感覚などの情報にかかわる体性神経（運動神経および感覚神経）と，各種臓器の運動やその機能にかかわる自律神経（交感神経および副交感神経）に分けられる（図16-1）．また，末梢神経は信号を伝える方向によって求心性と遠心性に分類できる．求心性は，信号が末梢から中枢へ送られる神経で，感覚神経や迷走神経などが含まれる．遠心性は，信号が中枢から末梢へ送られる神経で，筋肉運動を支配する運動神経などが含まれる．

中枢神経系としての脳は，物事を考える，記憶する，体を動かす，痛みなどの全身の情報を受け取って処理するなど，生体が生存していくための司令塔として働いており，頭皮，頭蓋骨，および髄膜と呼ばれる硬膜，クモ膜，軟膜に包まれ保護されている．また，もう一つの中枢神経系である脊髄は，脳からの指令を末梢に伝えたり，末梢からの情報を脳に伝えたりする働きをしており，脊椎に囲まれた脊柱管内に，硬膜，クモ膜，軟膜に包まれて保護されている（図16-2）．

脳は，大脳，小脳，間脳（視床，視床下部），脳幹（中脳，橋，延髄）から構成されている（図16-2）．大脳は，思考，運動，知覚，記憶，言語など高次脳機能を担う中枢である．小脳は，体のバランスをとる平衡感覚や協調運動（スムーズな体の動き）を調節す

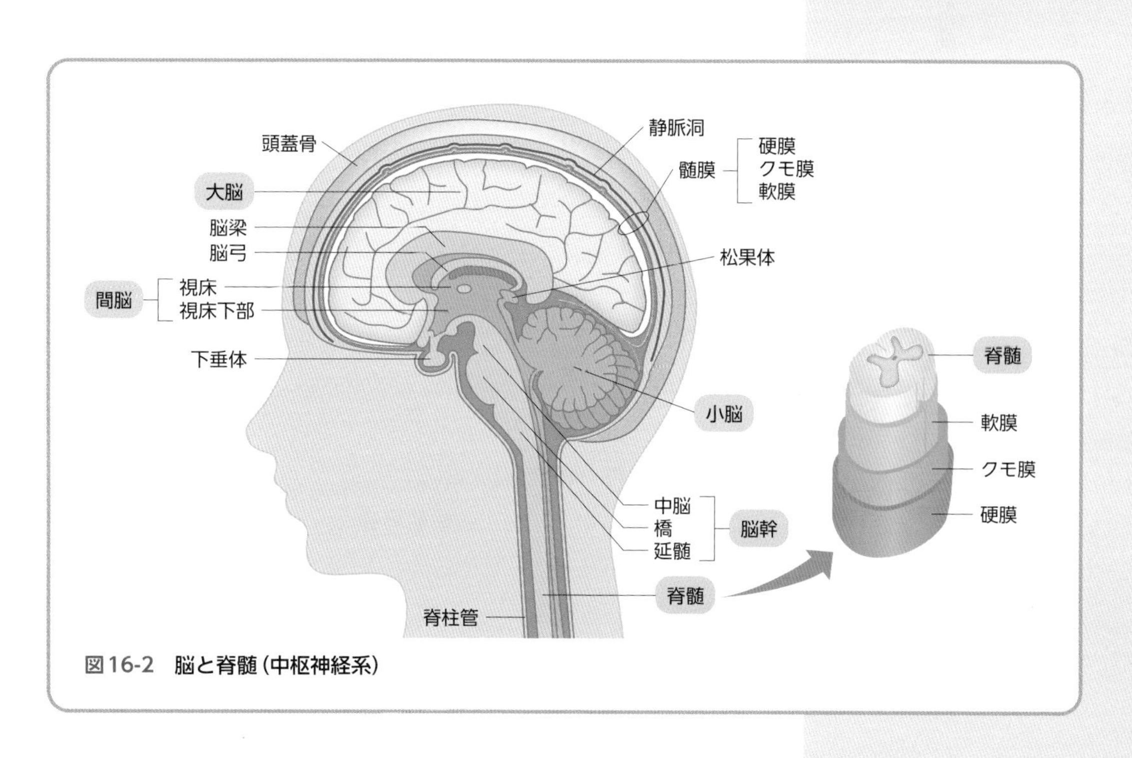

図16-2　脳と脊髄（中枢神経系）

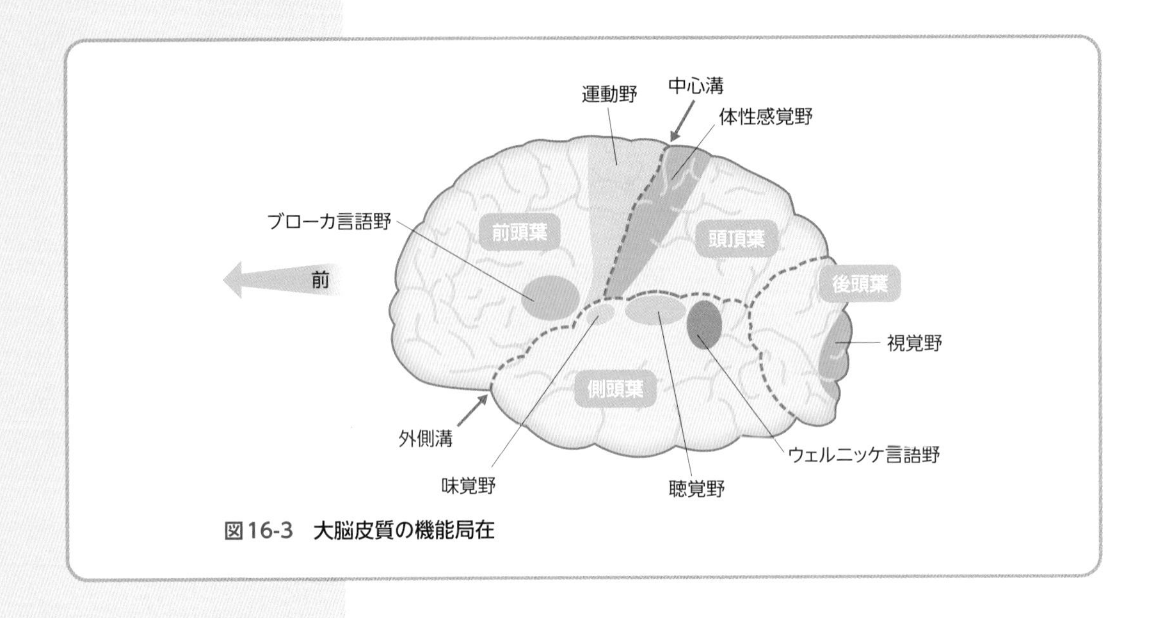

図16-3　大脳皮質の機能局在

る機能を担い，間脳は，感覚神経の中継と自律神経の中枢としての機能を有している．脳幹は，心臓や呼吸などの生命維持機能を担う中枢として働いている．

大脳は，左右の2つの大脳半球に分かれており（左脳と右脳），脳梁（のうりょう）と呼ばれる太い神経線維の束によってつながっている．また，左右の大脳半球の表面部分は大脳皮質と呼ばれ，灰白質と呼ばれる神経細胞が集まった層で，前頭葉，頭頂葉，側頭葉，後頭葉の4つの脳葉に分けられる（図16-3）．灰白質の内側は白質と呼ばれ，灰白質の神経細胞とほかの神経をつなぐ神経線維が多くを占めている．脊髄ではその逆で，外側が白質，内側が灰白質を構成している．

大脳皮質の4つの脳葉はそれぞれ特有の働きをしており，前頭葉は運動，言語（アウトプット），思考，感情をつかさどる中枢，頭頂葉は感覚，計算，書字をつかさどる中枢，側頭葉は聴覚，味覚，嗅覚，言語（インプット）をつかさどる中枢，後頭葉は視覚をつかさどる中枢として働いている．さらには，大脳皮質のある一部が言語野や聴覚野などと呼ばれるように，それぞれ異なる機能を持っており，これを脳機能局在と呼ぶ（図16-3）．たとえば，カレーをスプーンですくって食べる際には，まず眼からカレーの形状が後頭葉の視覚野に入り，その情報が頭頂葉と側頭葉に伝達されて，頭頂葉ではカレーとの距離，側頭葉の嗅覚野では臭いがカレーであることが認識され，カレーの記憶（とろみや味など）

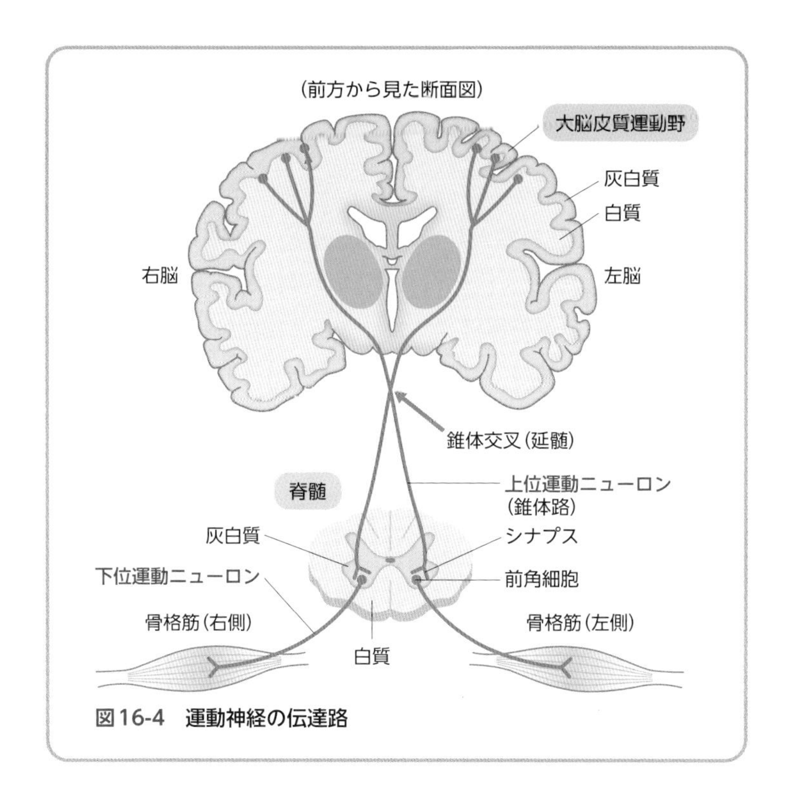

図16-4　運動神経の伝達路

が呼び起こされる．そして，前頭葉で運動をコントロールして，カレーの形状に合わせてスプーンを動かして口に運ぶ動作が行われる．このように脳の機能局在があっても，脳の各部位は協調して働くことによって，一つの動作をうまく完成させている．

筋肉を動かして何らかの動作を行うためには，**運動野**から伸びる神経線維である**軸索**(じくさく)を介して脊髄まで信号が伝わり(中枢神経系)，**脊髄**から末梢神経を介して筋肉まで信号が伝わる必要がある(**図16-4**)．この運動野にある神経細胞から脊髄までの経路を**錐体路**(すいたいろ)または**皮質脊髄路**と呼び，途中，延髄下部で左右の神経が交差する(**錐体交叉**(すいたいこうさ))．たとえば，右の大脳に脳血栓などの異常が起きると，体の左側の筋肉が麻痺する理由は，錐体交叉によるものである．

体を動かすときに必要な筋肉は，**運動ニューロン**(運動神経細胞)に支配されている．運動ニューロンには，大脳皮質の運動野に始まり，運動情報の信号が中枢神経系の錐体路を通じて**前角細胞**に至る**上位運動ニューロン**と，骨格筋を支配している末梢神経の母体である**脊髄**の**前角細胞**から運動神経を通じて随意筋に至る**下位運動ニューロン**の2つがある(**図16-4**)．

軸索
神経細胞から通常1本伸びた突起状の構造物で，離れた部位にあるほかの神経細胞や運動器に信号の伝達を行う．

2．脳神経と脊髄神経

脳神経は左右12対の神経で構成され（第Ⅰ～Ⅻ脳神経），脊髄を経由することなく脳から直接出て，頭部，頸部，胸腹部の内臓に向かう末梢神経である（**図16-5**）．脳神経に含まれる体性神経（**図16-1**参照）は主に首から上の感覚（視覚，聴覚，味覚など）や運動をつかさどる．脳神経の一部（Ⅲ，Ⅶ，Ⅸ，Ⅹ）は副交感神経を含み，とくに迷走神経（Ⅹ）に含まれる副交感神経は，内臓に広く分布し，その働きを調整している．それぞれの脳神経の主な働きを**表16-1**に示す．たとえば，第Ⅱ脳神経である視神経は，網膜で受け取った映像の情報を後頭葉の視覚野（視覚中枢）まで届ける神経である．網膜には光を感じる光受容体細胞があり，その信号は視神経の伝導路（視覚路）を介して視覚野に伝わる．しかし，この伝導路に障害が起こると両耳側半盲や同名半盲といった視覚障害を生じる（**図16-6**）．

これに対して脊髄神経は，左右31対の末梢神経で構成されている．脊椎の区分に応じて，頸神経8対，胸神経12対，腰神経5対，仙骨神経5対，尾骨神経1対で構成される．脊髄神経は，四肢・体幹の骨格筋を支配する運動神経や，体性感覚を伝える感覚神経，そして自律神経の一部を含んでいる．

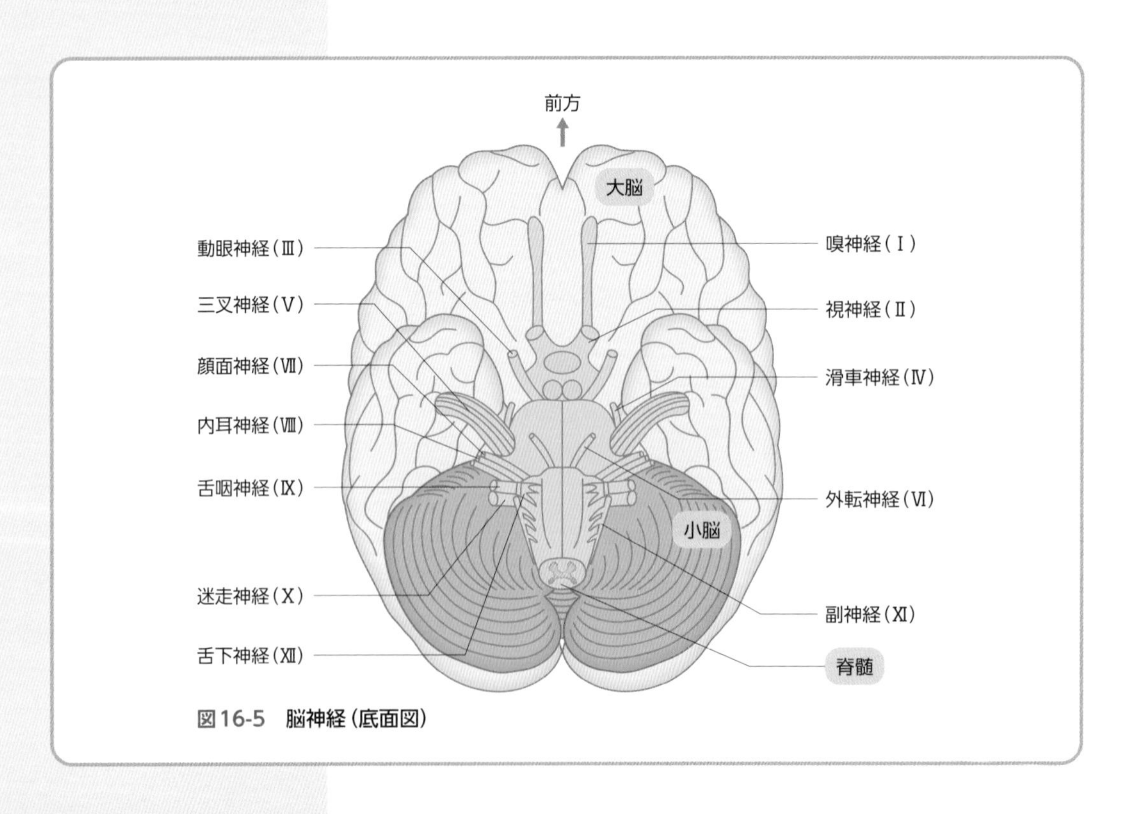

図16-5　脳神経（底面図）

表16-1　各脳神経（Ⅰ～Ⅻ）の主な働き

Ⅰ	嗅神経	感…においの感覚を中枢に伝える
Ⅱ	視神経	感…視覚を中枢に伝える
Ⅲ	動眼神経	運…開眼する・眼球を動かす 副…虹彩・毛様体筋の調節（対光反射，縮瞳，輻輳反射）
Ⅳ	滑車神経	運…眼球を動かす
Ⅴ	三叉神経	感…顔面の一般感覚 運…咀嚼運動
Ⅵ	外転神経	運…眼球を動かす
Ⅶ	顔面神経	運…顔面表情筋の運動・閉眼 感…味覚（舌の前2/3） 副…唾液分泌（舌下腺・顎下腺），涙液分泌
Ⅷ	内耳神経	感…聴覚・平衡感覚を中枢に伝える
Ⅸ	舌咽神経	運…嚥下運動 感…味覚（舌の後ろ1/3），一般感覚（口蓋・咽頭） 副…唾液分泌（耳下腺）
Ⅹ	迷走神経	副…胸部・腹部の内臓の調節（徐脈，気管支平滑筋収縮） 運…嚥下運動，発声（喉頭筋） 感…内臓感覚（気道・消化管），咳反射（求心路）
Ⅺ	副神経	運…胸鎖乳突筋・僧帽筋の運動
Ⅻ	舌下神経	運…舌の運動

感：感覚神経　運：運動神経　副：副交感神経

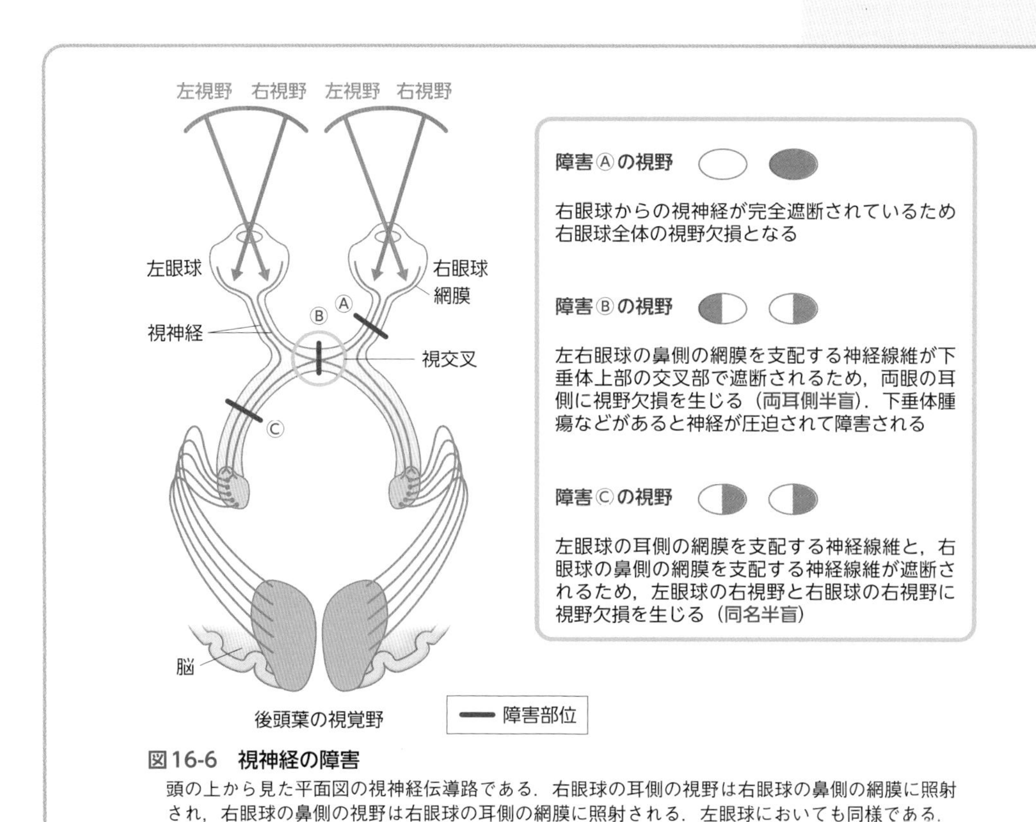

図16-6　視神経の障害

頭の上から見た平面図の視神経伝導路である．右眼球の耳側の視野は右眼球の鼻側の網膜に照射され，右眼球の鼻側の視野は右眼球の耳側の網膜に照射される．左眼球においても同様である．

B 脳・神経疾患にみられる主な症状

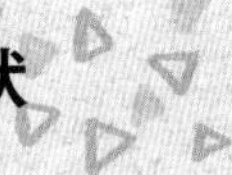

1．筋力低下，運動麻痺

大脳皮質の運動野から骨格筋に至る運動神経の伝達路（上位運動ニューロン，下位運動ニューロン）や筋肉に障害をきたし（**図16-4**参照），随意的な筋肉の収縮ができなくなり，筋力が低下する状態を**運動麻痺**と呼ぶ．運動麻痺には，障害部位に対応する運動機能と感覚機能が完全に喪失する**完全麻痺**と，多少は機能が残る**不完全麻痺**がある．また，運動麻痺は，片側の上下肢が動かない**片**（へん）**麻痺**（内包付近の障害では上下肢だけではなく，舌や体幹も片側は麻痺する），両側の下肢がともに動かない**対**（つい）**麻痺**，両側の上下肢が動かない**四肢麻痺**，手の指や右手が動かないなど一肢のみが動かせない**単麻痺**に分類される（**図16-7**）．

麻痺の原因は，上位運動ニューロンの障害をもたらす脳血管障害や脳腫瘍など，下位運動ニューロンの障害をもたらすギラン・バレー症候群や椎間板ヘルニアによる神経圧迫など，筋肉の障害をもたらす筋ジストロフィー（p.49参照）などがあげられる．

麻痺の分類型からみると，急性の片麻痺は脳梗塞や脳出血などの脳血管障害を疑い，慢性進行性の片麻痺は脳腫瘍などを疑う．急性の対麻痺はギラン・バレー症候群などの急性進行性の末梢神経障害や，胸髄以下の脊髄（p.366の**図18-6**参照）の障害や損傷を疑い，慢性進行性の対麻痺は椎間板ヘルニアや脊髄腫瘍などを疑

ギラン・バレー症候群
急性の運動麻痺をきたす脱髄性末梢神経疾患である．上気道炎や腸炎などの先行感染が契機となった末梢神経に対する自己免疫反応が原因と考えられている．対麻痺から始まり，上行性に広がり四肢の弛緩性麻痺を呈するようになる．

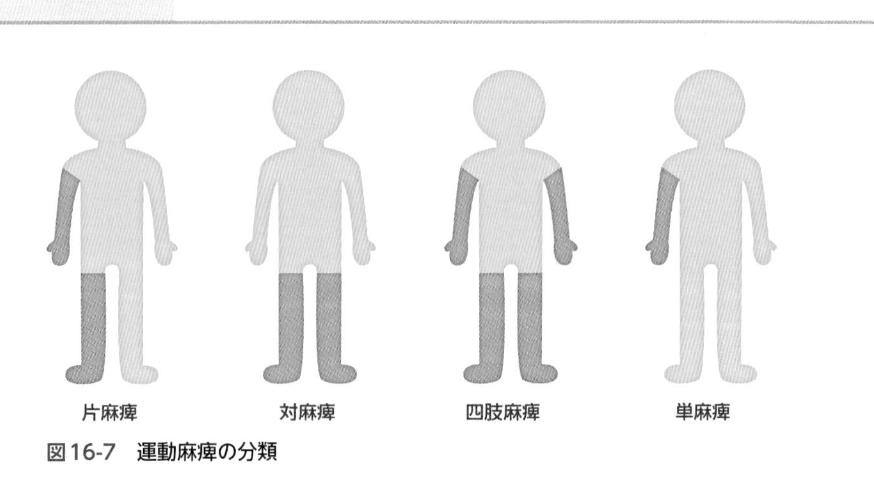

図16-7　運動麻痺の分類

う．四肢麻痺は末梢神経疾患や筋肉の全身的な疾患を疑う．単麻痺は1本の末梢神経が圧迫された障害の可能性があり，麻痺の部位より橈骨神経麻痺や手根管症候群（正中神経）などを疑う．

また，上位運動ニューロンの障害（錐体路障害）と下位運動ニューロンの障害では麻痺部位の症状が異なる．上位運動ニューロンの障害では筋トーヌスが亢進し，筋肉は突っ張ったようにこわばり，腱反射も亢進する．**バビンスキー反射**といった病的反射もみられる．一方，下位運動ニューロンの障害では筋トーヌスの低下，筋肉は萎縮し，ぴくつくようになり，深部腱反射は減弱もしくは消失する．

2．失　語

大脳には，「話す」，「書く」，「聞く」，「読む」などの言語機能に関与する**言語中枢**があり，大部分の人は左大脳半球に存在する．この言語中枢が脳梗塞や脳出血，外傷などで傷害されると**失語症**となり，「ろれつがまわらない」，「うまく話せない」など，言葉をうまく使うことができなくなる．また，「話す」ことだけではなく，「書く・聞く・読む」ことも難しくなる．

言語中枢には，前頭葉にある運動性言語野（**ブローカ言語野**）と側頭葉にある感覚性言語野（**ウェルニッケ言語野**）があり（**図16-3**参照），前者は言葉を発する機能を，後者は言葉を聞いて理解する機能を持つ．ブローカ言語野が傷害されると自発言語，復唱，音読，書字が障害されるが，言葉を聞く，字を読むなどの理解には問題がない．ウェルニッケ言語野が傷害されると言語や文字の理解はできないが，言語理解を伴わずに自発言語を流暢に話す．しかし，言い間違いや文法の誤りがあって，何を言っているのか理解できないのが特徴である．復唱や音読もできない．

3．意識障害

意識がある状態（意識清明）とは，目を覚ましている（覚醒）ことが重要で，加えて周りを認識できる状態にあり，開眼，言葉，動作などで外界からの刺激に反応できる状態を指す．意識障害とは，外的な刺激に対する反応の低下のことで，何らかの原因で意識清明度が低下した状態を指す．意識障害の原因となる疾患は，脳梗塞などの頭蓋内疾患と，糖尿病性昏睡などの全身性疾患に大別される．臨床の場では，意識障害の程度を評価するためにジャ

筋トーヌス

骨格筋はたえず不随意に緊張した状態を保っており，これを筋トーヌスと呼ぶ．臨床的には，患者に緊張を抜いてもらい，手，肘，足，膝関節などを他動的に動かして，その際に受ける抵抗から筋緊張を評価する．

腱反射

骨格筋につながる腱を筋が弛緩した状態でゴムハンマーで軽く叩くと，一瞬遅れて筋が不随意に収縮する反射である．健常者でもみられる生理的な反射である．深部腱反射とも呼ばれる．上腕二頭筋反射（C5，C6支配），腕橈骨筋反射（C6支配），上腕三頭筋反射（C7支配），手指屈筋反射（C8支配），膝蓋腱反射（L4支配），アキレス腱反射（S1支配）などがある．

バビンスキー反射

上位運動ニューロン障害（錐体路障害）で下肢の麻痺を示唆する病的反射である．足底の外側部を針やゴムハンマーの柄などで踵（かかと）から足趾の方向にこすり上げると拇指が背屈し，しばしばほかの足趾が扇子を広げたときのように開く現象である．健常者では逆に拇指や足趾が足底側に曲がる（底屈）．

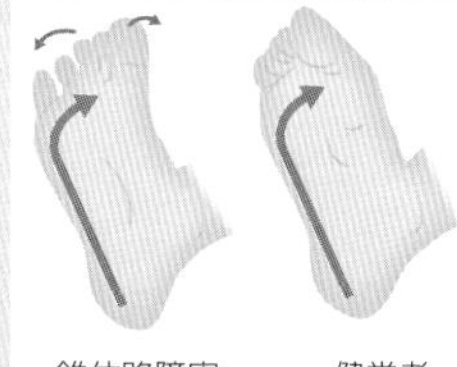

表16-2　ジャパン・コーマ・スケール

Ⅰ．刺激しないでも覚醒している状態
0．意識清明
1．意識清明とはいえない
2．見当識障害がある
3．自分の名前，生年月日が言えない
Ⅱ．刺激をすると覚醒する状態
10．普通の呼びかけで容易に開眼する
20．大きな声または体をゆさぶることにより開眼する
30．痛み刺激を加えつつ呼びかけを繰り返すとかろうじて開眼する
Ⅲ．刺激をしても覚醒しない状態
100．痛み刺激に対し，払いのけるような動作をする
200．痛み刺激で少し手足を動かしたり，顔をしかめる
300．痛み刺激にまったく反応しない

JCS
Japan coma scaleの略.

パン・コーマ・スケール（JCS）が用いられている（**表16-2**）．このスケールは，覚醒度合いによって評価する方法であり，意識障害の段階をⅠ「自発的に覚醒している」，Ⅱ「刺激すると覚醒する」，Ⅲ「刺激しても覚醒しない」の3段階に分け，それぞれの段階がさらに3段階に区分される（3-3-9度方式）．意識障害は生命の危機を示しており，昏睡やショック症状を伴うときは救命救急処置が最優先される．

4．頭蓋内圧亢進症状，脳ヘルニア

脳実質と髄液は頭蓋骨で囲まれた一定の容積のなかに存在しているため，脳腫瘍や脳出血などの頭蓋内病変により頭蓋骨内の容積が増えてしまうと頭蓋内圧の亢進が生じる．頭蓋内圧亢進によって脳の一部が圧迫されると，圧迫部位に対応する機能障害が出現することになる．また，頭蓋内圧亢進が続くと，脳の一部が定位置から偏位し，場合によっては狭いところに嵌頓（かんとん）してしまうこともある（脳ヘルニア）．

頭蓋内圧亢進の原因疾患としては，脳梗塞後の脳浮腫，水頭症などの髄液量増加，脳腫瘍や脳出血などの頭蓋内占拠性病変などがある．症状は，頭痛，嘔吐，うっ血乳頭（視力障害）の3つが慢性症状の代表的徴候で，外転神経麻痺による複視なども現れる．脳出血や頭部外傷などの急性症状では，意識障害や瞳孔不同，呼吸の変化，片麻痺の出現，クッシング現象（血圧上昇，徐脈）などが現れる．クッシング現象は，頭蓋内圧亢進による脳血流の低下を血圧上昇で補おうとする機構で，血圧上昇の結果，迷走神経を介して徐脈も出現する．

5. 頭　痛

頭痛は，さまざまな原因で起こる症状で，大部分の頭痛は，ストレスや疲労，肩こりに伴う緊張型頭痛（筋収縮性頭痛）と片頭痛に代表される血管性頭痛であり，緊急性をあまり要しない．しかし，なかには頭蓋内の病変によって起こる危険な頭痛があり，クモ膜下出血，脳腫瘍，髄膜炎，慢性硬膜下血腫など専門的治療を要する疾患が原因となることがある．突然の強烈な痛みや徐々に増強する痛み，手足の麻痺や言葉のもつれ，発熱を伴った痛みなど，経験したことのない頭痛を訴える場合には，頭蓋内病変を疑う必要がある．

6. 痙攣（けいれん）

痙攣とは，自分の意思とは無関係に筋肉が強く収縮する状態で，全身または一部の筋肉に起こる．痙攣の原因はさまざまで，てんかん，発熱（高熱），感染症，電解質異常，薬物，頭蓋内病変（脳血管疾患，腫瘍，外傷，低酸素脳症など）などによって引き起こされる．多くの場合，数秒から数分間の短い痙攣発作として出現し，身体の感覚異常や無反応（行動停止），意識消失，錯乱などがみられることもある．意識消失があると，嘔吐，尿失禁，便失禁などが生じることもある．5歳以下の乳幼児では，38℃以上の急激な発熱に伴う熱性痙攣がみられることがあるが，通常は数分以内に治まり，特別な治療は不要で，後遺症を残さず回復する場合がほとんどである．また，小児から高齢者まで幅広い年代でみられるものとして，脳の神経細胞の異常な興奮により反復性の発作を引き起こす，てんかんによる痙攣発作がある．

7. 髄膜刺激症候

髄膜刺激症候とは，クモ膜下出血や髄膜炎などで髄膜が刺激されたときに現れる症状の総称で，頭痛，嘔吐，羞明（しゅうめい），項部硬直（**図16-8-A**），ケルニッヒ徴候（**図16-8-B**），ブルジンスキー徴候（**図16-8-C**）などがある．

羞明
健常者には苦痛を感じない程度の光の明るさ（輝度）に対して，まぶしさによる不快感や眼痛，流涙をみせる症状を指す．

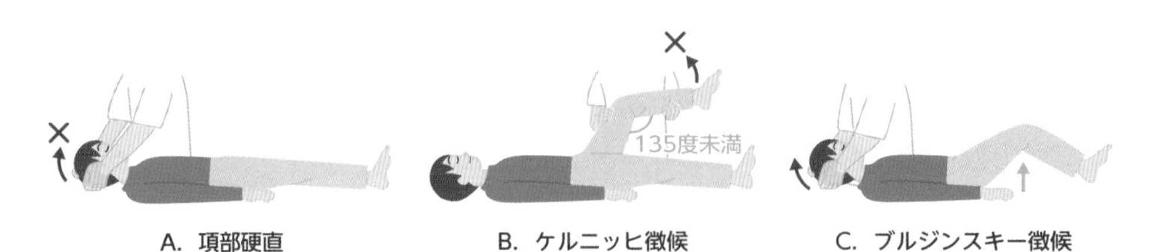

A. 項部硬直　　B. ケルニッヒ徴候　　C. ブルジンスキー徴候

図16-8　髄膜刺激症候

A：仰臥位で頭部を前屈させると髄膜や神経根部が緊張し疼痛が誘発されるため，後頭部および項部の筋肉が反射的に緊張して抵抗が生じる場合を陽性とする．健常者では下顎は前胸部までつくことが多い．
B：仰臥位で片側の下肢を股関節および膝関節で90度に屈曲させて，さらに他動的に膝を伸展させようとする際に疼痛と伸展制限（135度以上伸展しない）がある場合を陽性とする．
C：仰臥位で頭部を前屈させると伸展していた両下肢が自動的に股関節と膝関節で屈曲し，立ち膝になる場合を陽性とする．

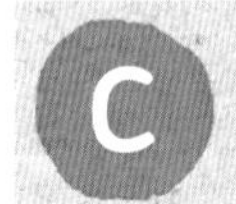

C　脳血管障害

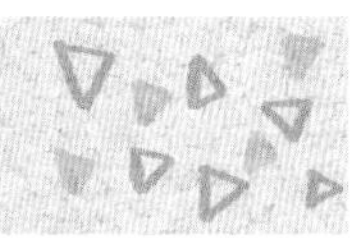

脳血管障害とは，脳血管の異常によって神経障害が出現する疾患で，一般には**脳卒中**とも呼ばれており，虚血性疾患（**脳梗塞**）と出血性疾患（**脳出血**，**クモ膜下出血**など）に分けられる．また，脳梗塞においては，心臓にできた血栓が脳動脈で詰まる**心原性脳塞栓症**（**脳塞栓症**），動脈硬化症によって脳動脈や頸部動脈に血栓が形成され，血流が遮断される**アテローム血栓性脳梗塞**（**脳血栓症**），脳内の細い動脈が詰まってしまう**ラクナ梗塞**の3つに分けられる（**図16-9**）．わが国では，脳卒中の約75%は脳梗塞が占め，残りの約25%を脳出血とクモ膜下出血が占める．

> **ラクナ梗塞**
> ラクナはラテン語の「水がたまった小さな穴」を語源とし，1843年の脳梗塞の病理所見に関する文献に，空洞を形成する小さい脳深部梗塞として初めて記載された．現在では，脳深部を流れている細い血管が詰まることで起こる直径数mmから15mmまでの小さな脳梗塞を指す．

1．脳梗塞

脳梗塞とは，脳内の動脈が**血栓**によって詰まり，詰まった先の脳組織への血流が遮断されることによって，酸素と栄養の供給を受けることができず，脳組織が**壊死**していく病態である．脳梗塞を起こした場所や大きさによってさまざまな症状が現れるが，最も多い症状は，体の半身に力が入らなくなる**運動麻痺**〔右脳に梗塞があると左半身の麻痺が起こる（**片麻痺**）〕である．ほかには**言語障害**（言葉を発することができない場合と言葉を理解できない場合がある），意識状態の低下，体の半身の感覚障害などが出現する．これらの症状の1つだけが現れる場合もあれば，重複する場合もある．わが国の脳梗塞の平均発症年齢は72歳である．

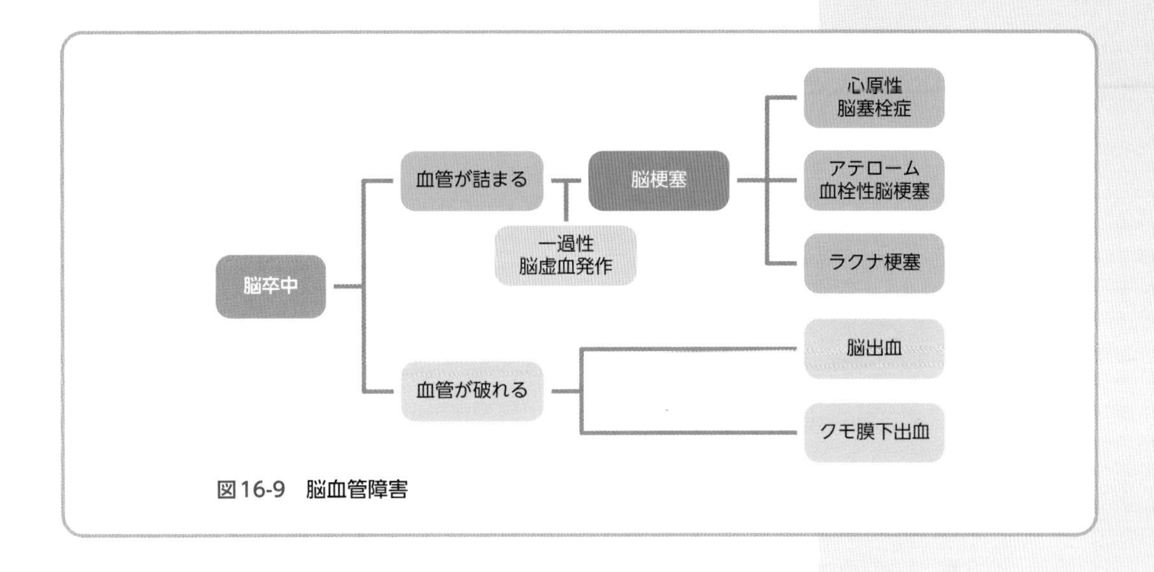

図16-9　脳血管障害

❶ 心原性脳塞栓症（脳塞栓症）

心臓内から遊離した血栓が動脈血流によって脳内に運ばれ，脳動脈を詰まらせることで心原性脳塞栓症を発症する（図16-10-A）．原因となる心疾患は，不整脈や弁膜症などさまざまあるが，その大多数を占めるのは**心房細動**である．また，運ばれてくる血栓のサイズが大きいことから，脳の主幹動脈で詰まり，皮質を含む広範囲に脳梗塞を生じることが多い．発症は**急激かつ重症**のことが多い．

❷ アテローム血栓性脳梗塞（脳血栓症）

脳動脈に生じた血栓により血流が遮断されることで，アテローム血栓性脳梗塞を発症する．原因は，脳血管のアテローム性動脈硬化症による**プラークの破綻**である（図16-10-B）．脳は場所ごとに機能が分化しているため，閉塞動脈によりそれぞれ特有の症状を示す．また，一時的な閉塞で終わり，再度血流がよくなることがある．この場合には，半身の運動麻痺や言語障害などが出現するものの，短時間で症状が消失する．このような発作的神経症状が出現する病態を**一過性脳虚血発作**（TIA）と呼び，アテローム血栓性脳梗塞を引き起こす**前兆**となることが多い．始まりはTIAによる軽度な症状であっても，徐々に症状が拡大していくことが多い．アテローム血栓性脳梗塞のリスク因子は，喫煙，高血圧症，糖尿病，脂質異常症などの生活習慣病である．

TIA
transient ischemic attackの略．

❸ ラクナ梗塞

脳の深い部分に血液を供給している直径0.4mm以下の細い動

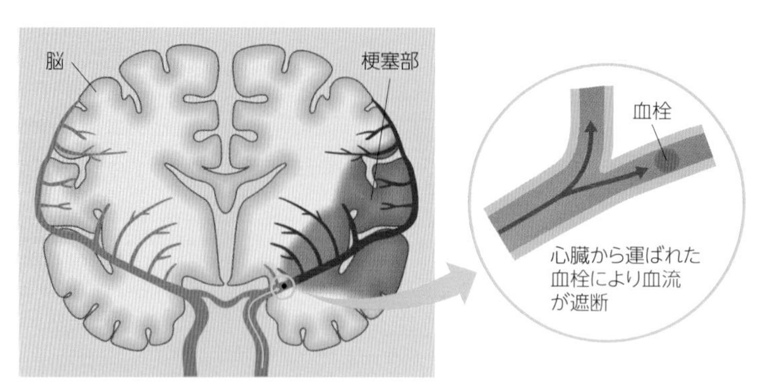

A．心原性脳塞栓症（脳塞栓症）

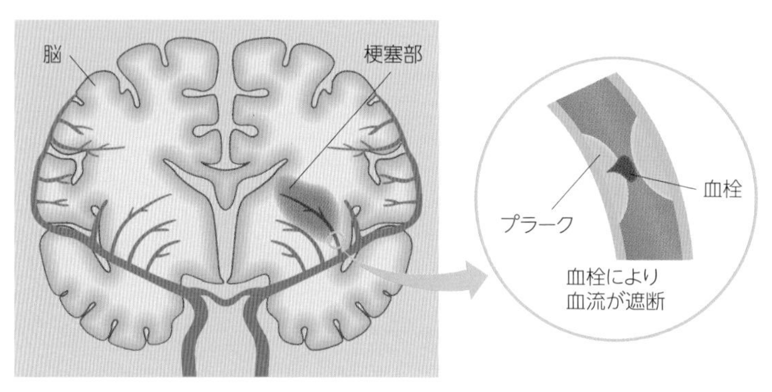

B．アテローム血栓性脳梗塞（脳血栓症）

図16-10　脳梗塞

A：脳血管の動脈硬化には起因せず，心臓にできた血栓が遊離し，脳血管で詰まって血流が遮断される．

B：脳血管に生じた血栓により血流が遮断される．脳血管の動脈硬化によるプラークの破綻が原因となる．また，脳内の奥深いところを走行する細い動脈（穿通枝動脈）が閉塞した場合はラクナ梗塞と呼ばれ，多発しなければ比較的軽症な場合が多い．

脈（穿通枝（せんつうし）動脈）の閉塞に起因する脳梗塞で，梗塞部（壊死部）が直径1.5cm以下の小さなものを指す．病理学的には**細動脈硬化症**が原因となる．リスク因子は喫煙，高血圧症，糖尿病，脂質異常症などの生活習慣病である．症状は，運動麻痺や言語障害など一般的な脳梗塞と同じであるが，小梗塞のために症状は軽く，**無症状**のことも多い．認知症や嚥下障害のある患者のCT検査や脳ドックなどで偶然みつかる場合もある．脳内のラクナ梗塞が増えていくと，終末像として**脳血管性認知症**になることがある．

2．脳出血（脳内出血）

脳出血の最大のリスク要因は高血圧症で，**高血圧性脳出血**が最

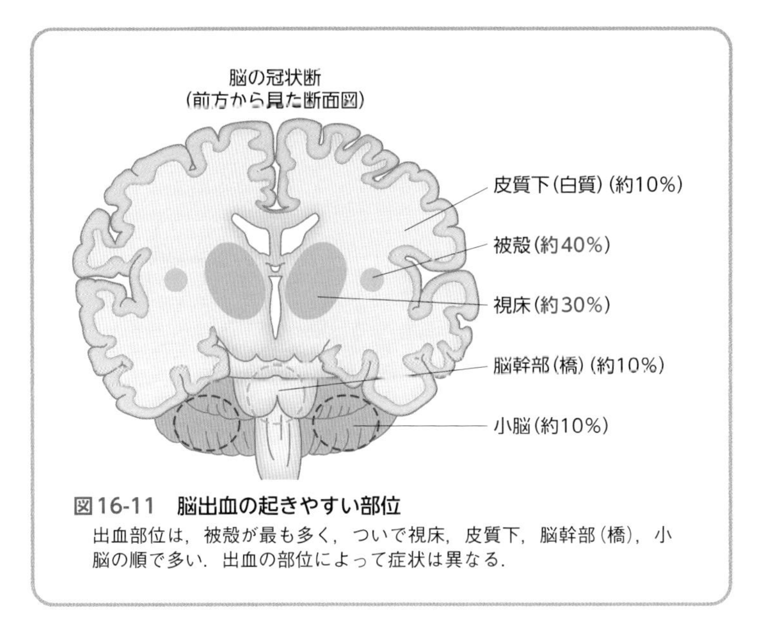

図16-11 脳出血の起きやすい部位
出血部位は，被殻が最も多く，ついで視床，皮質下，脳幹部(橋)，小脳の順で多い．出血の部位によって症状は異なる．

も多い．ほかには動静脈奇形，もやもや病などによる脳出血があげられる．高血圧性脳出血は，脳内の穿通枝動脈の動脈硬化によって動脈壁が変性，壊死をきたし，破綻することで生じる．現在では，食生活の改善指導による塩分摂取量の低下や降圧薬による血圧の管理が行き届くようになり，発症数は減少傾向にある．高血圧性脳出血の平均発症年齢は60代である．脳出血の好発部位は，被殻(ひかく)が最も多く約40%を占め，ついで視床(約30%)，皮質下，脳幹部(橋(きょう))，小脳である(**図16-11**)．

脳出血の症状は，頭痛と嘔吐で始まり，その後は出血部位によって症状が異なる．被殻出血では，出血部位の反対側の運動麻痺が強く現れ，感覚麻痺も現れる．視床出血では運動麻痺よりも感覚障害が強く現れる．小脳出血では頭痛，嘔吐に加えて強いめまいが出現する．

3. クモ膜下出血

クモ膜下出血とは，脳を包み込むように保護している髄膜(軟膜，クモ膜，硬膜)のうち，最も内側の軟膜とクモ膜の間にあるクモ膜下腔への出血であり，その原因のほとんどが動脈瘤の破裂である(**図16-12**)．動脈瘤は動脈の壁が弱くなった部分にできる瘤(こぶ)で，通常は動脈が枝分かれする場所に生じやすい．動脈瘤ができる原因は未確定であるが，先天的なものに高血圧や動脈硬化が

動静脈奇形
脳の動静脈奇形は人口10万人に約1人というまれな先天性疾患で，動脈と静脈が異常な血管の塊(ナイダス)で直接つながっている状態である(毛細血管は欠損)．ナイダスの血管壁は弱く，出血を起こしやすい．

もやもや病
太い脳血管である内頸動脈の終末部が細く，閉塞する病態で，人口10万人に6〜10人程度いる指定難病である．閉塞した先の脳組織へ血液を送る必要があるため，細い血管による新たな血流路が形成される(側副血行路)．しかし，多量の血液を送る必要があり，本来の太さ以上に血管が拡張するため切れやすく，出血を起こしやすい．脳の造影検査では，これらの血管がもやもやした煙のように見えることから名付けられた．

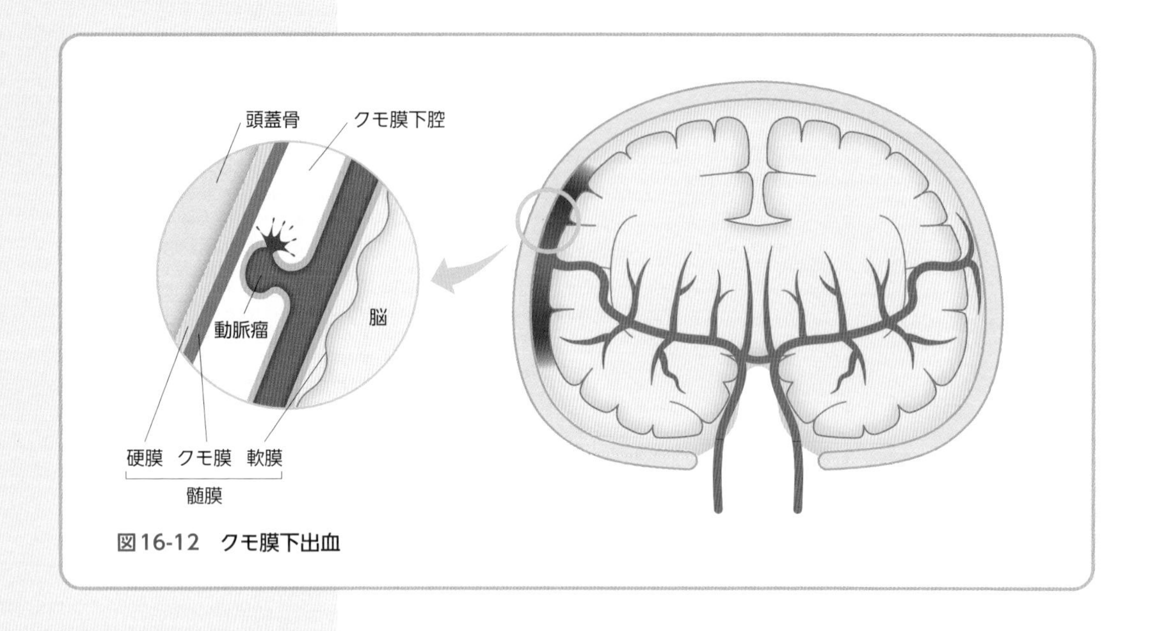

図16-12　クモ膜下出血

加わって発生すると考えられている．動脈瘤の破裂はどの年代でも起こり得るが，好発年齢は40～65歳で，女性に多い傾向を認める（男女比1：2）．まれではあるが，動静脈奇形の破裂でクモ膜下出血を起こす場合もある．

クモ膜下腔の動脈瘤が破裂すると，突然の激しい頭痛が生じ，悪心・嘔吐を呈する．重度の場合は意識消失が起きる．脳梗塞や脳出血とは異なり，麻痺が生じることは少ない．クモ膜下腔は脳脊髄液で満たされているために出血は止まりにくく，動脈瘤破裂によるクモ膜下出血の場合は，病院に搬送される前に約半数の患者が命を落とすか，昏睡状態に陥ってしまう．脳卒中のなかで最も死亡率が高い重篤な疾患である．生命の危機を乗り越えた場合でも，出血した血液が髄膜を刺激するため，項部硬直と持続的な頭痛が続き，多くの場合で悪心・嘔吐が出現し，時に痙攣発作を起こすこともある．

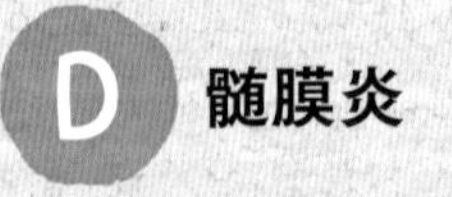

D 髄膜炎

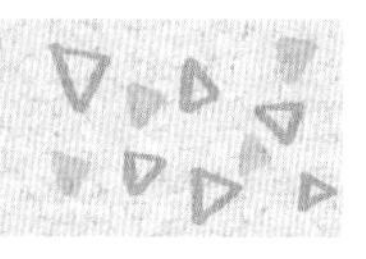

髄膜は，外側から硬膜，クモ膜，軟膜の3層からなるが，髄膜炎とは髄膜のうちクモ膜と軟膜，およびその間にあるクモ膜下腔に炎症が生じた病態である．原因によってウイルス性髄膜炎や細菌性髄膜炎などに分けられている．ウイルス性髄膜炎の原因は，

70～80%がエコーウイルスとコクサッキーウイルスであり，罹患年齢は幼児～学童が中心である．ウイルス性髄膜炎は急性の経過をとるが，数週間以内で治癒し，後遺症を残すことはほとんどない．一方，細菌性髄膜炎は急性の経過をとり，成人では死亡率が約20%と高いため，早期の発見と治療が不可欠である．また，生存しても約20～30%に難聴や麻痺などの後遺症が認められる．症状は，発熱，頭痛，悪心・嘔吐などを呈する．他覚的所見では髄膜刺激症状である項部硬直やケルニッヒ徴候が認められる．

細菌がクモ膜下腔に侵入すると，免疫応答の結果，好中球を中心とした免疫担当細胞の浸潤が起こり，さまざまなサイトカインが産生されて炎症が誘導される．髄膜炎の合併症として，血管内の血栓形成による脳梗塞，脳浮腫，頭蓋内圧亢進症状などが引き起こされることがある．原因菌の種類は年齢によって異なり，新生児では大腸菌，生後3ヵ月までの乳児ではB群溶血性レンサ球菌などが原因となる．生後3ヵ月以降の乳児～幼児では，インフルエンザ菌や肺炎球菌が主な原因となる．現在では，ワクチンの普及によりインフルエンザ菌，肺炎球菌による髄膜炎の発症数は減少している．

髄膜炎の診断には髄液検査が必要で，髄液中の細胞数，細胞分画，タンパク濃度，糖濃度が重要な所見となる．細胞数が増加していれば髄膜炎の存在が確実で，その分画をみることで細菌性かウイルス性か鑑別が可能である．どちらにしても髄膜炎ではタンパク濃度は増加し，細菌性では糖濃度が低下する．

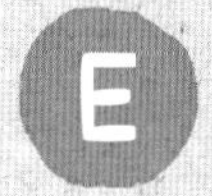

E 認知症

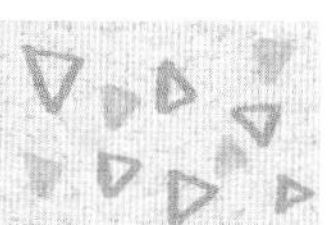

認知症は，「一度獲得された知的機能が，後天的な脳の器質的障害によって全般的に低下し，社会生活や日常生活に支障をきたすようになった状態で，それが意識障害のないときにみられる」と定義される．また，知的機能とは，記憶，見当識，言語，認識，計算，思考，意欲，判断力などを含んでいる．現在，わが国の患者数は約600万人と推計されている（2020年）．

認知症はその原因により種々の病型があるなかで，脳の変性疾患であるアルツハイマー型認知症（アルツハイマー病）とレビー小体型認知症，脳梗塞や脳出血などの脳血管障害によって起こる

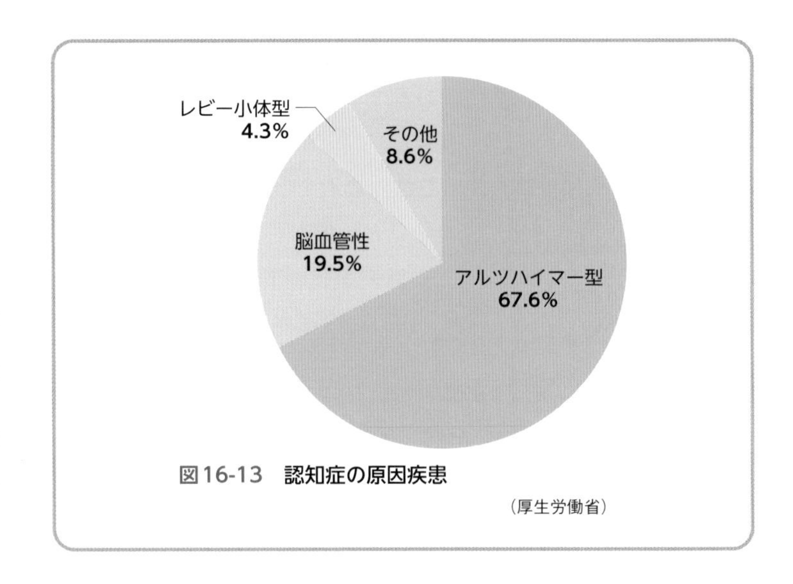

図16-13 認知症の原因疾患

（厚生労働省）

脳血管性認知症を3大認知症と呼ぶ（図16-13）.

アルツハイマー病の病理学的特徴は，大脳皮質や海馬（かいば）の萎縮であり，病理学的には，老人斑（アミロイドβタンパク）と神経原線維変化（タウタンパク）の多発による神経細胞死が原因と考えられている．レビー小体型認知症は，レビー小体と呼ばれるタンパクがたまり，大脳皮質や脳幹の神経細胞に広く集積して神経細胞死を引き起こすことが原因と考えられており，パーキンソン病や幻覚症状の一つである幻視（存在しないものが見える）の合併が特徴である．脳血管性認知症には，広範な脳梗塞や脳出血に伴うものと，ラクナ梗塞の多発に伴うものがある．ラクナ梗塞の出現部位は大脳白質の深部であるため，小梗塞が多発すると脳神経細胞どうしを連絡する神経線維のネットワークが機能しなくなり認知症症状が出現する．

いずれの認知症にも共通する症状は，中核症状と呼ばれる認知機能障害と，かつては周辺症状と呼ばれたBPSD（行動・心理症状）に大別される（図16-14）.

中核症状は，認知症により脳の神経細胞が破壊され，脳の機能が低下することによって直接的に起こる症状で，病状の進行により症状は増悪していく．中核症状は記憶障害を代表とし，失語，失行，失認，見当識障害，実行機能障害などが加わる．一方，BPSDは中核症状によって引き起こされる二次的な症状で，脳の機能障害により生じる行動異常や精神症状を指す．症状の程度は，患者本来の性格や本人を取り巻く環境などにも影響してくる．

海馬
大脳の深部に位置する左右一対の脳の器官で，ヒトの記憶の司令塔のような役割を持つ．情報をいったん短期記憶として保存し，長期記憶したい情報については側頭葉に送り込むなどの役割を担っている．

老人斑
神経毒性の強いアミロイドβタンパクが神経細胞外に蓄積したもので，神経細胞死をもたらす．老人性プラークまたは神経突起斑とも呼ばれる．

神経原線維変化
微小管結合タンパクであるタウタンパクが神経細胞の細胞質内で線維化して，細胞核を圧排するような量で蓄積する病理像を示し，神経細胞死をもたらす．

レビー小体
神経細胞内にみられる円形のタンパクの塊（細胞質内封入体）で，最初に発見したアメリカの神経学者の名前をとってレビー小体と呼ばれている．

BPSD
behavioral and psychological symptoms of dementiaの略．

中核症状
記憶障害：新しいことを覚えられない，さっき聞いたこと，したことを記憶できない．しだいに，覚えていたことも忘れる．
失語：言葉の理解や言語化が難しくなる．
失行：服を着る，箸を使うなどの日常的動作や物の操作ができない．
失認：目の前にあるものが何かを認識することができない．
見当識障害：時間的に今がいつなのか，ここがどこなのか，自分が置かれている状況を把握できない．
実行機能障害：計画を立てることや，順序立てて物事を行うことができない．

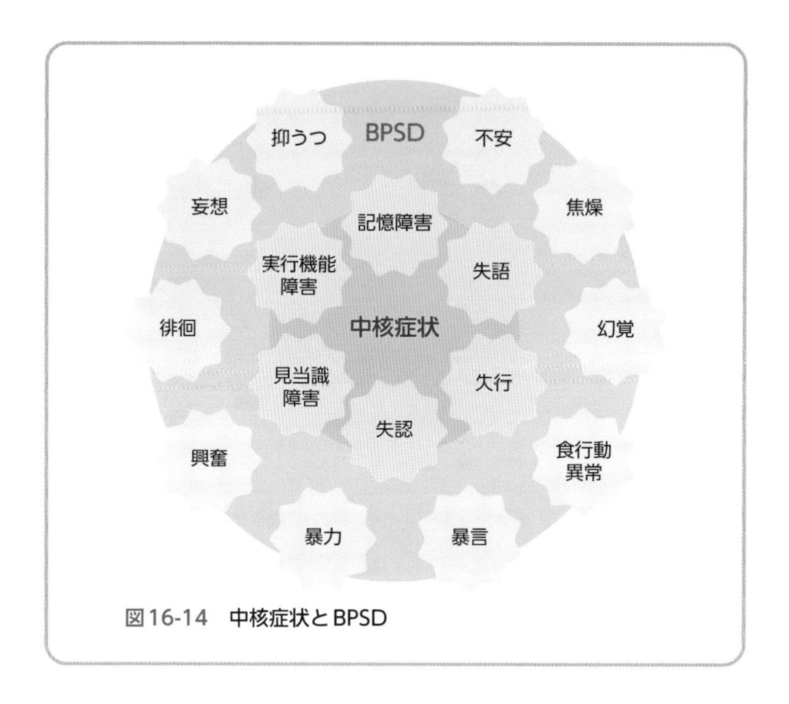

図16-14　中核症状とBPSD

具体的には，妄想，抑うつ，不安，焦燥，幻覚などの精神症状や，徘徊，興奮，暴力，暴言，食行動異常などの行動異常である．BPSDが現れてくると家族や介護者など周囲を巻き込むため，受診のきっかけとなることが多い．

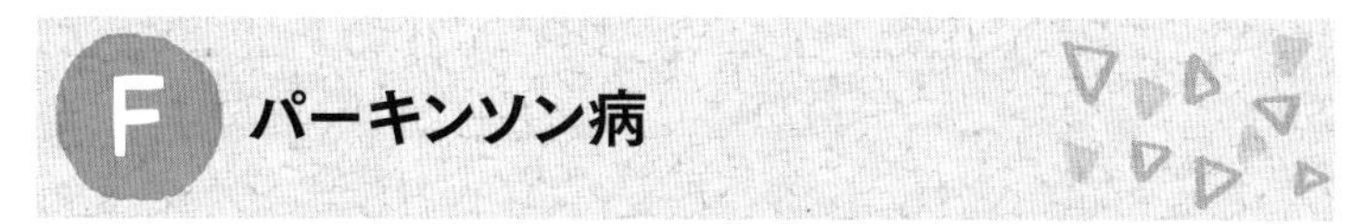

F パーキンソン病

パーキンソン病は，神経伝達物質であるドパミン不足により発症する進行性の神経変性疾患であり指定難病である．有病率は人口10万人に約150人とされる．主な症状は4大症状と呼ばれる，寡動（かどう）・無動（動作緩慢），筋固縮（こわばり），振戦（ふるえ），姿勢反射障害（転倒）などの運動性の機能低下をはじめ（**図16-15**），便秘，頻尿，発汗，疲れやすさ，嗅覚の低下，立ちくらみ，気分が晴れない，意欲が低下するなどの自律神経症状や精神症状などが現れる．

病理学的には，中脳の黒質と呼ばれる部分にあるドパミン産生神経細胞のなかにレビー小体（主な成分はαシヌクレインという異常タンパク）が蓄積することで，ドパミン産生神経細胞が徐々に変性・脱落してドパミン不足を生じる．健常であれば，黒質で

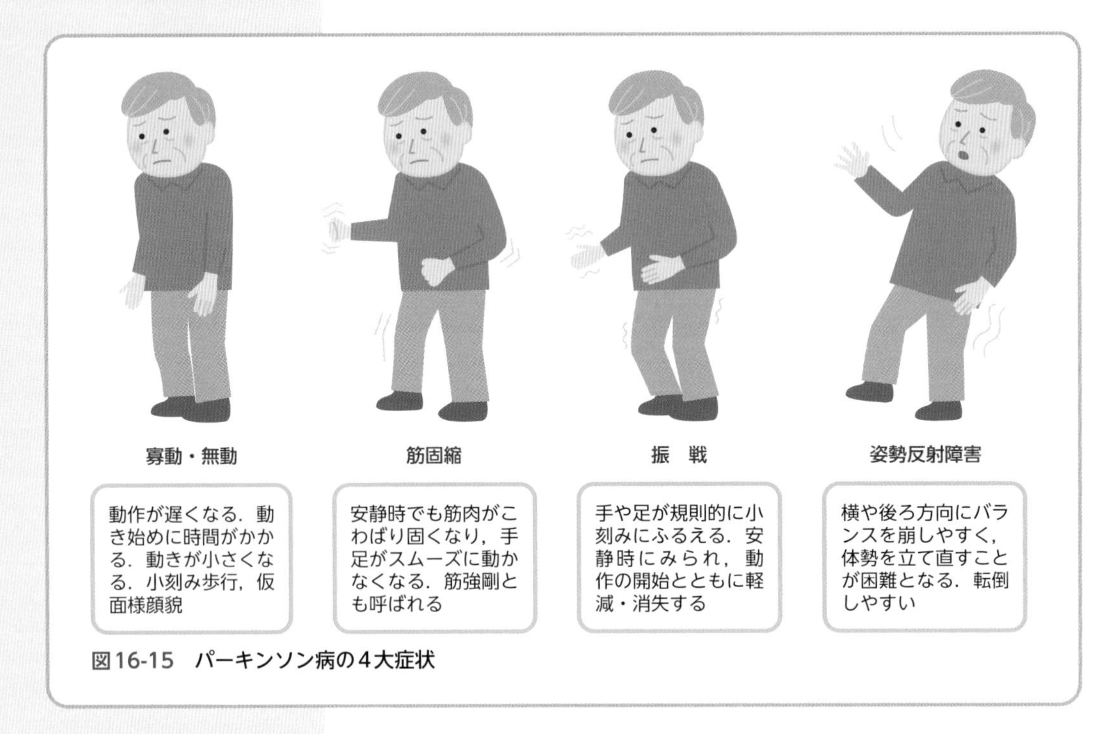

図16-15 パーキンソン病の4大症状

錐体外路症状

筋運動に関する中枢神経から末梢に向かう経路には錐体路と錐体外路の2系統がある．錐体路は骨格筋の運動を随意的に行うための主要な経路であるが，錐体路系の働きだけではスムーズな運動は困難で，これをコントロールしているのが錐体外路系である．この伝導路の働きは，不随意的に，各筋の緊張，弛緩，収縮，伸展などを微妙に調整することで目的の運動が円滑に実行できるようにしている．大脳基底核が錐体外路系の中継点にあたる．錐体外路系の運動は，錐体路系の運動と協調して働くため表面上には現れないが，錐体外路系が障害されると異常運動が発現し，これを錐体外路症状と呼ぶ．その症状には数多くの運動症状があるが，運動過少と運動過多の2種に大別できる．運動過少を呈する症状は，寡動・無動や筋固縮などであり，運動過多を呈する症状は，振戦，アテトーゼ，舞踏運動，ジストニアなどの不随意運動である．

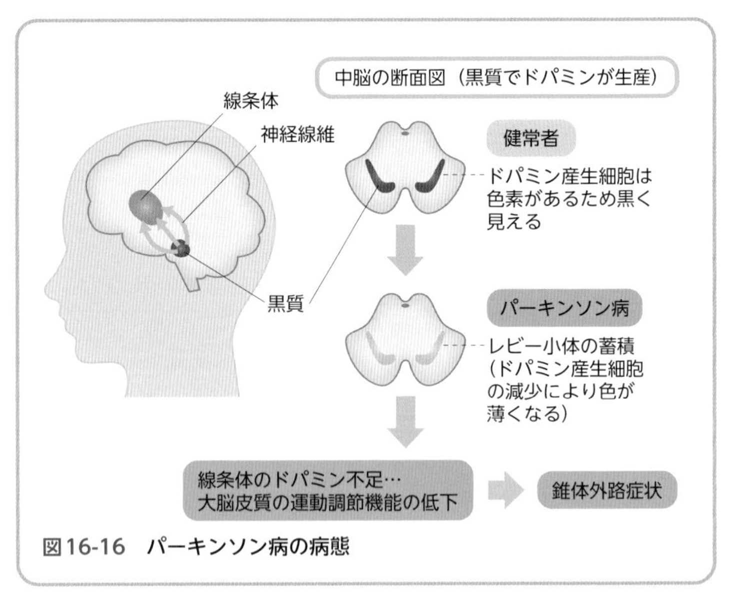

図16-16 パーキンソン病の病態

つくられるドパミンは，大脳基底核の線条体を経由して脳内に放出され，体の動きをスムーズな運動に調節する働きをするが，線条体へ送られるドパミンが減少すると，その調節ができなくなり，錐体外路症状（すいたいがいろ）を呈するようになる（図16-16）．

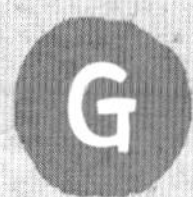

筋萎縮性側索硬化症（ALS）

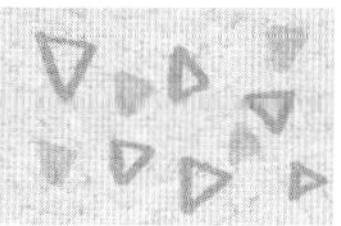

運動ニューロンが侵されていく疾患のなかで代表的なものが**筋萎縮性側索硬化症**（ALS）である．

> **ALS**
> amyotrophic lateral sclerosis の略．

ALSは，上位運動ニューロンと下位運動ニューロンが同時に侵される原因不明の進行性の**神経変性疾患**であり指定難病である．筋肉そのものの疾患ではなく，筋肉を動かすときに脳から信号を伝える**運動神経**が**障害**される（図16-17）．

ALSの症状は，手足，咽喉，舌などの筋肉や呼吸筋の**筋萎縮**と**筋力低下**が主体であり，進行すると上肢の機能障害，歩行障害，構音障害，嚥下障害，呼吸障害などが生じる．多くの場合，肘から先の筋肉の力が弱くなり，手指をうまく使えなくなることから始まる．嚥下障害で始まることもあるが，最終的には呼吸筋の筋力低下による**呼吸不全**に陥る．一般に感覚神経と自律神経は障害されず，眼球運動や膀胱・直腸括約筋を支配する神経も病態の末期まで保たれる．そのため，知覚障害，眼球運動障害，膀胱直腸障害，褥瘡がALSの**4大陰性徴候**（出現しない症状）として知られている．

ALSはどの年齢においても発症するが，好発年齢は50～60代である．発症率は人口10万人に1～3人とされる．遺伝性の**家族性ALS**は全体の5～10%程度で，それ以外は遺伝性のない**孤発性ALS**である．孤発性ALSでは，神経細胞内にTDP-43と呼ばれ

> **TDP-43**
> 神経細胞の核内に局在するRNA結合タンパクで，さまざまな遺伝子の転写や翻訳に関与している．リン酸化されたTDP-43が蓄積し，その凝集体が神経細胞に毒性を示し，ALSの発症機構に関与していると考えられている．

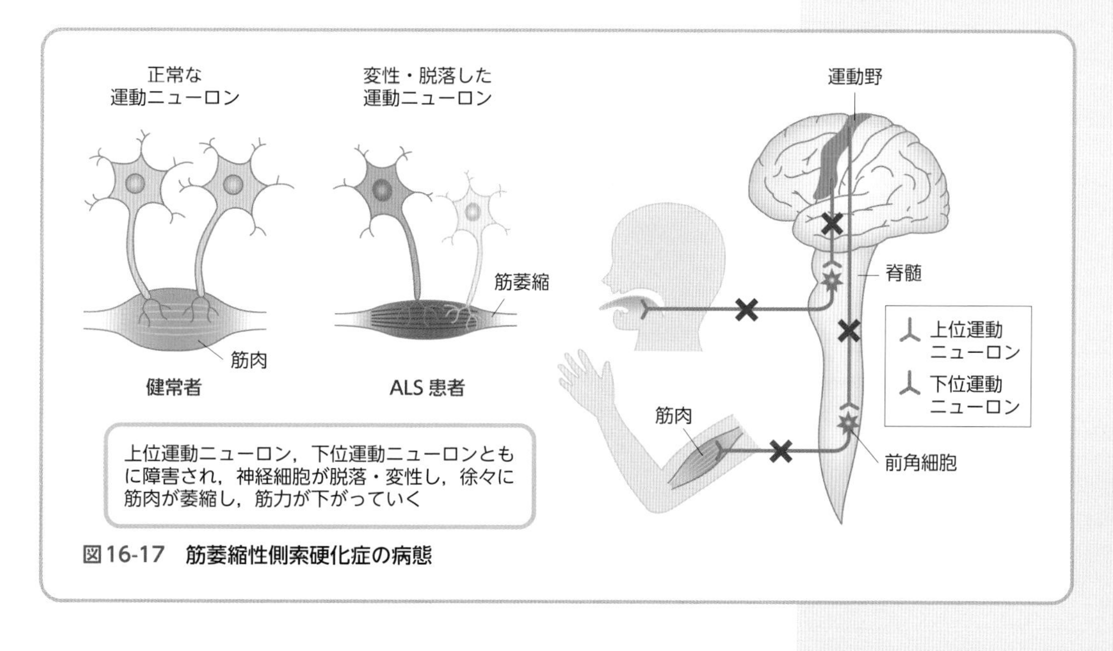

図16-17　筋萎縮性側索硬化症の病態

る異常タンパクが蓄積することが知られているが，その原因は不明である．

H プリオン病

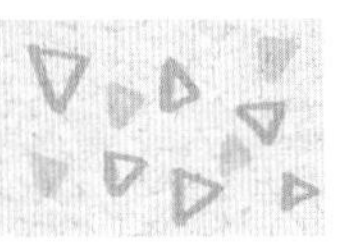

プリオン病とは，プリオンと呼ばれるタンパクが構造異常を生じて**異常プリオンタンパク**に変化し，中枢神経内に蓄積されることで発症する神経変性疾患の総称である．正常プリオンタンパクがウイルスに侵されたかのように次々と異常プリオンタンパクに置き換わっていくことで神経細胞の変性・脱落が起こり，脳組織が萎縮・空胞化することで発病する（**図16-18**）．

プリオン病の代表的疾患は**クロイツフェルト・ヤコブ病**（**CJD**）で，年間100万人に1人程度の割合で発症する指定難病である．CJDのうち，約80%が原因不明の特発性で**孤発性CJD**と呼ばれ，残りの約20%は遺伝性で**家族性CJD**と呼ばれる．正常なプリオンタンパクは脳に発現し，タンパク分解酵素によって消化されるが，異常プリオンタンパクは消化されにくく不溶性で凝集塊となる．脳に蓄積された異常プリオンタンパクにより脳神経細胞の機能が障害され，大脳皮質が萎縮して脳組織の**海綿状変性**（スポンジ状に変化）を特徴とする．症状は，倦怠感や物忘れ，性格変化などから始まり，その後，認知症が顕著となり，錐体路症状，錐

プリオンタンパク
プリオンタンパクは，脳，心臓，肺，肝臓，脾臓，膵臓，腎臓など多くの臓器に存在し，とくに脳に多く認められる．脳内では神経細胞に多く存在し，細胞膜上に発現している．脳の高次機能に関与している可能性が示されている．

異常プリオンタンパク
正常なプリオンタンパクとアミノ酸組成は全く変わりがないが，タンパクの高次構造が変化したタンパクを指す．

CJD
Creutzfeldt-Jakob disease の略．
神経学者のクロイツフェルト（1885-1964）とヤコブ（1884-1931）から名付けられた．1920年代初頭に神経病理学的に特徴のある致死的疾患の一つとして発表．

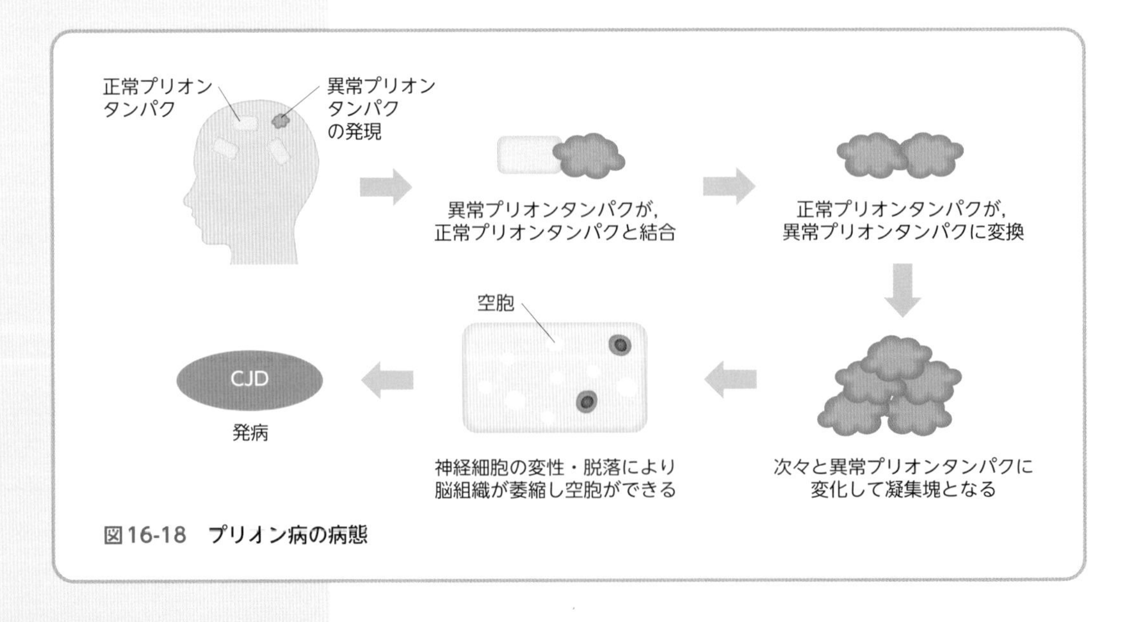

図16-18　プリオン病の病態

体外路症状などを呈するようになる．数ヵ月後には寝たきり状態となり，1～2年程度で死に至る．

また，プリオン病は人獣共通感染症であり，狂牛病として知られるウシ海綿状脳症（BSE）のヒトへの感染（狂牛病の肉を食べ続けるなど）でもクロイツフェルト・ヤコブ病と同様の病状を呈する（変異型クロイツフェルト・ヤコブ病）．

人獣共通感染症
ヒトと動物（脊椎動物）の間を自然に伝播し得る感染症を指す（寄生虫も含む）．多くは動物由来によるものである．人畜共通感染症とも呼ぶ．

BSE
bovine spongiform encephalopathyの略．

血液疾患

学習目標

1 ▶ 血液がどのように働くのかを理解する
2 ▶ 貧血がどのように出現するのかを理解する
3 ▶ 鉄欠乏性貧血，巨赤芽球性貧血，再生不良性貧血，溶血性貧血がそれぞれどのような疾患なのかを理解する
4 ▶ 急性白血病がどのような疾患なのかを理解する
5 ▶ 慢性骨髄性白血病がどのような疾患なのかを理解する
6 ▶ 悪性リンパ腫がどのような疾患なのかを理解する
7 ▶ 多発性骨髄腫がどのような疾患なのかを理解する
8 ▶ 特発性血小板減少性紫斑病がどのような疾患なのかを理解する
9 ▶ 播種性血管内凝固症候群がどのような疾患なのかを理解する

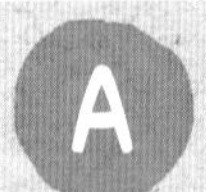

血液の働きと造血組織

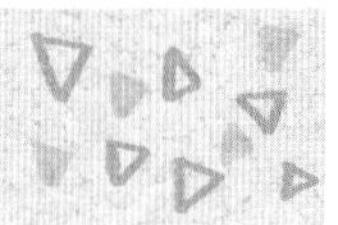

1．血液の働き

血液は，心臓や血管内を絶えず循環しており，酸素や二酸化炭素，栄養分，老廃物，ホルモンなどを運搬するだけでなく，感染防御や止血作用など生体の恒常性維持に重要な役割を担っている．血液は血球成分と血漿成分に大きく分けられる．血球成分は赤血球，白血球，血小板からなり，血漿成分はタンパク，糖質，脂質，電解質など多くの重要な成分からなる（図17-1）．

血球成分をみると，赤血球は核のない細胞で，細胞内に鉄とタンパクでできたヘモグロビンを有し，これが酸素と結合して肺から全身に酸素を運搬する．白血球は顆粒球，単球，リンパ球の3種類があり，顆粒球はさらに好中球，好酸球，好塩基球に分けられる（p.158参照）．白血球の主な働きは，体内に侵入してきた細菌などの異物を排除することである．血小板は赤血球や白血球に比べるとサイズが小さく，血管が傷害され出血が起きた際に血液を凝固させて止血する働きを持つ．

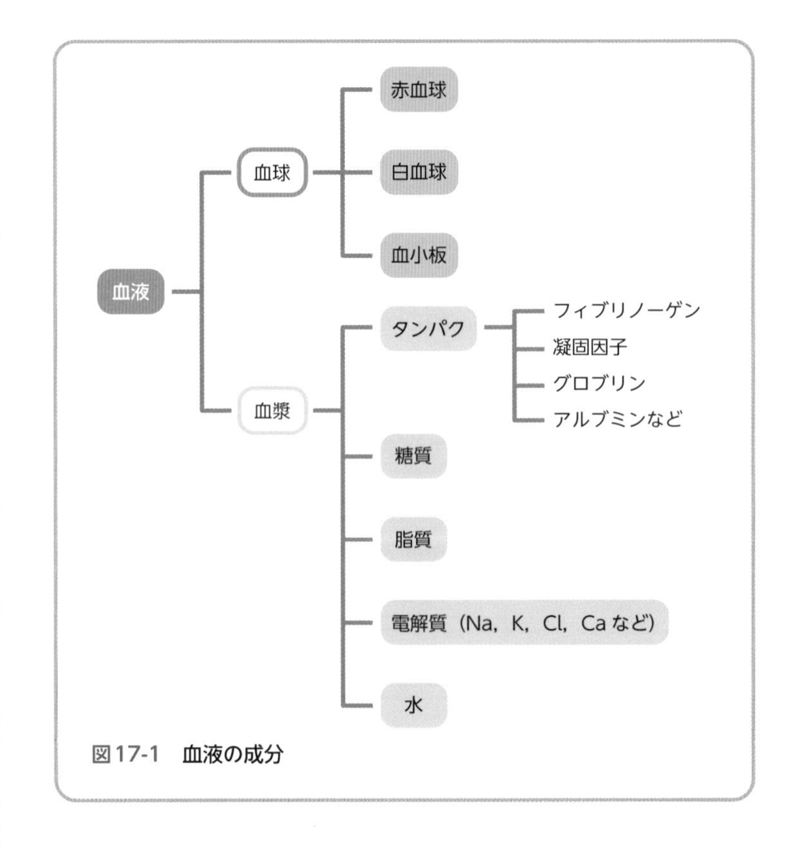

図17-1　血液の成分

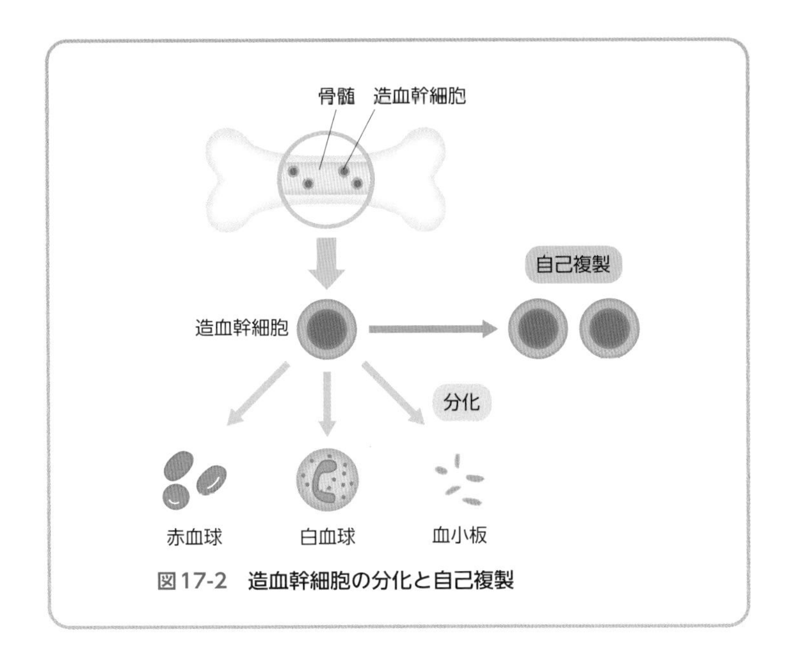

図17-2　造血幹細胞の分化と自己複製

2. 造血組織

血球は，毎日約1,000億個（重さにして約100g）も新しい細胞に置き換わっており，血球の産生は骨の中心部にある骨髄で行われている．大腿骨のような長管骨の骨髄は，成人ではすでに脂肪組織（脂肪髄）に置き換わっているため，胸骨，肋骨，骨盤，頭蓋骨，椎骨などの骨で造血が行われている．毎日膨大な数の血球細胞が生み出されているが，その源は骨髄に存在する造血幹細胞と呼ばれる幼若な細胞である．造血幹細胞は盛んに細胞分裂を行い，赤血球，白血球，血小板に分化するが，その一方で，その数を維持するために，細胞分裂によって自らと同じ細胞を増やす自己複製能を持つ（図17-2）．

このように，造血幹細胞は分化と自己複製を繰り返すことによって，生涯にわたって血球細胞を供給し続けることができる．

脂肪髄
造血細胞が少なく脂肪細胞の多い骨髄組織で，黄色の色調を示すことから黄骨髄とも呼ばれる．脂肪髄に対して，造血細胞が多い骨髄組織は赤色の色調を示すことから赤色髄と呼ばれる．小児期の骨髄はすべて赤色髄であるが，成年期以降は，長管骨の髄腔が脂肪髄となり，赤色髄は骨端部などに限局する．再生不良性貧血ではほとんどの骨髄が脂肪髄となる．

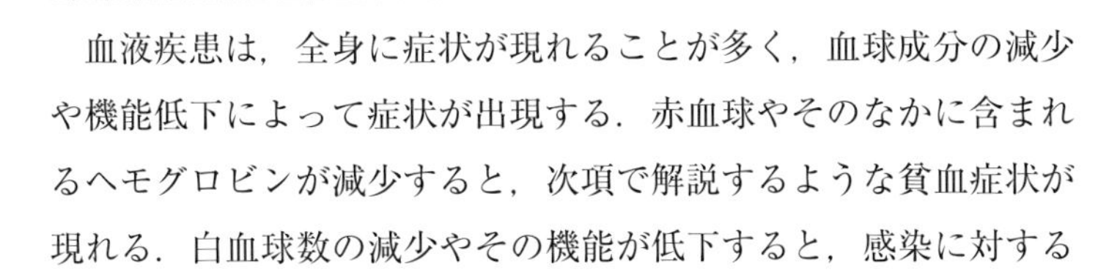

B 血液疾患にみられる主な症状

血液疾患は，全身に症状が現れることが多く，血球成分の減少や機能低下によって症状が出現する．赤血球やそのなかに含まれるヘモグロビンが減少すると，次項で解説するような貧血症状が現れる．白血球数の減少やその機能が低下すると，感染に対する抵抗力が低下して発熱などの症状が出やすくなる．血小板や凝固因子が減少すると，異常な出血がみられる．一方で，血液成分が増加した場合にも症状が出現する．赤血球が増加すると，頭痛や赤ら顔が出現することがある．白血球が増加すると，血液の粘性増加によって血流が悪くなる．血小板や凝固因子が増加すると，血液凝固が亢進して血栓症になることがある．

C 貧　血

貧血とは，血液中の**赤血球**の数や，赤血球のなかにある酸素を運搬する役割を担うヘモグロビンが減少し，全身の組織に十分な酸素量を届けられなくなった状態である．WHOの基準では，ヘモグロビン濃度が成人男性で13 g/dL未満，成人女性で12 g/dL未満を貧血の基準値としている（高齢者は11 g/dL未満）．自覚症状としては，**動悸**，**息切れ**，めまい，**全身倦怠感**，**頻脈**などがある．他覚症状には，顔面や眼瞼結膜などの**蒼白**がみられる．

赤血球は，その細胞内に鉄を含むヘモグロビンを保有し，水に溶解しにくい酸素を鉄に結合させて運搬する働きをしている（**図17-3**）．赤血球が赤色をしているのは，黒色の鉄に酸素が結合し，酸化した結果である（鉄に酸素が結合することは錆びることであり，鉄は錆びると赤茶色になる）．また，赤血球の形態は特徴的で，中央部が凹んだ円盤状の形をしている．これは，骨髄中の赤芽球が赤血球へと分化していく最終段階で，核が抜け落ち

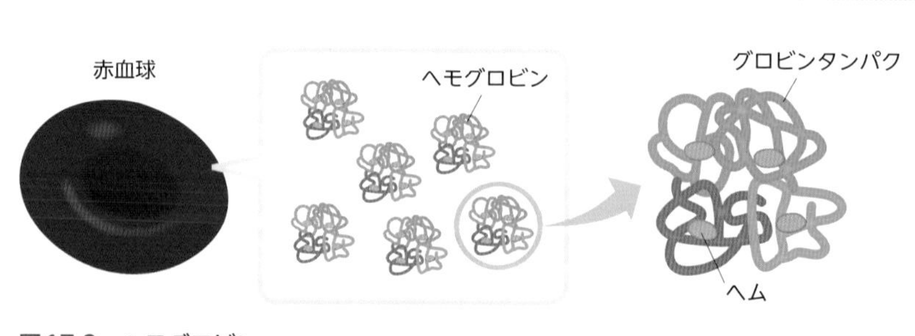

図17-3　ヘモグロビン

赤血球中に含まれているヘモグロビンは，ヘム（鉄原子を含む色素）とグロビンタンパクが結合してできており，4量体構造の複合タンパクである．鉄原子に酸素を結合させて，体内の各組織に酸素を運搬する．酸素と結合したヘモグロビンは動脈血の色である鮮紅色を示し，酸素と結合していないヘモグロビンは静脈血の色である暗赤色を示す．

たことによるものである(脱核).

貧血は，**赤血球指数**(赤血球の大きさとヘモグロビン濃度)によって，①**小球性低色素性貧血**，②**正球性正色素性貧血**，③**大球性正色素性貧血**の3つに大きく分けることができ，その原因疾患を推測することができる(**図17-4**)．また，貧血の主な原因は，①失血(過剰な出血，慢性的な出血)，②赤血球の産生不足，③赤血球の破壊亢進である．失血は，消化器疾患による下血，泌尿器疾患などによる血尿，女性にみられる過多月経などがあげられる．慢性的な出血があると体内の鉄が減少していき，貧血がさらに悪化していく．赤血球の産生には鉄，**ビタミンB_{12}**，**葉酸**を中心とする数多くの栄養素が必要であり，これらの栄養不足によっても貧血を引き起こす．また，赤血球の産生を刺激するホルモンであるエリスロポエチンは腎臓でつくられるため，腎不全ではエリスロポエチン産生低下によって貧血が認められる．赤血球の産生の場である骨髄の働きも重要で，白血病，悪性リンパ腫，癌の骨髄転移などでは，骨髄が白血病細胞や癌細胞によって占拠されることで正常な造血が抑制され，赤血球の産生が低下する．ほかにも，何らかの原因で赤血球膜に結合する自己抗体が産生されると，赤血球の破壊が亢進することになる．

1．鉄欠乏性貧血

鉄欠乏性貧血は，ヘモグロビンを構成している鉄が不足するために起こる貧血で，貧血全体の約90%を占めており，成人女性の約1/4が罹患しているといわれる．鉄欠乏性貧血の原因の大部

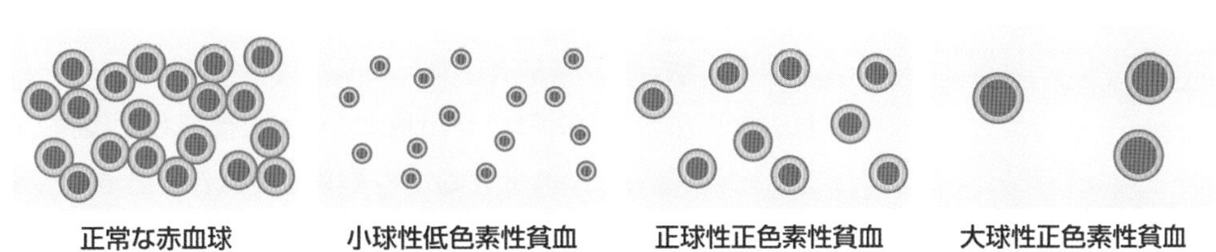

図17-4　赤血球指数による貧血の分類

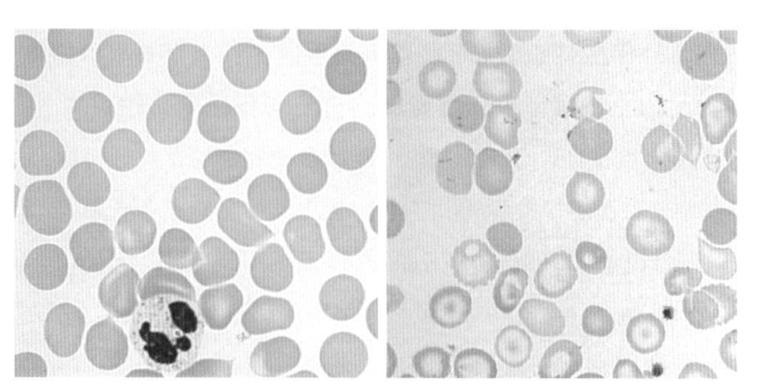

図17-5　小球性低色素性貧血
鉄欠乏性貧血患者の末梢血では，一つひとつの赤血球の大きさが通常より小さくて薄く，全体のヘモグロビン濃度が減少する小球性低色素性貧血を呈する．（写真提供：近藤 健）

分は失血によるものが多く，消化管出血や子宮出血（過多月経や妊娠初期）などが原因となる．ほかには胃腸切除による栄養の吸収低下，無理なダイエットなどによる偏食，成長期や妊娠に伴う鉄分の需要増加などが原因となる．検査では，末梢血では**小球性低色素性貧血**（**図17-5**）を呈し，血清フェリチンの低下，血清鉄の低下，不飽和鉄結合能の増加が認められる．貧血の進行に伴って，動悸，息切れ，めまい，全身倦怠感などの貧血の一般的な症状が出現する．鉄欠乏に特徴的な症状として，さじ状爪，舌炎，口内炎，嚥下障害などがみられる．

2．巨赤芽球性貧血

巨赤芽球性貧血は，DNA合成に必要な**ビタミンB_{12}**や**葉酸**が欠乏し，赤血球の産生が障害されて生じた貧血の総称である．骨髄に巨大な赤芽球（**巨赤芽球**）が出現するのが特徴である（**図17-6**）．

DNA合成障害により分化途中の赤芽球の核の成熟が障害されるが，RNA合成やタンパク合成には問題がないため細胞質は成熟し大きくなり，核と細胞質との間に成熟不一致がみられる．巨赤芽球の大部分は成熟できないため，骨髄内でアポトーシスによって死滅し，末梢血では**大球性正色素性貧血**を呈する（**図17-4**参照）．このように，骨髄において赤芽球が赤血球になって放出される以前に，骨髄で幼若な赤血球が破壊されることを**無効造血**と呼ぶ．また，DNA合成障害は，ほかの血球の産生にも影響を及

フェリチン
鉄と結合することで鉄を保存し，鉄が必要なときに放出する鉄結合タンパクの一種で，肝臓や脾臓で貯蔵鉄として分布している．血中に溶け出しているフェリチンはほとんど鉄を含まないが，血清フェリチン値は貯蔵鉄量とよく相関する．

血清鉄
健常者の総鉄量は3～4gで，その約2/3がヘモグロビン鉄，約1/4が貯蔵鉄（フェリチンなどの形で肝臓や脾臓にプール），そのほか，組織鉄や血清鉄として分布している．血液中にはトランスフェリンと呼ばれる鉄輸送タンパクが存在し，トランスフェリンと結合した鉄を血清鉄と呼ぶ．

不飽和鉄結合能
総鉄結合能はすべてのトランスフェリンに結合しうる鉄の量を意味し，不飽和鉄結合能は，総鉄結合能と血清鉄の差，すなわちトランスフェリンがあとどれくらいの鉄と結合できるかを表す．

さじ状爪
スプーンネイルとも呼ばれ，爪の中央が凹み，爪先が反り返った状態．鉄欠乏性貧血の患者に多くみられる症状である．

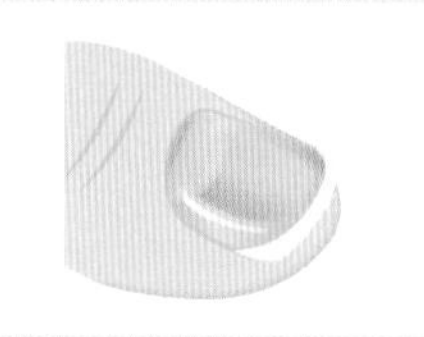

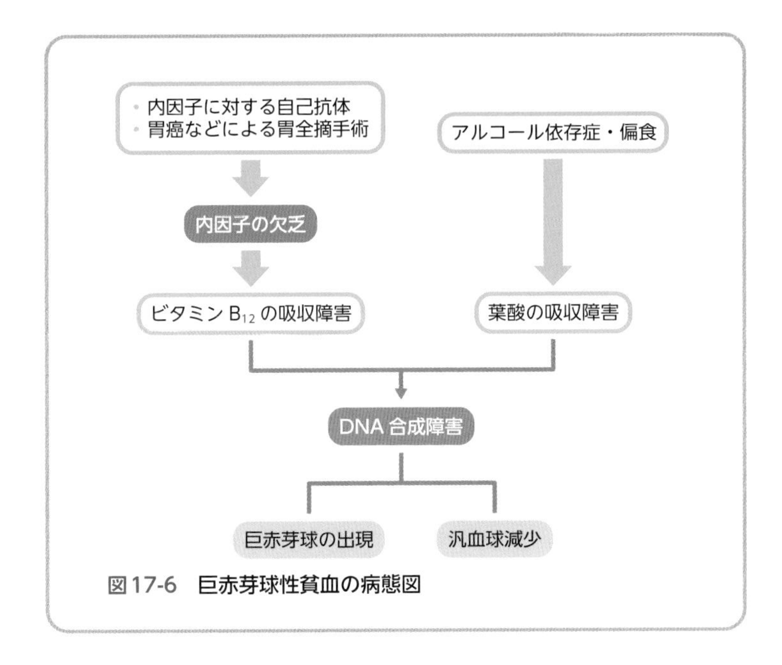

図17-6　巨赤芽球性貧血の病態図

ぼすため，赤血球だけでなく白血球や血小板も減少する（汎（はん）血球減少）（図17-6）．

ビタミンB_{12}は胃壁細胞から分泌される内因子と結合し，回腸で吸収される．胃壁細胞や内因子に対する自己抗体の作用によって，ビタミンB_{12}の吸収が阻害される巨赤芽球性貧血を悪性貧血と呼ぶ．また，胃の全摘手術後においても内因子が欠乏するため巨赤芽球性貧血を起こす．症状は，一般的な貧血症状のほか，ビタミンB_{12}欠乏の特徴的な症状として，萎縮性胃炎やハンター舌炎などがある．

葉酸欠乏の頻度は低いが，妊婦やアルコール依存症患者などでは注意が必要である．

内因子
胃壁から分泌される糖タンパクで，ビタミンB_{12}と結合して回腸でのビタミンの吸収を促進する機能を持つ．

3．再生不良性貧血

再生不良性貧血は，何らかの原因により骨髄の造血幹細胞が減少し，赤血球，白血球，血小板のすべての血球が減少する汎血球減少症を呈する症候群で，指定難病である．

発症年齢は，男女ともに10～20代と70～80代の2つのピークがある．また，先天性と後天性に分けられるが，その大部分は後天性である．先天性には，常染色体性劣性遺伝のファンコニー貧血がある．後天性では，原因不明の特発性再生不良性貧血が多くを占めるが，自己免疫機序により造血幹細胞が傷害を受けて，造血不全になると考えられている．また，一部の例では造血幹細胞自身の何らかの異常によって発症するとも考えられている．原因が明らかな再生不良性貧血（**続発性再生不良性貧血**）には，薬剤やウイルス，放射線被曝などによるものがある（**図17-7**）．

骨髄では造血幹細胞が減少する**骨髄低形成**を示し，**脂肪組織**が増加する．末梢血は**正球性正色素性貧血**を呈する（**図17-4**参照）．症状は，一般的な貧血症状のほか，易感染性，出血傾向など汎血球減少の程度に応じた症状を呈する．

4．溶血性貧血

赤血球は，正常な寿命（約120日）が尽きると網内系，とくに脾臓で破壊される．溶血性貧血とは，何らかの原因で寿命の尽きていない赤血球が早期に破壊され，全体の赤血球数が減少することで生じる貧血の総称である．骨髄では赤血球の産生が亢進するが，赤血球の減少ペースを補えない状態である．

溶血性貧血には多数の疾患があるが，赤血球自体の異常に基づく内因性（**先天性**）と環境異常によって赤血球が傷害を受けて発生する外因性（**後天性**）に大別される．先天性の溶血性貧血には，赤血球の膜の異常による**遺伝性球状赤血球症**（常染色体性劣性遺伝），ヘモグロビン合成異常の**サラセミア**などがある．後天性は，赤血球膜に対する自己抗体によるⅡ型アレルギーの**自己免疫性溶血性貧血**（AIHA，指定難病）が代表的疾患である．ほかには，

網内系
リンパ管のリンパ洞，脾臓の静脈洞，肝臓の類洞，骨髄，副腎皮質などの細管の内腔面を覆う細胞よりなる組織で，それらの細胞は貪食作用を有している．細網内皮系とも呼ばれる．

溶血
赤血球膜が破壊され，内部のヘモグロビンが血漿中に溶出する現象である．臨床上では，赤血球の早期破壊による溶血亢進を指すことが多い．

AIHA
autoimmune hemolytic anemia の略．

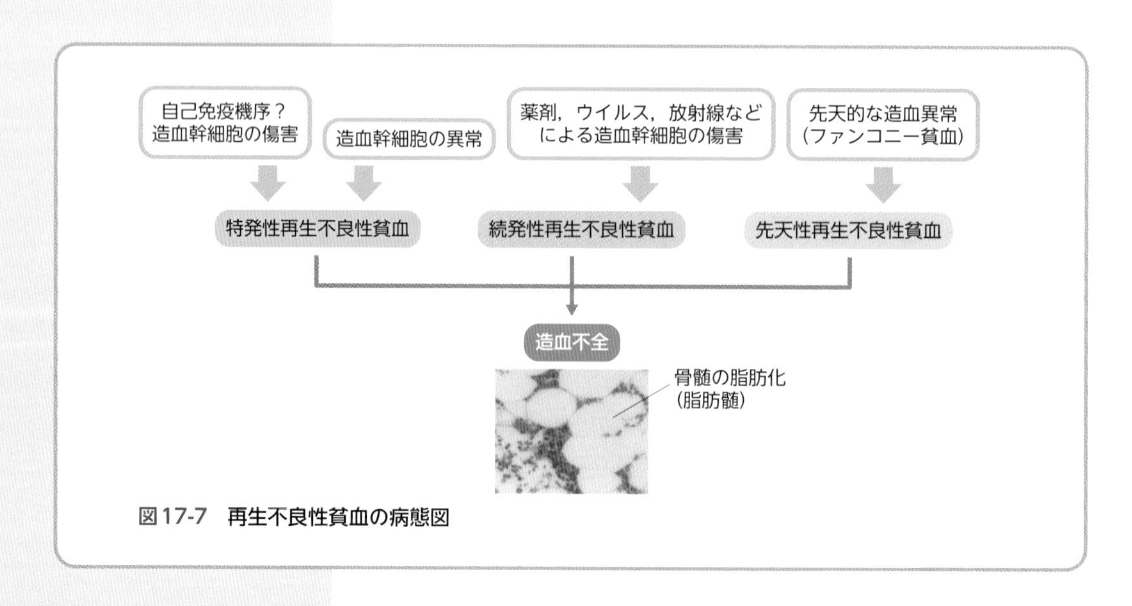

図17-7　再生不良性貧血の病態図

補体により血管内で溶血をきたす**発作性夜間ヘモグロビン尿症**(PNH🔍，指定難病)などがある．AIHAは，赤血球に付着した自己抗体の有無を調べる**直接クームス試験**で陽性となる．

🔍 PNH
paroxysmal nocturnal hemoglobinuriaの略．発作性夜間血色素尿症とも呼ばれる．

症状は一般的な貧血症状のほか，黄疸，胆石症，脾腫が主要な症状である．溶血するとヘモグロビンがビリルビンに変換され，間接ビリルビンが増加(高ビリルビン血症)するため黄疸を呈する．

末梢血においては，サラセミアでは小球性低色素性貧血，AIHAでは正球性正色素性貧血を呈する(**図17-4**参照)．

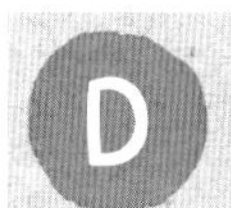

D 白血病

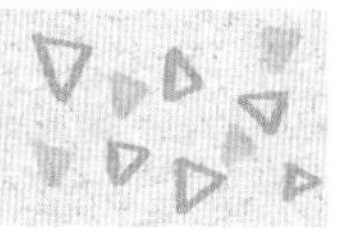

1．白血球の機能と白血球数の異常

白血球は，生体内に侵入してくる異物を排除し，体を守る働きをしている．白血球には，好中球，好塩基球，好酸球，単球，リンパ球の5種類がある(p.158の**図9-6**参照)．また，好中球，好塩基球，好酸球は，細胞質に顆粒があるため顆粒球と呼ばれている．末梢血中の白血球数の基準値は，一般的に3,500～9,000/μLで，そのなかでは好中球が最も多くを占め(40～70%)，次がリンパ球(20～50%)である．そのほか，好酸球は1～5%，単球は0～10%，好塩基球は0～1%である．白血球数が10,000/μL以上を**白血球増加症**と呼び，3,000/μL以下を**白血球減少症**と呼ぶ．

軽度の好中球増加は，感染症や炎症で認められ，リンパ球増加はウイルス感染症などで認められる．好酸球増加はアレルギー性疾患や寄生虫疾患などで認められ，好塩基球増加は蕁麻疹などで認められる(**表17-1**)．白血病ではないにもかかわらず50,000/μL

表17-1　白血球数の異常

白血球増加の原因	好中球増加	感染症，炎症，血液疾患や膠原病の一部，ステロイド薬投与など
	リンパ球増加	ウイルス感染症，リンパ性白血病など
	単球増加	感染症，単球性白血病，骨髄抑制からの回復期，悪性腫瘍など
	好酸球増加	アレルギー性疾患，寄生虫疾患，慢性骨髄性白血病などの血液疾患，皮膚疾患，悪性腫瘍など
	好塩基球増加	蕁麻疹，粘液水腫，慢性骨髄性白血病など
白血球減少の原因	好中球減少	抗癌薬投与，放射線照射，再生不良性貧血，骨髄異形成症候群などの血液疾患，脾機能亢進症，重症感染症の一部，ウイルス感染症など
	リンパ球減少	ステロイド薬投与，全身性エリテマトーデス，悪性リンパ腫などのリンパ組織の破壊，エイズなど

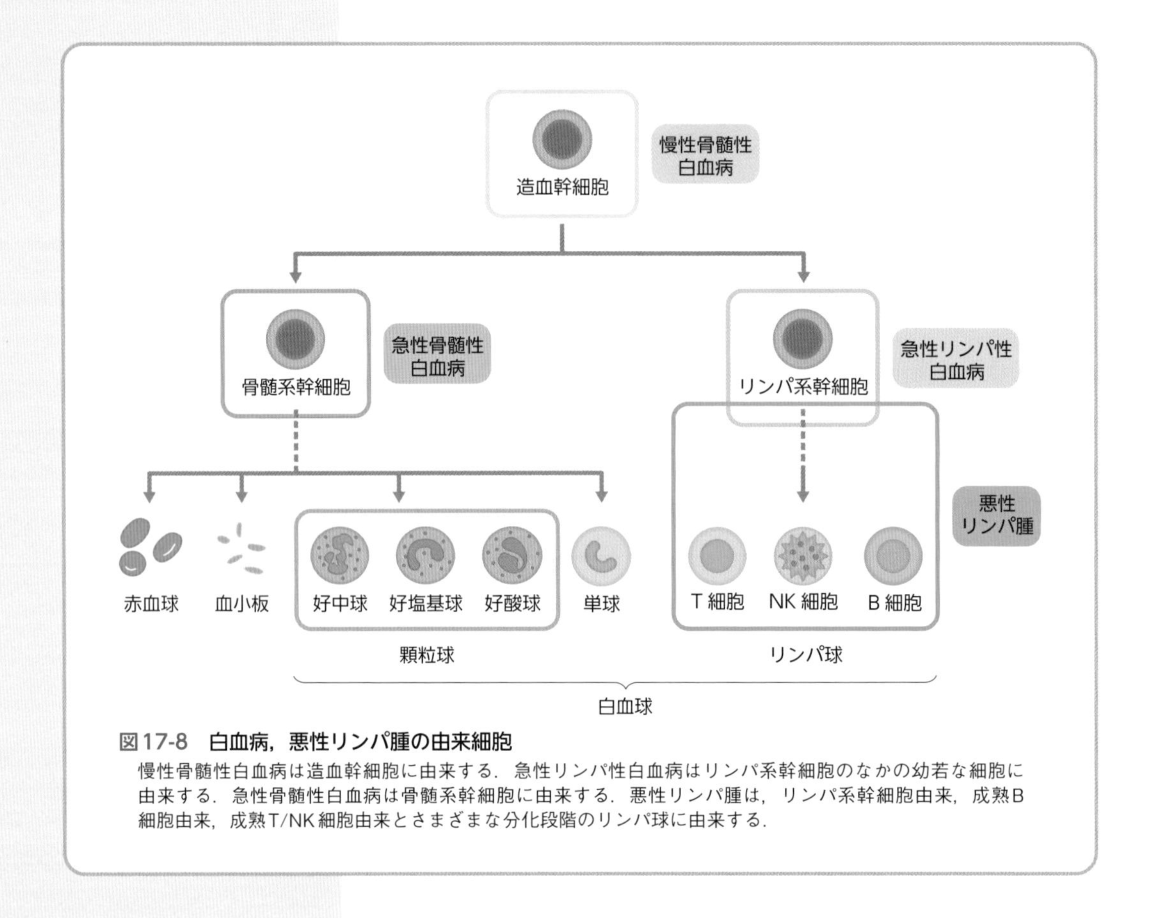

図17-8　白血病，悪性リンパ腫の由来細胞

慢性骨髄性白血病は造血幹細胞に由来する．急性リンパ性白血病はリンパ系幹細胞のなかの幼若な細胞に由来する．急性骨髄性白血病は骨髄系幹細胞に由来する．悪性リンパ腫は，リンパ系幹細胞由来，成熟B細胞由来，成熟T/NK細胞由来とさまざまな分化段階のリンパ球に由来する．

を超えるような高度な白血球増加は，白血病以外の血液疾患，重症感染症，悪性腫瘍など何らかの基礎疾患による類白血病反応のことが多い．

類白血病反応

白血病以外の原因により白血病に類似した血液の異常をきたす反応性の病態を指す．全身性の感染症や悪性腫瘍などに伴って著しい白血球の増加（末梢血の白血球数が50,000/μLを超える）が認められる．

また，好中球減少は抗癌薬投与や放射線照射などで認められることが多いが，再生不良性貧血などの血液疾患が原因のこともある．リンパ球の減少はステロイド薬投与や悪性リンパ腫などの血液疾患などで認められる（**表17-1**）．

白血病は，未分化な造血幹細胞が癌化し，白血病細胞となって骨髄内で無制限に増殖する疾患である．正常な血液細胞が減少し，貧血，免疫系の働きの低下，出血傾向，脾腫やリンパ節腫大などの症状を呈する．また，白血病は癌化した細胞の分化段階によって骨髄性とリンパ性に大別され，さらに疾患の進行速度により急性と慢性に分けられている（**図17-8**）．また，分化過程のどこで癌化するかでさらに複数の型に分類される．種類によって症状や治療方法なども異なってくる．

2. 急性白血病

急性白血病は，前述したように造血幹細胞が分化過程の幼若な段階で癌化して白血病細胞となり，成熟細胞へと分化することなく無制限に増殖し続ける疾患である．正常な造血は抑制され，白血病細胞が全身臓器に浸潤する．血液悪性腫瘍の代表的疾患である．

急性白血病は，造血幹細胞から分化過程の骨髄系幹細胞（骨髄系前駆細胞）が癌化する急性骨髄性白血病と，リンパ系幹細胞（リンパ系前駆細胞）が癌化する急性リンパ性白血病に大別される（**図17-8**）．いずれも急激な進行を示し，治療しなければ数ヵ月で命を落とすことになるきわめて悪性の疾患である．

白血病細胞は，造血幹細胞から少し成熟した程度の幼若な前駆細胞の段階で癌化し，そこで成熟が止まった形態を示し，細菌貪食などの機能を持たない細胞として骨髄を占拠する．そのため正常な造血が抑制され，血球は減少し，白血病細胞と成熟した好中球だけが存在し，中間の成熟段階の細胞を認めないのが特徴である（白血病裂孔）．症状は，貧血，易感染性，発熱，血小板減少による歯肉出血などの出血傾向がみられる．

急性白血病の原因は遺伝子異常で，タイプによってさまざまな異常がみつかっている．たとえば，急性前（ぜん）骨髄球性白血病では15番染色体の一部と17番染色体の一部が相互転座（p.175参照）しており，その結果17番染色体にあるレチノイン酸受容体 α 遺伝子（RARA）が15番染色体にあるPML遺伝子と融合して，PML-RARA融合遺伝子がつくられることで癌化を引き起こす．

前駆細胞
幹細胞から特定の体細胞や生殖細胞に分化する途中の段階にある細胞で，造血前駆細胞は，造血幹細胞から分化して赤血球，白血球，血小板などを産生する細胞を指す．

3. 慢性骨髄性白血病

慢性白血病は，慢性骨髄性白血病と慢性リンパ性白血病に大別されるが，後者は日本では比較的まれな疾患であるため，ここでは慢性骨髄性白血病について解説する．

慢性骨髄性白血病は，造血幹細胞が癌化して異常増殖をきたす疾患で（**図17-8**），種々の成熟段階の顆粒球系細胞が増殖する．病状は慢性的に推移するが，経過中に急性白血病に似た病像へ急性転化する．慢性期は自覚症状に乏しいため，健診などで白血球の増加を指摘されてみつかる例も多い．進行すると脾腫を認め，全身倦怠感などを訴える．急性白血病でみられるような症状を訴えることは少ない．

骨髄は顆粒球系細胞を中心とした過形成で成熟障害を伴わな

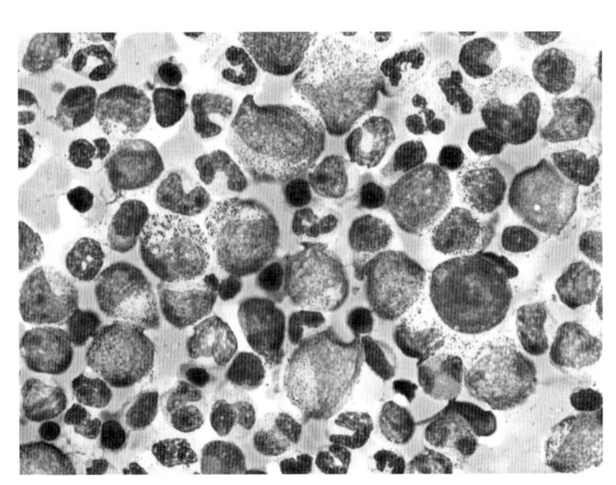

図17-9　慢性骨髄性白血病の骨髄像
さまざまな分化段階の顆粒球系細胞の増殖が認められる．
（写真提供：近藤 健）

い．末梢血では著しい**白血球増加**を認める．幼若な細胞から成熟した細胞まで，種々の成熟段階の細胞が存在することが急性白血病と異なる点である（**図17-9**）．

慢性骨髄性白血病の原因は遺伝子異常で，**フィラデルフィア染色体**と呼ばれる特徴的な染色体異常（9番と22番染色体の相互転座）であり，この転座によって形成されたbcr-abl融合遺伝子から産生される**BCR-ABL融合タンパク**が造血幹細胞の増殖シグナルを異常に促進して，癌化を引き起こす（p.175の**図10-6-B**参照）．

E　悪性リンパ腫

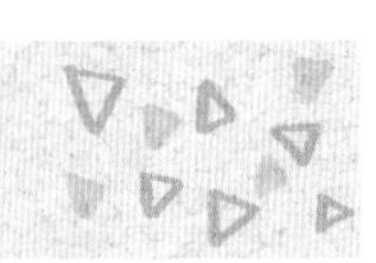

悪性リンパ腫は，**リンパ球系細胞の癌化**で（**図17-8**），主にリンパ節で増殖するために**リンパ節腫脹**が主症状として認められる．現在のWHO分類では，リンパ性白血病と悪性リンパ腫の明確な区別がなくなり，同じ起源を持つ癌化した細胞が，リンパ組織を中心に増殖する場合を悪性リンパ腫とし，骨髄を中心に増殖して血液中に多数認められる場合をリンパ性白血病としている．

悪性リンパ腫は，**ホジキンリンパ腫**と**非ホジキンリンパ腫**に大別される．ホジキンリンパ腫は，病理組織検査にて**ホジキン細胞**や**リード・シュテルンベルグ細胞**（RS細胞）と呼ばれる特徴的な癌細胞を認めるもので，わが国では頻度が低く，それ以外の非ホジキンリンパ腫が悪性リンパ腫の約90%を占める．非ホジキンリンパ腫は，顕微鏡で見た細胞の形態や予後の点からさまざまなタイプに分けられる．リンパ球にT細胞，NK細胞，B細胞があるように，非ホジキンリンパ腫にも**T細胞性**(NK細胞性も含む)と**B細胞性**がある．ほとんどの悪性リンパ腫は原因が不明であるが，ヘリコバクター・ピロリ菌感染が関与している**胃MALTリンパ腫**や，EBウイルスが関与している**バーキットリンパ腫**などがある．いずれもB細胞由来である．

MALT
mucosa-associated lymphoid tissueの略.

症状は**無痛性のリンパ節腫大**で，全身症状としては**発熱**，**寝汗**(**盗汗**)，**体重減少**があげられ，これらは**B症状**と呼ばれ，診断や予後推定に重要である．臨床的に重要なのは悪性度や予後の判定で，低悪性度，中悪性度，高悪性度の3つに分類され，悪性度の違いから治療法が選択される．

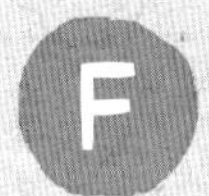

F 多発性骨髄腫

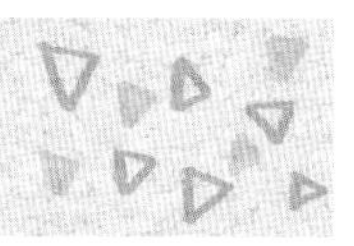

多発性骨髄腫とは，**形質細胞の癌化**のことで，この異常な形質細胞は骨髄やほかの組織で制御を失った状態で増殖していく．

形質細胞はリンパ球の**B細胞**が成熟して**抗体**を産生するようになった細胞で，通常は骨髄中に1%以下の割合でしか存在しないが，多発性骨髄腫では約10%にまで増え，そのほとんどが癌化した形質細胞(**骨髄腫細胞**)となる．骨髄腫細胞が増加すると抗体としての能力を持たない**Mタンパク**(異常免疫グロブリン)と呼ばれる単一の抗体のみが産生され，正常な抗体産生が抑制される．また，赤血球，白血球，血小板の産生が**抑制**されて，貧血，易感染性，出血傾向がみられるようになる．また，**破骨細胞**などの骨融解因子の産生亢進による骨痛や腰痛が起きたり，骨髄腫細胞が集合して腫瘤が形成されることで骨密度が低下し，**骨折**が起きやすくなる．また，骨からカルシウムが溶出するため，**高カルシウム血症**となり，頻尿，便秘，全身倦怠感，腎障害などがみられる．さらに，抗体の断片が糸球体の濾過機能を障害するため，腎不全に至る場合もある(**図17-10**)．

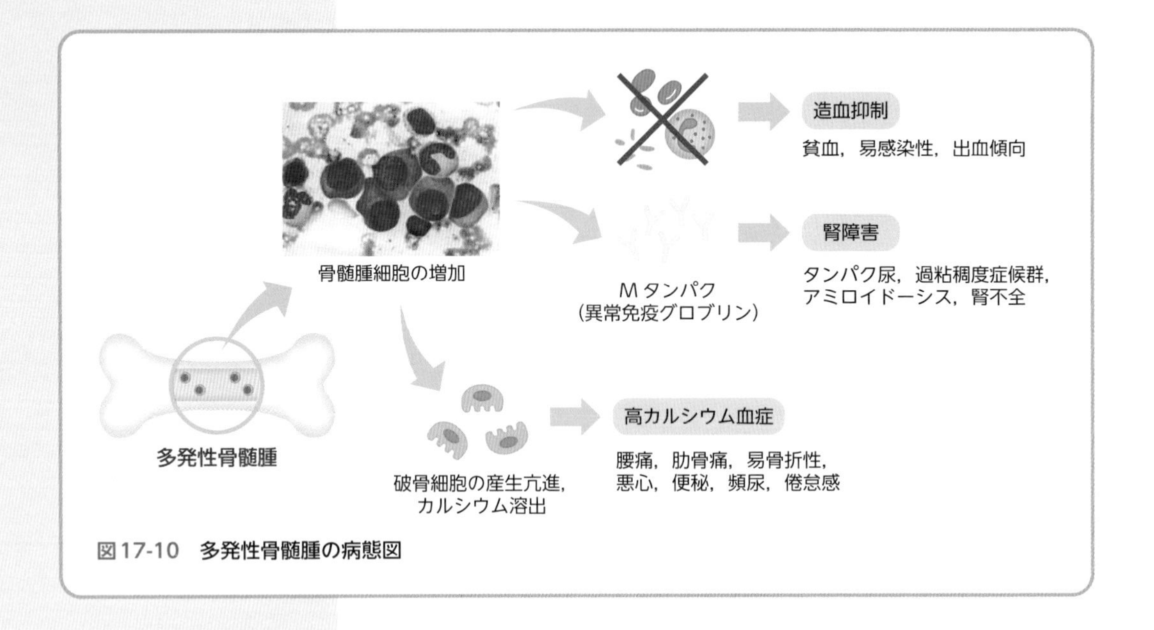

図17-10　多発性骨髄腫の病態図

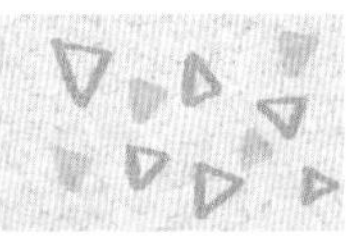

G　出血性疾患

1．特発性血小板減少性紫斑病（ITP）

ITP
idiopathic thrombocytopenic purpuraの略．

特発性血小板減少性紫斑病（ITP）は，薬剤や基礎疾患などの影響がなく，**自己免疫機序**による血小板の破壊亢進や産生低下によって**血小板減少**を呈する後天性疾患である．血小板数は10万/μL未満に減少し，**出血傾向**を示す．

発症メカニズムは，血小板に対する**自己抗体**が発現し，その抗体による血小板の**破壊**だけでなく，血小板産生のもととなる**巨核球に成熟障害**を及ぼすために血小板が減少すると推定されている（**図17-11**）．

ITPを発症してから6ヵ月以内に血小板数が基準値に戻るタイプを**急性型**，6ヵ月以上にわたって血小板減少が持続するタイプを**慢性型**と呼ぶ．急性型は小児に多く，ウイルス感染が先行して発症することが多い．慢性型は20～40代の成人女性に比較的多い．最近では，男女差なく60～80代にもピークが認められるようになり，ヘリコバクター・ピロリ菌感染が関与していると報告されている．

症状は皮下出血（紫斑），口腔内出血，鼻出血，尿路出血，下血，過多月経などの出血傾向を認める．皮膚の**点状出血**（p.61の**図4-8**参照）が特徴的である．

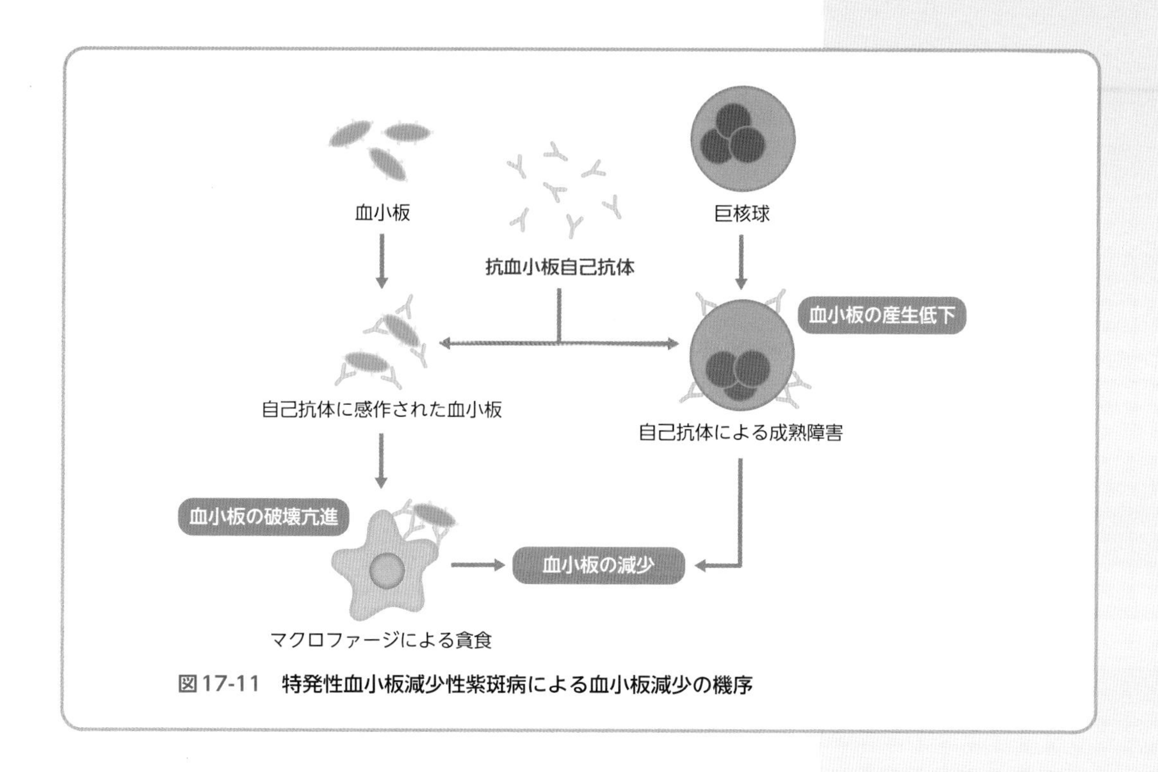

図17-11　特発性血小板減少性紫斑病による血小板減少の機序

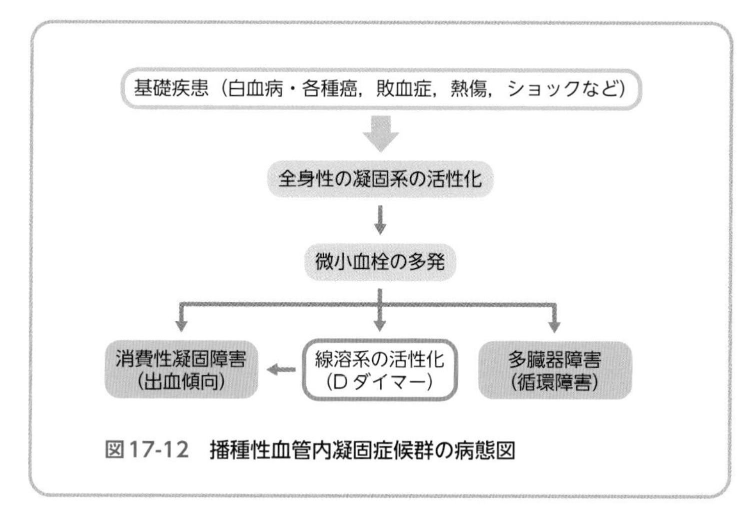

図17-12　播種性血管内凝固症候群の病態図

2．播種性血管内凝固症候群（DIC）

播種性血管内凝固症候群（DIC）は，種々の基礎疾患が原因となって全身の微小血管内で継続的に凝固系が亢進状態となり，その結果，血栓による多臓器障害を起こすとともに，血小板や凝固因子が消費されることによる出血傾向を示す．さらには，血栓を溶解するために線溶系も亢進し，出血傾向がより一層強まる非常に重篤な病態である（図17-12）．

DIC
disseminated intravascular coagulationの略．

通常，血液凝固系と線溶系の巧妙なバランスにより，血栓や出血傾向を示さずに血流は維持されているが，**白血病・各種の癌**，重症感染症（**敗血症**），熱傷，ショック，出産に伴う合併症（常位胎盤早期剥離など）などの疾患を契機にDICを引き起こすことがある．

DICは通常，組織因子が関与する外因系凝固カスケードの活性化によって起きる．たとえば，敗血症ではエンドトキシンやサイトカインの作用により，単球／マクロファージや血管内皮からの組織因子（p.61参照）産生が亢進し，白血病や癌では癌細胞が組織因子を産生するために凝固が活性化する．一方，サイトカインによって血管内皮細胞から組織プラスミノーゲン活性化因子が産生されて，線溶系経路が活性化し，Dダイマーなどのフィブリン分解産物（FDP）が血中に認められるようになる．

FDP
fibrinogen/fibrin degradation productsの略．

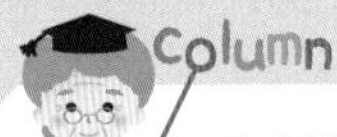

白血球はなぜ白いのか？

血液を遠心分離すると，最下層に赤血球が沈殿し，その上に薄い白い層が重なり，さらにその上に黄色い血漿が重なる．この白い層が白血球の集団であり，白く見えることから白血球と名付けられている．ではなぜ白血球は白く見えるのだろうか？

下の写真は赤血球と白血球の走査電子顕微鏡像である．赤血球の表面はツルツルし，白血球の表面は凸凹しているのがわかる．たとえば，ガラスには表面がツルツルした向こう側が見える透明なものと，表面が凸凹した向こう側が見えない白っぽい曇りガラスがある．曇りガラスが白っぽく見える理由は，表面の凸凹により光が乱反射するためである．このように，赤血球が赤く見えるのは，表面がツルツルしているため，内部の酸化した赤い色素が直接見えているのである．一方，白血球が白く見えるのは，表面の凸凹による光の乱反射によるものである．

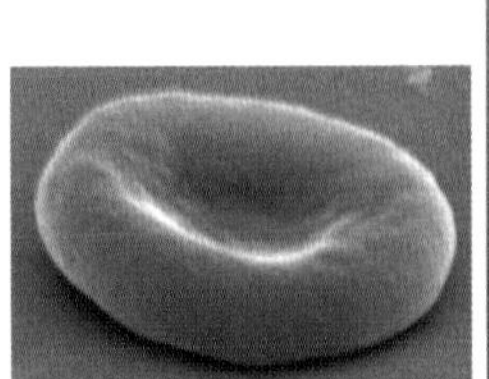
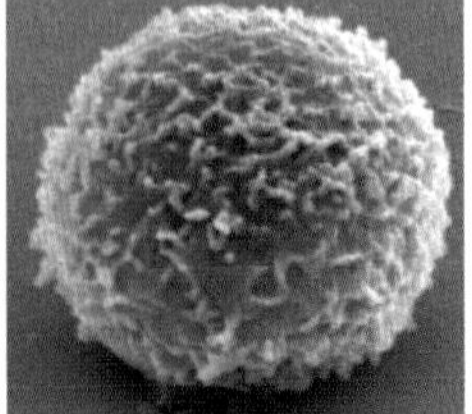

赤血球（左）と白血球（右）

運動器疾患

学習目標

1 ▶ 骨・関節の構造と働きを理解する

2 ▶ 骨折の分類について理解する

3 ▶ 脊髄損傷の損傷部位による症状の違いを理解する

4 ▶ 骨粗鬆症がどのような疾患なのか，また骨折しやすい部位を理解する

5 ▶ 変形性関節症がどのような疾患なのかを理解する

6 ▶ 関節リウマチがどのような疾患なのかを理解する

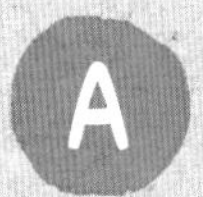

運動器の構造と働き

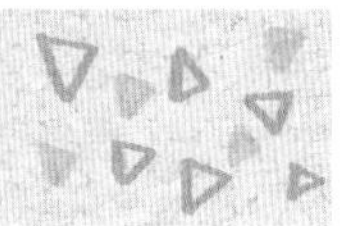

1．骨の構造と働き

ヒトの体の骨格は，大小さまざまな形態の約200個の骨から形成されている．これらの骨の働きは，①ヒトの体を形づくり，支柱となる，②脳や心臓などの器官を保護する，③関節を構成し，筋により運動を行う，④骨髄で血液細胞をつくる，⑤カルシウムなどの電解質を骨中に貯蔵するなどがあげられる．

このような働きを生涯にわたって果たすためには，古くなった骨を自ら破壊して，新しい骨をつくるという骨代謝を繰り返す必要がある．つまり，骨吸収（骨破壊）を担当する破骨細胞によって骨中のカルシウムが溶解され，血液中に送られる．その一方で，骨形成を担当する骨芽細胞によって軟らかいタンパクの一種であるコラーゲンが生成され，そこにリン酸カルシウム（ヒドロキシアパタイト）が沈着することで新たな骨がつくられ，一定の硬さと骨量（骨密度）を維持している．このような破骨細胞と骨芽細胞の連関による骨代謝システムを骨のリモデリングと呼ぶ（**図18-1**）．また，骨は重力や荷重，歪みの影響を受けて骨代謝が働くため，宇宙空間のような無重力下や荷重のない状態が続くと，骨量の低下をもたらすことになる．骨の基本的な構造は，外側の硬い皮質骨（緻密骨）と内側の網の目状（海綿状）になった海

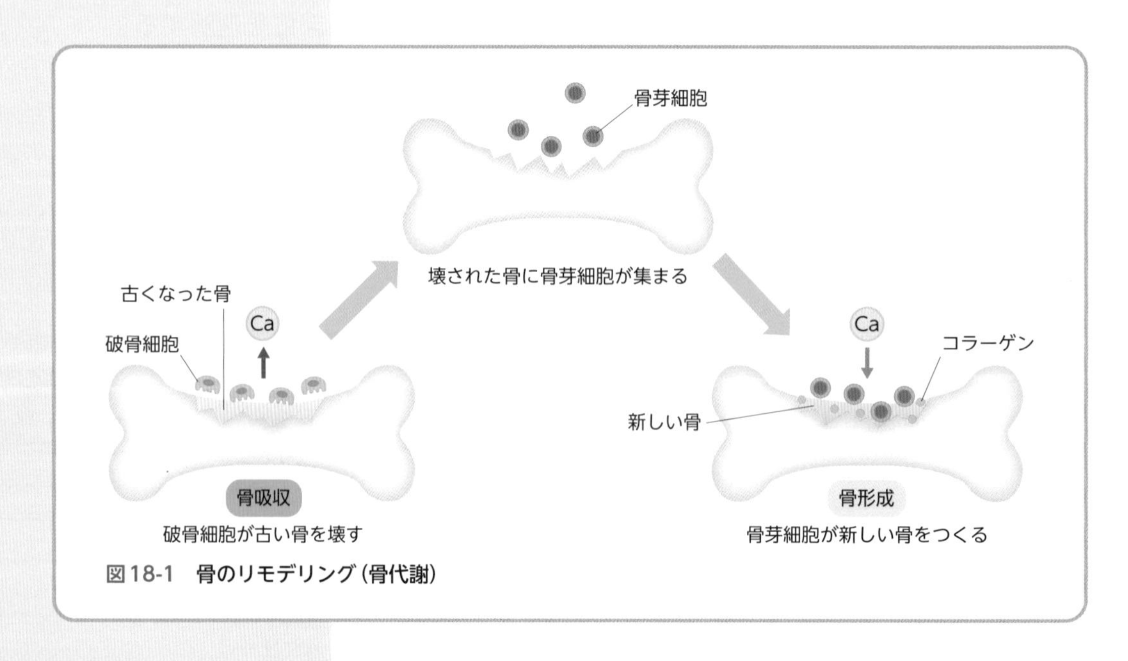

図18-1　骨のリモデリング（骨代謝）

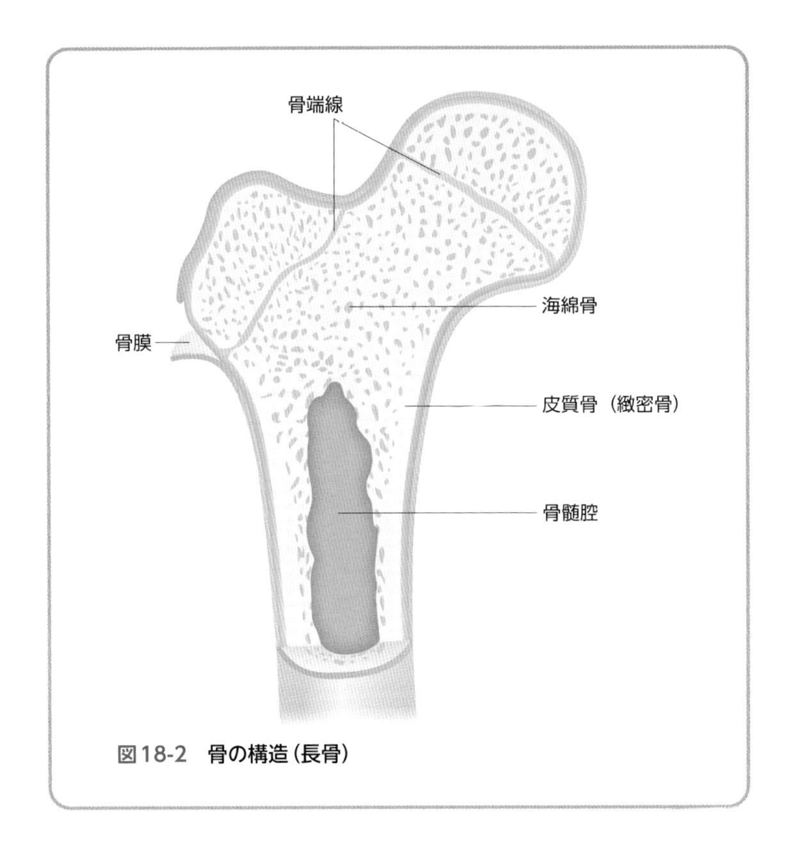

図18-2　骨の構造（長骨）

綿骨から成り立っており，海綿骨が骨髄腔をつくり，そこに造血組織が存在する（図18-2）．

2．関節の構造と働き

関節とは骨と骨を連結する構造である．関節のなかには運動性のない不動関節と呼ばれる頭蓋骨縫合や恥骨結合などがあるが，四肢の関節の多くは運動性の高い可動関節である．可動関節の互いに向かい合う骨の表面は関節軟骨に覆われ，これらは関節包に包まれている．関節包は骨膜と連続する線維性組織で，その内側は滑膜（かつ）と呼ばれる層で構成される．関節包の内部（関節腔）は滑膜が分泌する滑液で満たされており，関節に潤滑性を与え，血管分布のない関節軟骨に栄養を与えている（図18-3）．さらには，関節を強固にし，かつその運動を抑制する作用を持つ靱帯が存在する．靱帯は関節包を補強するように存在しているが，膝（ひざ）の十字靱帯などのように関節内に存在するものもある（図18-3）．

このように，関節は骨と骨を可動性に連結しており，運動性を滑らかにし，クッションのような役割を果たしている．関節軟骨が摩耗したり，靱帯が切れたり伸びたりすると，関節がスムーズ

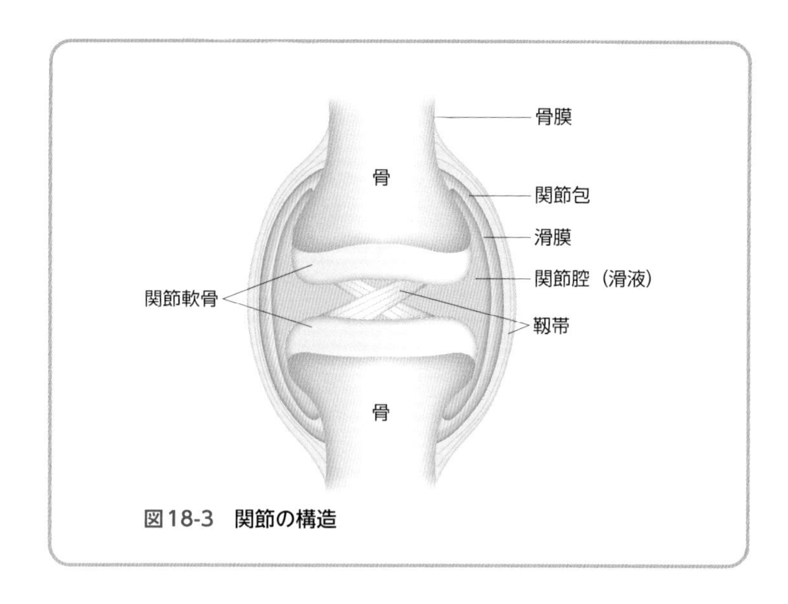

図18-3　関節の構造

に動かなくなり，痛みを感じるようになる．

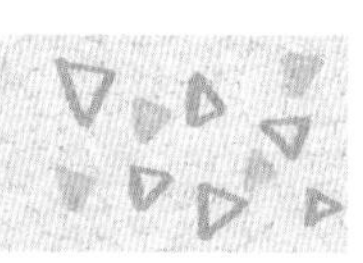

B 骨　折

骨折とは，外力の作用により骨組織の連続性が部分的，あるいは完全に断たれた状態である．したがって，骨にヒビが入った状態や，一部が欠けたり，凹んでいる状態も骨折に含まれる．骨折にはさまざまな分類法があるが，骨折線の走行や形による分類を**図18-4**に示す．

通常では，大きな力が加わらない限り骨折することはないが，後述する骨粗鬆症のように骨密度が低下している状態では，小さな力が加わっただけで骨折することがある．骨折部位は，整復したうえで固定すると，骨のリモデリングによって自然に癒合（ゆごう）して回復する．

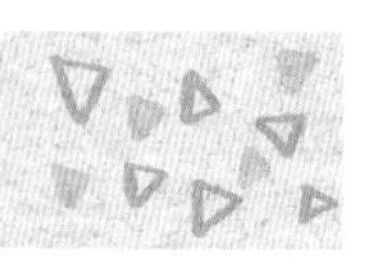

C 脊髄損傷

脊髄損傷とは，運動神経や感覚神経の中枢神経線維の束でできている脊髄が，外的圧力によって損傷することである．交通事故や高所からの転落などによる，脊椎の脱臼骨折に伴う脊髄損傷が多い（**図18-5**）．

脱臼骨折
脱臼とは関節を形成している骨と骨が完全に離れた状態で，脱臼骨折とは関節に近い部分の骨折で，脱臼を合併する病態である．

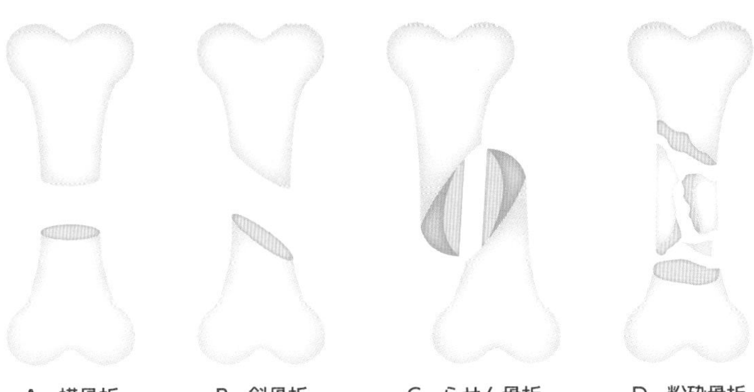

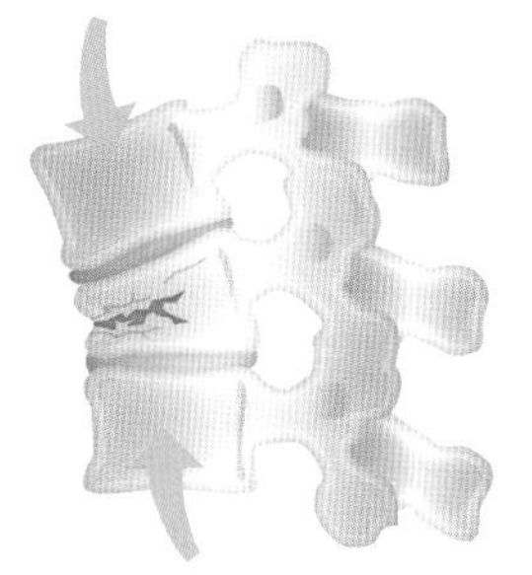

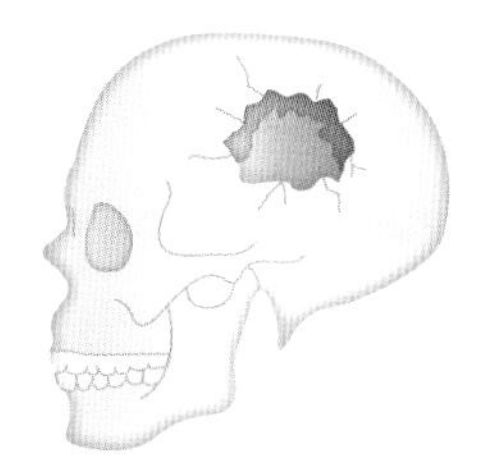

図18-4 骨折線の走行や形による骨折分類

A：骨折線が長軸に対してほぼ垂直，B：骨折線が長軸に対して斜め，C：骨折面がらせん状，D：骨折部が多数の骨片に分かれている，E：短骨などで押しつぶされた形の骨折（椎骨で生じやすい），F：扁平骨などで骨折部が内側に陥没．

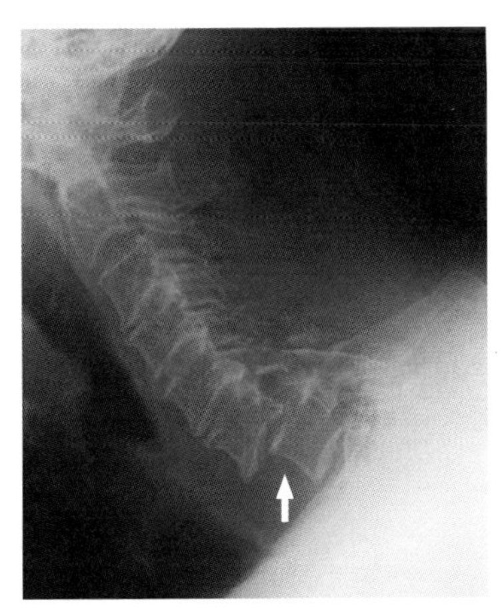

図18-5 脊椎の脱臼骨折による脊髄損傷

頸髄損傷のX線像．

（写真提供：中野正春）

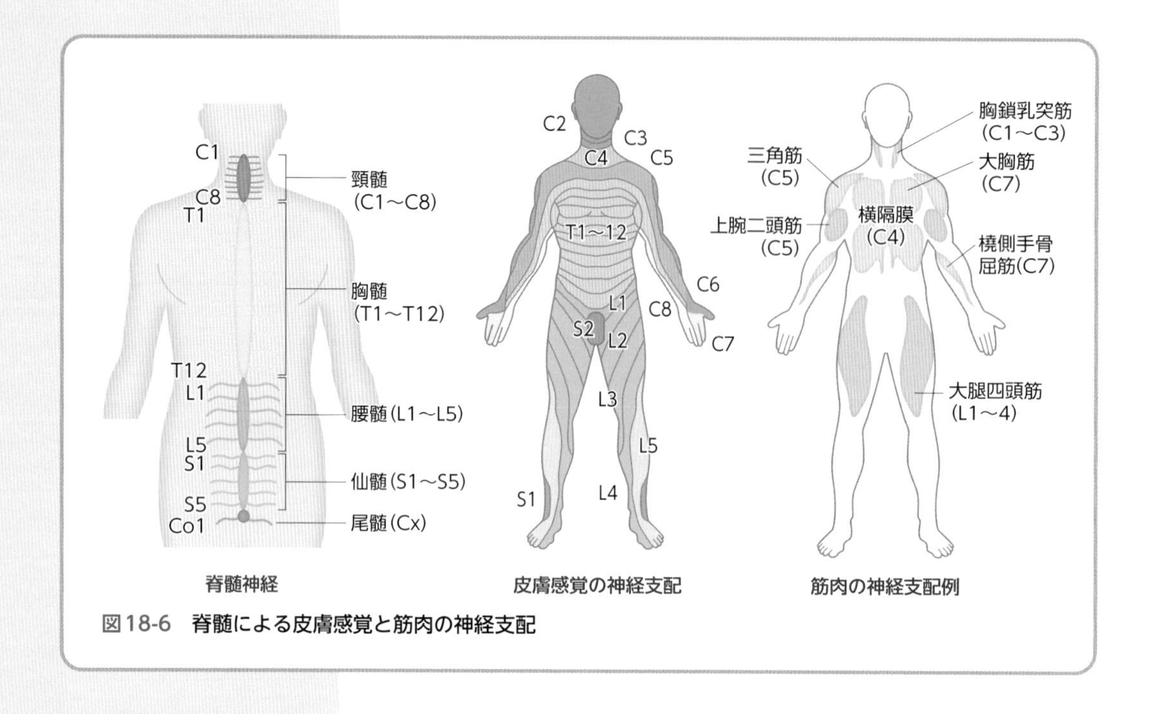

図18-6　脊髄による皮膚感覚と筋肉の神経支配

脊髄損傷による運動麻痺や感覚麻痺が起こる範囲は損傷部位によって異なる．また，その損傷の度合いによって**完全麻痺**と一部に麻痺を認めない**不全麻痺**に分けられる．完全麻痺の場合は，損傷部位以下の髄節には脳からの運動命令が届かないために運動機能は失われ，同様に感覚知覚機能も失われる．

脊髄のうち，最も損傷を受けやすい部位は**頸髄**である．頸髄からは8対の末梢神経が出ており（第1頸神経～第8頸神経，C1～C8），頭から両手までの皮膚の感覚を**図18-6**に示すように支配している．どの髄節が損傷されるかによって運動麻痺の範囲は異なるが，下肢は両麻痺となり，排尿や排便の機能も障害される．第3頸神経より上位で損傷が起きると，呼吸筋にも麻痺が及ぶため人工呼吸器を用いる必要がある．また，汗をかく，血管を収縮／拡張させるといった自律神経系の調節も機能しなくなるため体温調節が困難となる．

D 骨粗鬆症

骨粗鬆症とは，骨強度の低下によって骨が脆くなり，**骨折リスク**が高くなる全身性の骨の障害である．骨強度とは**骨量（骨密度）**

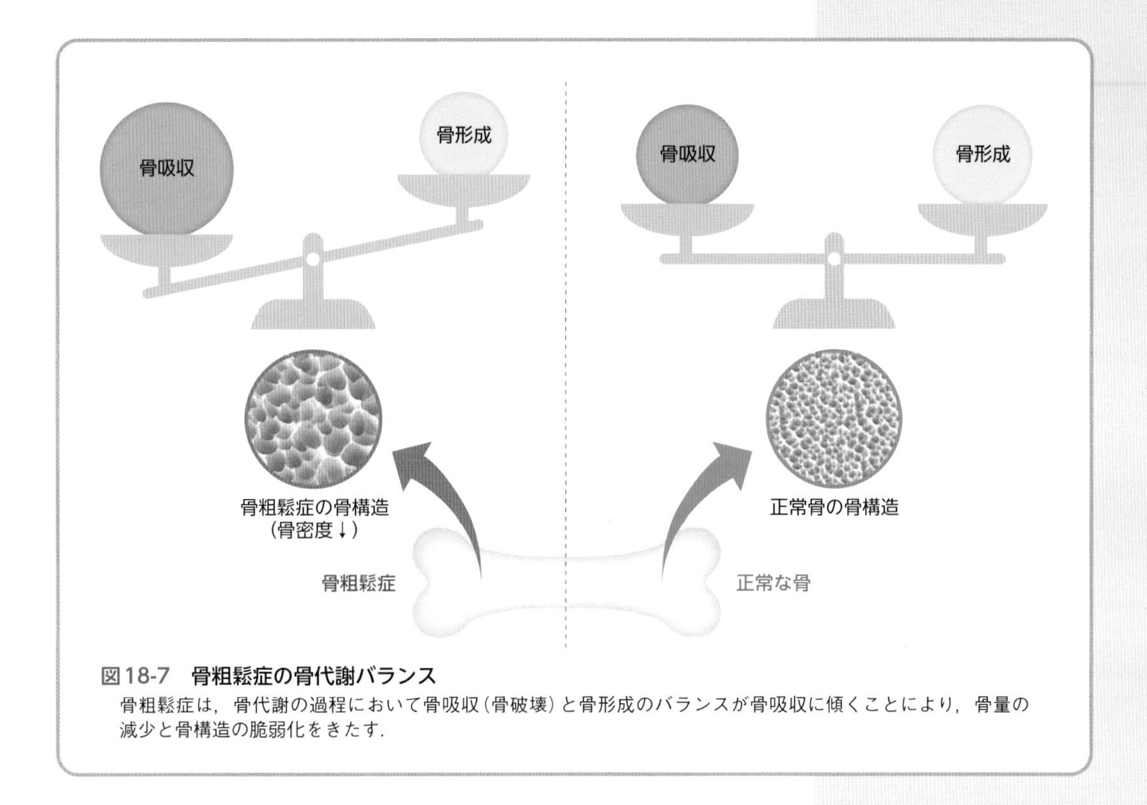

図18-7　骨粗鬆症の骨代謝バランス
骨粗鬆症は，骨代謝の過程において骨吸収(骨破壊)と骨形成のバランスが骨吸収に傾くことにより，骨量の減少と骨構造の脆弱化をきたす．

と骨の質によって規定される．有病率は**高齢女性**が高く，80代女性では約半数が骨粗鬆症と診断される．男女比は3：10であるが，高齢化が進むなかで男性の比率も高まっていくと推測される．自覚症状はなく，骨折によって気づくことがほとんどである．

前述したように，骨は生涯にわたって骨吸収と骨形成を繰り返している(骨代謝)．しかし，このバランスが骨吸収に傾くと骨量は減少していくことになる(**図18-7**)．ヒトは20歳頃までは骨量が増加し，20～40歳くらいまでは骨量が維持されている．しかし，40歳を過ぎるくらいからカルシウム摂取量の低下，カルシウム吸収量の低下，運動不足などで徐々に骨量が減少し始める．とくに**閉経後**の女性の場合には，骨形成作用のあるエストロゲンの減少に伴って，骨量の急激な減少が認められる(**図18-8**)．

骨量が減少することで，転倒や軽い衝突などの些細な衝撃で骨折しやすくなり，脊椎の圧迫骨折などでは腰や背中が曲がってしまう．骨折しやすい部位として，**脊椎圧迫骨折**に加えて，転倒したときに生じる**大腿骨頸部骨折**や，転倒時に手をついて生じる**橈骨遠位端骨折**(とうこつ)などがある(**図18-9**)．

骨粗鬆症のリスク要因は，加齢と閉経のほかに，運動不足，カ

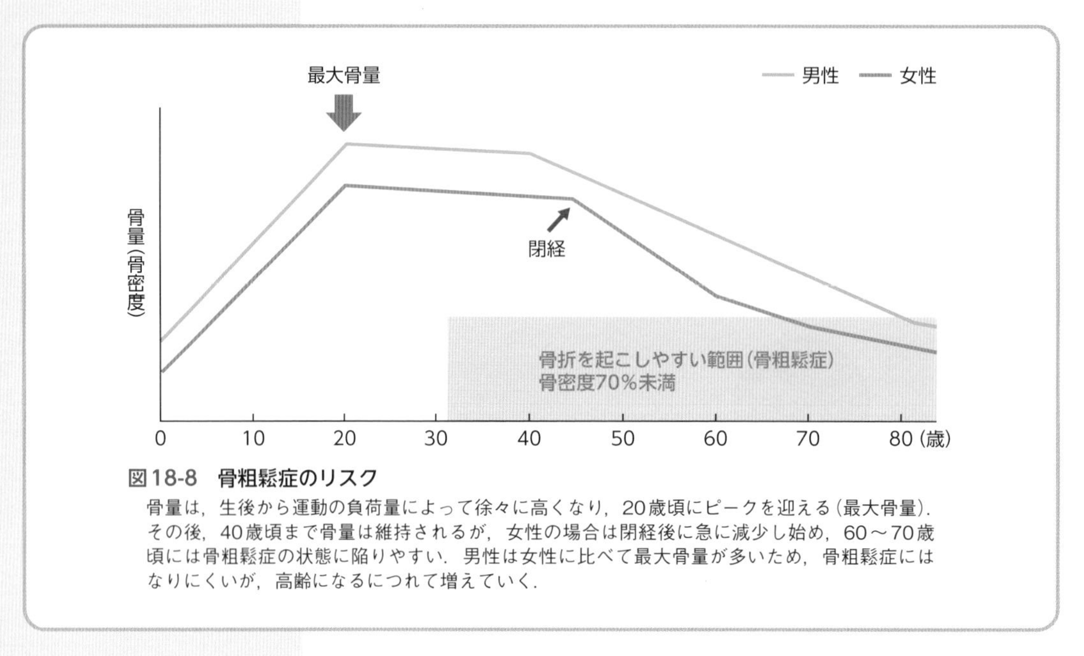

図18-8　骨粗鬆症のリスク

骨量は，生後から運動の負荷量によって徐々に高くなり，20歳頃にピークを迎える（最大骨量）．その後，40歳頃まで骨量は維持されるが，女性の場合は閉経後に急に減少し始め，60～70歳頃には骨粗鬆症の状態に陥りやすい．男性は女性に比べて最大骨量が多いため，骨粗鬆症にはなりにくいが，高齢になるにつれて増えていく．

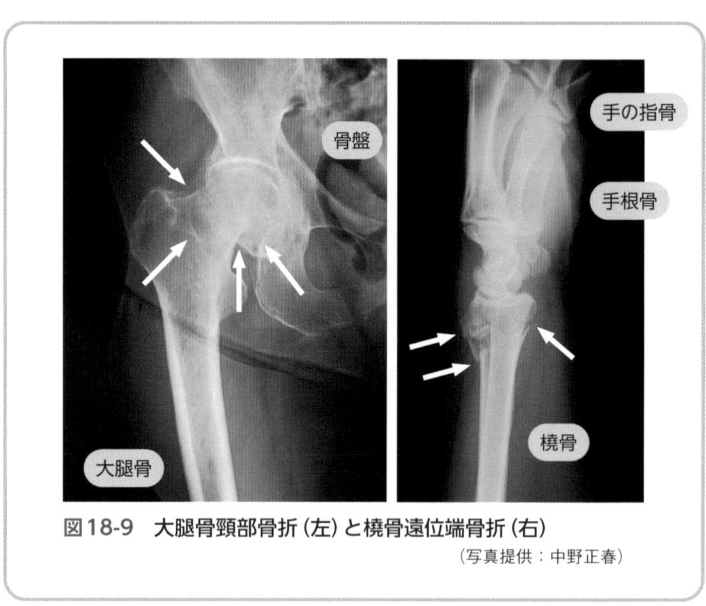

図18-9　大腿骨頸部骨折（左）と橈骨遠位端骨折（右）

（写真提供：中野正春）

ルシウムやビタミンDの摂取不足，日光照射不足によるビタミンDの合成不足などがあげられる．

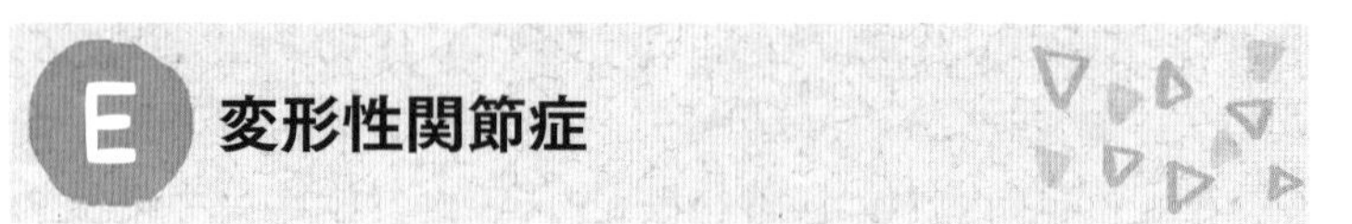

E　変形性関節症

変形性関節症は，膝（しつ）関節や股（こ）関節などの荷重関節を中心に，関

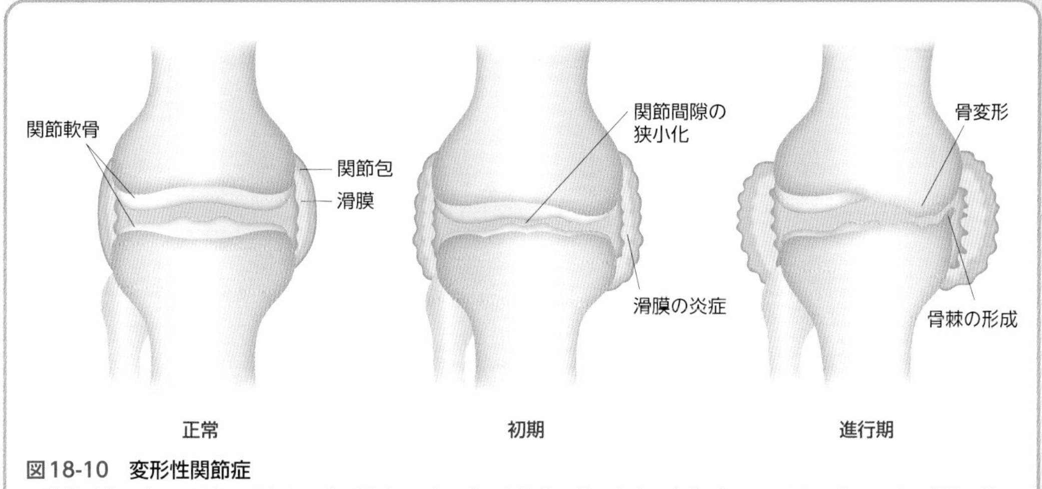

図18-10　変形性関節症

軟骨がすり減り，衝撃を吸収する力が減少し，すり減った部分の骨に多くの負荷がかかるようになる．その結果，滑膜に炎症が起きて痛みや関節の腫れを引き起こす．進行すると，骨同士による摩耗や変形，骨棘の形成によりさらに痛みが強くなる．

節軟骨が徐々に摩耗・消失し，骨の露出・変形などを引き起こす疾患である．動かすと痛みが現れるため可動域が制限される．関節中に水が過剰に溜まることもある（関節水腫）．

変形性関節症の分類には，明らかな原因疾患がなく，加齢や肥満による軟骨のすり減りに荷重が加わることで発症する**一次性変形性関節症**と，先天性・後天性の骨形態異常，骨折などの外傷，感染症による炎症など明らかな原因のもとに発症する**二次性変形性関節症**がある．好発部位は膝関節や股関節のほかに，肘関節や手指関節などがある．検査で重要なのはX線検査で，**関節間隙の狭小化**や**骨棘**(こつきょく)の形成を認める（**図18-10，11**）．

変形性膝関節症は，一次性のものが多く，中年以降の**肥満女性**に好発する．歩行時に疼痛をもたらし，膝関節の変形が進行すると内側の関節面がとくに障害を受けて**内反変形**（O(オー)脚）となることが多い（**図18-11**）．

変形性股関節症は，二次性のものが多く女性に好発する．**臼蓋**(きゅうがい)**形成不全**や**発育性股関節形成不全**などを素地に発症することが多く，股関節の不適合性により大腿骨頭が変形し，徐々に股関節が破壊される．X線検査では，関節間隙の狭小化，骨囊腫（骨のなかに空洞ができて水が溜まる），骨硬化（骨密度増加による骨の異常な硬化），骨棘などがみられる（**図18-12**）．症状は，疼痛，関節拘縮(こうしゅく)，歩行能力の低下などがある．

骨棘
骨膜の内層から棘(とげ)状の骨組織が突出してくるものを指す．

臼蓋形成不全
臼蓋とは，股関節を構成する骨盤側の骨成分の総称で，いわゆる大腿骨頭（大腿骨の一番上）がはまり込む骨盤のくぼみの部分を指す．臼蓋形成不全は，臼蓋の発育不良により不完全な形となり，大腿骨頭をうまく支えられなくなる病態である．寛骨臼形成不全とも呼ばれる．

発育性股関節形成不全
大腿骨頭が臼蓋の外に脱臼する病態である．以前は，先天性股関節脱臼と呼ばれていたが，分娩時の状態や下肢を伸ばした位置でオムツをするなど間違った生育環境が原因（後天性）となることが多い．

関節拘縮
関節外の軟部組織が収縮性変化を起こし，関節の可動性が減少した状態である．原因の多くは，関節を動かさなくなることによる，関節包の線維化亢進などである．

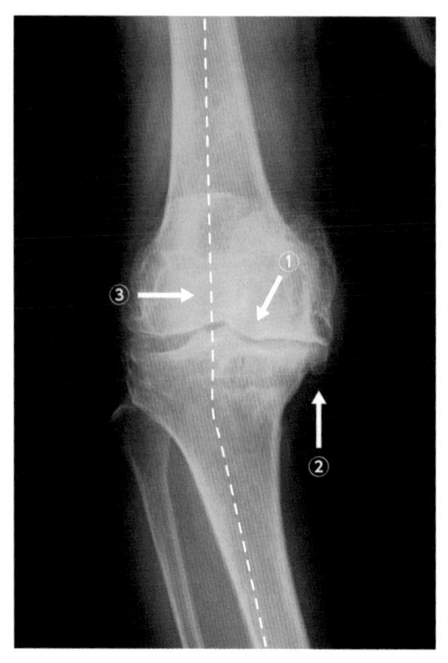

図18-11　変形性膝関節症のX線像

右膝正面像に次のような特徴がみられる．①関節のすき間が狭い（関節間隙の狭小化）．②変形による骨の突起物（骨棘）の形成．③膝の上下が直線とならずに内反変形をとる（O脚）．

（写真提供：中野正春）

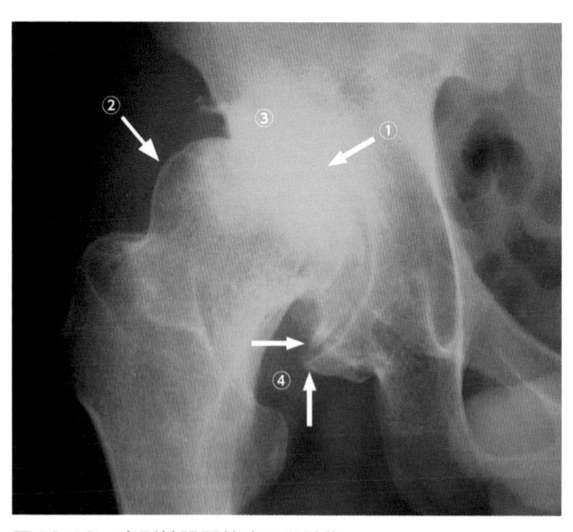

図18-12　変形性股関節症のX線像

右股関節正面像に次のような特徴がみられる．①関節間隙の狭小化．②骨嚢腫（黒い部分）．③骨硬化像（白い部分）．④骨棘の形成．

（写真提供：中野正春）

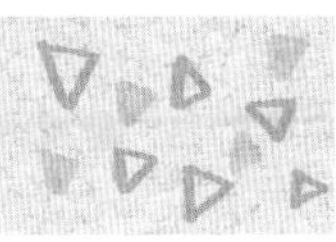

F 関節リウマチ

免疫異常によって自己の細胞などを攻撃するようになる**自己免疫疾患**の一つと考えられており，関節で慢性炎症が引き起こされ，関節の腫脹や激しい痛みが生じ，しだいに関節の骨や軟骨が破壊され，関節としての機能が失われていく疾患である．関節の内側を包んでいる**滑膜**に**炎症**が起き，しだいに炎症が慢性化して滑膜の**増殖**が起き，周囲を**破壊**していく経過をとる（**図18-13**）.

発症初期は手指のこわばりを自覚することが多い．起床時に指を動かそうとしても力が入らずにこわばる状態を「**朝のこわばり**」と呼び，関節に炎症があると手足の指の関節に腫脹を生じる．関節の痛みは，最初は1つあるいは少数の関節から始まり，時間が経つにつれて左右の同じ関節に痛みが出現するようになる（左右対称性）．進行すると，関節の骨や軟骨が破壊されて関節の変形が起こり，関節を動かせる範囲が狭くなる．患者によっては膝関節や股関節などの大関節が侵されることもある．最近では，関節リウマチの炎症に関与するサイトカインを標的に作用する生物学的製剤の発達によって，早期から十分な治療が行われるため，関節の変形や機能喪失が少なくなってきている．

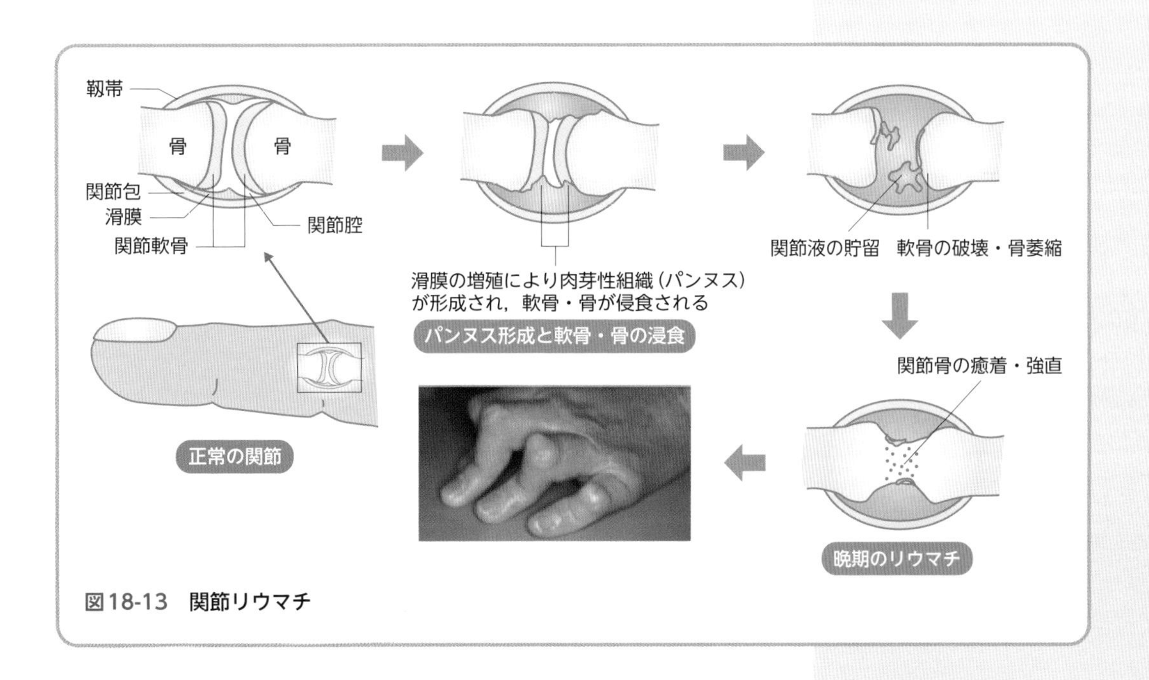

図18-13　関節リウマチ

女性生殖器疾患

学習目標

1 ▶ 女性生殖器・乳腺の構造と働きを理解する

2 ▶ 子宮癌（子宮頸癌，子宮体癌）の特徴を理解する

3 ▶ 子宮筋腫がどのような疾患なのかを理解する

4 ▶ 卵巣腫瘍がどのような疾患なのかを理解する

5 ▶ 乳癌がどのような疾患なのかを理解する

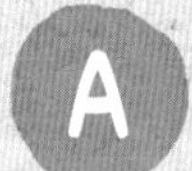

女性生殖器・乳腺の構造と働き

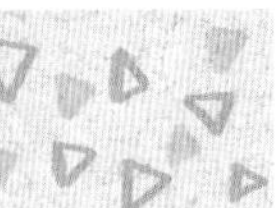

女性の生殖器は，腟，子宮，卵管，卵巣からなる．腟は外陰部と子宮を連絡する管状の器官で，女性の交接器であると同時に，分娩時には産道となる．卵巣は，下垂体からの刺激ホルモンを受けて女性ホルモンを分泌し，**卵子**を熟成させて**排卵**を行う．排卵された卵子は**卵管采**から取り込まれて**卵管膨大部**で**精子**の到着を待ち，卵子の寿命である約24時間以内に精子と受精すると**受精卵**となり卵管に送られる．受精卵は細胞分裂を繰り返しながら子宮へ送られ，**子宮内膜**に**着床**すると**妊娠**が成立し，子宮内で**胎児**として育成され，**出産**に至る（**図19-1**）．子宮内膜は着床してから胎児として育成するまでのベッドの役割を果たしており，**月経周期**（約28日）に伴って**図19-2**のように変化している．子宮内膜は**機能層**と**基底層**に分けられ，機能層は卵巣から放出される女性ホルモンである**エストロゲン**（卵胞ホルモン）と**プロゲステロン**（黄体ホルモン）の作用によって増殖し（**図19-2**），受精卵の着床に備えるが，着床がなければホルモンの分泌低下に伴って子宮内膜は剥がれ落ち，**経血**として体外へ排出される．これが**月経**と呼

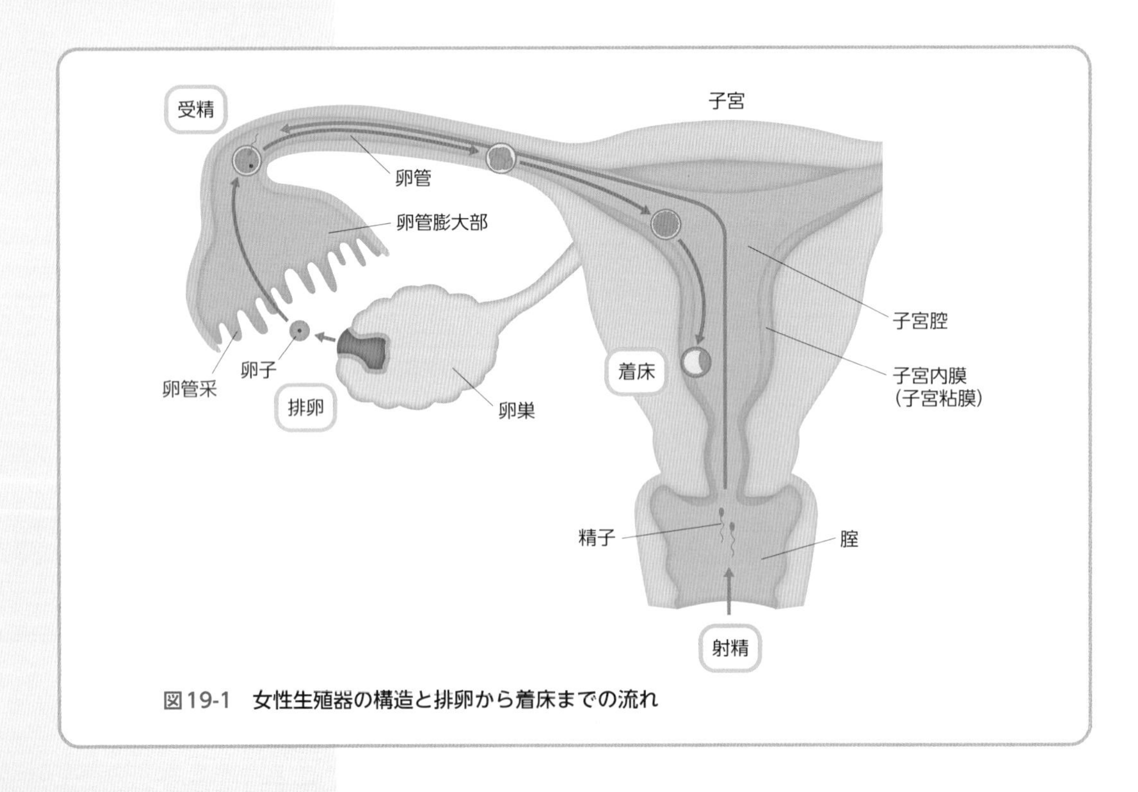

図19-1　女性生殖器の構造と排卵から着床までの流れ

ばれる生理現象である.

乳房とは，乳腺組織と周囲の脂肪組織からなる胸部の膨隆部を指す（図19-3）．乳腺は乳管といくつかの小葉からなる組織で，女性ホルモンの作用によって思春期以降に発達する．妊娠時にはプロゲステロンの作用で増殖し，分娩後は下垂体から分泌される

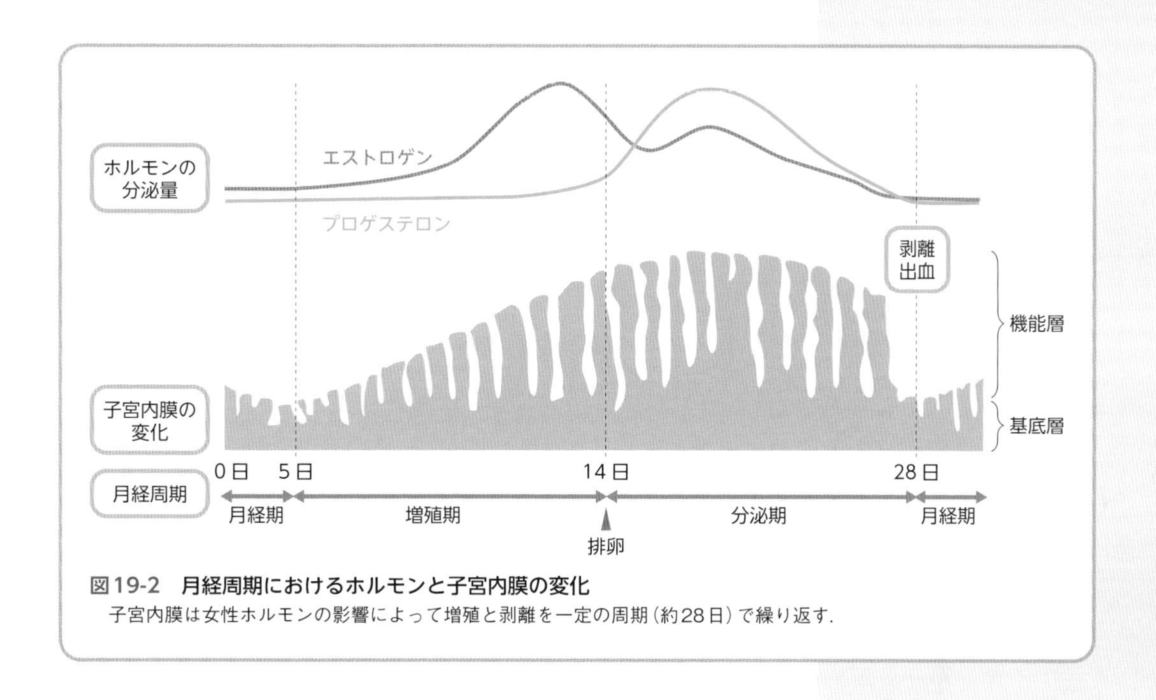

図19-2　月経周期におけるホルモンと子宮内膜の変化
子宮内膜は女性ホルモンの影響によって増殖と剥離を一定の周期（約28日）で繰り返す.

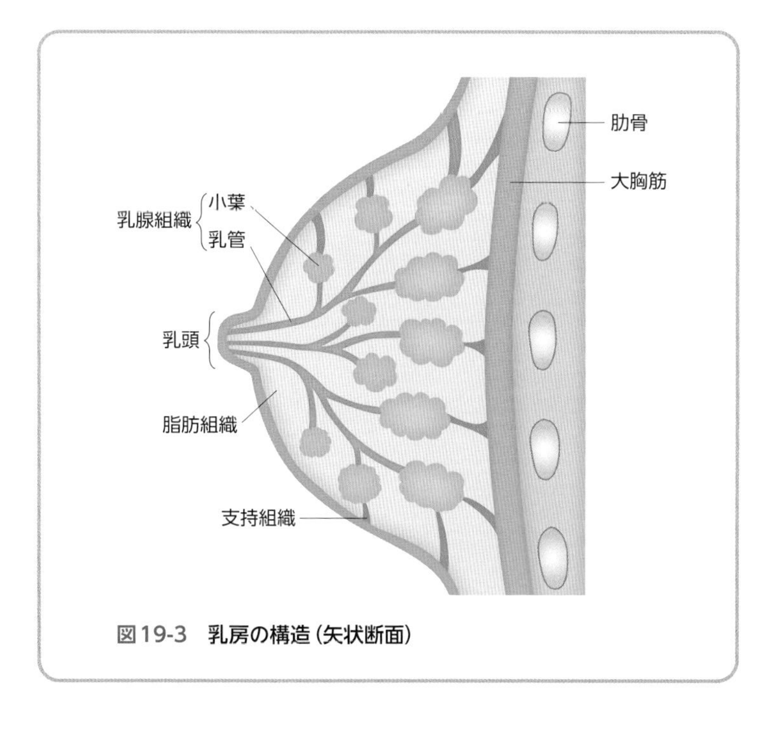

図19-3　乳房の構造（矢状断面）

プロラクチンやオキシトシンの作用によって母乳の分泌が促進される．閉経後は乳房の萎縮が始まる．

B 子宮癌

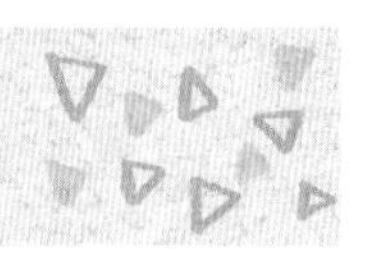

子宮は，西洋ナシを逆さにしたような形をしており，長さ約7cm，幅約4cm，厚さ約3cmの器官である．骨盤腔のほぼ中央で膀胱の後ろ，直腸の前に位置している．子宮の上部2/3を子宮体部，下部1/3を子宮頸部と呼ぶ．

1．子宮頸癌

子宮頸癌は，子宮頸部に発生する癌で（図19-4），組織学的には扁平上皮癌（約80％）と腺癌（約20％）に分けられる．好発年齢は40代であるが，20代においては部位別罹患率が高い癌である．

発症原因はヒトパピローマウイルス（HPV）の持続感染によるもので，ウイルス性発癌とされている．HPVは主にHPV感染者との性行為を介して感染し，一部が持続感染状態となる（図19-5）．発癌に至るまでは平均10年以上を要する．HPVの持続感染によって初期には軽度の異形成細胞が出現し，しだいに中等度異形成，高度異形成，上皮内癌と悪性化が進み，さらには周りの組織へと広がっていく浸潤癌に進行していく（図19-5）．

HPV
human papillomavirusの略．

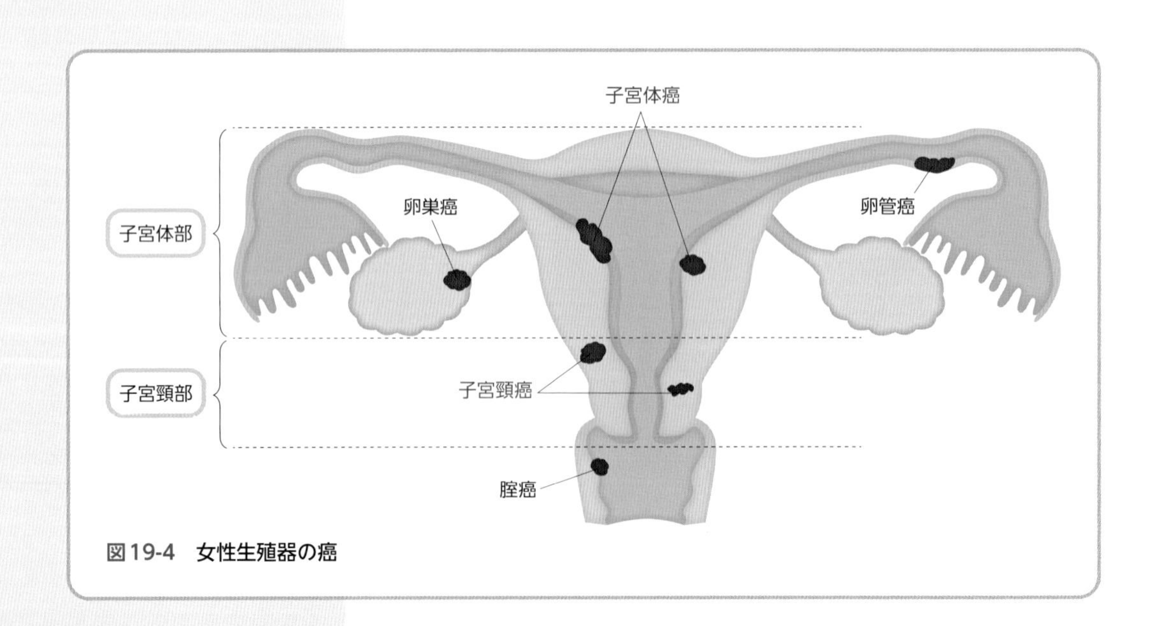

図19-4　女性生殖器の癌

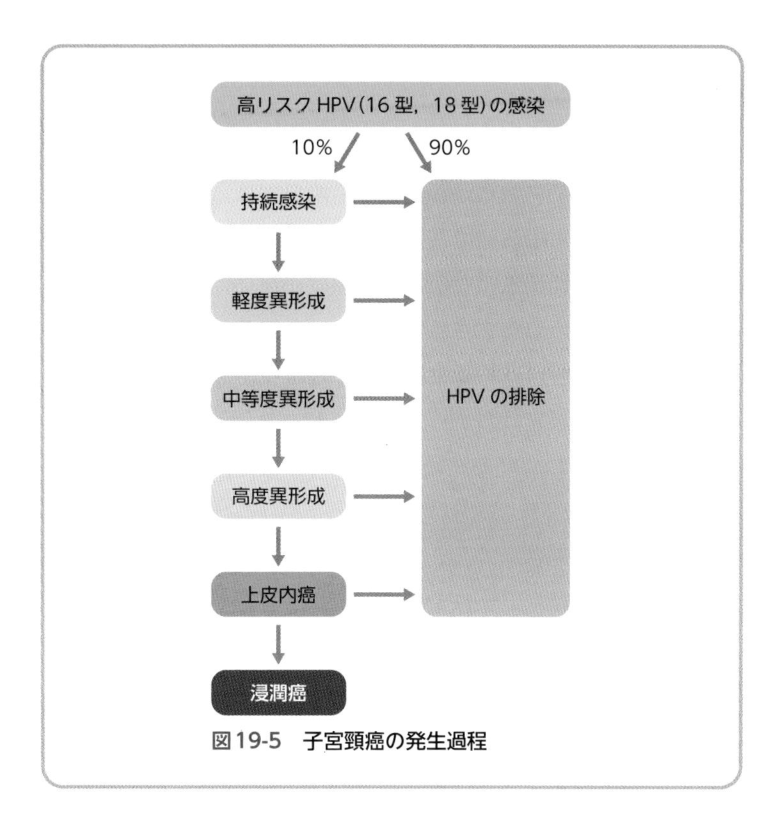

図19-5　子宮頸癌の発生過程

HPVは130以上の型に分類されるが，そのなかでも16型，18型などが子宮頸癌の高リスク型HPVとされている．

子宮頸癌は，早期には自覚症状がほとんどなく，進行するに従って異常な帯下(たいげ)(おりもの)，月経以外の出血(不正出血)，性行為の際の出血，下腹部痛などが出現してくる．

2．子宮体癌

子宮体癌は，子宮体部に発生する癌で(**図19-4**)，そのほとんどが子宮内膜由来の子宮内膜癌である．まれに子宮肉腫も発生する．組織学的にはほとんどが腺癌である．30代後半から増加し始め，50代後半がピークとなり，その後減少するものの80代まで高い罹患率を維持する．

発生要因には，エストロゲンが原因となる場合があり，出産未経験，閉経遅延，肥満，エストロゲン産生腫瘍の合併などで発症率が高くなることが知られている．子宮体癌で最も多い自覚症状は出血で，月経でない期間や閉経後に不正出血がある場合には，検査を受ける必要がある．

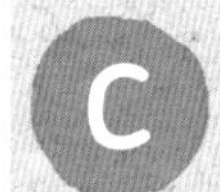
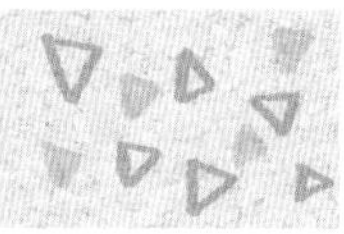

C 子宮筋腫

子宮筋腫は，子宮筋層から発生する境界がはっきりとした類球形の良性腫瘍で平滑筋腫である．悪性化することはほとんどないが，婦人科腫瘍性疾患のなかで最も頻度が高い．筋腫のできる部位によって症状の出やすさは異なるが，月経痛，過多月経，貧血などを呈する．時には不妊や流産の原因となることもある．

発生のメカニズムはわかっていないが，エストロゲンが関与していると考えられている．好発年齢は20～40代までの若い年代で，30歳以上の20～30％にみられる．筋腫は女性ホルモンによって増殖が促進されて大きくなるが，閉経後は小さくなっていく．子宮筋腫は発生部位によって，漿膜下筋腫，筋層内筋腫，粘膜下筋腫に分類でき，最も症状が出現しやすいのは粘膜下筋腫である（図19-6）．

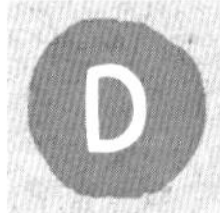
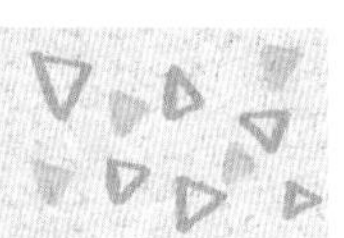

D 卵巣腫瘍

卵巣は子宮の左右に直径2～3cmくらいの大きさで存在し，こ

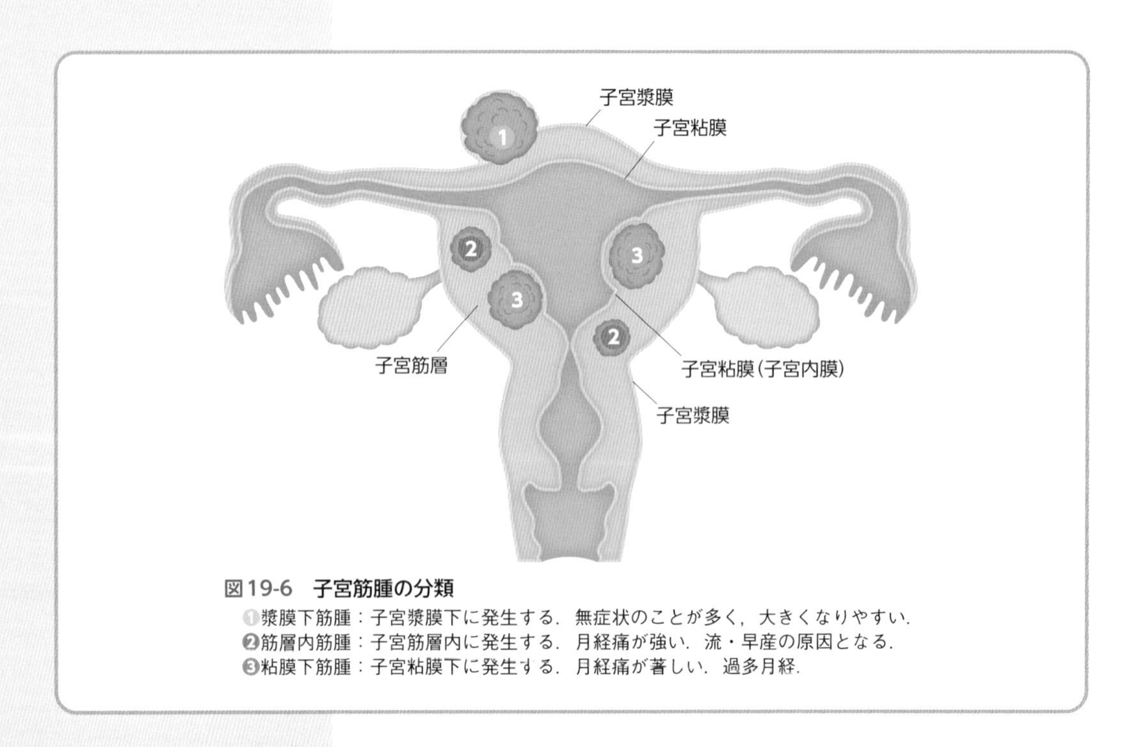

図19-6　子宮筋腫の分類

❶漿膜下筋腫：子宮漿膜下に発生する．無症状のことが多く，大きくなりやすい．
❷筋層内筋腫：子宮筋層内に発生する．月経痛が強い．流・早産の原因となる．
❸粘膜下筋腫：子宮粘膜下に発生する．月経痛が著しい．過多月経．

こに発生した腫瘍を卵巣腫瘍と呼ぶ(図19-4参照). 発生起源から表層上皮性・間質性腫瘍, 性索間質性腫瘍, 胚細胞腫瘍などに大別され, それぞれに, 良性腫瘍, 境界悪性腫瘍, 悪性腫瘍(癌)があり, きわめて多種多様な腫瘍が発生する. 良性腫瘍と悪性腫瘍の境目がはっきりしない移行像を示す境界悪性腫瘍の約90%は良性で, 10%程度が悪性とされている. 卵巣悪性腫瘍(卵巣癌)の罹患率は40代から増加し, 50～60代がピークとなる. 死亡率は50歳以降から高齢になるほど高くなる. 卵巣腫瘍は症状に乏しく適切な診断方法もないため, 卵巣癌の約半数が進行癌で発見される.

卵巣癌は複数の要因が関与して発生すると考えられているが, 遺伝的要因も10%程度ある. また, 出産未経験, 閉経遅延, 肥満などは発症率が高くなる可能性がある.

E 乳 癌

乳房は, 母乳(乳汁)をつくる乳腺細胞の集まりである小葉と乳汁を運ぶ乳管, それらを支える脂肪組織からなっており(図19-3参照), 乳癌の多くは乳腺組織である乳管上皮細胞から発生するが(95%以上), 小葉上皮細胞からの発生もある. 両者ともに組織学的には腺癌であり, 癌細胞が乳管内や小葉内にとど

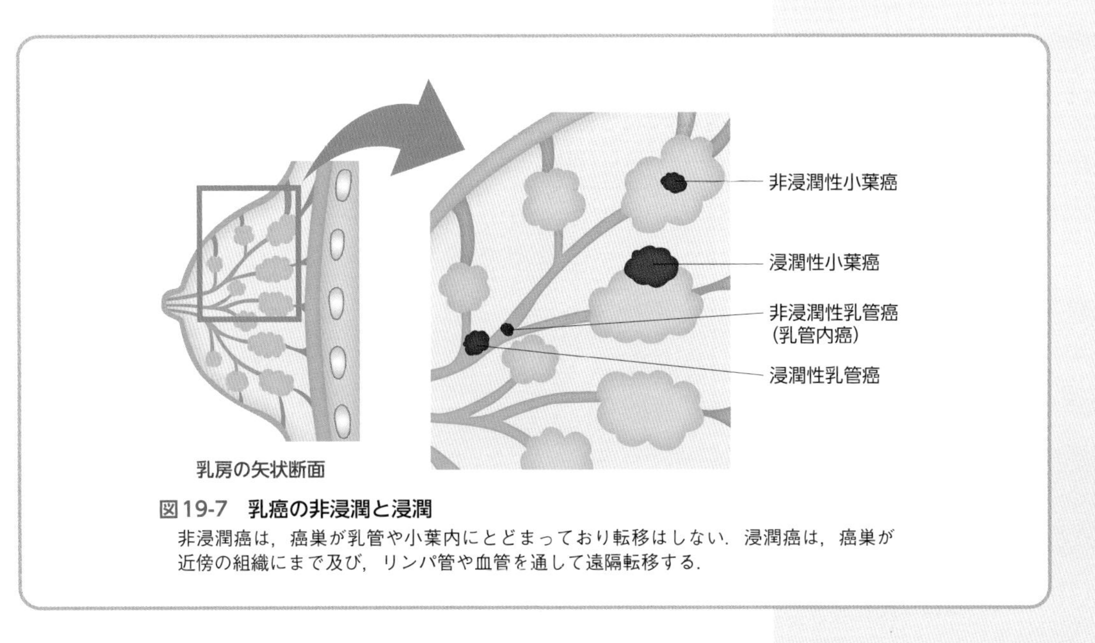

図19-7 乳癌の非浸潤と浸潤
非浸潤癌は, 癌巣が乳管や小葉内にとどまっており転移はしない. 浸潤癌は, 癌巣が近傍の組織にまで及び, リンパ管や血管を通して遠隔転移する.

まった状態であれば非浸潤癌，脂肪組織など間質にまで浸潤拡大していると浸潤癌と診断される（図19-7）．浸潤癌になると，乳管周囲を走行するリンパ管や血管に癌細胞が侵入し，遠隔転移を形成して予後不良となる．

乳癌の発生部位は，乳房上部の腋窩側（外側）が多く約50％を占めている（図19-8）．乳癌の罹患率は，30代後半から増加し始め，40代後半～50代前半にピークとなり，閉経後の60代前半でも再びピークを迎える．またまれではあるが，20代でも乳癌にかかることがある．わが国の乳癌罹患率は年々上昇しており，女性の悪性腫瘍の部位別罹患率で第1位となっている．統計では日本人女性の約9人に1人が生涯の間に罹患するため，早期診断・早期治療が急務となっている．乳癌の高リスク要因には，乳癌家族歴，早い初潮年齢，出産未経験，高齢初産，閉経遅延，肥満などがある．

乳癌は早期の段階では無症状のことがほとんどで，進行とともに患者自身によって乳房の腫瘤（しこり）に気づくことが多いが，腫瘤の約90％は良性腫瘍である．最近では，マンモグラフィなどを使った検診で発見されることも多い．乳癌の皮膚症状は，乳房のエクボ徴候（ディンプリングサイン），皮膚陥凹，皮膚潰瘍の順に進行する．まれに胸に痛みを伴うこともある．また，乳頭から血性の分泌物が出たりすることもある．腋窩リンパ節に転移すると，腫大した腋窩リンパ節を触れるようになる．

マンモグラフィ

乳房専用のX線検査で，乳房を板で圧迫し，乳房をできるだけ薄くした状態で上下・斜め方向から撮影する．手で触れることのできない小さな腫瘤も微細石灰化病変として映し出すことができる．早期乳癌発見の有用性が認められている．

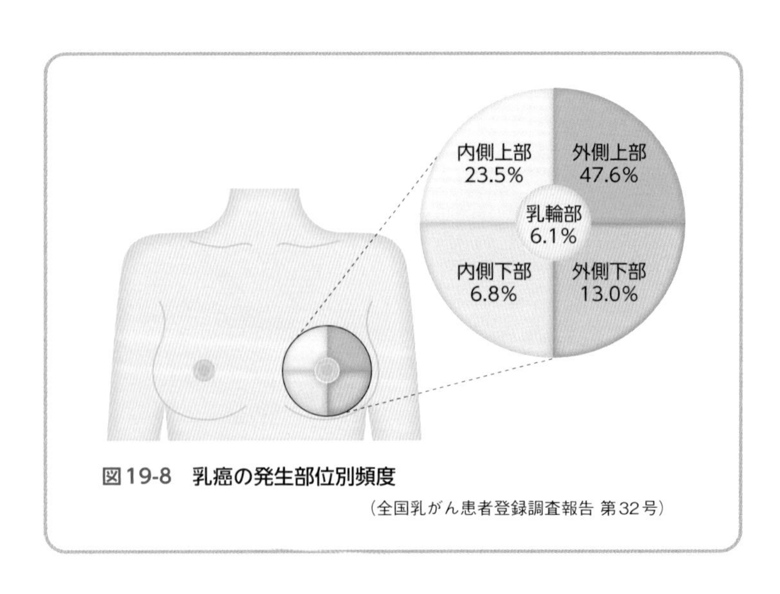

図19-8　乳癌の発生部位別頻度

（全国乳がん患者登録調査報告 第32号）

感覚器疾患

学習目標

1 ▶ 感覚器（眼・耳・皮膚）の構造と働きを理解する
2 ▶ 結膜炎がどのような疾患なのかを理解する
3 ▶ 緑内障がどのような疾患なのかを理解する
4 ▶ 白内障がどのような疾患なのかを理解する
5 ▶ 糖尿病網膜症がどのような疾患なのかを理解する
6 ▶ 急性中耳炎がどのような疾患なのかを理解する
7 ▶ メニエール病の特徴を理解する
8 ▶ 蕁麻疹がどのような疾患なのかを理解する
9 ▶ 帯状疱疹がどのような疾患なのかを理解する
10 ▶ 皮膚癌がどのような疾患なのかを理解する

A 感覚器の構造と働き

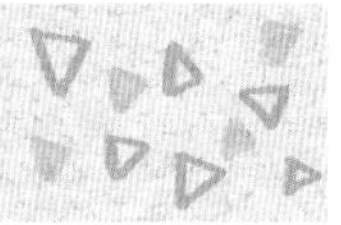

1．眼の構造と働き

眼は，眼球とそれにつながる視神経および周囲の眼球付属器から成り立っている．眼球付属器には，眼瞼（まぶた），結膜，涙器，外眼筋，眼窩がある．眼球は，直径24 mmほどの球体で，角膜，前房（前眼房），虹彩，後房（後眼房），毛様体，水晶体，硝子体，網膜，脈絡膜および強膜からできている（図20-1）．角膜は無色透明な膜で，光の入り口である．角膜と虹彩の間を前房，虹彩と水晶体および毛様体に囲まれた部分を後房と呼び，いずれも房水と呼ばれる液体で満たされており，水晶体や角膜に栄養を与えている．虹彩には瞳孔括約筋と瞳孔散大筋があり，自律神経の作用によって瞳孔に入る光の量を調節するカメラの絞りの役割を果たしている．水晶体はカメラのレンズに相当し，光を屈折させて焦点を合わせている．硝子体は透明なゲルでできており，光を網膜に透過させる．網膜はカメラのフィルムに相当し，網膜内の視細胞で光を感じとる．視神経は網膜の光刺激を脳の視覚中枢に届けるケーブルの役割を果たしている．

涙器

涙を産生する涙腺と，それを鼻腔まで排出する涙道との総称である．

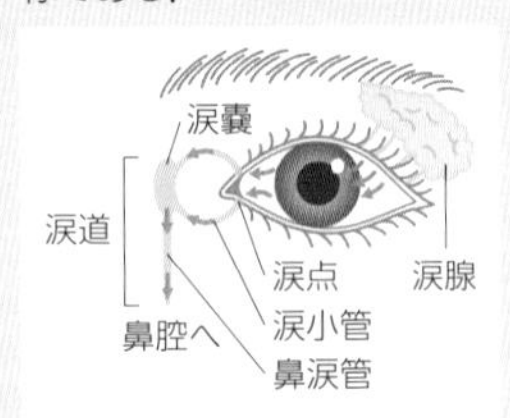

外眼筋

眼球の外側から直接付着する6種類の筋肉で，眼球運動をつかさどる．下図は右眼．

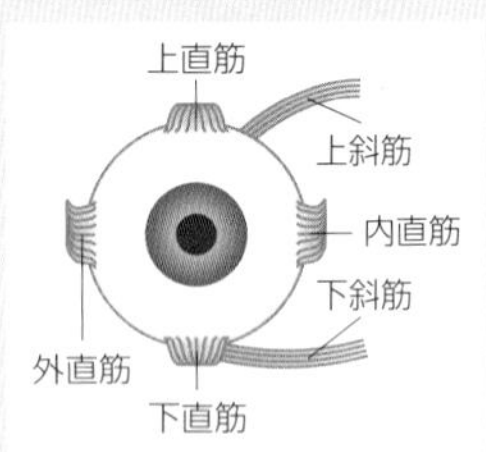

眼窩

眼球が収まる頭骨前面のくぼみを指す．

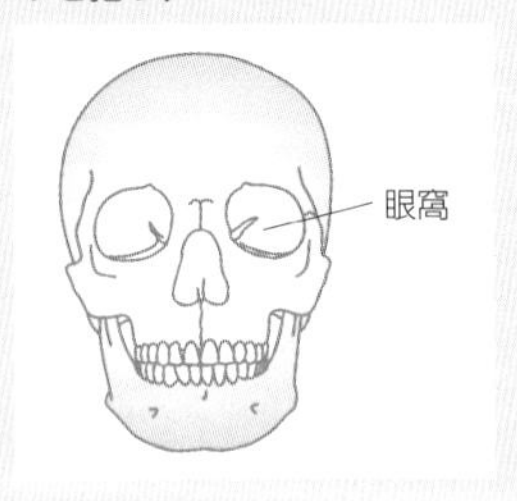

2．耳の構造と働き

耳は，空気の振動である音（音波）をとらえて大脳に伝える感覚器である．耳介でもって音を集め，外耳道を介して鼓膜まで音

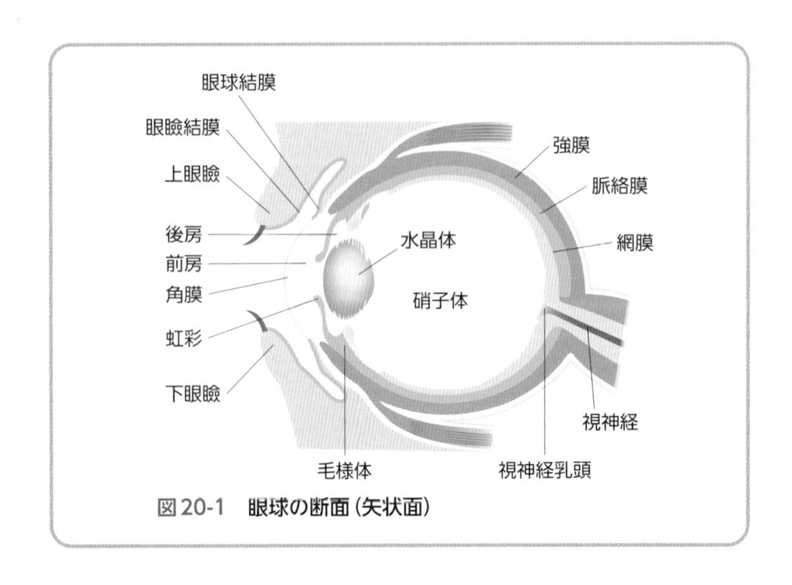

図20-1　眼球の断面（矢状面）

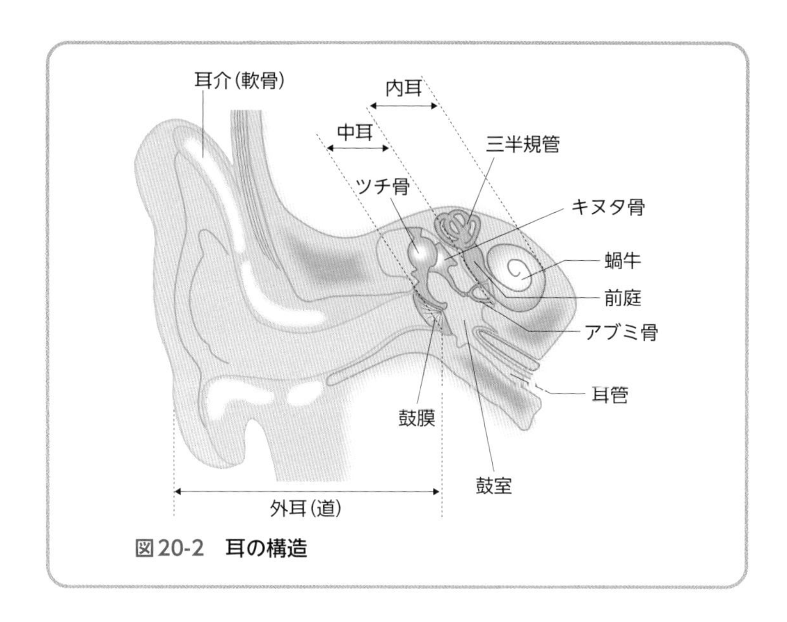

図20-2　耳の構造

を伝える(**図20-2**)．音は鼓膜を振動させ，その振動は**中耳**にある**耳小骨**(ツチ骨，キヌタ骨，アブミ骨)で3倍程度に増幅され，**内耳**に伝わる．中耳は空洞になっており(**鼓室**)，鼓膜は太鼓に張られた皮の役割を果たしている．**耳管**は，耳と鼻をつなぐ管状の通路で，中耳内の**気圧**を調整して音を伝えるのに適した状態に保たれている．

内耳は聴覚を担当する**蝸牛**(かぎゅう)と，平衡感覚を担当する**前庭**および**3つの半規管**(**三半規管**)で構成されている．蝸牛とは「かたつむり」のことでその形に由来する．蝸牛のなかにはリンパ液が入っており，耳小骨の振動でリンパ液が揺れ，その揺れを蝸牛の内側の感覚細胞(有毛細胞)がとらえて電気信号に変え，蝸牛神経を経て大脳の聴覚野に伝えている．最終的に大脳の聴覚野が伝えられた信号を処理して，音が聞こえたと認識する．平衡感覚を担当する前庭の内部には，**耳石**を載せた有毛細胞が並んでおり，耳石の動きで直線加速度や垂直の動き，遠心力，重力，頭の位置などを感知して前庭神経に伝えている．また，三半規管内部にはリンパ液が入っており，リンパ液の動きで回転加速度，頭や体がどの程度どのように動いたかを感知して前庭神経に伝えている．たとえば，超高層ビルのエレベーターで上下階に移動するときの感覚は前庭で，遊園地のコーヒーカップに乗ってグルグルと回転したときのめまいは三半規管によるものである．

3. 皮膚の構造と働き

ヒトの体を覆う皮膚は，重量で体重の約16%を占める最大の臓器で，その面積（体表面積）は，成人男性で約1.7m²である．皮膚は外界に直接接しており，①水分の喪失を防ぐ，②体温を調節する，③微生物や物理化学的な刺激から身を守る，④触覚などの感覚器として働くなど，生命の維持に必須の役割を果たしている．

皮膚を断面でみると，**表皮**，**真皮**，**皮下組織**の3層構造からなっている．さらに表皮は，**角層**，**顆粒層**，**有棘層**（ゆうきょく），**基底層**の4層構造からなっている（**図20-3**）．角層は水分の蒸散を防ぎ，外からの刺激（塵，花粉，紫外線，微生物，化学物質など）が内部に侵入するのを防ぐ．顆粒層は角層が正常に機能するために必要なセラミドなどの保湿成分をつくっている．有棘層には**ランゲルハンス細胞**と呼ばれる樹状細胞が存在し，異物の侵入を察知するなど免疫システムの重要な役割を担っている．基底層には細胞間の情報伝達を担う**メラノサイト**が存在し，有棘細胞と情報のやりとりをしながら**メラニン**を合成し，紫外線から肌を守っている．このような4層構造を持つ表皮を構成する細胞の大部分は**角化細胞**（ケラチノサイト）である．角化細胞は基底層で生成され，その後，有棘層，顆粒層，角層へと**分化**を繰り返しながら徐々に押し上げられるとともに扁平化し，角層に至るとプログラムされた細胞死を迎え，**角質**となって剥がれ落ちる．この一連のサイクルを**ターンオーバー**と呼び，年齢によって変わるが，約4～7週間の周期で起きている．また，角化細胞はその分化段階（各層）によって，**基底細胞**，**有棘細胞**，**顆粒細胞**，**角質細胞**と呼ばれ，分類される．

表皮の下層の真皮には，皮膚の構造性，弾力性を保つためのコ

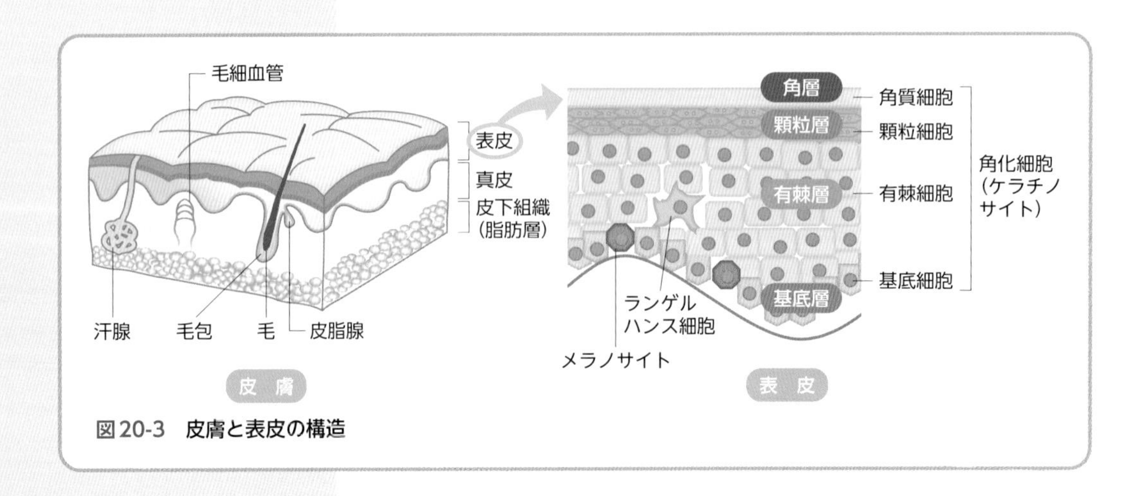

図20-3　皮膚と表皮の構造

ラーゲンや弾性線維などの支持組織，汗腺，皮脂腺，毛包などが存在する（図20-3）．

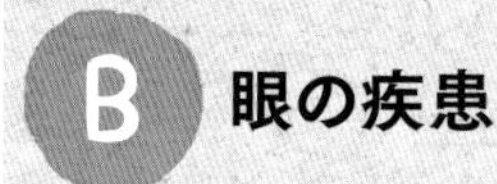

B 眼の疾患

1．結膜炎

結膜とは，眼球の白目の部分と瞼の裏側を覆っている半透明な膜で，それぞれを眼球結膜，眼瞼結膜と呼ぶ．結膜は角膜とともに直接外界に接しているために外界の刺激や微生物の感染を受けやすく，またアレルギーの場ともなる．結膜炎とは結膜に炎症をきたす疾患で，主な症状は充血と眼脂（めやに）である．

感染性の結膜炎ではウイルス性が最も多く，アデノウイルスによる流行性角結膜炎（はやり目）は感染力が強く，眼科では最も注意すべき感染性疾患である（図20-4）．エンテロウイルスによる急性出血性結膜炎は，充血や眼脂のほかに眼瞼結膜の裏側で出血を引き起こす．細菌性結膜炎は成人よりも小児ないし高齢者に患者が多く，起炎菌はさまざまである．成人では肺炎球菌や淋菌，小児ではインフルエンザ菌や髄膜炎菌，高齢者では黄色ブドウ球菌が多い．

非感染性の結膜炎にはアレルギー性結膜炎があり，Ⅰ型アレルギーが関与する．頻度が最も高いのは花粉症による季節性アレルギー性結膜炎である．鼻炎も併発することが多く，涙や鼻汁の増加症状を訴える．そのほかには，ハウスダストやダニなどによる通年性アレルギー性結膜炎，アトピー性皮膚炎に伴うアトピー性

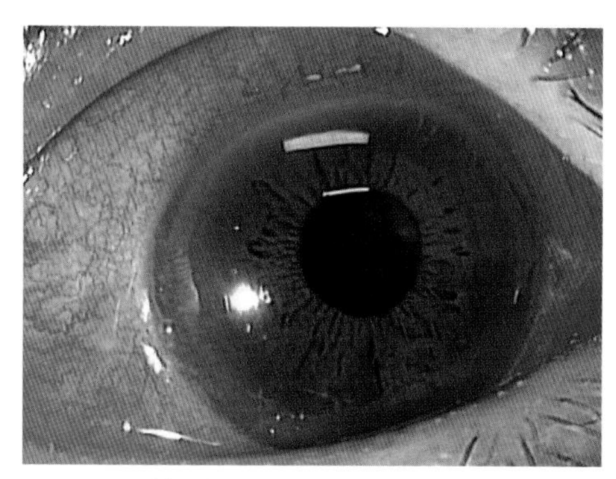

図20-4　流行性角結膜炎

角結膜炎，アレルギー性結膜炎で結膜に増殖性変化がみられる重症型の春季カタルなどがある．

2．緑内障

緑内障は，「視神経と視野に特徴的変化を有し，通常，眼圧を十分に下降させることにより視神経障害を改善もしくは抑制しうる眼の機能的構造的異常を特徴とする疾患である」と定義されている（日本眼科学会）．緑内障の本態は，進行性の網膜神経節細胞の消失とそれに対応した視野異常であり，不可逆的な病態である（**図20-5**）．また，日本人の中途失明の原因疾患の第1位である．

緑内障は隅角の閉塞の有無によって閉塞隅角緑内障と開放隅角緑内障に分けられる（**図20-6**）．また，近年の疫学調査では，眼

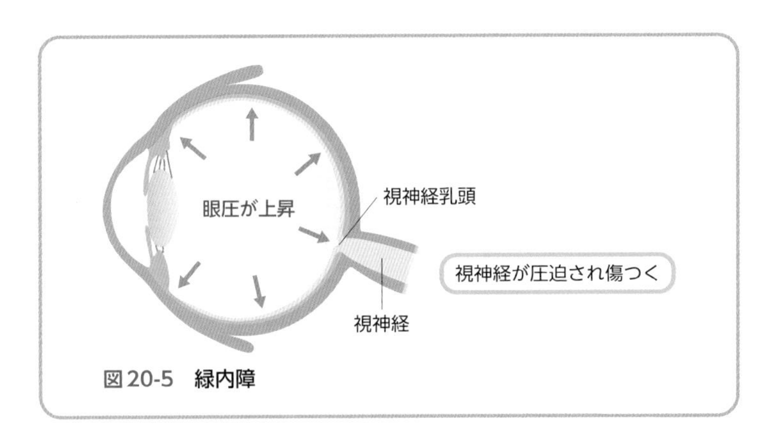

図20-5　緑内障

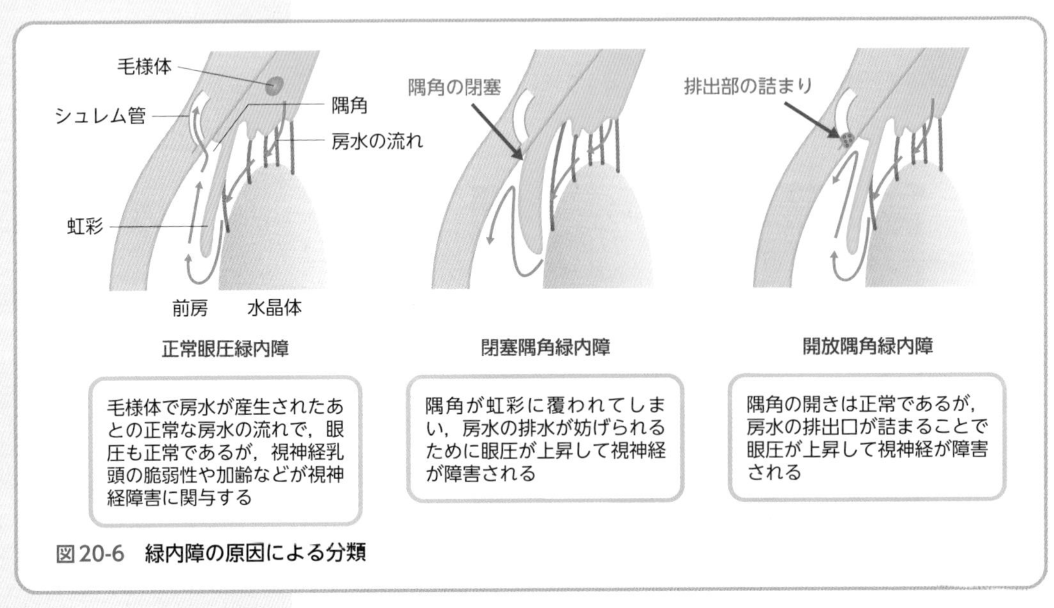

図20-6　緑内障の原因による分類

圧が正常範囲にもかかわらず，視神経の障害や視野欠損が起こる**正常眼圧緑内障**が日本人に最も多い緑内障のタイプであることがわかった．このように眼圧上昇がすべての原因ではないが，正常眼圧緑内障も含めた緑内障全体に対して，前述の定義にあるように眼圧低下が治療法として有効である．

わが国の40歳以上においては約5%の有病率があり，年齢とともに増加することが知られている．視神経の障害が進行するにつれて，自覚症状として見えない場所が出現する（**視野欠損**），もしくは見える範囲が狭くなる視野障害が出現するが，日常生活は単眼ではなく両眼を使って見ていること，病気の進行が非常に遅いことから，視野障害があっても気づかないことが多く，受診率がきわめて低い．実際に自覚症状に気づく頃には，かなり進行していることが多い．治療せずに放っておくと失明につながることもあり，早期発見・早期治療がきわめて重要である．

3．白内障

白内障は，**水晶体が白く濁る**疾患で，患者の黒目の一部が白く見えるようになる（**図20-7**）．原因のほとんどが加齢で，一般に

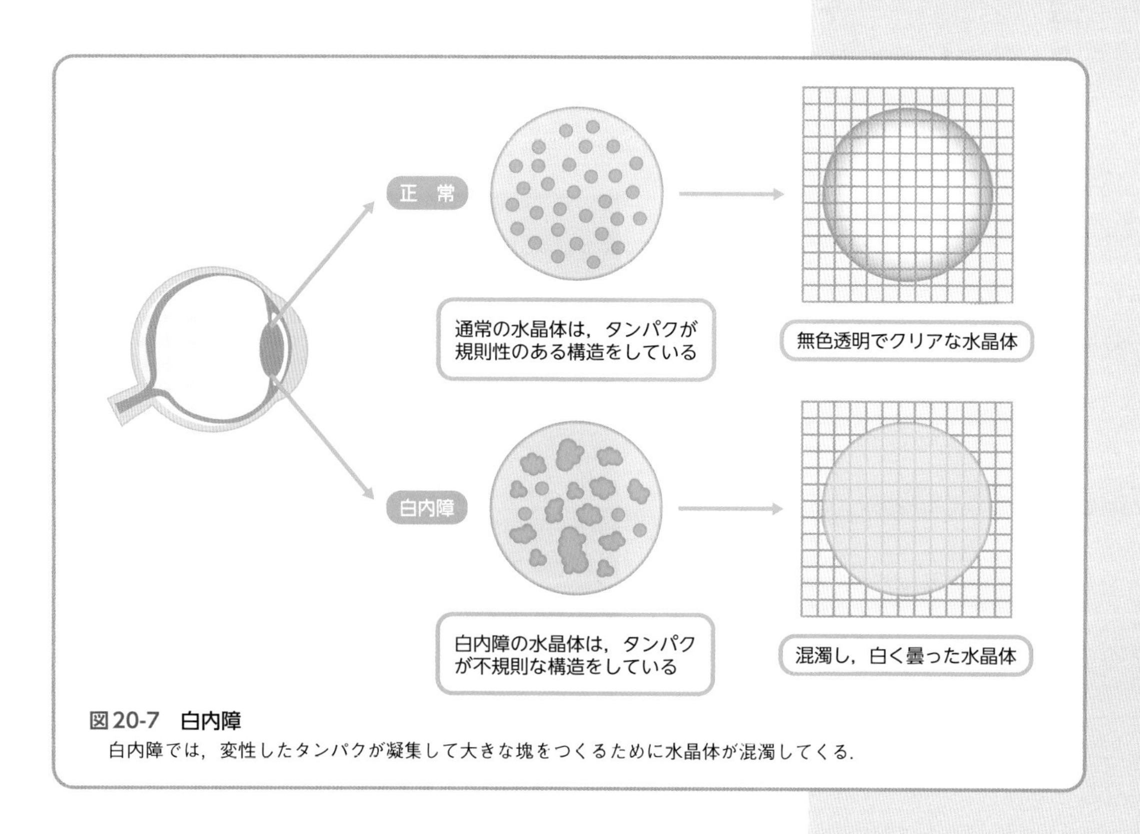

図20-7　白内障
白内障では，変性したタンパクが凝集して大きな塊をつくるために水晶体が混濁してくる．

加齢白内障（老人性白内障）と呼ばれている．そのほかの原因としては，糖尿病，アトピー性皮膚炎，ステロイドの長期服用，紫外線，放射線，外傷，喫煙，先天性などがあげられる．症状には，羞明感（しゅうめい）（まぶしさ），かすみ目，単眼で物が二重に見える，薄暗いと物が見えにくいなどがある．加齢白内障は水晶体が徐々に混濁していくため自覚症状に乏しいが，40代から始まり，50代で約8%，60代で約40%，70歳以上になると80%以上の有病率となる．

若年者の水晶体は柔軟性に富み，水晶体の厚みを自在に変えることで光の屈折を変えて，近くも遠くも容易に見ることができる．しかしながら，加齢とともに水晶体が硬く厚くなるため，近くを見るときに水晶体を厚くして近くに焦点を合わせようとしても，硬くてうまく合わせられなくなる．これが老眼（老視）と呼ばれる現象で，加齢による視力障害の始まりである．硬くなる変化に続いて，水晶体内の変性したタンパクが凝集して大きな塊をつくるために光が乱反射して白く見えるようになるのが白内障である（p.104の図6-7参照）．

4．糖尿病網膜症

糖尿病網膜症は，糖尿病腎症と同様に細小動脈の傷害によって起きる糖尿病の合併症（p.78参照）で，成人の失明原因の上位に位置する．高血糖状態が続くと毛細血管の血管壁が傷害を受け，

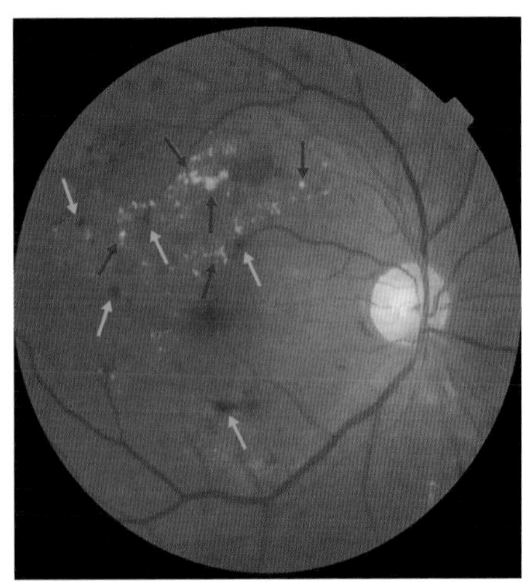

図20-8　糖尿病網膜症の眼底写真
点状出血（→）と白斑（➔）が散在する網膜症．
（写真提供：石岡みさき）

血管壁から血液や血漿成分が漏出することによって，**点状出血**や**白斑**（脂肪やタンパクの漏出）が生じる（**図20-8**）．また，血管が詰まると末梢が酸素不足になるため，新しい血管がつくられるが（**血管新生**），細く脆いために出血しやすく，出血が起こると網膜にかさぶたのような膜（増殖組織）が張ってきて，**網膜剥離**を起こすことがある．

糖尿病網膜症は，糖尿病と診断されてから数年から10年以上経過して発症する．かなり進行するまで自覚症状がないことから，血糖値のコントロールを怠り，気づいたときには失明寸前ということもある．

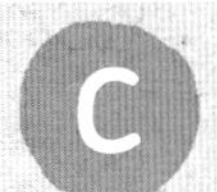

C 耳の疾患

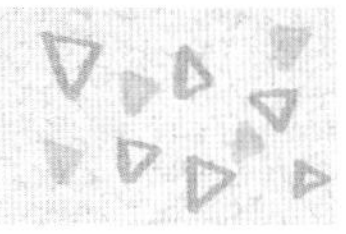

1．急性中耳炎

中耳は**耳管**によって鼻の奥とつながっているため，鼻や咽頭の細菌やウイルスが耳管を経て中耳に侵入し**中耳炎**を引き起こすことがある．**上気道炎**に併発しやすい疾患で，炎症が進むと**鼓膜**は赤く腫れ（**図20-9**），中耳には膿が溜まり**耳漏**（じろう）（耳だれ）を生じる．原因菌は，肺炎球菌やインフルエンザ菌が多い．

中耳炎は**幼小児**が罹患しやすい．それは体の抵抗力が弱いことや，成人に比べて耳管は太くて短く角度が水平に近いため，細菌

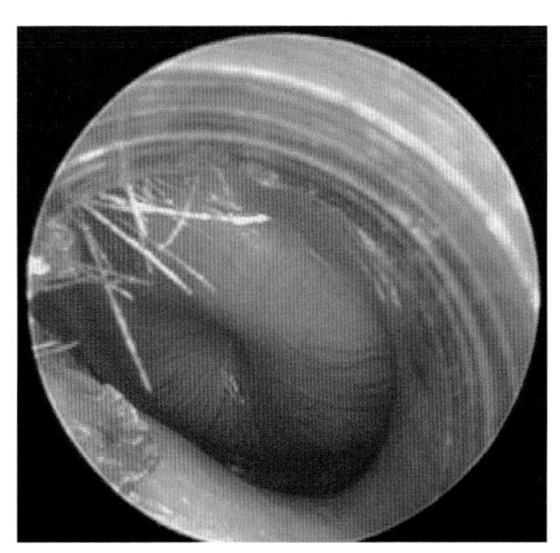

図20-9　急性中耳炎の鼓膜所見
鼓膜の発赤と膨隆が認められる．
（写真提供：中島庸也）

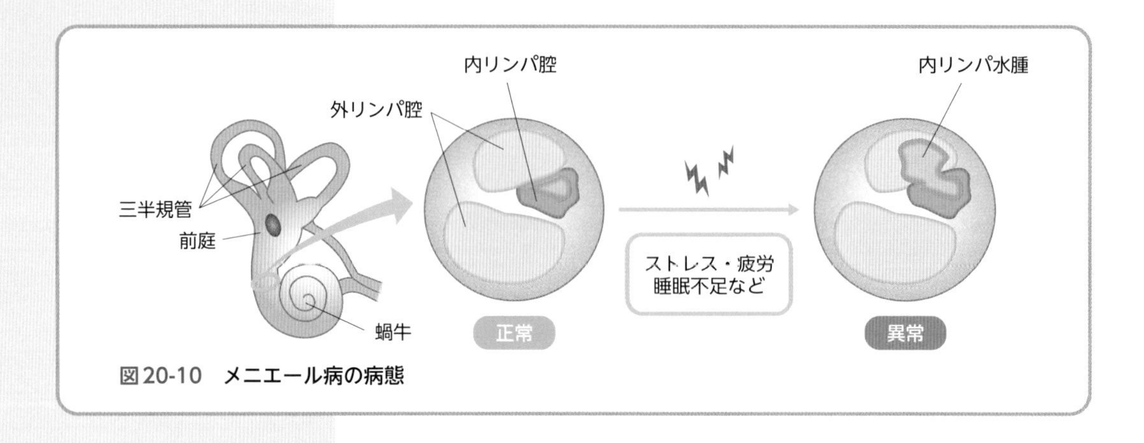

図20-10　メニエール病の病態

やウイルスが侵入しやすいからである．主な症状は，耳痛，耳漏，伝音難聴，耳の閉塞感，発熱などである．

2．メニエール病

メニエール病は，片側の感音性難聴，耳鳴り，回転性めまいを主症状とする疾患である．また，回転性めまいが反復することが特徴的で，突然の激しいめまい発作が30分から6時間程度続き，その間，難聴や耳鳴り以外にも悪心・嘔吐，腹痛などの症状を伴うことがある．めまい発作が治まると難聴や耳鳴りも治まる．不定期にめまい発作が出現し，しだいに難聴が悪化していくことも特徴の一つである．30～60代の女性に多く，精神的ストレスや肉体的疲労，睡眠不足などが発症の引き金となる．原因は不明であるが，内耳の内リンパ水腫が起こることがわかっており（図20-10），利尿薬が効果をもたらすことがある．

D　皮膚の疾患

1．蕁麻疹

蕁麻疹（じんましん）とは，何らかの原因で皮膚が赤く腫れたような発疹（膨疹（ぼうしん））が大小さまざまに現れ，それらが癒合したように赤く腫れ上がってくる病態である（図20-11）．原因は，非アレルギー性のものとアレルギー性のものがあるが，メカニズムは共通している．何らかの刺激を受けると皮膚の血管の周囲にある肥満細胞からヒスタミンをはじめとする化学伝達物質が放出され，ヒスタミンによって血管拡張や血管透過性が亢進し，血漿成分が血管周囲に漏

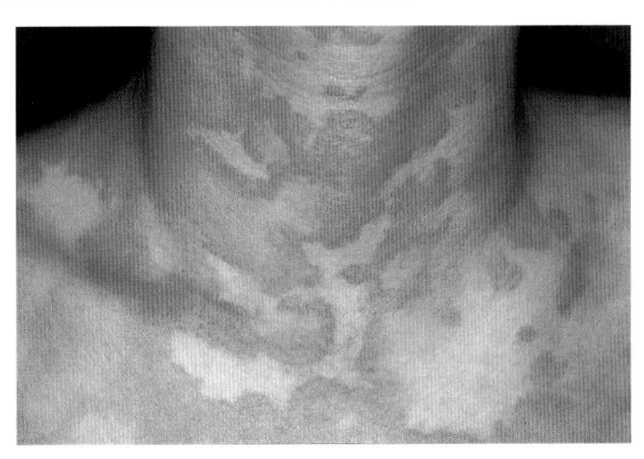

図20-11　蕁麻疹

（写真提供：本田光芳）

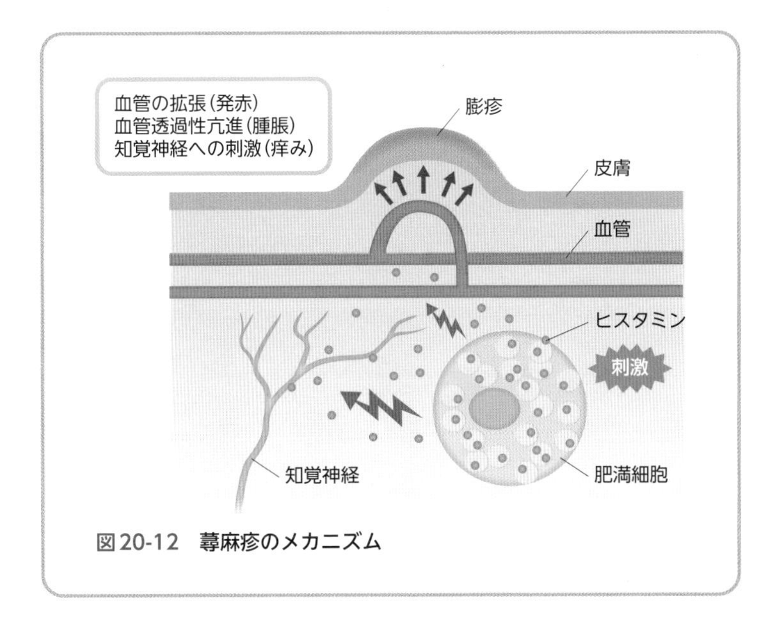

図20-12　蕁麻疹のメカニズム

出して膨疹を引き起こし，痒みの受容体を刺激することで激しい痒みが生じる（**図20-12**）．

アレルギー性の蕁麻疹は肥満細胞表面のIgEに抗原（アレルゲン）が結合すると，ヒスタミンが放出される（p.139の**図8-8**参照）．Ⅰ型アレルギーに分類されるが，原因がわからないことも多い．

2．帯状疱疹

帯状疱疹は，水痘・帯状疱疹ウイルス（VZV）によって引き起こされる皮膚の発疹と神経痛を特徴とする感染症である（**図20-13**）．

小児期にVZVに初感染すると，水痘（水疱瘡（みずぼうそう））を発症し，多く

VZV
varicella zoster virusの略．

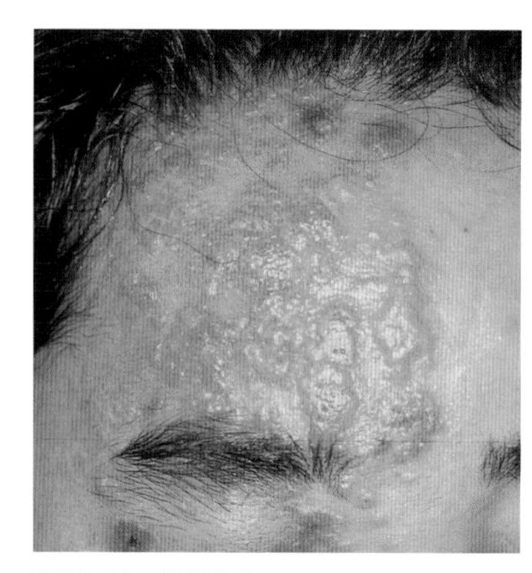

図20-13　帯状疱疹
紅斑，水疱，腫脹が顕著である．
（写真提供：本田光芳）

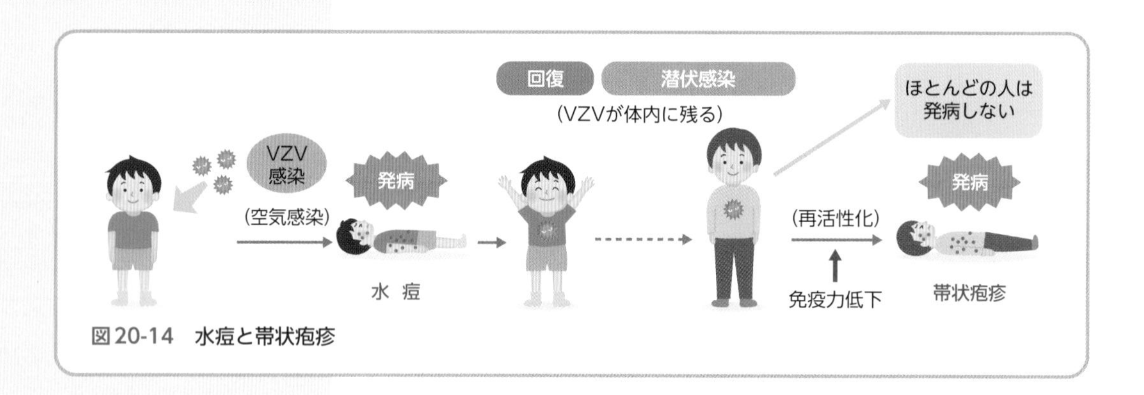

図20-14　水痘と帯状疱疹

の場合は1週間程度で治癒するが，VZVは治癒後も神経節に潜伏感染している．成人になっても免疫力によってVZVの増殖は抑えられているが，加齢，ストレス，過労などによって免疫力が低下すると，潜伏していたVZVが再活性化し，感覚神経をたどって皮膚に到達すると増殖を始める．そして，皮膚の感覚神経の走行に沿って帯状に紅斑や水疱などの発疹が現れ，強い神経痛を伴う帯状疱疹を発症する（**図20-14**）．通常，2～3週間程度で治癒するが，高齢者では紅斑や水疱消失後も強い痛みが残ることもあり，QOLに影響を及ぼす（帯状疱疹後神経痛）．

水痘ワクチンによる予防は有効で，2014年から小児の定期接種にも加わっている．また，水痘に罹ったことのある成人（50歳以上）においても帯状疱疹の予防を日的に水痘ワクチンを接種することができる．

3．皮膚癌

皮膚癌にはさまざまな種類があるが，基底細胞癌，有棘(きょく)細胞癌および悪性黒色(こくしょく)腫が3大皮膚癌といわれる．これらはすべて表皮由来の癌で，初期には表皮内にとどまるが，進行するにつれ真皮，皮下組織，筋肉へと浸潤拡大していく（図20-15）．

❶ 基底細胞癌

基底細胞癌は，最も頻度の高い皮膚癌で，表皮の最下層にある基底層や毛包を構成する細胞から発生する（図20-16）．多くは高齢者の顔面，とくに顔の中心部（鼻やまぶた）に発生する．基底細胞癌は周囲に浸潤するものの遠隔転移はまれである．初期は黒もしくは黒褐色の盛り上がった皮疹で，色素性母斑（ほくろ）と見分けがつきにくい形態をしており，数年かけて大きく固い腫瘤を形成する．発症の要因として，紫外線，外傷，火傷（やけど）の

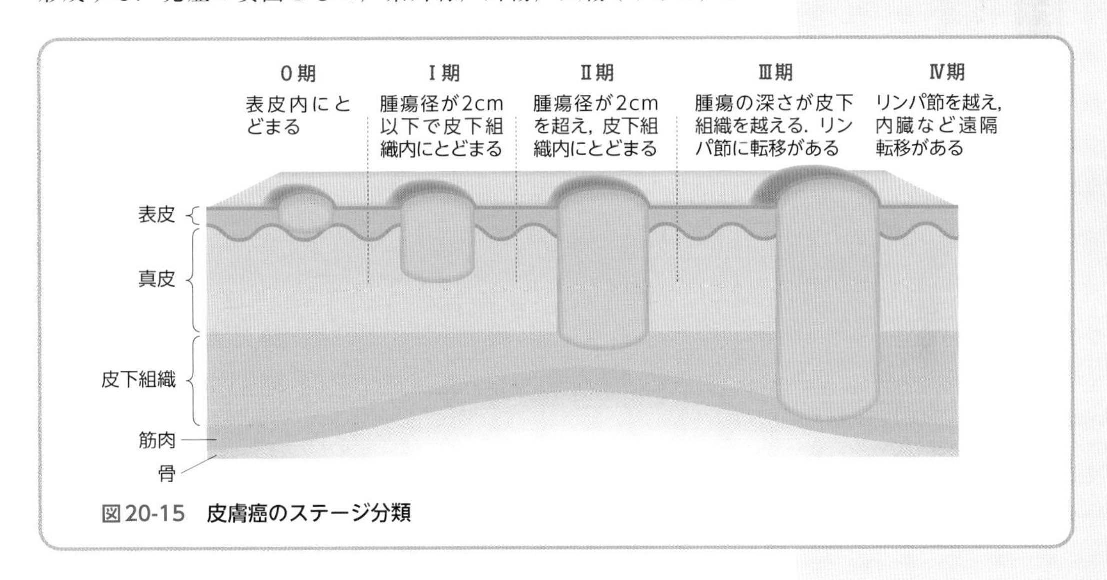

図20-15　皮膚癌のステージ分類

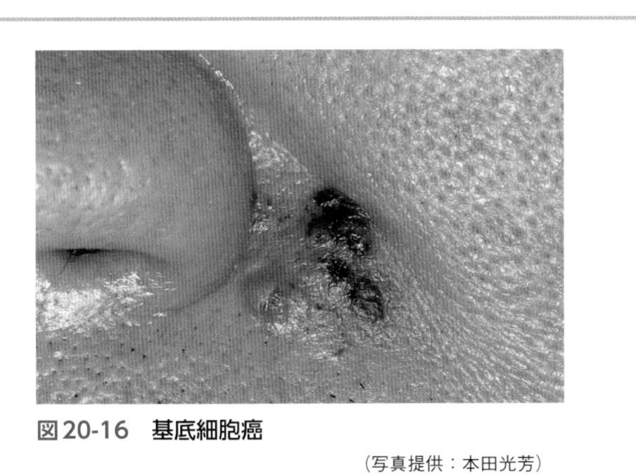

図20-16　基底細胞癌

（写真提供：本田光芳）

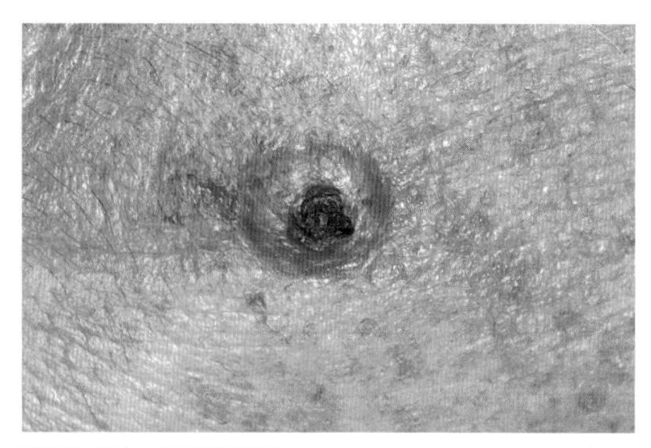

図20-17　有棘細胞癌

（写真提供：本田光芳）

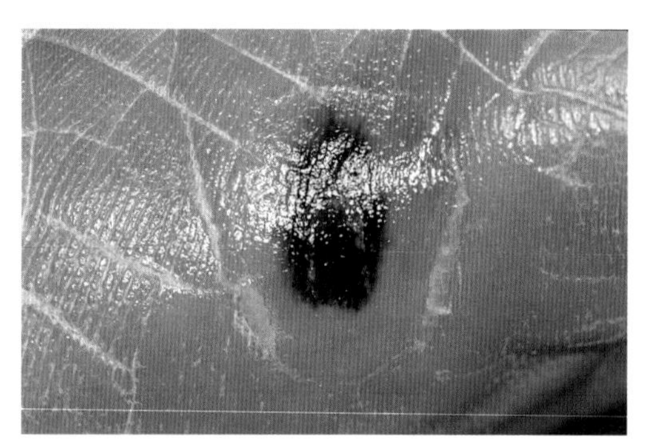

図20-18　悪性黒色腫

（写真提供：本田光芳）

瘢痕，放射線による皮膚障害などがあげられる．

❷ 有棘細胞癌

有棘細胞癌は，基底細胞癌の次に頻度が高い皮膚癌で，表皮の有棘層の細胞から発生する（**図20-17**）．発症の主要因としては紫外線が考えられ，有棘細胞癌の約60%が日光曝露部に発生する．もう一つの発生要因としてヒトパピローマウイルスの関与が知られている．ほかに，長期にわたる褥瘡，慢性の放射線皮膚炎，ヒ素化合物などが発生要因としてあげられる．

❸ 悪性黒色腫

悪性黒色腫はメラノーマとも呼ばれ，表皮にあるメラノサイトが悪性化したもので，皮膚癌のなかで最も悪性度が高い（**図20-18**）．時に色素性母斑（ほくろ）との鑑別が難しいことがある．発症要因としては，遺伝的背景と紫外線が関与しており，白色人種に多く，紫外線の強い地域の白色人種にさらに多く発生している．

索 引

日本語索引

え・お

か

す

せ

そ

た

ぬ・ね・の

は

ひ

ま

み・む・め

も

や・ゆ・よ

ら・り・る